谌宁生临床经验精萃与理论探索

——从医六十周年与八十华诞纪念

主　编　谌宁生

副主编　孙克伟　陈正收

编　委　（按姓氏笔画排序）

毛德文　朱文芳　伍玉南　阳　航　李晓良

李赛美　陈兰玲　陈　斌　苗建青　胡金满

徐　慧　黄裕红　蒋　伟　熊　焰

中医古籍出版社

图书在版编目（CIP）数据

谌宁生临床经验精萃与理论探索：从医六十周年与八十华诞纪念／谌宁生主编．－北京：中医古籍出版社，2013.5

ISBN 978－7－5152－0382－9

Ⅰ．①谌… Ⅱ．①谌… Ⅲ．①肝病（中医）－临床医学－经验－中国－现代 Ⅳ．①R256.4

中国版本图书馆 CIP 数据核字（2013）第 076705 号

谌宁生临床经验精萃与理论探索

谌宁生　主编

责任编辑　刘从明
封面设计　陈　娟
出版发行　中医古籍出版社
社　　址　北京东直门内南小街 16 号（100700）
印　　刷　三河市华东印刷厂
开　　本　880mm×1230mm　1/32
印　　张　14.375　彩插 8 页
字　　数　380 千字
版　　次　2013 年 5 月第 1 版　2013 年 5 月第 1 次印刷
印　　数　0001～2500 册
书　　号　ISBN 978－7－5152－0382－9
定　　价　32.00 元

为中医之发展

继承与创新

而奋斗

湛宁生同志大作出版

祝

邓铁涛

邓老题词

1

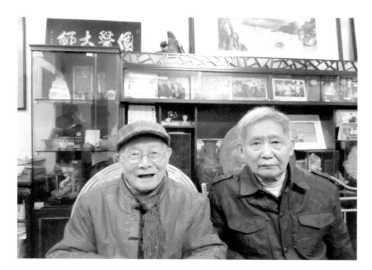

谌宁生与邓老合影

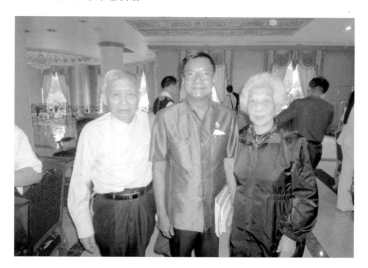

2013 年 4 月谌宁生夫妇与泰国亲王合影

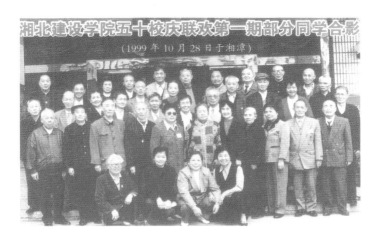

1999 年湘北建设学院五十校庆联欢第一期部分同学合影
第三排左五

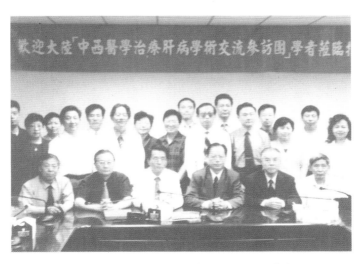

2001 年应台湾李国鼎基金会邀请赴台进行学术交流留影
前排右一

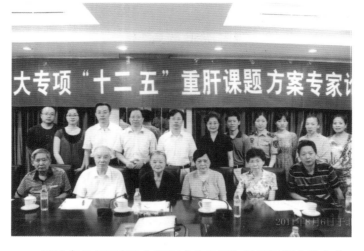

2011 年 8 月国家重大专项"十二五"重肝课题方案专家
认证会　前排左一

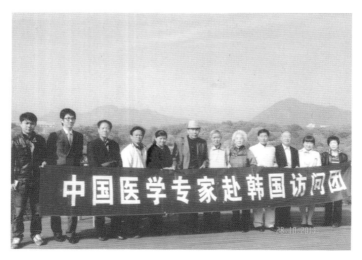

2011 年 10 月中国医学专家赴韩国进行医学访问　右六

个人简介

　　湛宁生，1933 年 9 月出生，湖南临湘人，中共党员，中医主任医师。1949 年建国前参加湘北建设学院第一期学习班学习，嗣后考入湖南省第二卫生学校医士班学习二年，1952 年 10 月毕业，分配到湖南省政府医务所担任医生工作四年。1956 年调干考入广州中医学院（现为广州中医药大学）本科六年制学习，1962 年 9 月毕业，分配到北京市中医医院，从事临床医师工作。1964 年 10 月调湖南中医学院（现为湖南中医药大学）附一院，从事医、教、研工作迄今。曾历任内二科、传染科兼肝病研究室及温病教研室主任，研究生导师。现为国家肝病中医医疗中心学术带头人，国家中医临床研究基地重点研究病种（肝病）专家委员会委员。经湖南省人事厅、卫生厅批准的湖南省首批名中医，国家人事部、卫生部及国家中医药管理局批准的全国第二批老中医药专家学术经验继承工作指导老师。中国中医药学会内科肝胆病学术顾问，中国中医药学会感染病（原传染病）分会顾问委员，国家自然科学基金评审委员，世界教科文卫组织专家成员。受聘《中国现代临床医学杂志》副总编，《管理观察》杂志社学术论坛编辑部副主编，《中国现代实用医学杂志》、《中华现代中医学杂志》常务编委，《焦点中国杂志》理事、《决策者杂志》荣誉理事，《发现杂志》理事、副理事长，《世界名医论坛》特约撰稿人，《中西医结合肝病杂志》、《美国中华现代医学杂志》、《医药世界》等 10 多家杂志编委，曾担任国家"八五"攻关，湖南省科委、教委及卫生厅局等肝病科研重点课题多项，二次获湖南省科技进步奖，三次获湖南省中医药科技进步奖。在《中医杂志》、《新中医》、《中国医药学报》、《华佗医药》（台湾）、《世界名医经典》（香港）、《亚洲医药》、《美国环球医学杂志》、《美国综合医学杂志》以及《海内外》（美国纽约）等国内外 50 余种杂志、书报发表论文 150 余篇，其中 10 余篇获国际优秀论文奖及金杯奖，著作：主编《中医治疗病毒性肝炎的研究与实践》。《中华医学优秀学术成果文选》特邀副主编，《中国百业发展文库》、《中国党政干部理论文选》、《中国基层党政干部经典文库》三部著作副主编，此外担任《肝炎论治学》、《实用肝炎学》、《肝病防治药物大全》以及《党旗飘飘·优秀共产党人》、《党旗下的优秀儿女》、《话说百年——共和国儿女英雄传》、《中国传统文化大典》等著作编委和特约编委。参编：《三湘医粹·医论和医话》、《临床实用中药》、《中国医学百科全书·中医儿科学》、《长江医话》、《百病临床指南》、《中医药防治传染病之研究》、《当代中医师灵验奇方真传》、《肝胆病临床研究》、《肝炎学大典》、《现代中医肝胆病学》、《中国中医特治新法大全》、《方药传真》、《名医处方手迹》等 10 余部著作。2000 年经当代中国名医特医选编工作委员会授予"2000'千年名医"称号、嗣后经世界学术成果研究院和世界华人成就交流协会授予"环球时代杰出人物"称号，并获"特殊贡献奖章"一枚。2001 年 4 月应邀去台湾参加海峡两岸肝病学术交流会。2008 年 6 月应聘为国家中医药管理局"十一五"中医肝病重点专科协作组专家学术指导委员会委员，同年 10 月聘为国家"十一五"科技重大专项"慢性重型肝炎证候规律及中西医结合论治方案研究"课题专家委员会委员。2009 年 6 月获"中华中医药学会成就奖"并聘为"中华中医药学会终身理事"。9 月应邀出席"祖国万岁——海内外各界爱国人士庆祝共和国 60 周年华诞主题系列活动"并授予"海内外杰出爱国人士"荣誉称号，在庆祝建国 60 周年——中国优秀专家学者国庆座谈会上获得了"辉煌 60 年有突出贡献专家学者贡献奖（终身成就贡献奖）"。2011 年 8 月以著名肝病专家身份应邀赴北京参加国家重大专项"十二五"重肝课题方案专家论证会，9 月评为共和国杰出人物，并获"中国共产党建党 90 周年纪念勋章"一枚。同年 7 月经中华医学发展创新促进会授予"中国优秀医学专家"的荣誉称号，并于 10 月应邀赴韩国进行医学访问。

个人简介

孙克伟，男，主任医师、教授，博士研究生导师，加拿大多伦多大学国家教育部公费公派高级访问学者。湖南中医药大学第一附属医院传染病科、卫生部国家临床重点专科（肝病）、国家中医药管理局中医肝病重点专科与重点学科、湖南省重点实验室、研究室主任和学科带头人，国家中医临床研究基地肝病研究首席专家、全国百名杰出青年中医。主要从事肝脏疾病的中医药防治研究。

个人简介

陈正收，男，高级工程师，1975年6月出生，毕业于湖南中医药大学，并获中南大学药学院药学硕士学位。一直从事天然植物提取物和药品研究开发工作，研制成功2个中药五类、2个中药六类和多个仿制中药和化学药品，并负责研制成功鼠尾草酸、迷迭香酸、熊果酸、黄荆子提取物等数个提取物的制备。

前　　言

本书正文共有十章，收集论文 101 篇（加附争鸣论文 2 篇，共 103 篇），共计约 30 余万字，论述内容丰富而广泛，不仅有以肝病为重点的临床实践医学，而且还有内科癌症及疑难杂病，更有理论研究和学术性探讨。在第一章论述了中医对病毒性肝炎的认识及历史进展，第二、三、四、五章中分别论述了急性肝炎、慢性肝炎、重型肝炎及肝硬化的中医病证及论述等等，并提出了个人的独特见解。认为急性肝炎不必辨证分型论治，不论有无黄疸，均可按湿热论治，这并不违背中医辨证论治原则，而是遵照《内经》"治病求本，审因施治"的教导。对慢性肝炎认为具有"湿热邪恋未除尽，肝郁脾肾气血虚"等复杂病因病机，故必须辨证分型论治，但认为分型不宜过多，只分四型足矣。对于重型肝炎，认为其病因病理，不外"毒、瘀"二字，毒为致病之因，瘀为病变之本，治疗关键，应重在解毒，贵在化瘀，同时提出快速截断治疗，以防变症的观点。对于肝硬化腹水，认为具有水瘀交结、正虚邪实，虚实夹杂等复杂的病因病机，治则不能简单使用一法一方或纯补猛攻，以求速效，而应精细辨证，谨守病机，灵活施治能奏效，或可以竟全功，并提出臌胀治法虽多，但归纳之不外攻、消、补三法。第六章除列举临床治验癌症与肿瘤数例典型个案外，还略谈癌症的辨证论治原则及必须扶正与驱邪相结合的体会。第七章论述内科及疑难杂症，除列举典型数例个案外，还论述脂肪肝、肝豆状核变性的中医药论治及尿血的五脏分证论治。第八章薪火传承，为指导学生、弟子所撰写的论治肝炎病证及死亡病因等相关论文。第九章争鸣与商榷和第十章发展中医药和科学发展观，由于热爱中医，关心中医药事业的发展，因此在多种杂志报刊撰写了数篇论文，对如何发展中医药的看法、思路、前途，进行了详细而深刻的论述，曾对 5 篇公开发表论文提出了个人不同观点和不同看法，进行了理论上的辩论和学术探讨。根据辩证唯物主义观点和实践是检验真理的唯一标准，撰写了试论科学发展观是推动社会向前发展的真正动力，认为阶级斗争不是推动社会发展的唯一动力，人类社会的发展只有依靠科学发展才能促使社会不断向前发展。认为科学发展观是放之四海而皆准的普遍规律，如实践是检验真理的唯一标准一样是经得起历史检验的绝对真理，自然是推动人类历史向前发展的真正动力。

上述论文均为理论探索与学术研究，但由于个人知识有限，理论水平不高，带有主观性和片面性，论述不周全，错误或谬论之处在所难免，尚希贤者读后不吝指正或批评。

谌宁生

2012 年 8 月于长沙

目　　录

第一章　中医对病毒性肝炎的认识及历史进展

　　中医学是我们祖先数千年来所创造并留传下来的宝贵医学，也是世界医学领域的一个重要组成部分，它经历了长期的临床实践，具有系统的学术理论和丰富的治疗经验。但是古老的中医学与现代的西医学是两个不同的医学体系，由于历史条件所限，中医对疾病的病因学认识方面，自然不可能如现代西医学那样客观具体，认识到细菌、病毒等致病因子，因此由肝炎病毒所致的病毒性肝炎（以后简称肝炎）这一现代医学病名，在中医古籍中自然无法查寻到，但根据本病的临床症状和发病机制，于中医文献中记载甚多，诸如"黄疸""胁痛""癥积""鼓胀""瘟黄"等病证，与肝炎的发病机制，临床症状、体征表现及发展过程等有许多类似或吻合之处。因而在临床实践中，我们运用中医理论的辨证论治原则，采取西医诊断辨病和中医辨证论治相结合的方法，治疗肝炎有明显疗效。因此，可以认为我国早在 2000 年前的古代，中医学创始之时，对肝炎就有所认识，并随着历史时代的发展，临床实践的不断丰富和加强，中医对肝炎的认识，则日益加深，并逐渐形成较完善的理法方药理论体系，是经过了初步认识，不断深入发展，渐趋完善，全面认识等漫长的历史过程。

第一节　中医对肝炎病证的初步认识

　　公元前 475 年～公元 265 年（战国～三国），在此时期，由于人类社会的发展，我国已由奴隶社会进入到封建主义社会，政治、经济、科学文化都得到很大的发展，尤其在医学方面，在长期大量临床实践和经验不断积累丰富的基础上，进入了理论总结阶段，在客观事物发展的规律中，达到了由实践到理论、由现象到本质的飞跃。《黄帝内经》的产生，标志着中医学理论体系的初步形成，张仲景《伤寒杂病论》问世，在临床医学上确立了辨证论治的原则，《神农本草经》的成书，是我国药物学的第一次总结。同时有大量名医的涌现，如扁鹊、淳于意、华佗、张仲景等，在临床医药实践和理论方面，都做出了杰出的贡献，对后世医药学的发展，奠定了坚实的基础，而在此时期，中医虽无肝炎之病名，但根据《黄帝内经》《金匮要略》《伤寒论》等书诸多记载，说明中医对肝炎已有初步认识。分述如下：

一、有关急性黄疸型肝炎的论述与记载

关于急性黄疸型肝炎的病因病机，早在《黄帝内经》有"湿热相交，民当瘅病"、"瘅与疸通"的记载，其临床症状在《内经素问·平人气象论》中曰"溺黄赤，安卧者，黄疸……目黄者，曰黄疸。"又《素问·玉机真藏论》有"肝传之脾，病名曰脾风、发瘅，腹中热，烦心，出黄。"又《灵枢·论疾诊尺》曰："身痛而色微黄，齿垢黄，爪甲上黄，黄疸也"。黄疸一证，在《金匮要略》里分为黄疸、谷疸、酒疸、女劳疸、黑疸五种，其中黄疸、谷疸、酒疸等论述，与现代急性黄疸型肝炎的症状、治法方药及预后，颇有相似或吻合之处。《金匮要略·黄疸病脉证并治》中有详细记载："食谷即眩，谷气不消，胃中苦浊，浊气下流，小便不通，阴被其寒，热流膀胱，身体尽黄，名曰谷疸……心中懊憹而热，不能食，时欲吐，名曰酒疸。"又曰"阳明病，脉迟者，食难用饱，饱则发烦头眩，小便必难，此欲作谷疸"又说"病酒黄疸，必小便不利，其候心中热，足下热，是其证也。酒黄疸者，或无热，靖言了了，腹满，欲吐，鼻燥，其脉浮者先吐之，沉弦者先下"（说明脉浮者病邪在上宜先用吐法，脉沉弦者，说明病邪在下，须先用下法治疗）。"病黄疸，发热烦喘，胸满口燥者，以病发时火劫其汗，两热所得，然黄家所得，从湿得之，一身尽发热而黄，肚热，热在里，当下之。脉沉，渴欲饮水，小便不利者，

皆发黄。腹满，舌萎黄，躁不得睡，属黄家"。综上所述，可知《金匮要略》对黄疸病的主要症状认识，不仅是全身皮肤尽黄、小便黄，而且伴有明显的消化道症状，如食欲明显减退，谷气不消，胃中苦浊、胸满、腹胀、不欲食，时欲吐，或心中烦热，有发热或无热等描述，与现代西医论述急性黄疸型肝炎的临床症状表现颇有相似或吻合之处。关于黄疸的预后，在《金匮要略》中有这样记载："黄疸之病，当以十八日为期，治之十日以上瘥，反剧为难治。"实践临床经验证明，一般急性黄疸型肝炎，按中医湿热辨证，治疗十天以上，症状均有明显好转，黄疸渐退，若治疗半月以上，病情反有加重，黄疸加深，则有可能发展为亚急性重症肝炎或其他高黄疸血症（如瘀胆型肝炎），均为难治之症。此论与临床颇相吻合，故张仲景对黄疸病的预后，可谓有先见之明。又说"疸而渴者，其疸难治，疸而不渴者，其疸可治。"陆渊雷编著《金匮要略今释》："以黄疸为湿热外蒸所致，渴者，疸虽成而湿热内留者犹多，故难治。不渴者，湿热尽越于外，里无余邪，故可治。"关于黄疸的治疗，《金匮要略》有"谷疸之为病，寒热不食，食即头眩，心胸不安，久久发黄，为谷疸，茵陈蒿汤主之。……酒黄疸，心中懊恼或热痛，栀子大黄汤主之。……黄疸病，茵陈五苓散主之。"

仲景在《伤寒论·辨阳明脉证并治》篇共84条，其中与黄疸有关条文计11条，如"阳明病，脉迟，食难用饱，饱则发烦，头眩，必小便难，此欲作谷疸。"又"阳明病无汗，小便不利，心中懊恼，身必发黄。阳明病、被火，额上微汗出，小便不利者，必发黄。"（注释："被火"的火是用火熏或温针或灸的疗法）"阳明病，面合赤色，不可攻之，必发热，色黄，小便不利也"（注释："面合赤色"就是满面潮红）。关于黄疸的病因，《伤寒论》"伤寒脉浮而缓，手足自温者，是为系在太阴，太阴者，身当发黄"、"阳明病，发热汗出，此为热越，不能发黄也。但头汗出，身无汗，剂颈而还，小便不利，渴饮水浆者，此为瘀热在里，身必发黄"（注释："热越"就是热向外发泄的意思）。"伤寒发汗已，身目为黄，所以然者，以寒湿在里不解故也。"关于黄疸的治疗方药有"伤寒七八日，身黄如橘子色，小便不利，腹微满者、茵陈蒿汤主之。伤寒身黄发热者，栀子蘗皮汤主之（注释："蘗皮"就是黄蘗，蘗音柏，今作黄柏）。伤寒，瘀热在里，身必发黄，麻黄连翘赤小豆汤主之。"

综上所述，可知在《黄帝内经》《金匮要略》《伤寒论》等记载中，虽无肝炎之病名，但对黄疸的论述，不仅类似急性黄疸型肝炎的临床证候描述较详，而且对其病因病机，已初步认识为湿热、瘀热或寒湿所致，特别在治疗方药创立，如茵陈蒿汤、茵陈五苓散、栀子大黄汤、栀子柏皮汤、麻黄连翘赤小豆汤等，具有确切疗效，均经历代医家沿用迄今而不衰，并为当今治疗急性黄疸型肝炎的常用有效方。

二、有关慢性肝炎的论述与记载

因中医无慢性肝炎之病名，而慢性肝炎的主要症状，有肝区疼痛不适，因肝主两胁，故有关慢性肝炎的论述，当从胁痛证中求之，而《黄帝内经》和《伤寒杂病论》等书中对此有关记载不鲜。如《灵枢·五邪》说："邪在肝，则两胁中痛。"又《素问·藏气时法论》谓："肝病者，两胁下痛，引少腹，令人善怒。"并指出"肝主春，足厥阴少阳主治。""肝苦急，急食甘以缓之。""肝欲散，急食辛以散之，用辛补之，酸泻之"不仅说明慢性肝炎病因邪在肝，同时还明确提出了甘缓、辛散、酸收三大治肝法则，均为后世许多医家所效仿和运用，对临床治疗肝炎颇有指导意义。

《金匮要略·脏腑经络先后病脉证》论述："上工治未病者，知肝传脾，当先实脾，四季脾王不受邪，即勿补之。中工不晓相传，见肝之病，不解实脾，唯治肝也。夫肝之病补用酸，助用焦苦，益用甘味之药调之，酸入肝，焦苦入心，甘入脾"（注释四季脾王不受邪之王字，读如旺）。又曰"金气不行则肝气盛，故实脾则肝自愈，此治肝补脾之要妙也，肝虚则用此法，实则不在用之。"始创"治肝实脾"之论，奠定了论治肝病之基本法则。后世医家根据此论，制定了许多有效治肝方剂，如《太平惠民和剂局方》之逍遥散，就是根据治肝实脾之理论拟定的，视为论治肝病之良方。当代名老中医湖南中医学院原副院长谭日强教授，即据此论研制了疏肝理脾丸，经数十年的临床实践和科学实验，证实为治疗慢性肝炎肝硬化之有效方药，深得广大患者所喜爱和推崇。并于1994年获得国家新药证书与生产批文，转让广东佛山制药二厂，改名肝达康，进行大量生产，获得良好的社会效益和经济效益。

《伤寒杂病论》提出了"胸胁苦满""胁下痞硬""胁下硬满"等胁痛症状，与慢性肝炎似有吻合之处，又《伤寒论·辨少阳病脉证并治》记载："少阳之为病，口苦咽干目眩也。"为少阳病之主证，还说"太阳病不解，转入少阳者，胁下鞕满，干呕不能食，……与小柴胡汤。"小柴胡汤不仅为后世历代医家论治胁痛之主方，亦为当今医者公认临床治疗慢性肝炎的常用方药，如急性肝炎未能治愈，转入慢性肝炎，出现口干、咽干、目眩、胁痛等症状，用小柴胡汤治疗有效。

三、有关肝硬化的论述与记载

中医古籍中无肝硬化之病名，但因肝硬化之主要症状，具有肝脾两脏肿大，腹胀满以及腹水等证候，故对有关肝硬化的记载，可从积聚、癥瘕、鼓胀等门中求之。《灵枢·五变》记载："人之善病肠中积聚者，何以候之？少俞答曰：皮肤薄而不泽，肉不坚而淖泽，如此则肠胃恶，恶则邪气留止，积聚乃成。"又《难经·五十五难》释曰"病有积有聚，何以别之？然，积者阴气也，聚者阳气也。故阴沉而伏，阳浮而动。气之所积名曰积，气之所聚名曰聚。故积者，五脏所生，聚者，六腑所成也。积者，阴气也，其始发有常处，其痛不离其部，上下有所始终，左右有所穷处。聚者，阳气也，其始发无根本，上下无所留止，其痛无常处，谓之聚，故以是别知积聚也。"《素问·阴阳应象大论》："浊气在上，则生䐜胀。"又《素问·腹中论》："黄帝问曰，有病心腹满，旦食则不能暮食，此为何病？岐伯对曰：名为鼓胀。……帝曰，其时有复发者，何也？岐伯曰，此饮食不节，故时有病也，虽然其病且已时，故当病气聚于腹也。"又《灵枢·水胀》载"鼓胀如何？岐伯曰：腹胀，身皆大，大与肤胀等也。色苍黄，腹筋起，此其候也。"综上述所论，可知《黄帝内经》及《难经》对肝硬化腹水的病因病机及临床证候均作了简要描述，为后世医家临证论治所遵循。

《金匮要略》论述中虽无鼓胀之病名，但在其《水气病篇》有风水、皮水、正水、石水以及肺、肝、心、脾、肾等五水之论，其中对石水、肝水、脾水、肾水等描述，似与当今肝硬化腹水有关，如谓"石水者，其脉自沉，外证腹满不喘。肝水者，其腹大，不能自转侧，胁下腹痛。脾水者，其腹大，四肢苦重。肾水者，其腹大，脐肿，腰痛，不得溺。"又《金匮要略·五脏风寒积聚病篇》载"病有积、有聚、有气，何谓也？师曰：积者，脏病也，终不移。聚者，腑病也，发作有时，展转痛移，为可治。气者，胁下痛，按之则愈，复发为气。"对于诸水病的治疗原则，已明确提出"腰以下肿，当利小便。腰以上肿，当发汗乃愈。"有关论治方药，如有谓"心下坚，大如盘，边如旋杯，水饮所作，枳术汤主之。"（注释：旋杯为覆杯之误，因灵枢邪气藏府病形曰：肥气在胁下，若覆杯。又难经五十六难曰：肥气在胁下，如覆杯，可见旋杯为覆杯之误。）本条证候之描述，颇似肝硬化病因肝、脾两脏或其中一脏肿大，而有累及心下者，可用枳术汤方（枳实七枚，白术二两），但临床单用本方少效，因药味太少，药力不够，若与大小柴胡汤合用，则多效。此外，《金匮·水气病脉证并治第十四》中所记载防己黄芪汤（防己一两，黄芪一两一分，白术三分，炙甘草半两），主治风水，防己茯苓汤（防己三两，黄芪三两，桂枝三两，茯苓六两，甘草二两）主治皮水，因此二方有利尿作用，故常用于治疗肝硬化腹水，亦可获效。

四、有关重症肝炎的论述与记载

在《黄帝内经》及张仲景《伤寒杂病论》等著作中，无重症肝炎这一病名，其有关论述亦颇鲜见，仅有《伤寒论·阳明篇》记载："阳明中风，脉弦浮大而短气，腹满，胁下及心痛，久按之，气不通，鼻干不得汗，嗜睡，一身及面目悉黄，小便难，有潮热，时时哕……病过十日，脉续浮者，与小柴胡汤。……若不尿，腹满加哕者，不治。"注释：阳明病是指一般急性热病呈现发热，不怕冷，口渴，汗出热不退，大便燥结，甚至谵语，脉象洪滑有力，舌苔黄厚等脉证的阶段。因重症肝炎具有发病急骤、病情凶险、黄疸迅速加深，并有严重消化道症状、精神症状、内毒素血症和肝肾衰竭，甚至肝性脑病而死亡等特点。故本文所述症状，与重症肝炎有类似和相同之处，如其谓"腹满，胁下及心痛，嗜睡，一身及面目悉黄"均为重症肝炎临床中常见症状。又说"若不尿，腹满加哕者，不治。"更进一步说明，不尿为重症肝炎病情恶化，因肝肾功能衰竭而出现无尿现象，腹满为中毒性鼓肠，加上伴有顽固性呃逆，时时作哕，则为危象，临床很难治好，故为不治。这段描述，与急性重症肝炎的临床表现的病情变化及预后不良，颇相吻合。

第二节　中医对肝炎病证认识的逐渐深入

从两晋经隋唐至明清的1600多年间，由于我国专制封建主义社会建立巩固和发展，政权集中、社会相对稳定，促进了生产发展和经济繁荣，因而对医药事业也有相应的发展，在此期间历代医家不断的临床实践和对医学文献的整理，促进了中医理论的发展和提高，不论在病因发病学、证候诊断学、治疗方法学以及预后疗效学等方面，均有创新论述，因而中医对肝炎病证的认识亦有相应逐步深入和不断发展。

一、有关黄疸病证的论述与记载

晋代葛洪《肘后方》载述了病人"溺白纸，纸即如柏染者，即为黄疸"。在隋代，医家们对疾病的病源探讨和症状描述，都取得了相当成就，巢元方等编撰《诸病源候论》一书为重要代表著作，全书共50卷，分67门，对病因、病机、病变与证候，作了具体阐述。如根据黄疸发病情况或所出现的不同证候，进而区分为28候，在《巢氏诸病源候总论卷十二·黄病诸候》谓"黄疸之病，此由酒食过度，腑脏不和，水谷相并，积于脾胃，复为风湿所搏，瘀结不散，热气郁蒸，故食已如饥，令身体面目及爪甲小便尽黄。"这些对于黄疸的病因病机及证候表现，均较《内经》《伤寒论》及《金匮要略》等描述较详。

宋·陈言著《三因极一病证方论》全书共18卷，包括病类有内、外、妇、儿各科，进一步阐述了"三因致病学说"，将复杂的病因分为三类：一为内因，即喜、怒、忧、思、悲、恐、惊，内伤七情，内发自脏腑，外形于肢体；二为外因，即风、寒、暑、湿、燥、火，外感六淫，起于经络发于脏腑；三为不内外因，实际上是六淫之外的外因，包括饮食饥饱，呼叫伤气，虎狼虫毒、金疮压溺及其他偶然性因素之类。本书在分论病证之前，首叙医学总论，其中关于病因一项，为书中理论上的重点。关于内因、外因和不内外因的三因学说，虽在汉代张仲景的《金匮要略》中已经提到，但本书特点，是在结合治疗的基础上来阐明这个问题，因而较前有所创新。书中内容虽以医方为主，实际是在说明研究疾病病因，对于治疗的重要性，这也是该书命名"三因极一"的意义（分别三因，归于一治），强调了治病辨证求因的重要性。对于黄疸病证，在其书《五疸叙论》中说"古方叙五种黄病者，即黄汗、黄疸、谷疸、酒疸、女劳疸，是也。观别录，则不止于斯，然疸与黄，其实一病，古今立名异耳……若论所因，外则风寒暑湿，内则喜怒忧惊，酒食房劳，三因悉备。世医独丽于伤寒论中，不变滥矣，学者宜识之"又论"黄疸证治"谓"病者发黄。身、面、眼悉黄如金色，小便如浓煮柏汁，名曰黄疸。"此书对黄疸证候及病因描述，较《伤寒杂病论》更详。

明·张介宾著《景岳全书》，在其书卷三十一"黄疸"篇对黄疸证候的分类、诊断、病机、论治，方药记载甚详。说"黄疸大法，古有五疸之辨，曰黄汗，曰黄疸，曰谷疸，曰酒疸，曰女劳疸。总之，汗出染衣色如柏汁者，曰黄汗；身面眼目黄如金色，小便黄而无汗者，曰黄疸；因饮食伤脾而得者，曰谷疸；因酒后伤湿而得者，曰酒疸；因色欲伤阴而得者，曰女劳疸。虽其名目如此然总不出阴阳二证，大都阳证多实，阴证多虚，虚实弗失，得其要矣。"又谓"黄疸一证，古人多言为湿热及有五疸之分者，皆未足以尽之，而不知黄之大要有四：曰阳黄、曰阴黄、曰表邪发黄、曰胆黄也，知此四者，则黄疸之证，无余义矣。"并对此四者的证候、病因病机及治则均有详细论述，最后附黄疸论列方共四十首，如五苓散、茵陈五苓散、茵陈蒿汤、栀子柏皮汤、栀子大黄汤、柴胡茵陈五苓散、大、小建中汤、左、右归饮、六味丸、八味丸、茵陈附子汤、绿矾丸等等，均为当今治疗急性肝炎、慢性肝炎或肝炎后肝硬化所常用选方。

明·朱棣、滕硕、刘醇等编撰《普济方》为我国现存古代医籍中最大的一部方书，共计 426 卷，凡 1960 论、2175 类、778 法、61739 方（以上据四库提要载）。在《普济方·黄疸门》"总论"中对黄汗、黄疸、谷疸、酒疸、女劳疸等五疸的证候及病因病机进行了详细论述后，并说"五疸口淡怔忡，耳鸣脚弱，微寒发热，小便白浊，当作虚证治，不可妄投凉剂，愈伤血气，临床之际，不可不辨明也。五疸虽不同其为黄则一，自本自根，未有非热非湿而能致病者也。……治法纲领，大要疏导湿热于大便小便之中。"简要说明了黄疸的病因病机和治疗原则。其治疗方药，论述更详，黄疸附论计 71 方，诸黄附论计 24 方，黄汗附论计 9 方，急黄附论计 21 方，阴黄附论计 13 方，内黄附论计 6 方，黄病小便淋涩附论计 5 方，共计有 149 方，其后又论述了三十六黄的证治方药，可谓集古代黄疸证治方药大全。

清·程国彭著《医学心悟》卷四"黄疸"篇曰："黄疸者，目珠黄，渐及皮肤，皆见黄色也。此湿热壅遏所致，如盦曲相似，湿蒸热郁而黄色成矣。然湿热之黄，黄如橘子柏皮，因火气而光彩，此名阳黄。又有寒湿之黄，黄如熏黄色，黯而不明，或手足厥冷，脉沉细，此名阴黄。阳黄者，栀子柏皮汤，若便秘不通，宜用茵陈大黄汤。阴黄者，茵陈五苓散，如不应，用茵陈姜附汤。"此论首先说明黄疸病人，眼目巩膜先发黄，然后逐渐发展到全身皮肤发黄，这样明确的描述黄疸证候，显然较《内经》《金匮要略》等论述清楚，同时亦与当今急性病毒性黄疸肝炎的发病规律和临床表现相吻合。同时简要说明阳黄与阴黄的鉴别诊断及治疗方药不同，对今天的临床医生治疗黄疸病证仍具有重要指导作用。

二、有关胁痛病证的论述与记载

胁痛是指一侧或两侧胁肋疼痛而言，属病人一种自觉症状。因肝居胁下，其经脉布于两胁，故肝脏受病，往往出现胁痛症状。而慢性肝炎患者多有胁痛，因肝性刚强，其性动而主疏泄。若情志失调，气机郁结，肝失条达，则气阻络痹而成胁痛。若气郁日久，则气滞血凝瘀血停积，阻塞胁络，可更使胁痛加剧。又如久病体虚，或劳欲过度、精血亏损，肝阴不足，血虚不能养肝，脉络失养，亦能导致胁痛。又风寒外邪客伤经络，亦可引起胁痛。隋·巢元方《诸病源候论·胁痛候》记载"邪气客于足少阳之络，令人胁痛，咳汗出，阴气击于肝，寒气客于脉中，则血泣脉急，引胁与小腹，诊其脉弦而急，胁下如刀刺。"又《背偻候》曰："肝主筋而藏血，血为阴，气为阳。阳气精则养神，柔则养筋，阴阳和同，则气血调适，其相荣养也，邪不能伤。若虚则受风，风寒搏于脊膂之筋，冷则挛急，故令背偻。"说明肝病主证胁痛，其脉多弦，其病因病机与肝经血脉、阴阳气血不调或感受风寒所致。宋·陈言《三因极一病证方论·肝胆经虚实寒热证治》记载"泻肝汤，治肝实热，阳气伏邪，胁痛。忿忿悲怒，发热，喘逆，满闷，目痛、视物不明。……补肝汤，治肝虚寒，两胁痛，筋急，不得太息。寒热、腹满、不欲饮食，悒悒不乐，四肢冷，心腹痛，目视晄晄，或左胁偏痛，筋瘘，脚弱。"

明·李挺著《医学入门》谓"胁痛是肝家……实者，肝气实也，痛则手足烦躁，不安卧，小柴胡汤加芎、归、白芍、苍术、青皮、龙胆草或黄连丸。虚者，肝血虚也，痛则悠悠不止，耳目晄晄，善恐如人将捕，四物汤加柴胡，或五积散去麻黄，加青木香、青皮。"对胁痛按虚实进行辨证论治，为后世医家所遵循的治肝原则。《景岳全书·胁痛》篇对胁痛的病因、病机及证候，论治方药记载甚详，说"胁痛之病，本属肝胆二经，以二经之脉，皆循胁肋故也。然而心、肺、脾、胃、肾与膀胱，亦皆有胁痛之病，此非诸经皆有此证，但以邪在诸经，气逆不解，必以次相传延及少阳厥阴，乃致胁肋疼痛。凡以焦劳忧虑而致胁痛者，此心肺之所传也；以饮食劳倦而致胁痛者，此脾胃之所传也；以色欲内伤水道壅闭而致胁痛者，此肾与膀胱之所传也，传至本经则无非肝胆之病矣。"这说明胁痛主证病因在肝，而其他脏腑亦可见有胁痛，但归根到底病机是由他经病变传至本经（肝）而致。又说"胁痛有内伤外感之辨，凡寒邪在少阳经乃病，为胁痛耳聋而呕，然必有寒热表证者，方是外感，如无表证，悉属内伤，但内伤胁痛者，十居八九，外感胁痛，则间有之耳。"今慢性肝炎胁痛，因无寒热表证，多属内伤胁痛，急性肝炎有胁痛时，如有恶寒发热表证时，可属外感胁痛。关于胁痛论治方药，叙述更详，指出"外感证邪在少阳，身发寒热而胁痛不止者，宜小柴胡汤，三柴胡饮，或河间葛根汤之类，酌宜用之。若外邪未解，而兼气逆胁痛者，宜柴胡疏肝散主之。若元气本虚，阴寒外闭邪不能解而胁痛畏寒者，非大温中饮不可。内伤肝胆、气逆不顺而胁痛者，宜排气饮、推气散、沉香降气散、木香调气散之类主之。若郁结伤肝、中脘不快，痛连两胁或多痰者，宜香橘汤。若暴怒伤肝，气逆胀满，胸胁疼痛者，宜解肝煎。若怒气伤肝，因而动火，胁痛胀满烦热，或动血者，宜化肝煎。若气滞胸胁痛而兼喘者，宜分气紫苏饮。若男子忧郁伤肝，而胁疼痛者，宜枳实散。若男妇肝肾气滞，自下而上痛连两胁者，宜木通散。若悲哀烦恼，肝气受伤，脉紧胁痛者，枳壳煮散。若因惊气逆，胁痛不已者，桂枝散。若食积作痛，但痛有一条扛起者，是也，大和中饮或用保和丸。若痰饮停伏，胸胁疼痛者，导痰汤加白芥子。若肝火内郁，二便不利，两胁痛甚者，当归龙荟丸或左金丸。若从高跌坠，血流胁下作痛者，复元活血汤。若妇人血滞，胸腹连痛者，芍药散、决津煎。若肝脾血虚或郁怒伤肝，寒热胁痛者，逍遥散。若肝肾亏损，胁肋作痛、头眩、心跳、身痛或妇人经水不调，经后作痛者，补肝散。"凡此论述，对今治疗慢性肝炎或各类肝病胁痛患者，均具有临床指导意义。

对于肝病机制和辨证施治阐发最详，当推清代王泰林著《西溪书屋夜话录·肝症论治篇》中论述"肝气、肝风、肝火，三者同出异名。其中侮脾乘胃，冲心犯肺，挟寒挟痰，本虚标实，种种不同，故肝病最杂而治法最广。"因肝主藏血，为风木之脏，体阴而用阳，主动主升。全赖肾水以涵之，营血以濡之，肺金清肃之令以平之，脾土生化气血以焙之，才能遂其条达疏泄之性。故他脏病变皆可以影响肝脏而发生肝气、肝风、肝火等疾病。王氏论治肝病确能得其要领，如肝气一证，病因不同，证候各异，得之于郁怒伤肝，则两肋胀痛；得之于土不荣木，则脘腹痛；得之于心火气盛，则热厥心痛；得之于金不制木，则气暴而喘。皆肝气自郁本经，或侮脾乘胃，或冲心犯肺，或挟寒挟痰所致。因此，他提出肝气证治八法：①疏肝理气法：主证肝气郁于本经，两肋气胀或痛，当疏肝解郁。药用香附、郁金、苏梗、青皮、橘叶，兼寒加吴茱萸；兼热加丹皮、栀子；兼痰加半夏、茯苓。②疏肝通络法：主证疏肝不应，营气痹窒，络脉瘀阻，宜兼通血络。药用旋覆花、归尾、桃仁、泽兰叶。③柔肝法：主证肝气胀甚，疏之更甚者，当以柔济刚。药用当归、枸杞、柏子仁、怀牛膝，兼热加天冬、生地；兼寒加肉桂、肉苁蓉。④缓肝法：主证肝气甚而中气虚者，宜缓肝扶脾。药用炙甘草、白芍、大枣、橘饼、浮小麦。⑤培土泄木法：主证肝气乘脾，脘腹胀痛，当温中疏木。药用六君子汤加吴茱萸、木香、白芍。⑥泄肝和胃法：主证肝气乘胃，脘痛呕酸，宜泄木和胃。药用二陈汤加左金丸或白豆蔻、金铃子。⑦泻肝法：主证肝气上冲于心，热厥心痛，当泄肝降逆。药用金铃子、延胡索、吴茱萸、川连，兼寒去川连加川椒、肉桂；寒热俱有者，仍入川连，或再加白芍。盖苦、辛、酸三者，为泄肝之主法。⑧抑肝法：主证肝气上冲于肺、猝得胁痛，暴上气而喘，当抑肝安金。药用吴茱萸汁炒桑皮，苏梗、杏仁、橘红。上述八法，虽各具特点，但又相互联系，确具有承先启后，创新发展之论述。如疏肝理气法，以散气为主，即《黄帝内经》肝欲散，急食辛以散之"之义；疏肝通络法，以散瘀为主，是取《金匮要略》旋覆花汤之意，均属肝气郁结的实证治法。柔肝则重于养阴，取母子相生，乙癸同源之说；缓肝则重于补中，即《黄帝内经》肝苦急，急食甘以缓之"之旨，均为肝之虚证治法。而培土泄木和泄肝和胃二法，是针对肝气侮脾乘胃之候。侮于脾者为木强土弱，补中土以泄木，使脾气健而肝气平；乘于胃者为肝实胃逆，泄肝和胃同治，并以降逆为主。至于泄肝、抑肝二法，一是肝气犯心，母实累子，宜泻母以补气；一是肝气犯肺，子实侮母，宜泻子以补母。综上所述，可知王氏"肝症论治八法"不仅是经验之谈，亦是遵循《内经》"虚则补其母，实则泻其子"之论治原则，对今临床医生治疗肝病胁痛颇具指导意义，但临证时须审证论治，宜循因遣药。

三、有关积聚鼓胀病证的论述与记载

积聚是指腹内有结块（包括肝脾脏肿大）或胀或痛的一种病证，"鼓胀"是以腹部鼓胀如鼓而命名，以腹部胀大，皮色苍黄，脉络暴露（腹壁静脉曲张）为特征。因肝炎后早期肝硬化常有肝脾大，而晚期肝硬化失代偿期（亦称活动性肝硬化）则可出现腹水，腹部鼓胀等证候。本病证候的发生，多因七情郁结、饮食内伤，或外感湿热蕴结，致肝脾受损，脏腑失和，气机阻滞，瘀血内停，日久渐积而成痞块（肝、脾肿大），进而伤肾，致肝脾肾三脏受损，气机失调，血瘀水停等交结于腹内，则腹部日益胀大，遂成鼓胀。关于此类病证的记载古籍论述甚多，如《诸病源候论·积聚候》记载曰："积聚者，由阴阳不和，脏腑虚弱，受于风邪，搏于腑脏之气所为也。腑者阳也，藏者阴也，阳浮而动，阴沉而伏。积者阴气，五脏所生，始发不离其部，故上下有所穷。已聚者阳气六腑所成，故无根本，上下无所留止，其痛无常处。诸脏受邪，初未能为积聚，留滞不去，乃成积聚。肝之积，名曰肥气，在左胁下，如覆杯有头足（似肝硬化脾大明显之描述）"又《诸病源候论·癥瘕病诸候》论"癥者，由寒温失节，致腑脏之气虚弱，而饮食不消，聚结在内，染渐生长块段，盘牢不移动者，是癥也。言其形状，可癥验也。若积引岁月，人即柴瘦，腹转大，遂致死。"不仅描述癥积的病机，同时还具体说明癥积日久，可使人消瘦如柴，并可形成腹部鼓胀鼓大，可导致病死，与今所见早期肝硬化病证发展形成晚期肝硬化腹水临床变化颇相吻合。

关于鼓胀病因病机，在宋·陈言著《三因极一病证方论·胀满叙论》篇中论述甚详，其曰"《内经》有鼓胀，《太素》作谷胀，治法虽详，而不论其所因。原其胀满之端……假如怒伤肝、肝克脾，脾气不正，必胀于胃，名曰胜克；或怒乘肺，肺气不传，必胀于大肠，名曰乘克。忧思聚结，本脏气郁或实或虚，推其感涉，表里明之，皆内所因。或冒寒暑风湿，随其经络，传至阳明，致胀满者，属外所因。饮食饥饱，生冷甜腻，聚结不散，或作痞块，膨胀满闷，属不内外因。当知胀满，该涉三因，须以人迎气口分其内外，脉息虚实审其温利，详而调之，无失机要。不尔，则为腹心痼疾，坐受困踣，不可不谨"说明鼓胀病因病机复杂，可由三因所致，临证应认真审脉，辨别虚实，必须详细调治，及时治疗，不失时机，至为重要，否则，形成顽固重疾，自然受害，不能不谨慎重视。又其《胀满证治》论云："五积久而必心腹胀满，且五积以五脏气不平，肝为肥气，心为伏梁，肺为息奔，脾为痞气，肾为奔豚，皆聚结痞块。随所生所成之日，分推而究之，皆喜怒忧思、乘克胜克，相因相感，如斯等类，从五积法治之可也。但内所因，不待成积，即为胀满，亦当随其脏气而平治之。所谓虚实补泻，太过不及以经调治。"简要说明五积病变均可形成胀满及其治疗原则。对后世医家治疗鼓胀肝硬化腹水患者及当今均有指导意义。又《普济方·积聚门》总论曰："夫积有五，而聚有六，积者生于五脏之阴气也，聚者成于六腑之阳气也，此皆阴阳不和，脏腑虚弱，风邪搏之，所以为积为聚也。有如忧思喜怒之气，人之所不能免，六腑属于三阳，太阳利清气，阳明泄浊气，少阳化精气。有如都会之府，主转输以为常也，若夫六腑失常，则邪气聚而不散，始发既无根本，上下无所留止，其痛亦无常处，故在上则格，在下则胀，傍攻两胁，如有坏块，易于转动，故非五积之比也。凡诊其脉快而紧者，积聚也；脉浮而牢者，积聚也；脉横者，胁下有积聚也；脉来小沉实者，胃中有积聚也。……大抵治积，或以所恶者攻之，或以所喜者诱之，则易愈；如硼砂、水银，治肉积；神曲、麦芽，治酒积；水蛭、虻虫治血积；木香、槟榔，治气积；牵牛、甘遂，治水积；雄黄、腻粉，治涎积；礞石、巴豆，治食积，各从其类也。若群队之药，分其势则难取效反损。"

《景岳全书·积聚》对积聚病证病因病机及治则论述甚详。如曰："积聚之病，凡饮食血气风寒之属，皆能致之。但曰积曰聚，当详辨也，盖积者，积累之谓，由渐而成者也。聚者，聚散之谓，作止不常者也。由此言之，是坚硬不移者，本有形也，故有形者，曰积。或聚或散者，本无形也，故无形者，曰聚。诸有形者，或以饮食之滞，或以脓血之留，凡汁沫凝聚，旋成癥块者，皆积之类，其病多在血分，血有形而静也。诸无形者，或胀或不胀，或痛或不痛，凡随触随发，时来时往者，皆聚之类，其病多在气分，气无形而动也。故难经以积为阴气，聚为阳气，其义即此。凡无形之聚，其散易，有形之积，其破难。临此证者，但当辨其有形无形，在气在血而治积治聚，自可得其梗概矣。"又曰"治积之要，在知攻补之宜，而攻补之宜，当于孰缓孰急中辨之。凡积聚未久，而元气未损者，治不宜缓，盖缓之，则养成其势，反以难制，此其所急，在积速可攻也。若积聚渐久，元气日虚，此而攻之，则积气本远，攻不易及，胃气切近，先受其伤，愈攻愈虚，则不死于积而死于攻矣。此其所重在命，不在乎病，所当察也。故凡治虚邪者，当从缓治，只宜专培脾胃以固其本，或灸或膏以疏其经，但使主气日强，经气日通，则积瘕自消，斯缓急之机，即万全之策也，不独治积病亦然。"这不仅深刻说明了治疗积聚病证需要攻补得法的重要原则，同时也是适应于治疗其他一切病证的普遍规律。在其《肿胀篇》又谓"'单腹胀者，名为鼓胀，以外虽坚满而中空无物，其象如鼓，故名鼓胀。又或以血气结聚，不可解散，其毒如蛊，亦名蛊胀，且肢体无恙，胀唯在腹，故又名单腹胀。此实脾胃病也，夫脾胃为中土之脏，为仓廪之官，其脏受水谷，则有坤顺之德，其化生血气，则有乾健之功。果使脾胃强健，则随食随化，何胀之有？此唯不善调摄，而凡七情劳倦，饮食房闱，一有过伤，皆能伐贼脏气，以致脾土受亏，转输失职，正气不行，清浊相混，乃成此证。……治胀当辨虚实，若察其果由饮食所停者，当专祛食积，因气而致者，当专理其气；因血逆不通而致者，当专清其血。其于热者寒之，结者散之，清浊混者，分利之，或升降其气，或消导其邪，是皆治实之法也；第凡病肿胀者，最多虚证，若在中年之后及素多劳伤，或大便溏滑，或脉息弦虚，或声色憔悴，或因病后，或因攻击太过而反致胀满等证，则皆虚损之易见者也。诸如此类，使非培补元气，速救根本，则轻者必重，重者必危矣。若虚在脾肺者，宜四君子汤、归脾汤之类主之。若脾虚兼寒者，宜理中汤、温胃饮、五君子煎。若脾虚兼痰者，宜六君子汤。若肾虚兼痰者，宜金水六君煎。若虚在肝肾者，宜六味地黄汤。若肾虚兼寒者，宜理阴煎或八味地黄丸，甚者加减金匮肾气汤主之。若以虚证而妄行消伐，则百不活一矣。其有果以少壮停滞，或肝强气逆，或时气亢害为邪者，才可直攻其病，但辨之宜详，不可忽也。"景岳在此段不仅详细论述了鼓胀病证形成的各种病因病机，而且特别强调论治鼓胀，当辨虚实的重要性，同时列举诸多治则方药，对后世医家以及当今临床医生，治疗鼓胀肝硬化腹水患者，均有指导意义。

四、有关"急黄"病证的论述与记载

关于急黄的病名证候，隋·巢氏《诸病源候论·黄病诸候》凡二十八论中，首先提出急黄病名，并详述其病因证候曰："脾胃有热，谷气郁蒸，因为热毒所加，故卒然发黄，心满气喘，命在顷刻，故云急黄也。有得病，即身体面目发黄者，有初不知是黄，死后乃身面黄者，其候，得病但发热，心战者，是急黄也。"此段描述与今之急性重型肝炎颇相吻合，病因是由热毒所加，黄疸症状发展迅速，病情凶险，可顷刻致死，甚至有起病初时不现黄疸、死亡后才见全身面目发黄的现象，并具有发热心战等症状，因重症肝炎病死率极高，由于肝细胞大量坏死，导致肝功能迅速衰竭而死亡，甚至有严重患者，黄疸还没有显示出来时，即刻死亡，而死后才出现黄疸，故曾又称暴发性坏死性肝炎，其描述发热心战症状，可能是因肝炎病毒侵犯心脏，而并发严重的病毒性心肌炎，亦可导致心衰而死亡。

关于本病具有传染性，葛洪在《肘后备急方》有"天行发黄"的记载。"天行"二字指具有广泛流行自然传染的含义，就说明黄疸病有较强的传染性。孙思邈在《千金翼方》论曰"凡遇天行热病，多必内瘀发黄"，提出"急疫黄""天行病急黄"等病名，均揭示了黄疸的发病具有流行性和传染性特点。但唐·王焘认为黄疸病与急黄不同，他著《外台秘要》一书中论曰："黄疸病，此病与前急黄不同，自外状与平常无别，但举体正黄，甚则眼色如柏，涕、涎、小便及汗悉黄如檗汁（檗，音夷，鼻液），食消多于寻常，稍觉瘦悴乏力，此病不甚杀人，亦有经年累岁，不疗而自差者。"这段说明黄疸病情较轻，自觉症状不明显，与平常无明显区别，只是全身发黄，甚至眼睛泪液、唾液、鼻液、小便及汗液均色黄如柏汁，但一般不会导致患者病死，有的患者没有经过治疗，还可以自行痊愈，因此，与"急黄"有所不同。今与现代西医联

系，颇可说明黄疸病可属一般急性黄疸型肝炎，病情较轻，容易治疗，预后良好，可自行痊愈，而"急黄"应属重症肝炎，病情危重，治疗困难，容易死亡。

对于重症肝炎的证候及论治描述较详的著作，在《普济方·黄疸门》"急黄"附论曰："诸发热，心战，定必发为急黄，谓其卒然发黄，心满气喘，命在须臾，故名急黄也。有初得病，即身体面目发黄者，有初不知是黄，死后变黄者，但先辨其症，当急治之。此由脾胃有蓄热，谷气郁蒸，因热毒所加，故有斯疾。"又"急黄第十二"曰"病人心腹急闷，烦躁身热，五日之间，便发狂走，体如金色，起卧不安，此是急黄。"此段描述，颇似急性重型肝炎发病在数天以内，很快出现肝性脑病的精神神经症状，如烦躁发热，起卧不安等，多是肝性脑病的早期症状表现。对于本病证候论治方药，共计有22条：

1. 龙胆汤　治急黄，面目如金色，渴欲饮水。龙胆一两，木通、土瓜根各一两半，石膏二两碎，犀角屑（水牛角代）一两，栀子仁五钱，大黄（炒）一两半，白茅根、芝硝各一两。上捣粗散，每服三钱，用水一盏，煎至七分，食后温服。

2. 白癣皮散　治急黄，头目四肢烦热疼痛，小便赤，大便难，心躁不得眠。白癣皮、升麻各半两，芝硝二两，茵陈一两，黄芩半两，栀子仁、大青、葛根各半两，大黄（炒）二两。上为散，每服以新汲水调服三钱。

3. 茵陈汤　治急黄，目如栀子色，小便赤，心烦闷。茵陈、栀子仁、黄芩（去黑心）、大黄（炒）、白癣皮、黄连（去须）各一两，芒硝、贝齿（煨）各半两。上除芝硝外，粗捣筛。每服五钱，水一盏半，煎至一盏，去滓，入芝硝末一钱，再煎令沸，食后温服。

4. 犀角汤　治急黄，热毒攻发，舌急眼黄。犀角屑（水牛角代）三分，茵陈、栀子各半两，升麻半两，黄芩（去心）三分，大黄（炒）一两，芝硝（研）一两半，甘草半两。上为散，每服五钱，水一盏半，入竹叶四五片，同煎至一盏，食后温服。

5. 赤小豆散　治急黄，烦热口干，皮肉悉黄。赤小豆一合，丁香、秫米一撮，瓜蒂（熏）、陈香（研）各一分，青布五寸（烧灰研），麝香（另研）一分。以上各研散，和匀，每服一钱，米饮调下。食后服。

6. 犀角散　治急黄、心膈烦躁，目赤痛。犀角屑（水牛角代）、黄芩、升麻、栀子仁各一两，茵陈、芝硝各二两。上为散，每服四钱，以水一盏，入竹叶三七片，煎至六分，去滓，不拘时候温服。

7. 升麻汤　治急黄，面目如金色，烦渴饮水。升麻三分，秦艽（去苗土）一两，凝水石一两半（研）栝蒌根三分，芝硝三分。上为粗散，每服三钱，用水一盏，煎至七分，去滓，食后温服，日三次。

8. 丁香散　治急黄，宜服吐之。丁香、瓜蒂、赤小豆各七粒。上为散，以鸡子一枚相和，用新汲水调服之，当吐利即效，未应再服。

9. 麦门冬饮子　吐讫，及灸了后，即渴，仍服。麦门冬四两（去心），栝蒌三两，竹叶一升，茯苓四两，升麻二两，生芦根一个，甘草（炙）一两。上切以水七升，煎取二升五合，绞去滓，分温三服。

10. 黑豆煎　治急黄，烦躁口干，遍身悉黄。黑豆一升，生地黄汁、麦门冬、生藕汁各二两，酥半两。上先用为五盏，煎黑豆至二盏，去豆取汁，再煎至一盏。然后下蜜、生地黄、麦门冬、生藕等汁，并酥，相和，慢火煎成膏。瓷器盛，候冷，每服半匙或一匙，食后含化，日三服。

11. 瓜蒂散　治急黄，心上坚硬，渴欲饮水，气息喘粗，眼黄。瓜蒂二合（熬），赤小豆二合（为末），浆水五合。上和匀，每服方寸匕，一炊久当吐，不吐再服五分匕。

12. 芒硝散　治急黄，热气骨蒸，两目赤肿。生地黄汁八合，芒硝一两，大黄一两半。上和匀，渍一宿，服五合，每日 2 次，以利为度。轻者不须服二服，热甚方可用二服。

13. 大黄散　治急黄，兼治气痛黄。大黄一两半，芒硝二两。以水三升半，渍大黄一宿。平旦煎，绞汁一升半、内芒硝二两煎一沸，绞汁服之，须臾当快利。

14. 鸡子方　治急黄，及心黄狂走，烦躁不解。生鸡子二枚去黄用白，芝硝半两细研，右相和匀调，顿服之效。

15. 治急黄、小便赤黑，口干烦躁。用蔓菁子取油，不计时候顿服。如无油，即以蔓菁子捣汁、绞汁服之。候颜色黄，或精神急，用之有效，未效再服。

16. 治暴热身黄，大便秘塞，用苦菜，煮汁，服之。

17. 治急黄欲死，用雄雀屎二枚，细研，调水温服之。

18. 治五般急黄，用山豆根末，空心以水调下二钱。

19. 治心急黄，用百合蒸过，蜜和食之。

20. 治急黄，取苦瓜一枚，开口，以水煮，中搅取汁，滴鼻中。

21. 治急黄，黄疸及内黄，腹结不通。用芜菁捣为末，水绞汁，服当得嚏，鼻中出黄水，及下利。

22. 治卒患急者，热盛欲死者。于沙土中掘坎，斜埋患者，令头出土上，以水灌之，久乃出。曾试有效，当是土能收摄热也。

上述 22 条方药证治，对当今治疗重症肝炎或高黄疸血症，确具有参考价值，但是也要说明，本书是引用《普济方》的原文，为了保持原著真实面貌，对其方中药名如犀角及剂量如两、钱等，未作更改。当今我们知道，犀牛为珍稀动物，受国际法保护，故犀角已为我国卫生部颁布列为禁用药物，不能当药使用，一般可用水牛角代替，至于"两""钱"等重量单位，可以折合成"克"写作"g"。由于时代不同，我们不能用现在的规范去苛求古人，而应该用时代的要求来规范自己，做到师古而不泥古，达到古为今用的目的。

第三节　中医对肝炎病证认识的渐趋完善

近百余年来，由于世界工业革命和科学的发展，西方医学的兴起，当时，帝国主义虽然利用西方医学作为推行的侵略政策，但是西方医学作为一门科学技术，在我国传播与发展，客观上丰富了我国医学的内容，成为我国人民战胜疾病的有力武器，由于广大中医药人员的努力和人民群众防治疾病的需要，中医药学取得了进一步发展，有人主张中医与西医相结合，并在临床实践中，积累了新的经验，逐渐形成了新的学术思想，产生了"中西医汇通派"。民国初期，有许多名中医，如张锡纯（1860～1933年）编著《医学衷中参西录》30卷，主张中医融汇西医，互相贯通结合治疗疾病。"衷中参西"是原作者试图沟通中西医以发展中医学的主导思想，就这个意义来说，在当时是进步的，应该加以肯定。但书中有关参西的论断，随着医学的发展，今天看来，确有不少牵强之处。有些已陈旧，过时，甚至是错误的。但我们也能理解，不能苛求。又如唐容川致力于中西医汇通，试图以西医理论来解释中医学，如在其《中西医解自叙》中所说"同是人也，同是心也，西医亦有所长，中医岂无所短，盖西医初出未尽周详；中医沿讹，率多差谬，因集灵素诸经，兼中西之义解，不存疆域异同之见，但求折衷归于一是。"在当时这种对中西医学能具有取长补短之思想，其精神是可贵，但限于历史条件和科学水平，中西医学理论体系不同等原因，其所谓汇通的理论，确有颇多穿凿附会之弊，亦能为今人所理解。更有恽铁樵，重视临床实践，抱有革新思想，既重视中医学术，又认为西医所具有的优点，中医亟当吸取，主张在继承的基础上，吸收新的知识，以充实、提高和发展中医药。这些论述均为以后的中西医结合临床实践和理论指导奠定了良好基础。但是由于国民党政府的排斥、限制和企图消灭中医的措施，使中医学的发展，遇到了严重阻力，长期处于自发地缓慢地发展阶段。

新中国成立后，由于党和政府重视中医药事业，努力发掘中医学宝库，中医药事业获得了新生和振兴，特别是在 1978 年党的十一届三中全会后，由于改革开放政策的落实和贯彻，在科学文化领域中，真正出现"百花齐放、百家争鸣"的大好形势，中医学更得到了蓬勃发展，出现了崭新局面，促使中医朝着现代化，走向世界和未来的方向发展，因而随着当代科学发展的突飞猛进和技术革命日新月异的同时，中医治疗病毒性肝炎的研究与实践，进入了一个崭新时期，有关中医药或中西医结合防治肝炎的论文专著或研究成果等报道甚多，如雨后春笋，层出不穷，不仅继承和发掘了祖国传统医学理论，而且突破了某些传统医学的观念，利用了现代科学技术和科研方法，将传统的中医理论与现代西医学知识有机结合起来，促使中医现代科学化，从而形成了现代中医药防治肝炎的特色，达到中医对肝炎病证的认识，渐趋完善的目的，主要体现在下列几个方面：

一、中医辨证与西医辨病相结合

新中国成立后半个多世纪来，特别是党的十一届三中全会后的近 30 多年来，广大中医药人员在防治肝炎的临床实践中，在传统中医辨证的基础上进行了与西医辨病相结合的尝试。西医辨病即是根据西医对病毒性肝炎的诊断标准，对此我国传染病学会于 1978～2010 年曾多次制订"病毒性肝炎防治方案"，关于病毒性肝炎的诊断标准，认为病毒性肝炎的临床表现复杂，切忌主观片面地只依靠某一项或某一次检查异常，即作出诊断，应根据流行病学史、临床症状和体征、实验室及影像学检查结果，并结合患者具体情况及动态变化进行综合分析，做好鉴别。然后根据肝炎病毒学检测结果做出病原学诊断，最后确诊。对本病的临床诊断的临床分型如下：①急性肝炎：a. 急性无黄疸型；b. 急性黄疸型。②慢性肝炎：a. 轻度；b. 中度；c. 重度。③重型肝炎：a. 急性重型肝炎；b. 亚急性重型肝炎；c. 慢性重型肝炎。④瘀胆型肝炎。

⑤肝炎肝硬化。各型肝炎的临床诊断依据详见"病毒性肝炎防治方案"中华肝脏病杂志 2000 年 12 月第 8 卷第 6 期 225 页。为了中医辨证与西医辨病相结合，促使中医对病毒性肝炎辨证规范化，提高对病毒性肝炎研究的科研水平，中国中医药学会内科肝胆病专业委员会，于 1991 年 12 月 11 日 ~ 14 日在天津会议讨论通过制订了"病毒性肝炎中医辨证标准（试行）"，按照西医临床诊断标准分型，将急性黄疸型肝炎，分阳黄证与阴黄证。急性无黄疸型肝炎，分湿阻脾胃证和肝郁气滞证。慢性肝炎分湿热中阻、肝郁脾虚、肝肾阴虚、瘀血阻络及脾肾阳虚等 5 个证型，以及瘀胆型肝炎等详细辨证标准（见"病毒性肝炎中医辨证标准（试行）"，中医杂志，1992，33（5）：39）。从而促使中医辨证与西医辨病紧密结合，特别是近十多年来，在全国开展创建等级医院和示范中医院的活动，更有明文规定，要求全国省、市、县各级中医院，在病历书写等方面，必须有西医明确的诊断病名和中医相应的辨证分型两个标准。

这样根据西医病名诊断，按中医理论进行辨证分型论治，做到辨病与辨证相结合，不仅从纵的角度把握了疾病的总体属性和规律，而且从横的方面反映了疾病的类型和状况，此方法不仅已为广大临床中医生所接受，同时也被中西结合医生或专家学者以及临床科研工作者所公认。实践证明，辨证与辨病相结合，不仅可以促进中医辨证规范化，有利于提高临床科研水平，同时还能不断提高临床疗效。因现代中医的病证结合，使其能够在临床上正确处理整体与局部的辨证关系，明确中医治疗的优势所在和不足之处，可以充分利用中医优势治疗肝炎患者，例如急性黄疸型肝炎，按中医辨证，属湿热阳黄证，予以清热解毒利湿退黄之法，可以取得较好疗效，但如患者伴有恶心呕吐，食欲不振等明显消化道症状，则配合西药输液，给予能量合剂等护肝支持疗效，可以提高疗效，促使患者早日恢复健康。又如慢性乙型肝炎患者，其发病机制是由于乙肝病毒（HBV）的持续存在，机体免疫功能紊乱低下，以及肝组织损伤和微循环障碍等综合因素所致，并可互为因果，成为难治之病。目前国内外没有一种西药，可以解决上述问题，故其治疗方法，只能分别采取抗病毒治疗，如干扰素、拉米夫定（贺普丁）、阿德福韦酯（贺维力）等核苷类药物；调节免疫功能，如抗乙肝转移因子，抗乙肝免疫核糖核酸、聚肌胞、胸腺肽等；保护肝功能，降酶、退黄等对症治疗，如肝得健、葡醛内酯、联苯双酯、甘利欣、3－对甲氧苯基三硫酮、门冬氨酸钾镁等。而中医根据审因论治原则组方用药，可以全面解决上述问题，如本人发表"论治乙肝必须解毒补虚化瘀"论文，认为解毒用以祛邪，目的在于清除乙肝病毒；补虚可以扶正，增强正气，提高免疫功能；活血化瘀，可以改善肝功能，活跃肝脏微循环，促进病变恢复，达到巩固疗效的目的。中医按此立法针对病因、病机、病理处方综合治疗慢性乙型肝炎的方法，则较西医单打一的药物治疗具有明显优势。又如肝炎后肝硬化患者，西药对于抗肝纤维和防治肝硬化，没有特效药物，而中医使用活血化瘀、软坚散结等药物，如赤芍、丹参、桃仁、红花、鳖甲、龟甲等，治疗肝硬化，使肿大的肝脏、脾脏回缩，具有明显效果。此外，对于重型肝炎和瘀胆型肝炎使用中药与西药相结合治疗，均可提高疗效。总之，对于病毒性肝炎，按中医理论进行辨证分型治疗，不论急性肝炎、慢性肝炎、肝炎后肝硬化，以及重型肝炎和瘀胆型肝炎，中医药均具有明显特点和优势，若与西药配合治疗，更能提高疗效。

二、中医辨证论治与现代科学技术相结合

当代科学发展的突飞猛进与技术革命的日新月异，是今日人类社会的主旋律，这一伟大革新浪潮席卷了各个领域，同时也促进中医向现代化方向发展。我们知道任何科学并不是孤立存在单独发展，与各个学科都有相互关联，由于多学科的渗透，源源不断为中医注入活力，促使传统中医向现代化中医转型，对于肝病更加明显，可以如此断言，我国目前已突破了传统中医诊断论治的固有方法，吸取了当代科学技术的研究成果，运用了宏观辨证

与微观论治相结合的方法，不仅提高了中医诊治肝炎病证的科学性和临床疗效，而且减少了误诊和延误病情的事故。

根据中医的基础理论，采取望、问、闻、切的四诊方法，收集患者的临床资料，进行分析归纳和思维辨证，属宏观辨证。宏观辨证论治，是传统中医诊治疾病的主要方法，也是中医最基本的特色，已为古今历代医家所公认。而当今运用现代科学技术的客观检查，从组织、细胞、分子水平上反映病理形态和生化方面的微观变化，则能更加深刻地对疾病本质的认识，为治疗疾病，提供更有力的客观科学依据。因此，微观辨证是现代科学发展的必然产物，是传统中医转型走向现代化的重要标志。如现代中医肝病已突破了传统的辨证模式，对肝炎病证的临床辨证分型，不完全局限于传统中医的四诊八纲方法，而是与现代科学实验检查相结合，经众多实验研究证明，中医证型与组织病理、生化肝功能、免疫状态、肝炎病毒标志物、血液流变学及微量元素等之间，均有一定的内在联系。临床发现慢性乙型肝炎谷丙转氨酶（ALT）和血清总胆红素（TBIL）明显增高，以肝胆湿热型居多，说明湿热的临床表现往往与肝细胞损伤的程度相关。肝郁脾虚型，则ALT，TBIL 偏低或正常，说明该型处于正邪相持的相对稳定期。此期若正气盛而邪气衰，则邪不胜正，病情可逐渐恢复而趋向痊愈。反之，若邪气盛，而正气不足以抗邪，病情可逐渐加重，向气滞血瘀、肝肾阴虚或脾肾阳虚型发展。甚至总胆红素（TBIL）急剧升高，可发展为重型肝炎。近十多年来，中医传统方法的宏观辨证与现代医学的微观辨证相结合的方法，已广泛运用于临床，省、市、县各级中医院的临床医生，对各型肝炎病的诊治，不仅只采用中医的四诊方法，同时也做生化肝功能和病原学肝炎病毒标志物（甲、乙、丙、丁、戊等型）检测，有条件的单位或科研的需要，还会进一步做组织病理、免疫学、血液流变学以及微量元素等检测。并根据检测结果，选用相应的方药，如组织病理检测结果，发现有肝硬化现象，则会选用活血化瘀软坚散结抗肝纤维化的药物，如赤芍、丹参、桃红、红花、鳖甲、龟甲、穿山甲、莪术等；免疫学检测结果，如发现免疫功能低下，视为正气虚弱，则会选用益气扶正或健脾补肾提高免疫功能的药物，如人参、黄芪、党参、白术、怀山药、仙灵脾、枸杞子、女贞子等；如免疫功能亢进，视为邪气盛，则治宜清热解毒祛邪为主，多选用白花蛇舌草、虎杖、鸡骨草、田基黄、山豆根、板蓝根等。大量临床实践证明，传统中医四诊方法与现代科学技术检测相结合，不仅有利于中医辨证的客观化和标准化，而且有助于中医对肝炎病证的诊断和治疗规律，避免主观性和片面性，从而作进一步深刻的全面地认识本病证的本质和内在规律，进而提高中医治疗肝炎病证的疗效，并可减轻或避免误诊和误治以及延误病情的发生。

一般说来，宏观辨证是指中医运用人们感觉器官，采取眼望、耳闻、口问、手切等所收集的资料，属于直观感觉现象，只能看到和掌握肝脏疾病的表面现象，而运用现代科学技术等各种客观实验检测方法，则能较好地深入地了解和认识肝脏病证的本质和内在规律。例如肝豆状核变性又名威尔逊氏病，是一种遗传性铜代谢障碍引起的疾病，临床上常表现有肝硬化病变的症状和体征，与肝炎后肝硬化颇相似，若单凭中医四诊方法，很难区别、极易误诊，必须做血浆铜蓝蛋白及尿铜、血铜等检测，才能确诊，否则若按肝炎后肝硬化的宏观辨证论治，采用软坚散结之法，予以龟甲、鳖甲、地龙、牡蛎、珍珠母之类药治之，患者病情反会加重，溯其原因，据现代药理研究，证实此类药物，含铜量极高，故不宜用于本病。此外，还有许多不同原因引起的肝硬化病变，常见的如血吸虫病肝硬化、药物中毒性肝硬化、酒精性肝硬化等，其辨证论治、遣方用药，均应与肝炎后肝硬化有所不同。又如黄疸病证，因其病因病机复杂，单纯按传统中医四诊的宏观辨证论治，亦不可能取得最好疗效，甚至有可能误诊误治，延误病情，导致病情恶化或死亡的后果。如系因急性化脓性胆囊炎、胰腺炎、胰头癌以及肝胆管结石等所致的阻塞性黄疸，必须及时行外科手术治疗，否则后果不良，是众所共知。

总之，中医辨证论治与现代科学技术相结合，许多研究表明：

中医宏观辨证分型，与组织病理改变，免疫学指标、肝功能生化检测以及血清病毒标志物等，均有密切相关性。不仅使当代中医对病毒性肝炎辨证分型的客观化、数量化和标准化，提供了客观的科学依据，而且能说明中医的辨证分型，基本上能反映肝炎病程的不同阶段，对确定临床治疗原则，指导选方用药以及判断预后，都有非常重要意义。因此，也证实当代中医肝病，已突破了传统的固有证型，向中医现代化转型，也可以说这是中医对肝炎病证认识，达到渐趋完善目的的重要标志之一。

三、中药研究和剂型改革走向现代科学化

随着中医药防治肝炎的广泛应用和迅速发展，在科学技术高度发展的今天，对于治疗肝炎药物的研究，中医不再局限于传统方法，完全遵照雷公炮制法；对于中药理论研究，也不会只进行四气、五味、归经以及入脏腑经络等功效研究，而是采用现代科学技术，从生物化学、病理学、病毒学、免疫学、分子生物学等方面，对治疗肝炎的中药，按现代药理学的方法和要求，进行广泛而深入地研究，不仅对炮制工艺研究，不断进行工艺改革，同时对炮制化学和药理均进行研究，并体现了现代药理学的特点，促使中药向现代化转型和转变，主要表现在下列两方面：

第一，单味中药的研究

病毒性肝炎由多种病毒引起，包括甲型肝炎病毒（HAV）、乙型肝炎病毒（HBV），丙型肝炎病毒（HCV）、丁型肝炎病毒（HDV）和戊型肝炎病毒（HEV）。病毒性肝炎的病变可因病毒侵入机体后，直接损害肝细胞所致，或由一系列免疫而导致机体多个组织损伤形成。如乙型肝炎的病因病机，是由于 HBV 入侵人体后的持续作用，使机体免疫功能紊乱低下，产生免疫复合物，损害肝组织和微循环障碍等综合因素所致，使患者出现明显的消化道症状、肝功能异常、肝脏或脾脏肿大，以及肝纤维化病变并形成肝硬化。因此，针对上述病因病机和临床表现，对治疗肝炎的中草药研究，不是按传统的中药性味功效分类，如清热、利湿、

补气、养血、补益、攻下等，而是按现代药理作用，针对病因（抗病毒）病机（调节免疫功能）保护肝细胞及抗肝纤维化等进行分类研究。简述如下：

1. 针对病因　对肝炎病毒的抑制作用进行研究。如乙型肝炎的病因，主要由乙型肝炎病毒所致，故治疗目的首先是抑制病毒复制，或清除和消灭乙肝病毒，以阻止病毒发展和减少传染性。近年来有许多单位和科研工作者，进行了对 HBsAg 体外抑制实验的研究，从 1000 多种中草药中发现大黄、黄柏、贯众、白花蛇舌草、虎杖、板蓝根、半枝莲、连翘、山豆根、叶下珠等数十种中草药，具有对 HBsAg 体外抑制作用。

2. 针对病机　对机体免疫功能影响的作用进行研究。近年来，通过对病毒性肝炎，尤其是对乙型肝炎免疫学的研究，证实乙型肝炎的肝细胞损害和炎症反应，是免疫反应对肝组织反应的结果，同时也证明许多中药，能从不同的角度和环节，进行调节和改善机体的免疫状态。如人参、党参、黄芪、灵芝、香菇、枸杞、仙灵脾、首乌、猪苓等，具有免疫促进作用，能增强网状内皮系统和巨噬细胞功能，促进淋巴细胞转化率和 T 细胞玫瑰花结形成率，提高细胞内 cAMP 的浓度，诱导干扰素的生成增加。亦有具有免疫抑制作用的中药，如生地、威灵仙等，还有抑制免疫复合物的中药，如赤芍、牡丹皮、地肤子、白癣皮、僵蚕、蝉蜕等。

3. 保护肝细胞　对改善肝功能的研究，由于治疗病毒性肝炎，迄今尚无特效药物，人们试图从动物实验中，寻求能改善肝细胞代谢或加强肝脏解毒功能的药物，来治疗病毒性肝炎，并习惯称之为保肝疗法，而对能改善肝功能的药物，则称为保肝药。由于肝功能异常，主要表现在转氨酶（ALT，AST），黄疸（TBIL）升高及血清白蛋白/球蛋白（A/G）比值发生变化。故对中草药能改善肝功能的研究，重点多针对这三方面：①具有降酶和消炎作用的中草药有五味子、垂盆草、连翘、败酱草、田基黄、白花蛇舌草、虎杖、板蓝根等；②具有利胆退黄作用常用中药有茵陈、栀子、黄柏、金钱草、鸡骨草、赤芍、丹参、郁金等；③具有促进蛋白质合成改善 A/G 比值的中药，有党参、白术、茯苓、甘草、大枣、紫河车、熟地、山楂等。

4. 抗肝纤维化的研究　肝纤维化是指各种肝病导致肝内纤维结缔组织增生，是各类肝实质性损害转向肝硬化的共同病理环节。当前众多学者认为慢性肝炎，特别是慢性乙型和丙型肝炎容易向肝硬化病变发展，故治疗关键，就是阻断肝纤维化病变发展以防治肝硬化，因此近十多年来，国内已有许多单位开展中医药防治肝纤维化的实验与临床研究，证明许多活血化瘀中药，如桃仁、红花、赤芍、丹参、三棱、莪术、田七等，具有一定的抑制肝纤维化增生和促进肝内纤维吸收的作用，可使肿大的肝脏或脾脏回缩。

第二，中成药剂型改革的研究

随着现代社会生产力的飞跃发展，科学技术的突飞进步和医疗水平迅速提高，药品更新换代的频率加快，治疗肝炎中成药的新品种和新产品不断涌现，估计多达数百种，老药新用和剂型翻新，层出不穷。尤其是随着改革开放的深入发展和我国社会主义市场经济体制的培育建立，给中医药市场带来了巨大变化和繁荣。由于我国是一个肝炎大国，据不完全统计单纯乙肝病毒感染者达1.2 亿，肝炎患者有三千多万，为了适应市场经济发展和满足病人需要，使患者服药方便，许多中成药不是采用传统方法炮制成膏、丹、丸、散等原有剂型，而是采用现代科学先进方法，提取药物有效成分，促使中药现代化，与现代医药"接轨"。制成丸、片、胶囊、颗粒、冲服剂、口服液、糖浆以及可供肌内注射和静脉滴注等多种剂型。

例如：根据现代药理研究证明：中药五味子具有良好的降酶和保肝活性，尤以果仁作用为佳。因此，当今药品市场，许多降酶保肝药品，均含有五味子提取物。例如：湖南宏生堂制药有限公司生产的降酶灵胶囊，主要组成为五味子提取物，含五味子甲素、乙素等多种有效成分。四川禾正制药有限责任公司生产的五酯胶囊，是由华中五味子果实中提取的木脂素衍生物精制而成，每粒含五味子甲素 11.25mg。北京双鹤现代医药技术有限责任公司生产的复方益肝灵片，主要成分是益肝灵粉（水飞蓟素）和五仁醇浸膏合制而成，而五仁醇即是五味子主要的降酶有效成分。其现代药理作用，均具有显著的肝细胞损伤拮抗作用，阻断多种毒物对肝细胞膜的损伤，抑制毒性产物的生成，降低血清转氨酶。因此，上述诸药的适应证，不仅可用于急性肝炎，对各型慢性肝炎，不论是西医分型：如乙型、丙型、丁型或乙丁混合型等。还是中医分型：肝胆湿热型、肝郁脾虚型、气滞血瘀型、肝肾阴虚型或脾肾阳虚型等，凡因肝细胞损伤所致转氨酶升高的患者均可应用。

此外，还有注射剂，如长沙生物化学制药厂生产的肝炎灵注射液，是由中药山豆根经提取加工纯化制成的灭菌水溶液，含总生物碱以苦参碱计算为标示量的 90% ~ 110%。具有降低转氨酶，提高机体免疫力等功效，可用于慢性活动性肝炎，规格每支 2ml，供肌内注射。北京中医药大学药厂生产的清开灵注射液，主要成分由胆酸、水牛角、黄芩苷、金银花、栀子等，提纯研制而成。规格：每支 2ml，含黄芩苷 10mg；每支 10ml，含黄芩苷 50mg。江苏无锡山禾药业股份有限公司生产的醒脑静注射液，主要成分由麝香、郁金、栀子、冰片等提纯研制而成。规格：每支①2ml；②5ml；10ml。上述 2 个产品，不仅可供肌内注射，同时还可加入 5% ~ 10% 葡萄糖或氯化钠注射液，稀释后进行静脉滴注。临床常用于重型肝炎发热，热毒侵犯营血，或内陷心包出现神智异常患者。据众所知，醒脑静的中药成分即安宫牛黄丸，具有清热解毒、醒脑开窍功效。主治温邪内陷，热入心包，神昏谵语，身热，烦躁不安等，故今临床用于抢救重型肝炎，出现肝性脑病时有效。此为古方剂型采用现代科技改革制成可供静脉滴注的新品种，可视为老药新用的剂型改革翻新的"典范"，亦可说是中药现代化与现代医学"接轨"的代表。实际上目前许多中草药，经过当代科技研制提纯等工艺，已失去了原有面貌，与现代西药没有明显区别。这是时代的需要，是中医药走向现代化的具体表现，也是中医药走向世界和未来向前发展的方向。因此，可以说中药剂型改革促使中医更好地认识肝炎病证，完善治疗肝炎疾病的方法和手段。

综上所述，古今中医对肝炎病证的认识，历经了悠悠上下两千多年的历史过程，可以概括为初步认识、逐步深入和渐趋完善三个阶段，基本上形成了具有中医特色防治肝炎病证的理法方药体系，它体现了历代医家在长期的临床实践中，与肝炎病证作斗争的过程中积累了丰富的经验，成为中医学宝库中的重要内容，不仅过去在历史上，为中华民族的健康和繁衍作出了重要贡献，当今由于人类社会的进步、科学技术的高度发展、现代医学的发达，对肝炎病的认识深入，促使中医对肝炎病证认识渐趋完善，不仅表现在临床实践上能中医辨证与西医辨病相结合，在诊断论治上与现代科学技术相结合，而且在中草药研究和剂型改革方面，改变了传统炮制方法，采用当代高科学技术，促进和达到实现中医药现代化。由于目前国内外还没有全面根治肝炎的特效药物，而中医在长期和大量的临床实践中，运用中医药的特点和优势，在防治肝炎病证方面，取得较好疗效，不仅为众多肝炎病患者所称赞，同时也被当代西医和专家所公认。因此可以预言，中医药在当今防治肝炎病证实践方面，能很好地与现代医学相结合，将会发挥更好的作用，对世界和人类做出更大的贡献。

参考文献

［1］甄志亚．中国医学史［M］．上海：上海科学技术出版社，1984.

［2］裘沛然．中医历代各家学说［M］．上海：上海科学技术出版社，1984.

［3］叶维法，钟振义．肝炎学大典［M］．天津：天津科学技术出版社，1996.

［4］王伯祥，等．肝胆病中西医诊疗学［M］．北京：中国中医药出版社，2000.

第四节　中西医结合治疗病毒性肝炎概况

——第五次全国病毒性肝炎学术会议综述

谌宁生

第五次全国病毒性肝炎学术会议是中华医学会与中国中西医结合研究会于 1987 年 11 月 14 日至 17 日在湖北宜昌市联合召开，会议共收到论文 1308 篇，内容广泛新颖，丰富多彩，现仅选择中西医结合治疗病毒性肝炎在临床实践和学术理论上有较高价值的部分内容摘要报导：

一、急性病毒性肝炎

207 医院报导：急黄一号治疗急性黄疸型肝炎 200 例临床观察；治疗组给予急黄一号煎剂，处方：茵陈、板蓝根、黄柏、大黄、川芎等。对照组给予肝太乐、维生素 C、酵母片、肌苷肌注等。结果：治疗组 100 例中治愈 94 例，显效 1 例，1 例转为亚急性重症，平均治愈天数 17.5 天。对照组 100 例中治愈 94 例，显效 2 例，无效 4 例改服急黄一号煎剂而愈，平均治愈天数为 24.3 天，较治疗组明显延长。

湖南中医学院附一院报导肝灵冲剂治疗急性肝炎 102 例：采用肝灵冲剂（系单味中药木瓜提取浸膏加白糖制成）治疗急性肝炎 102 例，并以肝宝胶囊（广州星群制药厂产品，主要成份是叶绿酸铜钠）为对照，治疗 57 例。结果肝灵冲剂总有效率达 95.1%，其中临床治愈率为 58.28，显效率 20.59%，均高于对照组，且以降黄疸效果尤佳，总有效率达 100%，可以使 97.07% 的黄疸病人恢复正常，与对照组相比，经 X^2 检验 $P < 0.05$。同时对 HBsAg 阴转有作用，治疗组 22 例 HBsAg 阳性治后 9 例阴转，对照组 13 例 HBsAg 阳性治后 1 例阴转，经 X^2 检验 $P < 0.05$。

南昌334医院报导：急性病毒性黄疸型肝炎的中西医结合治疗，对急性黄疸型肝炎以中药加护肝西药观察36例，以护肝西药（包括中成药）为对照观察33例。治疗组按湿热黄疸辨证论治，基本处方：茵陈、栀子、茯苓、薏苡仁、陈皮、柴胡、郁金、法半夏、山楂、谷芽、连翘、枳壳等，随证加减。护肝西药（包括中成药）肝太乐、葡萄糖、肌苷、酵母片、益肝灵、维生素C、陆英冲剂、板蓝板（肌注）、丹参片等。

治疗结果：治疗组临床治愈21例（58.4%），好转15例（41.6%）；对照组治愈11例（33.3%），好转22例（66.7%）。两组相比，治疗组消退黄疸疗效非常显著（P<0.05）。

二、慢性肝炎的治疗

北京丰台区医院报道活肝汤加减对55例慢性肝炎治疗的探索：治疗方法，基本处方：葛根、白花蛇舌草、山豆根、炙黄芪、丹参、郁金、茜草、豨莶草等，辨证分型加减：湿热蕴结型去豨莶草，加茵陈、陈皮、半夏、枳壳、鸡内金、薏苡仁，肝郁脾虚型去葛根、豨莶草，加柴胡、半夏、白术、内金、稻芽；肝肾阴虚型去葛根加生地、沙参、麦冬、枸杞、首乌、枣仁；气滞血瘀型加柴胡、桃仁、红花、白芍、山楂、当归。治疗结果：临床治愈31例占56.4%；显效19例占34.5%，无效5例占9.1%。

解放军白求恩国际和平医院报道应用三草三根汤（白花蛇舌草、夏枯草、甘草、山豆根、板蓝根、白茅根），与联苯双酯滴丸合用治疗慢性乙型肝炎65例，取得了比较满意效果。临床近期治愈56例占86.15%，好转7例占10.77%，有效率96.92%，无效2例。对照组单用联苯双酯滴丸治疗30例，临床近期治愈21例占70%，好转4例占13.33%，有效率83.33%，无效5例。经统计学处理（P<0.02），有显著性差异。

天津市肝病研究所报道滋肝补肾慢肝3号方治疗漫性活动性肝炎的临床实践研究：慢肝3号（党参、沙参、垂盆草、鸡骨草、丹参各30g，生熟地、枸杞各15g，川楝、麦冬、当归、郁金、首乌各 10g）治疗 154 例慢活肝，具有较好的临床疗效，降 GPT、TTT 作用显著，并能调节机体免疫功能。实验证明，3 号方有保护肝细胞，抗肝纤维化，促进肝细胞再生等作用。并对肝肾阴虚动物的粗面内质网、线粒体有一定的保护作用。

三、重症肝炎的治疗

重症肝炎与中医的急黄相似，起病急，变化快，病情复杂，病死率高，故如何降低病死率，提高治愈率，是一项重要的研究课题。

湖北中医学院附院报导急黄证治体会：根据辨证采用清热利湿法，药用茵陈、栀子、黄柏、大黄、板蓝根等。如黄疸兼有腹胀，大便秘结而正气未衰，用清热泄下法，上方加大黄、芒硝，如湿盛阳微，水气内停，小便不利，腹胀腹水，四肢沉重、浮肿，苔白不渴，用温阳利水法，取五苓散加减；如血热妄行，齿衄鼻、皮下出血、吐血便血，用凉血止血法，药用生地、犀角、玄参、栀子炭、侧柏炭、旱莲草；如烦躁嗜睡、神昏谵语等，用安宫牛黄丸、至宝丹等；有恶心、呕吐，加竹茹、法半夏。共治 86 例，存活 27 例，存活率 31.87%。

南昌市传染病医院报道中西医结合治疗慢性重症病毒性肝炎的体会，共治慢重肝 31 例，其中用西医药治疗 11 例，采用西医的一般护肝治疗加用胰高血糖素，胰岛素等为对照组；治疗组在西医的一般护肝治疗上加中药，分热偏重，用茵陈蒿汤合黄连解毒汤加减，湿偏重用甘露消毒丹合胃苓汤加减。治疗 20 例，存活 11 例占 55%，而对照组存活 3 例占 27.27%。两组相比有显著差异（P<0.05）。

河北石家庄市传染病医院报导莨菪类药物治疗慢性重症肝炎的临床观察：莨菪类药物的使用方法：成人 0.6～0.9mg/次、小儿 0.01～0.02mg/kg/次，654－2，1～4mg/kg/次，静脉点滴，一般用药 2～3 周。经莨菪类药物加综合治疗的 58 例中，死亡 27 例，病死率为 46.55%；对照组采用综合治疗 61 例，死亡 40 例，病死率 65.47%，两组相比（P<0.05），差别有显著意义。中国中西医

结合研究会微循环专业委员会重症肝炎协作组，报告协作组 12 个单位 647 例重肝以莨菪类药物为主进行治疗，并与 360 例对照组进行疗效对比，结果表明：在综合治疗基础上加用莨菪类药能明显提高存活率，观察还发现莨菪组患者尿量明显增多，能显著减少肝肾综合征并发症的发生，且药多价廉，值得推广应用。

四、肝硬化腹水的治疗

上海市中医院报道肝炎后肝硬化腹水的辨证论治：治疗方法①扶正活血治本，主方愈肝汤：党参、白术、茯苓、木香、陈皮、柴胡、枸杞、黄精、首乌、山茱萸各 9g，黄芪、二地、赤芍、白芍、鸡金、刘寄奴、鬼箭羽、丹参、鳖甲、龟板、茵陈各 12g，当归 6g，甘草 4.5g，大枣 5 枚（已制成糖浆）。②祛邪利水治标，基本方利水汤：柴胡、川厚朴各 4.5g，白术、麦冬、佛手、金柑、陈皮、槟榔皮各 9g，枳壳 6g，鸡内金、石斛、龙葵、虫笋、马鞭草、刘寄奴、炒谷芽、炒麦芽各 12g，孩儿茶、茯苓、猪苓、泽泻各 15g，车前子、陈葫芦、冬葵各 30g。③西药利尿，药用速尿、氨苯蝶啶、安体舒通。④在腹水消退后，停西药利尿改用愈肝汤加车前、泽泻巩固疗效。治疗结果：272 例中，显效（腹水退尽）218 例，好转 27 例，无效 27 例。腹水消退率为 81.8%，有效率 90%，平均腹水消退时间为 24 天。

宁夏医学院传染病学教研报导采用中西医结合方法治疗肝炎后肝硬化失代偿期 107 例，以同期单纯西药治疗 100 例作为对照。治疗方法：中西医结合组，在采用西药支持对症的基础上加用中药，先按黄疸轻重用"肝炎 I"（茵陈、当归、黄芩、黄柏、胆草、郁金、川楝、车前子、茯苓、山药、焦三仙）"肝炎 III 号"（赤芍、栀子、大黄）；后继"肝炎 II 号"（丹参、当归、赤芍、黄精、白术、郁金、川楝、胆草、茵陈、鳖甲、山楂），必要时随证加减。西医组采用纯西药支持对症治疗，包括鲜血蛋白制剂，支链氨基酸，胰高血糖素——胰岛素等。结果：中西医结合组临床治愈及好转率 66.36%，西医组为 38%，两组差异显著，中西医结合疗效明显优于单纯西医药。

发表于《湖南省中西医结合研究》1988年3月总37期P25～28。

第五节　中医药治疗病毒性肝炎近况

谌宁生

病毒性肝炎是严重危害我国人民健康的传染病，其流行广发病率高，虽次于痢疾和流感居法定传染病中第三位，但其危害性之大，则冠传染病之首，远远超过痢疾和流感。据流行病学调查推算[1]，我国至少有7亿人已感染过甲型肝炎，6亿人已感染过乙型肝炎，约1.2亿人携带乙型肝炎病毒，其中1/4最终发展成为慢性肝病，每年因肝病死亡约30万人，包括肝硬变和原发性肝癌。现代医学已从流行病学、分子生物学方面对病毒性肝炎作了大量的研究，特别是乙肝疫苗研究成功，取得了可喜成绩，但治疗上尚无重大突破，缺少有效的治疗方法，虽有干扰素、阿糖腺苷、无环鸟苷等抗病毒剂，但药物昂贵，且副作用较多，不可能广泛运用。中医药近十多年来对防治病毒性肝炎做了大量工作，特别是在临床研究方面，获得较好疗效，取得一些进展，现归纳起来可分为三方面，试作如下综述。

一、辨证分型论治

辨证分型论治是目前临床应用最广泛的治疗方法，其特点能充分发挥中医辨证论治的特长，体现了理、法、方、药的完整性，保持了中医理论整体观念和辨证论治的特色，临床效果较好，分型论治多以中医有效的传统方为基本方，临证酌情加减。如肝胃不和用柴胡疏肝散或小柴胡汤；肝脾不调用逍遥散或柴芍六君；肝胆湿热用龙胆泻肝汤或甘露消毒丹；脾肾阳虚用温脾汤或附子理中汤；肝肾阴虚用一贯煎或左归饮；气滞血瘀用桃红四物汤或血腑逐瘀汤化裁等等。亦有根据本病临床表现和病因病机，按中医理论辨证分型，立法处方。如谌氏等[2]将慢性肝炎分为4型：

1. 肝郁气滞型，治则疏肝理气，药用柴胡、白芍、枳壳、香附、陈皮、丹参、黄柏、麦芽、甘草、板蓝根、半枝莲、田基黄等。

2. 肝郁脾虚型，治则疏肝健脾，药用柴胡、白芍、党参、白术、茯苓、陈皮、丹参、茵陈、薏苡仁、甘草等。

3. 肝肾阴虚型，治则滋补肝肾，药用沙参、麦冬、当归、生地、枸杞、川楝、女贞子、旱莲、山药、茯苓等。

4. 气滞血瘀型，治则补气养血、活血化瘀，药用党参、丹参、柴胡、鳖甲、牡丹皮、生地、赤芍、当归、陈皮、茜草、甘草、白茅根等。

通过对151例慢性肝炎的辨证分型论治，临床治愈77例，占51%，显效37例，占24.5%，有效28例，占18.5%，总有效率达94%。韩氏等[3]对181例慢性肝病辨证论治分为5型：

1. 肝郁气滞型，治以疏肝解郁，常用柴胡、白术、白芍、枳壳、丹参、郁金、鸡骨草、垂盆草、当归、香附、甘草等。

2. 湿热未尽型，治以清热利湿，常用茵陈、栀子、薏苡仁、白豆蔻、厚朴、菖蒲、丹参、郁金、鸡骨草、垂盆草、黄芩、柴胡等。

3. 肝郁脾虚型，治以益气健脾，常用党参、白术、柴胡、补骨脂、肉豆蔻、五味子、山药、薏苡仁、丹参、郁金、鸡骨草、垂盆草等。

4. 肝肾阴虚型，治以滋肝补肾，常用党参、沙参、麦冬、枸杞、当归、川楝子、生地、首乌、丹参、郁金、生鳖甲、生龟板、生牡蛎、鸡骨草、垂盆草等。

5. 肝郁血瘀型，治以活血化瘀，益气软坚，常用柴胡、当归、赤芍、旋覆花、红花、丹参、茜草、王不留行、黄芪、党参、水红花子、生鳖甲、牡蛎、鸡骨草、垂盆草等。

治疗结果：治愈48例，基本治愈73例，好转47例，无效4例，死亡9例，总有效率93%。刘氏[4]治疗乙型肝炎200例疗效观察，辨证分为 5 型：

1. 湿热蕴结型（57 例），用虎杖、败酱草、板蓝根、大黄、滑石、黄柏、牡丹皮、半枝莲、胆草、贯众、蚕砂、蒲公英、甘草、连翘、白花蛇舌草等。

2. 肝郁脾虚型（67 例），用柴胡、鸡内金、木香、砂仁、佛手、白术、茯苓、瓦楞子、党参、白芍、郁金、姜黄、甘草、板蓝根、败酱草、半枝莲等。

3. 肝脾瘀血型（8 例），丹参、三七、桃仁、红花、元胡、郁金、赤芍、当归、败酱草、虎杖、半枝莲、甘草、鳖甲、鸡内金、三棱、莪术等。

4. 肝阴虚型（24 例），用当归、白芍、生地、枸杞、麦冬、炙鳖甲、女贞子、川楝子、沙参、虎杖、半枝莲、败酱草、板蓝根等。

5. 无症状乙肝表面抗原携带者（44 例），先祛邪，用金银花、连翘、贯众、玄参、栀子、牡丹皮、蚕砂、虎杖、板蓝根等；后扶正，用黄芪、党参、白术、茯苓、何首乌、黄精、炙鳖甲、枸杞、甘草等。

治疗结果：基本治愈 120 例，占 60%；好转 23 例，占 11.5%；有效率达 71.5%。蒋氏[5]将慢肝分为肝郁气滞、肝郁脾虚，肝郁阴虚、肝郁血瘀四型，随证加减，治疗 584 例（慢迁肝 163 例、慢活肝 421 例）结果：临床治愈 94 例，占 16.1%；显效 315 例，占 53.9%；好转 133 例，占 22.8%，总有效率达 92.8%。在 1978 年杭州召开的第一次全国病毒性肝炎会议及 1984 年南宁的第四次全国肝炎会议所修订的《病毒性肝炎防治方案（试行）》中，关于中医治疗方案，均将慢肝分为 6 型：

1. 湿热未尽型，清热利湿，芳香化浊，热盛者用茵陈蒿汤、栀子柏皮汤；湿盛者用茵陈五苓汤、五仁汤。

2. 肝郁脾虚型，用逍遥散。

3. 肝肾阴虚型，用一贯煎。

4. 脾肾阳虚型，用补中益气汤合肾气丸。

5. 气阴两虚型，用人参养荣丸。

6. 气滞血瘀型，用鳖甲煎丸。

1990 年 5 月上海第六次全国病毒性肝炎会议修订《病毒性肝炎防治方案》，将慢肝分为 5 证：

1. 肝胆湿热证，治法清热利湿，凉血解毒，代表方茵陈蒿汤类，酌加凉血解毒药。

2. 肝郁脾虚证，治法疏肝解郁，健脾和中，代表方逍遥散、柴芍六君汤等。

3. 肝肾阴虚证，治法养血柔肝，滋阴补肾，代表方一贯煎、滋水清肝饮等。

4. 脾肾阳虚证，健脾益气，温肾扶阳，代表方附子理中汤合五苓散、四君子汤合金匮肾气丸等。

5. 瘀血阻络证，治法活血化瘀，散结通络，代表方血府逐瘀汤、膈下逐瘀汤或下瘀血汤、鳖甲煎丸等。

二、协定处方治疗

固定处方治疗，是以传统中医理论为依据，对病毒性肝炎的证候特点，通过长期临床实践，根据个人的思路方法和经验体会，拟订治疗法则和固定处方，具有辨病与辨证相结合的特点，即根据西医的病名，结合中医的证候，制订固定方药，不仅使中西医临床医生都乐于接受，便于系统观察和分析总结，同时有利于改革剂型，扩大生产，推广使用。苏氏[6]用三草汤（白花蛇舌草、夏枯草、甘草）制成糖浆和针剂，治疗 100 例慢性肝炎，其中糖浆组 40 例，近期痊愈 18 例，占 45%，显效 9 例，占 22.5%，好转 6 例，占 15%，总有效率 82.5%；针剂组 60 例，近期痊愈 26 例，占 43.3%，显效 9 例，占 15%，好转 19 例，占 31.7%，总有效率 90%。傅氏等[7]用贯桑合剂（贯众、蚕砂、桑寄生、桑椹、虎杖、旱莲草等）随证加减，治疗 60 例（急性肝炎 2 例，迁延性慢性肝炎 41 例，无症状者 3 例），经治 1～3 月，46 例 HBsAg 阴转，22 例同时肝功能亦恢复正常。钟氏[8]用治肝第四方（茵陈、泽泻、白术、茯苓、虎杖、鸡骨草、白背叶根、丹参、郁金、山楂）加减，治疗慢性迁延性肝炎 HBsAg 阳性者 17 例，经治疗后检测，12 例阴转。谌氏等[9]用疏肝理脾片，由柴胡、白芍、党参、白术、鳖甲等 15 味组成，制成片，每次 10 片，日 3 次。并设对照组，用齐墩果酸制成与疏肝理脾片外观色泽、形状大小完全相同的片剂，服用法亦同，进行随机双盲对照，观察治疗慢性肝炎 56 例（治疗组对照组各 28 例）。结果：治疗组临床治愈 14 例，显效 1 例，好转 6 例，无效 7 例；对照组分别为临床治愈 11 例，显效 2 例，好转 2 例，无效 13 例。治疗组有效 21 例，占 75%；对照组有效 15 例，占 53.37%。陈氏等[10]以双盲随机分组观察 96 例慢性乙肝，治疗组 51 例用中药复方解毒养肝膏（茵陈、蒲公英、车前子、小蓟、白花蛇舌草、野菊花、土茯苓、生黄芪、牡丹皮、丹参、水红花子、白芍、黄精等组成，制成糖浆 100ml），每次服 20ml，日 3 次；对照组 45 例用焦三仙膏（焦三仙、炒苡米、炒川楝子、陈皮等组成，制成糖浆），用法同上。治疗后 ALT、AST、TTT 复常率，观察组分别为 27.3%、66.7%、50.0%；对照组分别为 9.1%、22.2%、44.4%。HBeAg、DNAP、HBV－DNA 阴转率，治疗组分别 20.0%、34.2%、31.6%；而对照组则分别为 6.7%、10.8%、17.6%。总有效率治疗组为 74.5%，对照组为 24.4%，两组差异有统计学意义。许氏等[11]用和肝助脾饮，主要药物为丹参、红花、柴胡、陈皮等，每剂 2 煎，每煎 200ml，晨晚各 1 次；对照组药物由白花蛇舌草、板蓝根、焦山楂、虎杖、炙甘草组成，煎服法同前。治疗慢肝 52 例，结果和肝助脾饮组近期临床治愈 7 例，占 26.92%，显效 7 例，占 26.92%，好转 6 例，占 23.08%，无效 6 例，占 23.08%，总有效率 76.92%；对照组近期治愈 1 例，占 3.85%，显效 5 例，占 19.23%，好转 6 例，占 23.08%，无效 14 例，占 53.85%，总有效率 46.15%。两组经统计学处理和肝助脾饮疗效明显优于对照组（P＜0.05）。

三、单味中草药研究

对于单味中草药的研究，主要是针对病毒性肝炎发病的病因

（肝炎病毒）、病机（免疫功能失调）、临床症状、肝功能损害等三方面进行。

（一）抗乙肝病毒由于乙肝病毒侵犯机体，不仅是急肝发病之因，形成慢肝之本，同时又是扩散传播之源。因此，许多单位都开展了对 HBsAg 有抑制作用的单味中草药进行筛选和研究。如重庆医学院二院，用对流免疫电泳（CIEP）法，筛选出虎杖、红花、槟榔、大黄、矮地风、石榴皮、螃蜞菊、黄芩、地榆、白茅根、当归、赤芍、马勃、百部等对 HBsAg 有抑制作用；山东省防疫站，用对流免疫电泳（CIEP）法，筛选出大青叶、虎杖、茵陈、艾叶、蒲公英、板蓝根、半枝莲、败酱草、黄柏等对 HBsAg 有抑制作用；上海第一医学院姜春华教授通过临床体验，总结出大黄、白花蛇舌草、五味子、全瓜蒌、太子参、巴戟、菟丝子等药物，对 HBsAg 阴转有一定的作用。赵氏[12]综合天津、开封、商丘等防疫站，河南、重庆等医学院，302、254 等医院各家筛选对乙肝抗原有抑制作用的药物，认为有大黄、黄柏、贯众、虎杖、肉桂、败酱草、石榴皮、山楂、鱼胆草、紫草、马齿苋、麻黄、白矾、何首乌、半枝莲、车前草、紫参、赤芍、槟榔、螃蜞菊、黄芩、地榆、桑叶、蚕砂等。按照药性分类，清热解毒药占多数，其次为酸涩收敛类和活血类，少数为扶正类。巫氏等[13]用苦参碱注射治疗 65 例，与对照组茵栀黄联合丹参注射液 65 例的对比观察结果表明：治疗组的 HBeAg 转阴达 43.1%（28/65），而对照组仅 9.2%（6/65），两组有显著性差异；治疗组抗 HBc‑IgM 的转阴率达 58%（11/29），而对照组无 1 例转阴；治疗组 HBV‑DNA 阳性 32 例中转阴 10 例，达 37%，而对照组无 1 例转阴，表明苦参碱注射液，具有一定的抑制乙肝病毒复制作用。苦参碱系从中药山豆根提出而得，经实验结果证实，苦参碱不仅有较好地抑制病毒复制的效果，而且在停药后，无血清的 HBV‑DNA 回升现象。

（二）调节免疫功能因乙肝发病和慢性化，不单是 HBV 感染所致，且与机体免疫功能失调有密切关系。近 10 多年来，根据大量的临床观察和实验研究，发现了许多具有调节机体免疫反应的中草药。一般认为，补益健脾药如人参、党参、黄芪、白术、茯苓、灵芝等，具有增强细胞免疫功能；补肾助阳药如肉桂、仙茅、菟丝子、锁阳、黄精、仙灵脾等，能对体液反应起激活作用；清热解毒药如白花蛇舌草、金银花、鱼腥草、山豆根、野菊花、穿心莲、黄连等，可增强网状内皮系统吞噬功能；活血化瘀药如桃仁、川芎、赤芍、丹参、益母草、穿山甲、水蛭、虻虫、大黄等，可抑制免疫反应。杨氏等[14]对常用的治疗肝炎80种中药进行体外抑制 HBV－DNA 的实验研究，结果有66 种（83.8％）的四种不同浓度，均对HBV－DNA 有抑制作用，其中以蚤休、山豆根、虎杖、白英、大黄、赤芍、何首乌作用最强。有人报道清热解毒、健脾益气、滋补肝肾、疏肝健脾、益肾温肾等法，均可调节机体免疫功能，促使 HBsAg 阴转。韩氏等[15]根据近几年的临床疗效观察及实验研究报道，认为治疗慢性乙肝方剂的基本构成，应该是清热解毒药，补气健脾药与活血化瘀药的有机结合。此外，从猪苓、牛膝中提取的猪苓多糖、牛膝多糖，均有明显的免疫调节和增强作用。中国中医研究院中药研究所，1983 年 6 月开始，对猪苓多糖治疗病毒性肝炎的作用机理进行了深入研究，并进行了严格的双盲配对验证，取得了一定的效果。又中国科学院有机化学研究所，从牛膝分离提取得到了活性成分——牛膝多糖，并由中国科学院上海药物研究所进行了药理实验，1985 年迄今四年多来，共检测了二十多批样品，进行了百次体内外药理实验，证明牛膝多糖具有明显增强免疫功能。

（三）改善症状和肝功能是判断临床疗效的重要指标，故为临床科研工作者所重视，并取得了不少成就，现将国内公认疗效较好的中草药，列举如下：

1. 五味子　对各型肝炎均有明显降酶作用，表现特点为降酶速度快、幅度大，复常率的平均复常天数优于其他药物，近期疗效满意，缺点是停药后常有反跳现象。我院曾自制丹参五味丸，对 50 例转氨酶长期不降进行观察治疗，结果复常率为 86％，有效率达 98％。目前常用中成药肝复康、降酶灵、护肝片等，均含有五味子成分，已经化学提炼制成五仁醇、联苯双脂，实际是由五味子衍变而合成。

2. 灵芝　动物实验证明，灵芝具有保护肝脏和解毒功能，防止脂肪变性的作用，而灵菌丝具有减轻炎症和促使肝损伤恢复的功能，这与临床上证明灵芝有降酶、降浊、降絮和抗肝脂肪变的疗效相一致，目前市上出售的灵芝制剂有云芝肝泰、云芝糖浆等。

3. 柴胡　实验性肝硬变研究，从肝脏羟辅氨酸测定以及肝组织图相看，柴胡具有明显抑制纤维增生的作用。

4. 丹参　现代药理研究证实，丹参有扩张血管、活血通瘀、改善门静脉和肝内血流量，防止微血管内凝血，促进纤溶功能，减少病变部位缺血状态，丰富肝细胞营养和活化肝细胞，加速病灶的修复等作用。临床资料表明，丹参可使肝脏机能好转，并能使肿大的肝脾缩小变软。

5. 水飞蓟　经药理和临床证实，水飞蓟对多种实验性肝损伤，皆有保护作用，并具解毒利胆及抗 X 射线作用。对急慢性肝炎、肝硬变、脂肪肝有较满意的治疗效果，目前国内已制成益肝灵片用于临床。

6. 甘草　动物实验证明，甘草具有抗肝损伤作用，表现为肝细胞气球样变减轻，坏死区迅速恢复，谷丙转氨酶下降，同时还有抗炎、解毒、抑制肝纤维化作用，临床上对急慢性肝炎有降酶降麝作用，目前国内已制甘草甜素片，广泛用于临床。

此外，板蓝根、茵陈、虎杖、田基黄、垂盆草、螃蜞菊、甜瓜蒂等，经临床与实验证实，有清热解毒、利湿退黄及抗病毒作用，对降酶、退黄疸、改善肝功能和临床症状，均有明显疗效。

四、小结与展望

虽然中医药在防治病毒性肝炎的工作取得了显著成绩，但还存在如下问题，有待进一步研究和解决：

（一）统一辨证分型和疗效判定标准。由于病毒性肝炎病机复杂，证候不一，因而临床辨证分型差异很大，有人综合文献报道，分型竟达46种之多，显然不利于临床总结和科研观察。因此，中国中医药学会肝病专业委员会1991年12月在天津召开会议并制订了中医肝病辨证诊断标准和疗效判定标准，已在今年第五期中医杂志发表，可作为全国统一的标准执行。

（二）确定临床疗效关键在于严格的科研设计。中医治疗肝炎，不能满足于单纯的个案报道和回顾性总结，应按严格的科研设计，才能确定其确切疗效，特别是对观察指标，要注意其先进性、客观性和稳定性，自觉症状只能作为一般依据。关于病毒复制标准，HBsAg，代表有过感染，不代表病毒是否仍在复制。反映HBV复制指标，目前认为以HBeAg、抗－HBcIgM、HBV－DNA为主，DNAP不稳定，不能做可靠指标，有条件者，最好能作肝组织内HBcAg、HBsAg及HBV－DNA检测，同时应注意检测试剂的标准化。应发挥中西医结合的优势。病毒性肝炎，特别是慢性肝炎和肝硬化，病机复杂，治疗难度相当大，单纯用一方一法要取得满意疗效，颇为困难。中西医结合则可能有所突破，众多学者报道运用中西医结合治疗慢肝、重肝，疗效比单纯用中医或西医效果均高。因此，把辨病与辨证有机的结合起来，针对慢性肝炎几个主要病理环节，如病毒复制物的抑制和清除、免疫调控失常的纠正、肝微循环的改善及肝细胞损伤的修复等，研究不同治则对各个病理环节的影响，寻找有效的组方和药物，达到满意的治疗效果，是临床科研工作者今后努力的方向。

收录于《湖南中医杂志》1992年第4期P49～53，本文1995年在美国获国际医学联盟最佳论文二等奖。

第六节　丹参五味丸治疗顽固性转氨酶不降的临床观察

谌宁生　孙克伟

转氨酶活力升高，一般反映肝细胞有损害或有急性活动性炎症，故转氨酶活力测定，可作为诊断病毒性肝炎最敏感性指标之一。由于谷丙转氨酶（ALT）在肝细胞中含量最丰富，故其升高有助于本病的早期诊断。同时对病情及预后的估计也有很重要参考价值：如见急性肝炎 ALT 下降后再次上升，提示病情活动或不稳定：如 ALT 持续数月或长年不降，提示病情有发展为迁延性或慢性肝炎的可能；肝硬变代偿期如 ALT 增高，提示病情活动或恶化。总之，不论急性肝炎、慢性肝炎或肝硬化，在肝细胞病变活动时，都可表现 ALT 增高，所以 ALT 的下降，是衡量和判断病毒性肝炎患者病情好转的重要指标，也是临床医生和病友所共同关注的问题。因此，努力寻找有效的降酶方法，自然是临床医学科研工作者需要解决的课题。

对于急性病毒性肝炎 ALT 升高者，按中医病因病机，属湿热内蕴。侵犯脾胃或熏蒸肝胆所致，故使用清热解毒利湿之法，一般可于 3～4 周内下降至正常或接近正常，对于迁延性或慢性活动性肝炎者，ALT 升高多因急性肝炎失治或久治不愈，湿热之邪稽留不去，蕴结日久，损伤肝脾肾三脏，导致气血虚弱，脏腑机能失调，而形成"湿热余邪残未尽，肝郁脾肾气血虚"的局面。其病因病机为正虚邪恋、邪正相搏所致，故根据临床所见不同证候、按中医辨证论治原则，分别给予疏肝行气，健脾利湿、滋补肝肾、活血化瘀、或兼补气血、或兼清湿热等攻补兼施之法，多数患者 ALT 可在 1～2 月内降至正常或接近正常。但有少数患者虽经多种方法（包括西医护肝治疗及中医辨证论治）治疗，ALT 升高可达数月甚至数年反复波动或持续不降，对于这些顽固性 ALT 升高而难降者，不仅提示患者肝功能的持续损害，对促进肝纤维化形成肝硬变的可能性大大增加，且有可能造成肝细胞大量坏死衍变为重症肝炎，加速患者死亡、预后不良，是可以估计的。因此，对 ALT 长期不降的慢性肝炎患者，临床医生要尽可能多想办法，促进 ALT 下降，为了解决这一问题，我院自制丹参五味丸，通过近三年的临床观察，证明不仅对急性肝炎和慢性活动性肝炎 ALT 明显升高者有效，而且对顽固性 ALT 升高的慢性肝炎亦有明显降酶效果。本文选择病例，均系慢性肝炎 ALT 长期不降患者，来我院住院后，先经其他方法，包括中医辨证分型施治或加西药护肝等综合治疗 1~2 个月后，ALT 仍无明显改善（ALT 下降＜25%）或反而升高者，作为观察对象，再加丹参五味丸，共治疗 50 例，结果 ALT 恢复正常 43 例，占 86%；显效（ALT41u－50u）5 例占 10%：有效（ALT51u－100u）1 例，占 2%；无效（ALT＞100u）1 例，占 2%，总有效率 98%。降酶时间：43 例 ALT 恢复正常最短时间 10 天，最长 100 天，平均 27.4 天，分组统计：10~20 天 25 例；21~30 天 4 例；31~50 天 8 例；50~100 天 6 例。

一、病案举例

例一　涂××，男，23 岁，住院号：21599。患者于 1979 年 3 月在单位作普查时发现 HBsAg 阳性、ALT580u。经市××医院住院治疗 3 个月，肝功能转氨酶基本恢复正常出院，但以后又复发 2 次，近月余来感觉疲乏、纳差、小便黄。于 1980 年 2 月 20 日来我院门诊化验肝功 ALT355u、经门诊治疗 1 月疗效不显，上述症状加重，并伴有肝区不适、腹胀、口干口苦、失眠多梦。3 月 20 日复查肝功 ALT440u，故于 3 月 22 日门诊以慢性活动性乙型肝炎收入住院。辨证为肝郁脾虚兼湿热内蕴，拟予疏肝健脾兼清湿热之法，并配合维生素等西药护肝治疗 80 天，多次化验 ALT 始终无明显下降，至 6 月 9 日化验肝功 ALT347u。因认为上述方法治疗效果不明显，乃从 6 月 10 日起，加服丹参五味丸，每次 10g，一日 3 次，药后无不良反应，6 月 15 日起增加药量，改每次 20g，一日 3 次，药后诸症有所减轻，6 月 26 日化验肝功 ALT 下降至 89u，再继续服药至 7 月 7 日化验肝功转氨酶均正常，自觉症状全部消失，精神纳食如常，于 7 月 9 日临床痊愈出院。

例二　刘×，男，22 岁，住院号：23917。患者有慢性乙型肝炎病史，1980 年 10 月初因受凉复发，化验肝功能转氨酶异常，先后经单位医务室及某市医院用西药护肝治疗 50 余天，因无明显好转出院，于 1980 年 12 月 12 日来我院门诊，以慢性乙型肝炎活动期收入住院。中医辨证属肝郁气滞兼湿热内蕴，拟予疏肝行气健脾兼清利湿热之法施治，病情虽一度好转，但易反复，至1981年3月2月化验肝功 ALT 上升到195u。考虑上法治疗80余天无效，于3月3日起加服丹参五味丸，每次20g，日3次，药后病情明显好转，至3月21日化验肝功 ALT 已降至正常，但肝功仍有损害，麝浊25单位、锌浊20单位、黄疸增数10单位。因转氨酶已正常，故于3月24日将丹参五味丸减量改为每次10g，一日3次。药后病情继续有好转，黄疸消失，至4月25日化验除麝浊12单位外，锌浊、转氨酶及总胆红素均正常，为巩固疗效，再继续服药至5月25日复查肝功各项指标均正常而痊愈出院。

二、小结与体会

1. 本文根据临床观察，证实我院自制丹参五味丸，对降 ALT 有明显作用，有效率达98%，其中复常率为86%，同时对改善肝功能亦有明显效果

2. 根据临床实践观察，凡患病毒性肝炎有 ALT 升高者，用五味子降酶均有效，说明五味子的降酶作用，不具有特异性，即不论急性肝炎慢性肝炎或肝硬化患者，表现何种证候，只要 ALT 升高，均可一律使用。但根据中医理论，由于五味子性温味酸，具有收敛作用，故对黄疸偏深，舌苔厚腻等湿热证候明显者，仍不宜使用，以免湿邪缠绵不去而致病情难愈。

3. 关于五味子的降酶作用机制：可能包括它有助于受损肝细胞的恢复（促进肝细胞再生，药酶诱导，从而增强肝脏的解毒能力，促进肝糖原之生成）和它有利于调节整体（对中枢神经系统的抑制作用）以发挥保肝（主要是功能的）作用这两方面。而本丸增加丹参，因丹参具有活血补血、祛瘀生新作用，与五味配伍，可发挥协同作用，促进肝脏血液运行，更有利于肝细胞的恢复而加强降酶作用，因而丹参五味丸的效果，比单独使用五味子好。故有人认为，五味子与丹参配合使用，可以防止五味子的反跳，从而减少了谷丙转氨酶的回升。

　　4. 为了防止 ALT 的反跳现象和巩固疗效，使用丹参五味丸时，开始需较大剂量，成人口服每次 20g，一日 3 次。如 ALT 下降至正常时，则可逐渐减量，一般服药时间需坚持 3 个月。

　　5. 丹参五味丸药性平和，一般无不良反应，但有少数患者服后，觉有胃脘部饱胀不适。轻者不需服药，多数可在服药 2～3 天时自行缓解；重者可适当减轻药量，或服用山楂片、保和丸，或以温胆汤加减治之，便可缓解。

　　发表于《中华传统医学临床精华》王文远主编，亚洲医药出版 2001 年 6 月 P120～121。

第七节　浅论中医对黄疸的认识

谌宁生

　　关于黄疸的论述，早在《黄帝内经》有"湿热相交，民病瘅也""溺黄，赤安卧者，黄疸，目黄者，曰黄疸"等记载。以后仲景在《伤寒论》《金匮要略》两书中论述更详。《神农本草经》所载的茵陈、栀子、黄柏、黄芩、大黄等，沿用至今，仍为治疗黄疸之要药。此外，对于黄疸的传染性和证候及预后，亦有明确记载。如：唐代孙思邈《千金翼方》"凡遇时行热病，多必内瘀发黄"，明朝吴又可《瘟疫论》"疫邪传里，热移下焦，小便不利，其传为疸，身目如金"。清《医宗金鉴》"天行疫疠发黄，名曰瘟黄，死人最暴也"等。总之，中医对黄疸的认识，不仅有悠久的历史，并有极丰富的内容，无论在理论认识和临床实践中，均有其独特见解和科学实践价值，《伤寒论》和《金匮要略》中许多治疗黄疸的方药，沿用临床迄今，确具疗效，已为众多医者公识。

一、病因与病机

　　关于黄疸病因病机，历代医家论述甚多，纷纷不一。《内经》

认为是湿热相交，《伤寒论》认为以寒湿在里不解故也，《金匮》论五疸：谓谷疸是由于饮食伤脾，谷气不消；酒疸因酒后伤湿；黑疸是由于酒疸久病不瘥；女劳疸是因色欲伤阴；黄疸则由湿热得之。巢氏《诸病源候论》则认为"黄疸，此由酒食过度，脏腑不和，水谷相并，积于脾胃，复为风湿所搏，瘀热不散，热气郁蒸，故食已如饥，令人身体面目及爪甲小便尽黄"。宋·陈言著《三因极一病证方论》的"五疸叙论"中曰"若论所因，外则风寒暑湿，内则喜怒忧惊，酒食房劳，三因悉备"又在"杂劳疸证治"云"五疸之外，有时行瘴疟风寒暑湿等证疸不同"。明·张景岳把黄疸归为4种：一曰阳黄，多因湿热所致；一曰阴黄，则全非湿热，而总由气血之败，是以七情伤脏，或劳倦伤形，故致中气大伤，脾不化血，故脾土之色，自见于外；一曰表邪发黄，即伤寒证也，凡伤寒汗不能透，而风湿在表者，有黄证，或表邪不解，自表传里，而湿热郁于阳明者，亦有黄证；一曰胆黄，凡大惊大恐及斗殴伤者，皆有之，是因伤于胆，则胆气败，而胆液泄，故为此证。至清，喻嘉言又提出外感黄疸与内伤黄疸之分类等等，难以尽述。因此，笔者根据前人论述和多年临床实践，认为黄疸原因甚多，但归纳起来，不外是外感湿热，内伤脏腑，正气虚弱，致气血受损，肝胆脾胃气机失调所致。以图示意如下。

外邪湿热(病毒入侵) —邪热中阻→ 脾胃受损 → 运化失司 → 内伤脏腑(正气虚弱)

湿热熏蒸肝胆 → 肝失疏泄 → 胆汁外泄 —浸渍于肌肤→ 湿郁化热(湿从阳化) → 阳黄

　　　　　　　　　　　　　　　　　　湿热夹毒(浸入营血) → 急黄

　　　　　　　　　　　　　　　　　　脾胃虚弱(湿从寒化) → 阴黄

　　由上图可知，阳黄、急黄、阴黄均可互相转化，盖因上述三黄是根据不同证候而分辨，绝非固定不变，随着外在因素，内在机制以及服药是否得当等，可以相互转化。例如阳黄或急黄，若过服苦寒清热之剂，败坏脾胃，可以转变为阴黄。阴黄若予以适当辛甘之品，温健脾阳，亦可转化变为阳黄。

二、症状与分类

1. 黄疸症状　《内经》有"溺黄，目黄，曰黄疸"及"身痛而色微黄，爪甲上黄，黄疸也"，等简要描述。《伤寒》及《金匮》则论述较详，有"身黄如桔子色，小便不利，腹微满"，"阳明病，脉迟者，食难用饱，饱则发烦而头眩，小便必难，此欲作谷疸"，"病黄疸，发热烦喘，胸满口燥者，一身发热而黄"，"腹满，舌痿黄，躁不得睡，属黄家"等记载。后世医家对于黄疸的描述，均大致如此，如《丹溪心法》谓"五疸者，周身皮肤并眼，如栀子水染"，《临证指南》说"黄疸者，身黄、目黄、溺黄之谓也"。综前人所述，可知黄疸是以身黄、目黄、溺黄为主症，伴有头晕、疲乏、纳差、腹满胸闷，或寒热身疼、烦喘口燥、小便不利等兼症。

2. 黄疸分类　古人名目繁多，张仲景《金匮要略》有五疸之论，巢氏《诸病源候论》记载黄疸诸候，凡 28 论，《圣济总录》更有九疸 36 黄之说。可见古人对黄疸的分类过于繁杂，使学者难得其要，医者亦徒增辨证困难。故元·罗天益按黄疸性质，仅分阴黄、阳黄 2 类，有执简驭繁之功。但以后明朝张景岳又对黄疸分为 4 种。由此可见，历代医家对于黄疸的分类，议论纷纭，各执己见。笔者综前人论述和临床实践，根据黄疸病因病机及证候表现认为，分为阳黄、阴黄、急黄三黄较妥，分述如下。

（1）阳黄：其色黄如桔子柏皮，光泽鲜明，胸闷腹满，口苦纳差，有时发热或烦渴引饮，大便秘结，小便黄赤或不利，舌质红苔黄腻或薄黄，脉弦滑或弦数有力。

（2）阴黄：色黄如烟熏、晦暗无光泽、精神困倦、头晕目眩、声微懒言、纳差口淡、手足不温、便溏、舌质淡苔薄白或白润，脉沉细或迟缓无力。

（3）急黄：又名瘟黄，为黄疸之重症，发病急骤，病情凶险，黄疸极深，全身疲惫倦怠，纳呆少食，或发热烦渴、腹胀明显，甚则腹胀有水，烦躁不安，以至抽搐，神昏谵语，昏迷不醒。舌质红绛，苔黄燥或黄腻，脉弦滑或滑数。

三、辨证施治

1. 阳黄　病因湿热结于脾胃，熏蒸肝胆，故治则不外清热利湿，但临证必须分辨热重于湿，湿重于热和湿热并重。同时还要认清有无表证或里证，以及半表半里证，和湿热之邪，偏于上中下三焦孰甚，而分别选用方药。如热重于湿，症见黄疸发热，口渴腹满，大便秘结，用茵陈蒿汤合栀子柏皮汤加减；湿重于热，身目俱黄，胸闷腹满，口不渴，或渴不多饮，纳差便溏，小便不利，茵陈五苓散合平胃散加减，偏于热胜者，龙胆泻肝汤加减。如黄疸初起兼有表证，恶寒无汗、身疼、脉浮，麻黄连翘赤小豆汤加减，黄疸兼有里证，心中懊恼，腹痛便秘，栀子大黄汤加味；病在半表半里，兼见寒热，口苦咽干，胸胁苦满，腹痛而吐、脉弦、有潮热而便硬者，为内有实热用大柴胡汤，若无潮热而便软者，用小柴胡汤加茵陈、栀子。如黄疸症见湿偏于上焦，苔黄厚腻，应于清热利湿方中，佐以藿香、佩兰、蔻仁等芳香宣化之品，使湿从上宣化而解，如湿阻中焦，胸脘痞闷，加苍术、白术等健脾燥湿，使脾不为湿困而利于湿除；如湿热结于下焦，腹胀便秘，小便不利，加大黄、芒硝、黄柏等苦寒之药，使湿热从二便分解。

2. 阴黄　多因急黄或阳黄失治或过服苦寒之药，迁延不愈或素体虚弱，脾阳不足，运化失职而致寒湿停滞，凝结不散而致。故治宜温补脾阳，使脾阳健运，机能恢复，则寒湿散而黄自退，即所谓温阳以化湿也。如阴黄精神疲乏，纳差腹胀，大便不实，小便自利，脉沉细。宜温中散寒，健脾化湿，用茵陈理中汤或茵陈术附汤加减。若黄疸日久不愈，气血不足，脾胃虚弱，不思饮食，宜益气健脾，双补气血，用参苓白散或归脾汤加茵陈；如阴黄神疲乏力气短，形寒肢冷，腰酸腿软，少食懒言，大便溏泄，为脾肾两虚，宜温补脾肾，用金匮肾气丸加党参、黄芪、仙灵脾、白术、茵陈等补气利湿退黄。

3. 急黄　病因湿热毒盛，弥漫三焦，侵犯脾胃，损伤肝胆。

因病情凶险，变化极快，为黄疸重症，属瘟疫范畴，可按温病卫气营血辨证。如症见黄疸迅速加深，疲乏无力，胸闷不食，苔黄厚腻，脉弦滑数，为邪在气卫之分，治宜清热解毒，利湿退黄，方用甘露消毒丹加减，一般常于方中去射干、薄荷、贝母加板蓝根、半枝莲、白花蛇舌草、枳壳、大黄等清热解毒退黄之药。若瘟邪由气分侵入营血，而见发热烦渴，腹胀难忍等气血两燔之候，用温瘟败毒饮加减，常于方中去桔梗，加茵陈、大黄、板蓝根，清气中之热而解血中之毒。若邪毒侵入营血，症见齿鼻衄血，便血或皮下出血瘀斑明显，宜清营解毒，凉血止血，用清营汤或犀角地黄汤合黄连解毒汤加减。若症见烦躁不宁，神志异常，甚则神昏谵语或抽搐昏迷，为瘟邪内陷，蒙蔽心包（窍）。治宜清心解毒，醒脑开窍，用清营汤或清宫汤加郁金、菖蒲、牛黄等清心开窍之品，并选加安宫牛黄丸、至宝丹、紫雪丹等。三者主治功效基本相同，若严格区分：安宫牛黄丸，优于清热解毒；至宝丹优于豁痰开窍；紫雪丹优于熄风镇痉应根据临床证候，酌情选用。

发表于《中国现代实用医学杂志》2004，3（13）.28～29。

第二章　急性肝炎

第一节　自拟"急肝方"治疗急性病毒性肝炎 168 例临床分析

谌宁生　褚裕义　陈绮翔

黎锦霞　王小娟　袁谋保　胡金满

我院传染病室应用自拟协定处方治疗急性病毒性肝炎，取得较好的疗效，今将 80 年元月至 81 年 12 月 2 年中临床观察治疗的住院病人共 168 例进行分析如下：

一、一般资料

性别与年龄：168 例中，男 113 例，女 55 例，男女之比为 2：1。年龄最小者 1 岁 8 个月，最大 66 岁。其中 17 岁以下的小孩 64 人（38%），18 岁至 50 岁的成人 98 人（57.2%），51 岁以上的老人 8 人（4.8%），说明小孩与成人发病率较高。

二、观察方法

（一）病例选择：本文病例均根据 1978 年 11 月杭州举行的全国病毒性肝炎学术会议所制定的急性病毒性肝炎诊断标准，并具有下列二条之一者，作为观察对象：（1）单项谷丙转氨酶升高大于 100 单位（赖氏法，正常值≤30 单位）。（2）谷丙转氨酶小于 100 单位，需兼有肝功能（黄疸指数、射浊、锌浊）有 1～2 项明显升高者。

（二）处方组成：白花蛇舌草 20g，夏枯草 15g，田基黄 20g，土茯苓 20g，绵茵陈 15g，栀子 10g，黄柏 10g，木通 10g，甘草 5g，命名为急性肝炎方（简称急肝方）。

加减：脘闷恶心，苔白腻，脉弦滑，以湿偏盛者加藿香、苍术、泽泻。口干口苦发热，苔黄，脉数，以热偏盛者加板蓝根、半枝莲、龙胆草。腹胀便秘里实者加大黄、枳实或枳壳。胁痛明显者加川楝子、郁金。

此外，按照上述协定处方，药味剂量相同，制成合剂，名肝炎解毒饮（简写解毒饮）。

（三）服药方法：①急肝方：每日一剂，蒸气蒸药一次，分二次服。②解毒饮成人每日 250 毫升（相当急肝方一剂药量，分两次服。小孩酌减：1.5～3 岁，每日 80 毫升，3～5 岁，每日 120 毫升，5～10 岁，每日 160 毫升，10～15 岁 200 毫升，分 2～3 次服，15 岁以上同成人量。

（四）观察方法：全部病人均以口服中药急肝方或解毒饮，每服 10 至 15 天为一疗程，化验一次肝功能（包括黄疸指数），转氨酶，HBsAg，并逐栏填写观察表。部分病人如黄疸较深，精神、纳食较差者，加给适量葡萄糖和维生素 C，作为护肝和支持疗法，输液时间一般为 5～7 天，多至十天。

三、疗效分析

（一）疗效标准

（1）痊愈：主要症状消失，肝脾回缩至正常，无明显压痛和叩击痛，肝功能转氨酶各项检查结果正常；（2）显效主要症状基本消失，肝脾回缩接近正常，转氨酶、肝功能等各项指标下降 > 50%；（3）有效：症状明显好转，肝功能、转氨酶等各项指标下降 25%～50%；（4）无效：治疗一个疗程后症状，实验室检查无好转者。

（二）治疗结果：根据上述疗效标准将临床治疗结果简述如下：

（1）总疗效，见表1。

表1　急肝方与解毒饮疗效对照表

疗效＼分组	痊愈			显效			有效		
	例数	%	平均住院天数	例数	%	平均住院天数	例数	%	平均住院天数
急肝方106例	86	81.1	38.8	19	17.9	43.5	1	1	46
解毒饮62例	50	80.6	26	11	17.7	30	1	1.7	23

从上表可看出，我方治疗急性肝炎有效率达100%，治愈率在80%以上，两组相比，治愈率和有效率虽无明显差异，治愈时间和住院天数，则解毒饮较急肝方大大缩短，平均为12.8~13.5天，显示非常显著差异。

（2）转氨酶、肝功能改善情况见表2

表2　急肝方与解毒饮对转氨酶肝功能改善情况对照表

		转氨酶					黄疸指数						射浊						锌浊				
		正常	100以下	101~200	200以上	异常总例数	正常	7~15	16~30	31~50	50以上	异常总例数	正常	7~10	11~15	16~20	20以上	异常总例数	正常	13~16	17~20	20以上	异常总例数
急肝方106例	治疗前	0	13	70	23	106	26	15	38	21	6	80	48	19	15	16	8	58	65	15	15	11	41
	治疗后	98	1	2	5	8	103	0	0	1	2	3	93	6	3	2	2	13	99	2	4	1	7
解毒饮62例	治疗前	0	3	29	30	62	15	12	24	10	1	47	22	13	13	10	4	40	41	8	11	2	21
	治疗后	57	0	1	4	5	60	0	2	0	0	2	56	1	1	2	2	6	59	2	1	0	3

注：射浊未正常13例中有2例治疗前正常，治疗后转为异常；锌浊未正常的7例中有1例治疗前正常，治疗后转为异常。

从上表可以说明急肝方 10 日例治疗前转氨酶，黄疸指数，射浊，锌浊不正常者分别为 100%，75.5%，54.7%，38.7%．治疗后降至正常者分别为 92.5%，96.3%，77.6%，83%，解毒饮 62 例治疗前转氨酶，黄疸指数，射浊，锌浊不正常者分别为 100%，75.8%，64.5%，33.9% 多治疗后降至正常者分别为 91.9%，95.8%，85%，85.7%，其它未降至正常者，均有不同程度好转。

（3）主要症状体症改善情况：见下表 3。

表 3　主要症状体征治疗前后对照表

| | | 黄疸 | 疲乏 | 头昏 | 纳差 | 恶心 | 厌油 | 口干苦 | 腹胀 | 胁痛 | 发热 | 尿黄 | 肝大 | 脾大 | 舌质 | | 舌苔 | | | | 脉象 | | | | | |
															淡红	红	黄腻	白腻	白薄	黄薄	弦	细弦	弦细	弦数	弦缓	细濡
急肝方106例	治疗前	82	105	62	97	82	85	68	54	64	21	99	53	1	58	45	23	14	37	39	50	13	13	11	10	6
	治疗后	3	6	7	2	0	0	9	3	4	0	8	6	0	86	24	2	1	67	32	62	17	3	3	9	9
解毒饮62例	治疗前	50	61	35	60	52	52	44	23	25	20	59	39	1	47	12	13	10	15	21	33	10	1	8	5	2
	治疗后	1	2	2	0	0	0	1	2	1	0	0	0	0	55	3	4	0	45	14	48	7	0	1	2	1

从下表可以看出，治疗后 90% 以上病例的主要征状与体征消失。舌质红者约 50% 转变为淡红，苔白腻或黄腻者 90% 转变为白薄苔。脉弦滑或滑数者 70% 以上转变为弦脉或弦细脉。说明急肝方和解毒饮治疗急性肝炎对改善湿热所致的症状，体症均有明显疗效。

（4）HBsAg 转阴情况急肝方治疗 106 例，HBsAg 阴性者 65 例，阳性 35 例，未查者 6 例。治疗后阴转者 16 例，阴转率 46%。解毒饮 62 例，HBsAg 阴性 51% 例，阳性 11 例，治疗后转阴 6 例，阴转率 55%。

四、小结与讨论

1. 急性病毒性肝炎，病因均为"湿热"之邪，侵犯脾胃，蕴郁肝胆，导致运化失司，疏泄不利，而见疲乏、纳差、恶心、厌油、肝区痛、发热、黄疸等症，故治宜清热利湿，方拟白花蛇舌草、夏枯草、栀子、田基黄清热解毒，茵陈、黄柏、木通、土茯苓利湿退黄，甘草调和诸药，增加解毒功能。急性肝炎有黄疸者，说明湿热较重宜用此方，无黄疸者，由于病因亦为湿热所致，故仍可用此方。因此，我们认为急性肝炎患者，无论有无黄疸，不必分为多型（如湿盛型、热盛型，湿热并重型）均按湿热论治就行。同时还认为，对急性肝炎不分型论治，并未违反中医辨证施治的理论。而是更加强调"治病求因"，"辨证求因"，"审因施治"的原则。在临床上，我们将可以加减的急性肝炎协定处方，制成不可以随意加减的"肝炎解毒饮"合剂，结果反而取得较好的疗效，亦足以证明"审因施治"与"辨证施治"并不矛盾，而是具有更严格的科学性和更好的实践性。

2. 治疗急性肝炎虽不必分型，但不可一方一法，始终不变，应根据病变的不同时期，分阶段治之。这是因为急性肝炎初期属邪盛阶段，虽表现有脾失健运之候，但因是湿阻中焦，损伤脾胃所致，故治肝时不宜补脾，更不能滋阴，因补脾和滋阴，均可留邪，使湿热之邪难去，而致病症缠绵难愈故急性期，务必以清利湿热为主，以求邪去而正复。如经过治疗，主要症状基本消失，转氨酶、肝功能恢复或接近正常，此为邪去而正气未复，则可改用调理肝脾之法。我们对急性肝炎恢复期的治则是疏肝理气，健脾利湿，常用处方柴胡 10g，白芍 15g，党参 15g，白术 10g，茯苓 15g，陈皮 5g，丹参 15g，茵陈 15g，薏苡仁 15g，甘草 5g 以利恢复正气，巩固疗效，达到防止复发的目的。

3. 急肝方与解毒饮虽然药味和剂量相同，对急性肝炎的疗效，从治愈率和有效率来看无明显差异，但从平均治愈时间和住院天数来比较，解毒饮较急肝方大大缩短，平均缩短 12.8 ~ 13.5 天，具有非常显著差异，说明解毒饮的疗效优于急肝方。这是否由于急肝方采取蒸气熬药的方法，因蒸气压力太大，温度太高或其他原因，使药性破坏或减弱而降低疗效所致？因此用蒸气熬中草药的改革方法，是否对头，值得研究。同时也提示我们，同样的中药处方，由于剂型及给药方法不同，疗效亦有差异，这说明中医剂型改革，必须从提高疗效着手才是发展中医药的正确之道。

发表于《湖南中医学院学报》1982，（4），21～23。

第二节　肝炎解毒饮治疗急性肝炎 112 例临床观察

谌宁生（执笔）　陈绮翔　黎锦霞

胡金满　张佩莲　尹冬玲

我院传染病室应用自拟协定处方于 1980 年 1 月至 1981 年 12 月曾对 168 例急性病毒性肝炎（以下简称急肝）进行观察治疗，取得较好的疗效。在此基础上于 1983 年 1 月至 12 月将协定处方制成合剂，名肝炎解毒饮（以下简称解毒饮）并设西药对照组，再一次对 112 例急肝作进一步观察治疗，今将结果总结如下：

一、临床资料

1. 性别　112 例中男 75 例，女 37 例。其中解毒饮组男 52 例，女 23 例；西药组男 23 例，女 14 例。

2. 年龄　最小 4 岁，最大 70 岁。其中 17 岁以下的小孩 48 人，18 至 49 岁的成年人 58 人，50 岁以上的老年 6 人。平均年铃为 21.13 岁，其中解毒饮 21.03 岁，西药组 21.30 岁。

3. 临床型别　112 例中解毒饮组 75 例，其中黄疸型 62 例，无黄疸型 13 例，两者之比约 5∶1；西药组 37 例，其中黄疸型 28 例，无黄疸型 9 例，两者之比约 3∶1。

4. HBsAg　解毒饮组 75 例中 HBsAg 用阳性 21 例, 阴性 54 例; 西药组 37 例中阳性 10 例, 阴性 27 例。

二、观察方法

（一）病例选择：根据 1978 年杭州会议制定的急肝诊断标准，并具有下列二条之一者，作为观察对象：①单项谷丙转氨酶升高大于 100 单位（赖氏法，正常值 ≤30 单位）。②谷丙转胺酶小于 100 单位，则需兼肝功能（黄疸指数、射浊、锌浊）中有 1～2 项明显升高者。

（二）处方组成及服法：白花蛇舌草 20g，夏枯草 15g，田基黄 20g，土茯苓 20g，绵茵陈 15g，栀子 10g，黄柏 10g，木通 10g，甘草 5g。为一剂药量，按常规制药方法制成合剂。服法：成人每日 250ml（即上述一剂药量）小孩酌减：3～5 岁每日 120ml；5～16 岁，160ml；10～15 岁 200ml 分 2～3 次口服，15 岁以上同成人量。

（三）治疗方法：1. 按随机原则分组收治病人。2. 解毒饮治疗组，全部病人每日按上述服解毒饮。3. 西药对照组，全部病人口服维生素 E、K、C、齐墩果酸片，每次各 2～3 片，日三次。4. 多数病人在入院初期，因有黄疸，食欲明显下降，有恶心呕吐。两组病人均加用 10% 葡萄糖和维生素 C 静滴，输液 10 天左右，病有好转即停用。

（四）观察方法：1. 以 10～14 天为一疗程，同时化验一次肝功能。2. 治疗一个疗程以上，病情加重，GPT、Ⅱ 上升，肝功能损害加重或治疗二个疗程以上，病情无明显好转，GPT、Ⅱ、TTT、ZnTT 下降无一项 >25%、或其中虽有一项下降 >25% 而另一项反而上升 >25% 者，均判为无效，则改变治疗方法。3. 用药不到 10 天，因缺药（如解毒饮）或病情恶化（如转变为重症肝炎）而被迫改用其他方法治疗者，不列入统计数。

三、疗效分析

（一）疗效标准：临床治愈：主要症状消失，肝脾恢复正常，无明显压痛或叩痛，肝功能转氨酶检查结果正常。显效：主要症状消失，肝脾回缩接近正常，转氨酶肝功能各项指标下降 >50%。有效：症状明显好转，肝功能转氨酶等各项指标下降 25% ~50%。无效：未达到上述有效标准者。分析结果如下：

（二）治疗结果：根据上述疗效标准，分析结果如下：

1. 总疗效情况，见表1。

	治愈	显效	有效	无效	平均住院天数
解毒饮75 例	64	9	1	1	33. 36
西药组37 例	25	4	2	6	35. 81

从表1可以看出两组平均住院天数相差不大。但解毒饮组临床治愈率为 85.34%，总有效率达 99.67%，而西药组治愈率为 67.57%，总有效率为 83.79%，经 X^2 检验 P 值 <0.01，说明解毒饮组疗效优于西药对照组。

2. 转氨酶肝功能等改善情况：

（1）谷丙转氨酶：治疗前，两组转氨酶升高均为100%，其中 GPT 上升大于 200 单位者，解毒饮组 61 例占 81.33%，西药组 23 例占 62.6%，治疗后降至正常，解毒饮组 68 例 90.67%，西药组 27 例占 72.97%。

（2）黄疸指数：治疗前，黄疸指数异常解毒饮组 62 例占 82.67%，其中大于 50 单位者 9 例占 12%；西药组 28 例占了 75.67%，其中大于 50 单位者 1 例占 2.71%。治疗后，降至正常，解毒饮组 72 例 96%，西药组 33 例占 89.19%。

（3）射浊：治疗前异常者，解毒饮组 47 例占 62.67%，西药组 19 例占 51.35%。治疗后，降至正常，解毒饮组 68 例占 90.67%，西药组 31 例占 83.78%。

（4）锌浊：治疗前异常者，解毒饮组 25 例占 33.33%，西药组 10 例占 27.03%。治疗后，降至正常，解毒饮组 71 例占 94.66%，西药组 33 例占 89.19%。

3. HBsAg 阴性情况：解毒饮组 75 例 HBsAg 阴性 54 例，阳性 21 例，治疗后 7 例阴转，阴转率 33%。西药组 37 例 HBsAg 阴性 27 例，阳性 10 例，治疗后 1 例阴转，阴转率 10%。解毒饮组 HBsAg 阴转率高于西药组。

四、病案举例

例一　苏××，男，23 岁，住院号：301098 患者因恶心厌油、纳差疲乏，身目发黄 5 天来我院门诊化验 GPT > 200u，1145u，HBsAg 阳性。于 83 年 3 月 4 日以急性黄疸型肝炎收入住院，根据上述症状及苔黄腻脉弦数，辩证为湿热阳黄。给予解毒饮 125ml 口服日二次，配合 10% 葡萄糖 1000ml 加维生素 C2 克静滴，输液 8 天，病情明显好转，3 月 12 日化 GPT122 单位，Ⅱ 13 单位，唯 HBsAg 仍阳性。3 月 13 日停输液，单服解毒饮，病情续见好转，黄疸消失。3 月 24 日化验Ⅱ正常，GPT53 单位，HBsAg 转阴性。再继服解毒饮 4 月 7 日，化验转氨酶和肝功能均正常，HBsAg 阴性，诸症消失，精神纳食如常。于 83 年 4 月 11 日以临床痊愈出院，住院 38 天。

例二　曾×，男，10 岁，住院号：31444，因疲乏纳差，恶心欲呕，上腹隐痛，腹胀尿黄四天，化验 GPT200u，Ⅱ 30u，TTT10u，HBsAg（－），83 年 1 月 29 日以急性黄疸型肝炎收住院。体查皮肤巩膜中度黄染，肝肋下 2 公分，脾未触及。未配合输液，单独服解毒饮治疗，黄疸迅速消退，病情日益好转，至 2 月 17 日化验转氨酶，黄指数及肝功能均正常主症消失，肝大恢复正常，住院 21 天，于 83 年 2 月 19 日临床治愈出院。

五、小结与讨论

1. 本文总结了解毒饮与西药组治疗急性肝炎 112 例的临床观

察，结果证明解毒饮对降酶、消除黄疸及改善肝功能均有较好疗效，并经统计学处理，说明解毒饮治疗急肝的疗效优于西药组。

2. 根据急肝的临床表现，其病因均为湿热之邪，侵犯脾胃，蕴郁肝胆，导致运化失司，疏泄不利。故治疗大法宜清热利湿，方用白花蛇舌草、夏枯草、栀子、田基黄清热解毒，茵陈、黄柏、木通、土茯苓等利湿退黄，甘草调和诸药，增加解毒功能。急肝患者不论有无黄疸，均按此方法施治有效，这是因为解毒饮的制方，是符合中医"治病求因"和"审因施治"的原则，故能获得好的疗效。对于某些急性无黄疸型患者，出现疲乏纳差、恶心厌油等脾失健运症状，这是由于湿热阻滞中焦，脾阳为湿所困而致，并非脾虚之因。故治则仍宜清热利湿，切不可误认脾虚，而妄投益气健脾之品，犯关门留寇之过，致使病情迁延难愈。

3. 中医治疗急肝是否可使用高渗葡萄糖加维生素 C 静滴，其作用机制如何？我们认为急肝属温病范畴，具有传染性，邪由口鼻入，病因是湿热为患。盖因热为阳邪，最易伤阴，湿为阴邪，容易伤阳，为温病之特点。治疗大法，叶天士有谓"热病救阴犹易，通阳最难，救阴不在血，而在津与汗，通阳不在温，而在利小便，然较之杂证，则有不同也。"由此可见，急肝按温病施治，亦应掌握补津液和利小便这两个原则，而用高渗葡萄糖加维生水 C 静滴，确能较好地起到补液利尿作用，这说明急肝输液可与中医理论相吻合。但是不能用口服葡萄糖水代替输液，因急肝有湿邪阻滞中焦，脾失健运之候，口服糖液，有碍脾运，于病情不利。静脉输液，不伤脾胃，药味虽同，进药途径不同，而效果迥异。

4. 解毒饮对 HBsAg 阴转率为33%，而西药组为10%，是否可以说明解毒饮对 HBsAg 的阴转有较好的作用。由于例数太少，有待今后作进一步的研究和探讨。

发表于《湖南中医学院学报》1984，Z1（3-4）：39~41。

第三节　肝炎解毒饮治疗急性病毒性 肝炎 159 例临床疗效分析

谌宁生

我院传染病室自 1980 年 1 月至 83 年 12 月应用肝炎解毒饮（以下简称解毒饮），治疗急性病毒性肝炎（以下简称急肝）159 例，并设中药煎剂组 106 例及西药对照组 39 例。共 304 例进行了对比观察，结果解毒饮疗效满意，现总结如下：

一、临床资料

1. 性别　304 例中，男 209 例，女 95 例；其中解毒饮组男 108 例，女 95 例，中药组男 76 例，女 3 例；西药组男 25 例，女 14 例，男女之比，约 2：1。

2. 年龄　解毒饮组最小 1 岁 18 个月，最大 64 岁，平均 21.2 岁，中药组最小 3 岁，最大 66 岁，平均 25.1 岁；西药组最小四岁，最大 70 岁，平均 21.7 岁。三组平均年龄为 22.3 岁，说明三组平均年龄，差异不大。

二、观察方法

（一）病例选择：三组病例均根据 78 年杭州会议所制定的急肝诊断标准，并具有下列二条之一者，作为住院观察对象：1. 单项 GPT 大于 100 单位（赖式法，正常值 ≤30 单位），2. GPT 小于 100 单位，需兼有肝功能（黄疸指数、麝浊、锌浊）1～2 项明显升高者。

（二）治疗方法：各组用药方案规定如下：

中药组：基本处方：白花蛇舌草 20g，夏枯草 15g，茵陈 15g，栀子 10g，黄柏 10g，田基黄 20g，土茯苓 20g，木通 10g，生甘草

5g。加减法：脘闷恶心，苔白腻，脉弦滑，以湿偏盛者加藿香、苍术、泽泻。口干、口苦、发热、苔黄、脉数、以热偏盛者，加板蓝根、半枝莲、龙胆草。腹胀、便秘、里实者、加大黄、枳实或枳壳。煎服法：上述基本处方，为一日剂量，采用蒸气水冲法，分上下午二次服。

2. 解毒饮组：按上述中药组基本处方，药味剂量相同，制成合剂500毫升瓶装，成人每日250毫升，分上下午二次服完，小孩酌减：1.5～3岁每日80毫升、3～5岁每日120毫升、5～10岁每日160毫升、10～15岁每日200毫升、15岁以上同成人剂量。

3. 西药组：基本西药：维生素 E、K、C 和齐墩果酸片，每次各二片、口服，一日三次。此外，可酌情加入酵母片或其它西药护肝。

（三）观察方法，具体要求如下：

1. 三组均按随机原则收治病人，医生不任意选择病情分组。

2. 按上述基本规定方案服药，三组药物不交替使用或同时并用。但患者初住院时，因病情较重、黄疸明显、食欲不振，可加用 10% 葡糖糖加维生素 C 静滴，作为支持疗法，一般输液 10 天左右，病情有所好转即停。

3. 规定 10～14 天为一疗程，化验一次肝功能（包括黄疸指数）、GPT、HBsAg，逐项填写观察表。如治疗一个疗程以上，病情加重，GPT、Ⅱ、TTT、ZnTT 上升，或治疗二个疗程，病情仍无明显好转。上述检查结果下降中无一项 >25%，成其中一项下降而另一项上升，均为无效，可改变方法治疗。

三、疗效分析

（一）疗效标准

1. 临床治愈　（1）主要症状消失；（2）肝脾恢复正常或明显回缩，肝区无明显压痛或叩痛；（3）肝功能、转氨酶等项检查正常。

2. 显效　（1）主要症状基本消失；（2）肝脾恢复接近正常；（3）肝功能、转氨酶等各项检查均检近正常。具体指标如下：

CPT31～50u、Ⅱ7～10u 或 TBIL0.9～1mg、TTT7～10u、

Zn13~16u 中有一项大于上述指标均不能算显效。

3. 好转　（1）主要症状有明显好转，（2）肝脾有所缩小，（3）肝功能、转氨酶等各项检查结果，均有所改善并大于25%以上。

4. 无效　经治序一个疗程（10天以上），未达到上述好转标准或病情反有加重者。

（二）治疗绪果：根据上述疗效标准，三组疗效结果，列表分析如下：

1. 三组治疗后，总疗效其情况见表1。

疗效\分组	治愈		显效		有效		无效		平均住院天数
	例数	%	例数	%	例数	%	例数	%	
解毒饮 159 例	134	84.28	22	13.84	2	1.26	1	0.62	33.2
中药组 106 例	86	81.13	19	17.92	1	0.95	0	0	43.0
西药组 39 例	25	64.10	4	10.25	3	7.69	7	17.95	37.0

从表1可以看出，治愈率以解毒饮组最高，明显高于西药组，而平均住院天数最短为33.2天，比中药组缩短9.8天，经 X^2 检验，$P < 0.01$，说明解毒饮疗效优于其他两组。

2. 三组 GPT 治疗前后变动情况见表2。

疗效\分组		正常		31~200		101~200		200以上		异常合计	
		例数	%	例数	%	例数	%	例数	%	例数	%
解毒饮 159 例	治前	0	0	7	4.40	41	25.79	111	69.81	159	100
	治后	145	91.19	13	8.18	1	0.63	0	0	14	8.81
中药组 106 例	治前	0	0	13	12.26	70	66.04	23	21.60	106	100
	治后	98	92.45	8	7.55	0	0	0	0	8	7.55
西药组 39 例	治前	0	0	3	7.7	12	30.76	24	61.54	39	100
	治后	27	69.22	4	10.26	4	10.26	4	10.26	12	30.78

从表2可以看出，三组治疗前 GPT 异常均有百分之百。治疗

后 GPT 降至正常，解毒饮组高达 91.19%，而西药组为 69.22%，经 X^2 检验 P<0.01，具有非常显著差异，说明解毒饮组降 GPT 作用，优于西药组。

3. 三组 II 治疗前后变动情况见表 3。

分组	ZnTT 例数	正常		7~15		16~30		31~50		50 以上		异常合计	
		例数	%	例数	%	例数	%	例数	%	例数	%	例数	%
解毒饮 159 例	治前	28	17.61	24	15.09	61	38.36	36	22.65	10	6.29	131	82.39
	治后	154	96.86	3	1.89	2	1.25	0	0	0	0	5	3.14
中药组 106 例	治前	26	24.53	15	14.15	38	38.85	21	19.81	6	5.66	80	75.74
	治后	103	97.17	3	2.83	0	0	0	0	0	0	3	2.83
西药组 39 例	治前	11	28.21	9	23.08	11	28.21	7	17.94	1	2.56	28	71.79
	治后	34	87.18	4	10.26	0	0	1	2.56	0	0	5	12.82

从表 3 可以看出：三组治疗前 II 异常解毒饮最多 131 例，西药组最少 28 例，治疗后解毒饮降至正常为 96.86%，西药组为 87.18%，经 X^2 检验 P<0.05，具有显著差异，说明解毒饮降 II 作用优于西药组。

4. 三组 TTT 治疗前后变动情况见表 4。

分组	ZnTT 例数	正常		7~12		13~19		>19		异常合计	
		例数	%	例数	%	例数	%	例数	%	例数	%
解毒饮 159 例	治前	60	37.74	50	31.45	39	24.52	10	-6.29	99	62.28
	治后	145	91.19	8	5.03	6	3.78	0	0	14	8.81
中药组 106 例	治前	47	44.34	28	26.42	19	17.97	12	11.32	59	55.66
	治后	92	86.79	7	6.60	5	4.72	2	1.89	14	13.21
西药组 39 例	治前	18	46.15	6	15.38	7	17.95	8	20.52	21	53.85
	治后	31	79.49	3	7.69	1	2.56	4	10.26	8	20.51

从表 4 可以看出：治疗前三组 TTT 异常数以解毒饮组最多，西药组最少，治疗后仍然异常者，解毒饮只占 8.8%，西药组占

20.5%，经 X^2 检验 P < 0.05，具有显著差异说明解毒饮降 TTT 作用优于西药组。

5. 三组 ZnTT 治疗前后变动情况见表5。

分组 例数 ZnTT		正常		13～19		＞19		异常合计	
		例数	%	例数	%	例数	%	例数	%
解毒饮159例	治前	101	63.52	45	28.30	13	8.17	58	36.48
	治后	152	95.60	3	1.89	4	2.51	7	4.4
中药组106例	治前	65	61.32	23	21.70	18	16.98	41	38.68
	治后	99	93.40	5	4.72	2	1.68	7	6.60
西药组39例	治前	28	71.79	3	7.63	8	20.52	11	28.21
	治后	34	87.18	2	5.13	3	7.69	5	12.82

从表5可以看出，治疗前锌浊异常数：解毒饮组（36.48%）。治疗后仍异常者，解毒饮组7例，西药组5例。X^2 检验 < 0.05，具有显著差异，说明有显著差异，说明解毒饮降锌浊作用优于西药组。

6. HBsAg 治疗前后变动情况见表6。

分组 例数 HBSA	治前阳性		治后阴性	
	例数	%	例数	%
解毒饮159例	40	25.16	18	45.00
中药组106例	35	33.02	16	45.71
西药组39例	12	28.62	1	8.33

从表6可以看出：治疗前解毒饮组 HBsAg 阳性40例，治疗后转阴18例占45%，西药组治疗前12例，治后转阴1例，占8.33%。经 X^2 检验 P < 0.05，具有显著差异，说明解毒饮对 HBsAg 阴转作用优于西药组。

四、小结与讨论

1. 本文总结了解毒饮合剂、中药煎剂及西药对照治疗急肝共

304 例，进行了临床对比观察，结果解毒饮的平均住院时间比中药组缩短 9.8 天临床治愈率比西药组高，说时解毒饮治疗急肝具有较好疗效，并优于其他两组。

2. 解毒饮与中药组的基本处方药味剂量相同，按本文规定观察方法，中药组可以灵活加减，解毒饮则不可以任意加减，如从中医辩证论治理论来讲，则中药组的疗效应比解毒饮好。而今反之，其原因是，我院中药煎剂不是采用古代传统的火煎熬药方法，而是采用蒸气水冲法，可能由于各种原因，使药性有所破坏成减弱而降低了疗效。因此，蒸气水冲煎药的改革方法，是否对头，值得研究。同时也提示我们，改革中药剂型，确实很有必要。但绝不能简单地为了省人省力省事，只求形式上的工作效率，而必须以科学的态度，实事求是的精神，从切实提高临床疗效为宗旨，才是发展中医药学的正确之道。

3. 解毒饮虽不能按辩证论治而灵活加减，但临床确具较好疗效，这是由于急肝病因均为湿热所致，解毒饮的组成方药，具有清热解毒利湿退黄的功效。由于急肝病情较轻，不如重肝（急黄）之病势凶险，变化迅速，需按卫气营血辩证施治，又不似慢肝之病变复杂，涉及肝脾肾三脏机能失调及气血受损，而应按脏腑气血虚实辩证论治。故对急肝，不论有无黄疸，均可按湿热论治。解毒饮治疗急肝，临床取得较好疗效，说明是符合中医"治病求因"和"审因施治"的原则。

4. 中医治疗急肝，是否可以使用高渗葡萄糖加维生素 C 静滴，其作用机制如何？笔者认为：急肝属温病范畴，病因为退热之邪，盖温热为阳邪，最易伤阴，湿为阴邪，容易伤阳，是为温病的病理特点。故清代温病学家叶天士认为对温病的治疗应该是"救阴不在血，而在津与汗，通阳不在温，而在利小便，然较之杂证，则有不同也"。由此可知，急肝患者按温病施治，应掌握补津液、利小便这两个原则。而用高渗葡萄糖加维生素 C 静滴，据临床实践，确能较好地起到补津液和利尿作用。说明急肝输液之功效，亦与中医理论相吻合，故笔者认为急肝初起，病情较重，纳差黄疸明显，按中医理论亦可输液，有人认为可用口服葡萄糖代替输液，但急肝患者，均有湿邪阻滞、中焦、脾失健运之侯，口服糖液，有碍脾运，于病情不利；而静脉输液，不伤脾胃，药味虽同，用药途径不同，效果迥异，亦由此可知。

发表于《临床药学情报资料选编》湖南省临床药学情报中心与省药政局合编 1986 年 3 期 P24～27。

第四节　肝灵冲剂治疗急性肝炎 102 例报告

谌宁生[1]　茅允兰[1]　苏国基[2]　宁琼英[3]　江传发[4]

1　湖南中医学院第一附属医院　2　湖南武警总医院
3　长沙铁路医院　4　湖南省地质局职工医院

我们四家医院自 1986 年 7 月～1987 年 1 月，用肝灵冲剂对急性病毒性肝炎进行随机同期对照观察，效果良好，观将结果报告如下：

一、病例选择及分组

均按 1984 年南宁会议所修订的急性肝炎诊断标准，按随机原则，同期对照，分为治疗组 102 例，对照组 57 例。2 组的一般情况及临床表现无显著差异。

二、治疗方法

治疗组用肝灵冲剂，每次 15g，每天 3 次。对照组用肝宝胶囊（广州星群制药厂生产，主要成分为叶绿酸铜钠，每粒胶囊含20mg），每次 1～2 粒，每天 3 次。两组患者除支持疗法外，一律不用其他药物。10 天为一个疗程，一个疗程后化验一次肝功能及HBsAg，一般以治疗 3 个疗程为限。

三、治疗结果

治疗组 102 例中，临床治愈 60 例（占 58.85%）显效 21 例（占 20.6%），好转 16 例（占 15.7%），无效 5 例（占 4.9%），总有效率为 95.1%。对照组 57 例中，临床治愈 30 例（占 52.6%），显效 13 例（占 22.75%）好转 10 例（占 17.5%），无效 4 例（占 7.0%），总有效率为 92.90%，治疗组尤以降黄疸为佳，有 97.0% 的病例恢复正常，对照组为 87%，两组比较有显著性差异（P < 0.05），治疗组原有 22 例 HBsAg 阳性，治后 9 例阴转，对照组 HBsAg13 例性阳性，治疗后仅 1 例阴转，两组比较有显著性差异（P < 0.05）。

四、体会

肝灵冲剂是湖南省湘西自治药研究所及州药厂将单味中药木瓜提取浸膏加白糖制成的冲剂，根据有关研究，发现该冲剂中含维生素 C 及齐墩果酸等多种成分。通过本文对 102 例急性肝炎病人的治疗观察，证明其确有疗效。临床究结果均证实肝灵冲剂对 HBsAg 阴转有作用，但鉴于急性肝炎 HBsAg 自然阴转率较高，本组观察病例尚少，难以作出准确而肯定的结论或评价。木瓜为常用中药，药性平和，作用广泛，未发现有任何毒副反应，疗效肯定，值得推广应用。

发表于《中医杂志》，1988，第 10 期，P18。

第五节　辨证与辨病治疗急性病毒性肝炎规律初探

——附 130 例临床疗效分析

谌宁生

急性病毒性肝炎是常见病多发病。为了探讨治疗规律，特采取古方分型辨证论治与自拟专方辨病治疗的方法。进行同期观察对照，均取得较好的疗效，兹将 1989 年 2 月至 11 月的住院病人共 130 例。观察治疗结果总结如下：

一、临床资料

1. 性别　130 例中，辨证组 60 例，其中男 37，女 23，男女之比 1.61：1；辨病组 70 例，其中男 43，女 27，男女比例为 1.59：1。

2. 年龄　辨证组 60 例。最小 6 岁，最大 67 岁，平均 25.32 岁；辨病组 70 例，最小 3 岁，最大 63 岁，平均 24.35 岁。

3. 临床型别　辨证组 60 例，其中黄疸型 50 例，无黄疸型 10 例，两者比例为 5：1。辨病组 70 例，其中黄疸型 57 例，无黄疸型 13 例，两者之比为 4.38：1。

4. 病原学型别　辨证组 60 例，其中乙型肝炎表面抗原（HBsAg）阳性 13 例，占 21.7%；辨病组 70 例，其中 HBsAg 阳性 25 例，占 35.7%。

由上可知，两组在性别、年龄以及临床与病原学分型等分布均无显著性差异（$P > 0.05$），具有可比性。

二、观察方法

（一）病例选择：符合 1984 年 12 月于南宁会议修订的《病毒性肝炎防治方案》中关于急性肝炎的诊断标准：急性发病，具有肝炎症状，如乏力、食欲减退、恶心、厌油、腹胀、便溏、肝区痛等，肝脾肿大，肝功能化验异常（主要有 SGPT 活力增高），可诊断为急性无黄疸型肝炎。若见黄疸血清胆红素（SB）在 1.0mg/dl 或黄疸指数（Ⅱ）在 1.0 单位以上，胆红素阳性，并排除其它原因引起之黄疸，可诊断为急性黄疸型肝炎。

（二）治疗方法：将凡符合上述急性肝炎诊断患者，分为辨证与辨病二组。分别进行治疗。

1. 辨证组　按辨证湿热之轻重，分为热重于湿，湿重于热及温热并重三型。

（1）热重型：主证：身目发黄，颜色鲜明，发热口渴，恶心欲呕，腹胀不适，大便秘结，小便黄，苔黄腻，脉弦数。治则：清热解毒，利湿退黄。处方茵陈蒿汤加味：茵陈 30g，栀子 15g，大黄 15g，黄柏 10g，龙胆草 10g，车前草 10g，生甘草 5g。

（2）湿重型：主症：疲乏无力，头身困重，胸脘痞满，食欲减退，恶心厌油，腹胀便溏，或身目发黄，小便黄，舌苔厚腻，脉弦滑或濡缓。治则：利湿化浊，兼清热解毒。处方：茵陈五苓散加味：茵陈 15g，白术 15g，泽泻 10g，猪苓 10g，桂枝 5g，藿香 10g，竹茹 10g，枳壳 6g，板蓝根 15g。

（3）湿热并重型：主证：身黄，目黄，发热，口苦，乏力，纳差，腹胀，大便干结或溏泻，舌质红苔黄腻，脉弦滑或数。治则：清利湿热，化浊解毒。处方甘露消丹加减：茵陈 30g，黄芩 10g，石菖蒲 10g，木通 10g，连翘 15g，藿香 10g，白蔻仁 5g，滑石 15g，枳壳 6g，甘草 5g，生大黄 15g（后下）。

2. 辨病组　对急性肝炎患者，不辨证分型，均以清热解毒，化瘀退黄之法。采用自拟固定专方治疗。处方组成：白花蛇舌草 20g，夏枯草 10g，田基黄 16g，栀子 10g，茵陈 15g，土茯苓 15g，生甘草 5g，丹参 15g，赤芍 20g，黄柏 10g，木通 10g。

（三）观察方祛

1. 按随机原则将患者分为辨证与辨病二组进行同期对照观察，每日服本组处方中药一付。煎水分二次温服。除部分病人因黄疸发热，呕吐不能进食或食欲大减者，给予 10% 葡萄糖 1000 毫升加维生素 C2g 输液 5～10 天，作为支持疗法外，观察期间不给予其他任何治疗药物。

2. 每 10 天为一疗程，化验一次肝功能及 HBsAg 等，并按规定要求逐项填写观察项目。

3. 一个疗程以上，病情和肝功能损害加重，或治疗二个疗程以上，症状体征和肝功能损害无明显好转，均判为无效。列入统计数内。

4. 用药不到 10 天。因合并其他病症（如并发肺炎、肾炎等）或病情恶化（如变为重症肝炎）而被迫改用或加用其他药物治疗者，不列入统计数。

三、疗效分析

（一）疗效标准：1. 临床治愈：主要症状消失，肝脾恢复正常，无明显压痛或叩痛，肝功能检查结果正常，HBsAg 阳性者不要求阴转。2. 显效：主要症状基本消失，肝脾恢复接近正常，肝功能检查谷丙转氨酶（SGPT）、黄疸指数（Ⅱ）、射香草浊度（TTT）、硫酸锌浊度（ZnTT）四项中仅有一项未恢复正常。3. 有效：症状明显好转，检查 SGPT、Ⅱ、TTT、ZnTT 四项指标有二项恢复正常者。4. 无效：未达到上述有效标准者。

（二）治疗结果：根据上述疗效标准，将两组临床治疗结果，列表并分拆如下：

1. 两组总疗效情况：见表 1

		治愈（%）	显效（%）	有效（%）	平均治疗天数
辨证组	热重型27例	20（70.07）	3（11.11）	4（14.82）	34.3
	湿重型17例	11（64.71）	2（11.76）	4（23.53）	33.3
	并重型16例	12（75.00）	3（18.75）	1（6.25）	45.9
		治愈（%）	显效（%）	有效（%）	平均治疗天数
辨证三型合计60例		48（71.07）	8（13.33）	9（15.00）	37.2
辨病组70例		56（80.00）	6（8.57）	8（11.43）	33.2

从表 1 可看出：辨病组与辨证组的有效率（包括治愈、显效）均为百分之百，其中治愈率辨病组为 80%，略高于辨证组。平均治疗天数比辨证组少 4 天。但两组经统计学处理（P > 0.05），说明两组疗效无显著性差异。

2. 两组转氨酶，肝功能异常恢复正常情况，见表 2。

		SGPT		复常率	Ⅱ		复常率	TTT		复常率	ZnTT		复常率
		治前	治后	（%）	治前	治后	（%）	治前	治后	（%）	治前	治后	（%）
辨证组	热重型 27 例	27	2	92.6	24	3	87.5	21	4	80.9	17	2	88.2
	湿重型 17 例	17	2	88.2	12	0	100.0	16	5	68.8	10	4	60.0
	并重型 16 例	15	2	86.7	14	0	100.0	13	2	84.6	10	1	90.0
辨证三型合计 60 例		59	6	89.8	50	3	94.0	50	11	78.0	37	7	81.1
辨病组 70 例		69	4	94.2	57	2	96.5	56	12	78.6	41	8	80.5

从表 2 可以看：辨证组三型合计与辨病组治疗前后对照比较，两者对 SGPT、Ⅱ、TTT、ZnTT 的异常恢复率，分别相差为：4.4%、2.5%、0.6%、0.6%。经统计学处理，（$P > 0.5$）说明两者无显著差异。

3. HBsAg 阴转情况：辨证组 HBsAg 阳性 13 例，治后 5 例转阴，转阴率为 38.5%，辨病组 HBsAg 阳性 25 例，治后 13 例转阴，转阴率为 52%。辨病组阴转百分率明显高于辨证组，但经统计学处理（$P > 0.05$），说明对组无显著性差异。

四、小结与体会

1. 本文总结了按古方分型辨证论治与自拟固定专方辨病治疗对急性毒性肝炎 130 例，观察结果，证实两组疗效，不论在临床治愈率、显效率、有效率，或者是对降 SGPT、Ⅱ、TTT、ZnTT 以及 HBsAg 转阴等方面，都无显著性差异（$P > 0.05$）。说明急性病毒性肝炎不必分型辨证论治，而按清热利湿，化瘀解毒辨病审因治疗，可以获得同样的效果。

2. 中医自古无急性病毒性肝炎这一病名，但根据其发展规律及临床表现，可属温病范畴，病因多为湿热之邪侵犯脾胃，蕴郁肝胆，致瘀毒内生，运化失司，疏泄不利，脉络瘀阻，而见诸证

（详见本文关于急性肝炎的标准）。故湿热为发病之因，而毒瘀为得病之果，但湿热与瘀毒，又可相互作用。彼此互为因果。因此，湿、热、瘀、毒。实为本病之病因病机。本文自拟固定专方，以白花蛇舌草、夏枯草、田基黄、栀子为君，清热解毒；茵陈、黄柏、土茯苓、木通为臣，利湿退黄；丹参、赤芍为佐，活血化瘀；甘草为使，调和诸药，增加解毒功能，诸药合用，具有清热解毒，利湿退黄之功效。实是针对急性病毒性肝炎发病之病因病机治疗，故能取得较好疗效。

3. 辨证论治随证加减，是中医治病的基本方法，也是中医的主要特色，已为众人所公认。但本文认为审证求因，治病求本，亦是中医治病的重要原则。《黄帝内经》中早有"治病必求于本"之说。何谓本？即指导致疾病发生的病因病机。故能针对病因病机治疗的方法，即是治本。根据这一理论，笔者认为"审因治本"与"辨证论治"并不矛盾，而是具有更严谨的科学性和更好的实践性。这是因为辨证只需观察疾病的现象，而审因必需探求疾病的本质。故审因求本高于辨证论治，具有更严谨的科学性。同时审证求因治本，可固定处方剂型，便于更好地临床应用与推广，故具有更好的实践性。

发表于《华佗医药》（台湾·高雄），1990 年 4 月，特号刊春夏秋冬合辑。

第六节　急性病毒性肝炎的"审因施治"

谌宁生

对于急性病毒性肝炎（以下简称急肝）的诊断与分型，西医已有简单明了公认的统一标准，按病原学分类，虽有甲、乙、丙、丁、戊五型之分，但临床上仅有黄疸型与无黄疸型之别。乙而中医对于本病的辨证与分型则较为繁杂，如根据病毒性肝炎中医辨证标准（试行）[1]；将急性黄疸型炎肝分为阳黄证与阴黄证。其中阳黄证，主证：（1）尿黄、身目俱黄，色泽鲜明；（2）恶心、厌油、纳呆；（3）苔黄腻。次证：（1）口干苦；（2）大便干；（3）头身困重；（4）胸闷痞满。

辨证要求：1. 具备主证（1）及（2）（3）两项中的一项者，即属本证；2. 具主症（1）及次症（1）或（2）者，属于热重于湿证；3. 具备主证（1）及次证（3）或（4）者，属于湿重于热证；4. 具备主证（1）及次证（1）（2）两项中的一项以及（3）（4）两项中的一项者，属于湿热并重证。阴黄证，主证：（1）身目发黄，色泽晦暗；（2）脉沉缓无力。次证：（1）畏寒喜温；（2）大便溏薄；（3）舌质淡，舌体胖。

辨证要求：1. 具备主证（1）（2）者，即属本证；2. 具备主证（1）及次证三项中任何两项者，即属本证。将急性无黄疸型肝炎分为湿阻脾胃证与肝郁气滞证。其中湿阻脾胃证，主证：（1）脘闷不饥；（2）苔腻。次证：（1）肢体困重；（2）口中粘腻；（3）大便塘泻。

辨证要求：1. 具备主证（1）（2）者，即属本证。2. 具备主证两项中的任何一项及次证三项中的任何两项者，即属本证。肝郁气滞证；主证：（1）胁肋胀痛；（2）脉弦。次证：（1）不欲饮食；（2）头晕、目眩；（3）情志抑郁；（4）女子月经不调，经期乳房作胀。

辨证要求：1. 具备主证（1）（2）者，即属本证；2. 具备主证（1）及次证四项中任何两项者，即属本证；3. 具备主证（2）及次证四项中任何三项者，即属本证。众所周知，由于中医治病强调辨证论治，对不同证型，要予以不同的治则与方药，而对每一证型，用药又应随证加减。再者因每个患者年龄体质不同，医者用药处方经验各异，因此很难求得公认的统一规范化标准。虽然中国中医药学会内科肝病专业委员会制订了上述辨证标准，但显得较为繁杂，不仅使学者难于掌握运用，同时不易进行经验总结，亦不利于剂型改革和推广使用，以期发挥较好的社会效益与经济效益。笔者根据急肝的病因病机及多年的临床实践经验，认为急肝不必辨证分型论治，而应重在辨病"审因施治"。

笔者曾于 1980 年至 1983 年运用中药煎剂（可随证加减）与肝炎解毒饮合剂（不能随证加减）治疗急肝[2]，进行对比观察，其中药煎剂基本处方：白花蛇舌草 20g，夏枯草 15g，茵陈 15g，栀子 10g，黄柏 10g，田基黄 20g，土茯苓 20g，木通 10g，甘草 5g。加减：脘闷恶心、苔白腻、脉弦滑，以湿偏盛者，加藿香、苍术、泽泻；口干口苦，发热、苔黄、脉数，以热偏盛者，加板蓝根、半枝莲、龙胆草；腹胀便秘里实者，加大黄、枳实或枳壳。治疗 106 例，其中无黄疸型肝炎（Ⅱ≤6u）26 例占 24.53%，隐性黄疸（Ⅱ7～15u）15 例占 14.15%，合计 41 例占 38.68%；黄疸型肝炎（Ⅱ>15u）共计 65，占 61.32%。治疗结果：临床治愈 86 例占 81.13%，显效 19 例，占 17.92%，有效 1 例占 0.95%，总有效率 100%；肝炎解毒饮由上述基本处方制成合剂，500ml 瓶装，成人每次 125ml，口服，日二次，小孩量酌减，治疗 159 例，其中无黄疸型（Ⅱ≤6u）28 例占 17.61%，隐性黄疸（Ⅱ7～15u）24 例占 15.09%，合计 52 例占 32.7%，黄疸型（Ⅱ>15u）97 例占 67.3%。治疗结果：临床治愈 134 例占 84.28%，显效 22 例占 13.84%，有效 2 例占 1.26%，无效 1 例占 0.62%，总有效率 99.38%，两组经统计学处理，无显著性差异（P>0.05）。

为了进一步探讨中医辨证与辨病治疗急性病毒性肝炎的规律[3]，于 1989 年 2 月至 11 月对住院病人 130 例，采取按古方辨证分型论治与自拟专方辨病治疗的方法，进行同期观察对照，其中辨证组，按辨证湿热之轻重，分为热重于湿、湿重于热、湿热并重三型。热重型：处方茵陈蒿汤加味：茵陈 30g，栀子 15g，大黄 15g，黄柏 10g，龙胆草 10g，车前草 10g，甘草 5g。湿重型，处方茵陈五苓散加味：茵陈 15g，白术 15g，泽泻 10g，猪苓 10g，桂枝 5g，藿香 10g，竹茹 10g，枳壳 6g，板蓝根 15g。湿热并重型，处方甘露消毒丹加减：茵陈 30g，黄芩 10g，石菖蒲 10g，木通 10g，连翘 15g，藿香 10g，蔻仁 6g，滑石 15g，枳壳 6g，甘草 5g，生大黄 15g（后下）。辨病组，不辨证分型均以清热解毒、化瘀退黄之法，采用自拟固定专方治疗，处方组成：白花蛇舌草 20g，夏枯草 10g，田基黄 15g，栀子 10g，茵陈 15g，土茯苓 15g，丹参 15g，赤芍 20g，黄柏 10g，木通 10g，甘草 5g。治疗结果：辨证组三型合计 60 例，治愈 48 例，占 71.07%，显效 8 例，占 13.33%，有效 9 例，占 15%；辨病组 70 例，治愈 56 例，占 80%，显效 6 例，占 8.57%，有效 8 例，占 11.43%，两组有效率均为百分之百。观察结果，证实两组疗效，不论在临床治愈、显效、有效或者是对降 SGPT、II、TTT、ZnTT 以及 HBsAg 阴转等方面，都无显著性差异（P > 0.05），说明急肝不必分型辨证论治，而按清热利湿、化瘀解毒辨病审因施治，可以获得同样效果。中医自古无急肝这一病名，但根据其发病规律及临床表现，可属温病范畴，病因多为湿热之邪，从口入，先犯脾胃，蕴郁肝胆，致瘀毒内生，导致运化失司，疏泄不利，脉络瘀阻等脾胃肝胆脏腑功能失调诸证。故湿热为发病之因，而毒瘀为得病之果，但湿热与毒瘀，又可互相作用，互为因果，因此，湿、热、毒、瘀，实为本病之病因病机，本文所载自拟固定专方，以白花蛇舌草、夏枯草、田基黄、栀子为君，清热解毒；茵陈、黄柏、土茯苓、木通为臣，利湿退黄；丹参、赤芍为佐，活血化瘀；甘草为使，调和诸药，增强解毒功能。诸药合用，共奏清热解毒，利湿化瘀退黄之功效，实是针对急肝之病因病机施治，故取得较佳疗效。

笔者深知，急性黄疸型肝炎与无黄疸型肝炎的证候明显迥异，治则方药理应不同，但本文报道采用肝炎解毒饮不辨证治疗 159 例急肝，其中无黄疸者 52 例，占 32.7%，治疗结果为何取得与黄疸型同样效果，这是因急肝不论有无黄疸，病因均为湿热内蕴，病机均为肝胆脾胃功能失调。不同者，因有黄疸者，湿热之邪较重，不仅侵犯脾胃，壅滞中焦，同时蕴结肝胆，影响疏泄功能，致胆汁外泄，不循常道，浸淫血脉，溢于肌肤，而致发黄；无黄疸者，因湿热之邪较轻，侵犯脾胃，以阻气为主，对肝胆影响较轻，疏泄功能正常，胆汁可循常道运行，故不出现黄疸。二者证候虽然明显不同，但因病因病机基本相同，故按辨病"审因施治"，可以取得同样效果。

辨证论治随证加减，是中医治病的基本方法，体现中医的特色所在，已为医者所公认，但本文强调辨病"审因施治"，即是强调治病求本之意，亦是中医治病的重要原则。《黄帝内经》有"治病必须求于本"之论，所谓本，即是导致疾病发生的病因病机，故能针对病因病机治疗的方法，即是治本。因此，笔者认为"审因施治"与"辨证论治"并不矛盾，而是具有更严谨的科学性与更好地实践性，这是因为辨证只需观察疾病的症状体征等现象，而审因必须探求导致疾病内在规律的本质，故"审因施治"高于"辨证论治"，具有更严谨的科学性。同时审证求因治本，可固定处方剂型，便于更好地临床运用与推广，故具有更好的实践性。

急肝由于发病时间较短，一般在 3～5 天内就诊，湿热瘀毒之邪较弱，侵犯部位较浅，一般局限在中焦，肝胆脾胃功能轻度失调，病情较轻，预后较良，绝大多数患者可获痊愈，因此可针对其病因病机进行"审因施治"。对于慢性肝炎，由于病程长，短者1～2年，长达十几年，甚至数十年，病位较深，不仅侵犯中焦肝胆脾胃受病，且可深达下焦肾与膀胱，累及全身气血，具有"湿热羁留难除尽，肝郁脾肾气血虚"等复杂之病因病机。是否亦可按"审因施治"确定一法一方治疗，或者还须按气血脏腑"辨证论治"，进行多法多方药治疗。因个人经验不足，学识水平有限，不敢妄自断言，恳期有志同道者，共同努力，进行大量临床观察实践与科学实验研究，找出其具有规律性东西，然后再下定论，才有可靠的真实意义。

参考文献

[1] 中国中医药学会内科肝病专业委员会. 病毒性肝炎中医辨证标准（试行）. 中医杂志，1992；33（5）：39

[2] 谌宁生. 肝炎解毒饮临床疗效分析. 广州中医学院学报，1986；3（4）：23～26

[3] 谌宁生. 辨证与辨病治疗急性病毒性肝炎规律初探. 华陀医药（特刊

号）. 秋季篇，38~35，1990 年 4 月（台湾，高雄出版）

发表于《国际传统医学荟萃》（中国民间疗法杂志），1995 年增刊 P254~255，本文 1995 年 5 月被第二届国际传统医学与按导医学研讨会评为优秀论文一等奖。

第七节　急性病毒性肝炎不必辨证分型论治

谌宁生　孙克伟

对于急性病毒性肝炎（以下简称急肝）的诊断与分型，西医已有统一公认的标准，按病原学分型，虽有甲、乙、丙、丁、戊、庚等多型，但临床诊断仅有急性黄疸型和无黄疸型之别。而中医对本病的辨证与分型则较为繁杂，如根据病毒性肝炎中医辨证标准：将急性黄疸型肝炎分为阳黄证与阴黄证，其中阳黄证又分有热重于湿、湿重于热和湿热并重三证；急性无黄疸型肝炎又分为湿阻脾胃和肝郁气滞二证。其辨证标准，显得甚为繁杂，不仅使学者难于掌握运用，同时医者亦不易于总结临床经验，更不利于剂型改革和推广使用，使其发挥更好的社会效益和经济效益。笔者根据急肝的病因病机及数十年的临床实践，认为急肝不必辨证分型论治，而应重在辨病审因施治。

笔者曾于 1980 年至 1983 年运用自拟"急肝方"（白花蛇舌草、夏枯草、茵陈、栀子、赤芍、黄柏、田基黄、土茯苓、木通、甘草），可随证加减：脘闷恶心，苔白腻，脉弦滑，以湿偏盛者，加藿香、苍术、泽泻；口干苦，发热，苔黄；脉数，以热偏盛者，加板蓝根、半枝莲、龙胆草；腹胀，便秘里实者，加大黄、枳实或枳壳。治疗急肝 106 例，其中无黄疸型 26 例占 24.53%，隐性黄疸 15 例占 14.15%，黄疸型 65 例占 61.32%。治疗结果：临床治愈 86 例占 81.3%，显效 19 例占约 17.92%，有效例占 0.95%，总有效率 100%。同时用以上"急肝方"药味量相同而制成的肝炎解毒饮合剂，不能随证加减，进行临床对比观，治疗急肝 159 例，其中无黄疸型 28 例占 17.61%，隐性黄疸 24 例占 15.09%，黄疸型 97 例占 67.3%。治疗结果：临床治愈 126 例占 83.44%，显效 22 例占 14.57%，有效 2 例占 1.33% 无效 1 例占 0.66%，总有效率 99.34%，两组经统计学处理，各型疗效均无显著性差异（P > 005），为了进一步探讨中医辨证与辨病治疗急性病毒性肝炎的规律，于 1989 年 2 月至 11 月对住院病人 130 例，采取按古方辨证分型论治与自拟专方辨病治疗的方法进行同期观察对照：其中辨证组，按辨证湿热之轻重，分为热重于湿、湿重于热和湿热并重三型。热重型处方茵陈蒿汤加味（茵陈、栀子、大黄、黄柏、龙胆草、车前草、甘草），湿重型处方茵陈五苓散加味（茵陈、白术、泽泻、猪苓、桂枝、藿香、竹茹、枳壳、板蓝根）。湿热并重处方甘露消毒丹加减（茵陈、黄芩、石菖蒲、木通、连翘、蔻仁、滑石、枳壳、甘草、生大黄）。辨病组，不辨证不分型，均以清热解毒，化瘀退黄之法，采用自拟固定专方（白花蛇舌草、夏枯草、田基黄、栀子、茵陈、土茯苓、丹参、赤芍、黄柏、木通、甘草）。治疗结果：辨证组三型合计 60 例，治愈 43 例占 71.67%，显效 8 例占 13.33%，有效 9 例占 15%；辨病组 70 例，治愈 56 例占 80%，显效 6 例占 8.57%，有效 9 例占 11.43%。观察结果，证实两组疗效不论在临床治愈率，显效率和有效率或者是对降酶、降黄疸和改善恢复肝功能以及 HBsAg 阴转等方面，都无显著性差异（P > 0.05）。说明急肝不必分型辨证论治，而按清热利湿，化瘀解毒辨证审因治疗，可以获得同样的效果。

中医自古无急性肝炎这一病名，但根据其发病规律及临床表现可属温病范畴。病因多为湿热之邪，从口入，侵犯脾胃，蕴郁肝胆，瘀毒内生，导致运化失司，疏泄不利，脉络瘀阻等脾胃失调而致疲乏、纳差、恶心、厌油或发热、黄疸等诸候。盖湿热为发病之因，瘀毒是为得病之果，但湿热与瘀毒又可互相作用，互为因果，是为本病之病因病机，自拟专方以白花蛇舌草、夏枯草、田基黄、栀子清热解毒，茵陈、黄柏、茯苓、木通利湿退黄，丹参、赤芍活血化瘀，甘草调和诸药增加解毒功能，诸药合用。共奏清热解毒、利湿化瘀退黄之功效，实是针对急肝病因病机施治，故能取得较佳疗效。同时应该说明，急性黄疸型肝炎与无黄疸型肝炎的证候明显迥异，治则方药理应不同，但不辨证分型论治，为何取得同样疗效？这是因为急肝不论有无黄疸，病因均为湿热内蕴，病机均为肝胆脾胃功能失调。不同者是因下黄疸为湿热之邪，不仅侵犯脾胃，壅滞中焦，同时蕴结肝胆，影响疏泄功能，致胆汁外泄，不循常道，浸淫血脉、溢于肌肤而发黄；无黄疸者为湿热之邪，侵犯脾胃，以阻气为主，未影响肝胆疏泄，胆汁可循常道运行，故不出现黄疸。二者证候虽然明显不同，但病因病机基本相同，故按辨病"审因施治"可取得同样效果。《黄帝内经》有"治病必求于本"之论，所谓本，即是导致疾病发生的病因病机，故能针对病因病机治疗的方法，即是治本。因此"审因施治"与"辨证论治"并不矛盾，而是具有更严谨的科学性和更好的实践性。这是因为辨证只是观察疾病临床症状体征等表象，而审因必须探求导致疾病发生发展变化过程内在规律的本质，故"审因施治"高于"辨证论治"，具有更严谨的科学性。同时审证求因治本，可固定处方剂型，便于改革和大规模生产，更有利于收床使用和推广，故具有更好的实践性。

2000 年 5 月发表于《中华医学优秀学术成果论文库》P200 ~ 201。

第八节　急肝方与辨证分型治疗急性肝炎的疗效分析

谌宁生　孙克伟　胡金满

【关键词】急性病毒性肝炎　急肝方　辨证分型　中医药治疗

急肝方是笔者治疗急性病毒性肝炎（简称急肝）的有效经验方，经我院传染科 20 多年的临床实践证明，疗效确实可靠。为了探讨其治疗规津，特按辨病专用急肝方与按古方辨证分型论治进行对比观察，均取得较好疗效。兹将近三年来，急肝住院病人共177例，观察治疗结果，总结分析如下：

一、临床资料

1. 一般资料　177例中，辨病组：87例其中男性48例，女性39例，男女之比为1.2：1；年龄最小12岁，最大63岁，平均年龄25.6岁；临床分型黄疸型68例，无黄疸19例，两型之比为3.58：1；病原学型别HBsAg阳性20例占22.98%。辨证组：90例，其中男性52例，女性38例，男女之比为1.36：1；年龄最小10岁，最大67岁，平均25.3岁；临床分型黄疸70例，无黄疸型20例，两型之比为3.5：1；病原学HBsAg阳性23例占25.56%。两组在性别、年龄、临床与病原学分型等分布均无显著性差异（P>0.05），具有可比性。

2. 病例选择　两组病例均符合1995年5月北京第五全国传染病寄生虫病会议修订的《病毒性肝炎防治方案》中关于急性病毒性肝炎的临床诊断标准。

二、治疗观察方法

1. 辨病组　采用自拟急肝方：白花蛇舌草20g，田基黄20g，夏枯草10g，茵陈15g，土茯苓150g，栀子10g，木通10g，黄柏10g，生甘草5g。加减：脘闷、恶心、苔白腻、脉弦滑，以湿偏胜者，加藿香、苍术、泽泻；口干、口苦、发热、苔黄、脉数，以热偏胜者，加板蓝根、半枝莲、龙胆草；腹胀、便秘、里实者，加大黄、枳实或枳壳；胁痛明显者，加川楝、郁金；肝脾肿大，加赤芍、丹参。

2. 辨证组　按辨证湿热之轻重，分为热重于湿、湿重于热和湿热并重三型。（1）热重型：主证身目发黄，色泽鲜明，发热口渴、腹胀不适、大便秘结尿赤黄、苔黄、脉弦数。治则：清热解毒、利湿退黄。处方茵陈蒿汤加味：茵陈30g，栀子15g，黄柏

10g，龙胆草10g，车前草10g，甘草5g。（2）湿重型：主证疲乏无力、头身困重，胸脘痞满，纳呆少食，恶心厌油，腹胀便溏，或身目发黄，尿黄，舌苔厚腻或白润，脉弦滑或濡缓。治则：利湿化浊，佐清热解毒。处方茵陈五苓散加味：茵陈15g，白术15g，泽泻10g，猪苓10g，桂枝5g，藿香10g，竹茹10g，枳壳6g，板蓝根15g。（3）湿热并重型：主证兼见上述两型，且病情较重者，治则：清热利湿，化浊解毒。处方甘露消毒丹加减：茵陈30g，白蔻仁6g，藿香10g，飞滑石15g，连翘15g，黄芩10g，石菖蒲10g，木通10g，枳壳6g，甘草5g，生大黄15g（后下）。

3. 观察方法 （1）按随机原则，将入院病人分配为辨病组或辨证组，采用上述规定处方治疗，每日一剂，观察期间不能任意更方。（2）两组均不使用对本病有治疗作用的药物：如干扰素、转移因子、抗乙肝免疫核糖核酸、肌酐、ATP、CO－A等抗病毒、免疫调节及护肝等西药和中成药。但对部分病情较重，如黄疸较深、精神纳食较差及消化道症状明显者，加用10%高渗葡萄糖和维生素C等输液，作为支持疗法，输液时间一般10d左右，病情好转即停。（3）规定10~14d为一疗程一般观察以三个疗程为限，若经治疗一个疗程，化验肝功能，病情无明显好转或加重，判为无效，可改变方法治疗。

三、治疗结果

1. 疗效标准 （1）临床治愈：主要症状消失，肝脾恢复正常或明显回缩，无明显压痛或叩击痛，肝功能恢复正常，HBsAg阳性者不要求阴转。（2）显效：主要症状基本消失，肝脾回缩接近正常，肝功能（ALT，TBIL）各项指标下降幅度≥50%。（3）好转：主要症状明显好转，肝功能各项指标下降幅度≥25%。（4）无效：经治疗后未达到上述好转标准。

2. 治疗结果 根据上述疗效标准，将两组临床治疗结果、列表并分析如下：

分组		n	治愈（%）	显效（%）	好转（%）	平均治疗天数
辨病组		87	70（80.46）	10（11.49）	7（8.05）	33.8
辨证组	热重	29	24（82.76）	3（10.35）	2（6.89）	34.3
	湿重	28	21（75.00）	4（14.29）	3（10.71）	33.3
	并重	33	24（72.73）	5（15.15）	4（12.12）	35.9
合计		90	69（76.67）	12（13.33）	9（10.00）	34.5

从上表可以看出辨病组与辨证组的有效率（包括治愈、显效与好转）均为100%，其中治愈、显效与好转率以及平均治疗天数，虽略有差异，但经统计学处理，P>0.05，说明两组疗效无显著性差异。

四、病案举例

1. 案一　杨××，男，38岁，住院号113912。因纳差、恶心、厌油6d，身目发黄4d，于1999年10月13日入院，患者症见乏力、头昏、纳差、恶心、厌油、口干口苦、身目尿黄、大便干结、日行1次、舌质红、苔黄、脉弦。体查T39.3℃，P92次/min，R24次/min，BP128/80mmHg，全身皮肤巩膜黄染，心肺（-），腹平软，肝右肋下1cm，质软，脾未触及、肝功能ALT>200u/L，TBIL51μmol/L，DBIL34μmol/L，抗-HAVIgM（+）HBsAg（-）。

西医诊断：急性甲型病毒性肝炎；中医诊断：黄疸，辨证热重于湿，治以清热解毒，利湿退黄，方用急肝方：茵陈15g，栀子10g，枳壳10g，大黄10g，木通10g，白花蛇舌草20g，田基黄15g，板蓝根15g，土茯苓15g，夏枯草10g，甘草5g，每日一剂，配合10%葡萄糖加维生素C输液10d，黄疸减轻，恶心厌油好转，纳食增多，停输液，上方再服10剂，诸症消除，复查肝功能均正常，为巩固疗效照方再服1周痊愈出院。

2. 案二　谢××，男，51岁，住院号：111986。因乏力、呕吐、身目尿黄：3d，于 2000 年 12 月 8 日入院症见乏力、纳差、恶心、厌油、尿黄，体查：身目皮肤黄染，肝肋下 2cm，舌质淡红、苔白腻，脉弦滑。化验：ALT > 200u/L、TBIL67.9μmol/L、DBIL39μmol/L，抗 – HAVIgM 阳性。西医诊断：急性黄疸型甲型肝炎，中医诊断黄疸，辨证湿重于热。以自拟急肝方加减治疗，同时静脉偷液，补充能量，服药 10d，恶心呕吐症状消失食欲增进，停输液，原方再服至 20d 后，身目尿黄明显减较。余症消失，服药 30d，身目尿黄诸症消失，肝大回缩肋下未触及，精神纳食均佳，化验肝功能结果正常，住院 34d，痊愈出院。

五、小结与讨论

1. 本文总结采用中药急肝方与辨证分型古方加减治疗急性病毒性肝炎 177 例，结果辨病组 87 例，辨证组 90 例疗效分别为：临床治愈：70（80.46%）/69（76.67%）；显效 10（11.49%）/12（13.33%）；好转 7（8.05%）/9（10%），平均住院天数 33.8/34.5。两组经统计学处理，$P > 0.05$，说明两组疗效无明显差异。

2. 急肝病因多为湿热之邪侵犯脾胃、蕴结肝胆，导致疏泄不利、运化失司故症见疲乏、纳差恶心、厌油、呕吐、胁痛、黄疸或发热等症，治宜清热利湿退黄。急肝方中以白花蛇舌草、夏枯草、田基黄，清热解毒为君，茵陈、黄柏、木通、土茯苓利湿退黄为臣，以栀子苦寒为佐，清三焦湿热，增强解毒利湿退黄功效，甘草甘寒为使，调和诸药，增强解毒祛邪功能。诸药合用针对急肝的病因病机施治，方药对症，故能取得满意效果。

3. 辨证论治随证加减，是中医治病的特色和基本方法，已为古今医家所公认。但本文统计结果表明，辨病与辨证治疗结果疗效无明显差异，说明急肝不必辨证分型论治，这是否违背中医辨证论治基本理论。笔者认为：辨证求因，治病求本，亦是中医治病的重要原则，《黄帝内经》早有"治病必求于本"之论，何为本？即是导致疾病发生和发展的病因病机，故能针对病因病机治疗，即是治本。因此"辨病治本"与"辨证论治"并不矛盾，而是具有严谨的科学性和更好的实践性，这是因为辩证只需观疾病症状，体征等表面现象，而辨病治本，是在"审证求因"的基础上，必须探求导致疾病发生发展的病因病机的内在规律，即疾病的本质。故"辨病治本"高于"辩证论治"具有更严谨的科学性，而且有利于总结经验探讨治疗规律，固定处方和剂型，便于更好的临床运用和推广，具有更好的实践性，因此辩证审因，治病求本，也是发展中医药走向世界和未来的前进方向。

发表于《中国现代临床医学》，2003年1月，第2卷，第1期。

第三章　慢性肝炎

第一节　病毒性慢性肝炎辨证分型规律的探讨
——附 151 例疗效分析

谌宁生　褚裕义　袁谋保　王小娟
陈绮翔　黎锦霞　滕久祥　胡金满

一、内容摘要

　　本文将慢性肝炎分为肝郁气滞、肝郁脾虚、肝肾阴虚和气滞血瘀四型。通过对 151 例的辨证分型论治，总有效率达 94%。作者认为，本病为湿热之邪羁留不去，损伤肝脾肾三脏所致，其传变途径是先伤肝脾，后伤肝肾。对辨证分型规律进行了初步探讨。

　　病毒性慢性肝炎（简称慢性肝炎）可分为慢性迁延型肝炎和慢性活动性肝炎两型。本文根据本病的诊断标准、临床表现，按中医辨证论治理论，结合 151 例疗效分析，对其辨证分型的规律作一初步探讨。

二、辨证分型与讨论

　　慢性肝炎之病因多为湿热之邪蕴结脾胃，伤及肝肾；更因久病正气渐虚，而湿热之邪稽留难除所致。其治则根据不同证型，宜攻补兼施。或以攻邪为主，佐以扶正；或以扶正为主，佐以攻邪。

（一）肝郁气滞型（兼湿热内蕴）

主证：鞋类疼痛明显，伴纳差腹胀，疲乏，尿黄，便结，或出现黄疸，发热，苔白润或黄腻，脉弦。

治则：疏肝理气兼清热利湿。

处方：柴胡 10g　白芍 15g　枳壳 6g　香附 10g　陈皮 5g　丹参 15g　黄柏 10g　麦芽 10g　甘草 5g　板蓝根 15g　半枝莲 20g　田基黄 20g

加减：湿盛者加泽泻、茯苓；热盛者加龙胆草、虎杖、栀子；气滞腹胀便秘者加大黄、芒硝；胁痛甚者加川楝子、郁金。

（二）肝郁脾虚证

主证：胁痛，疲乏，纳差，腹胀，便溏或恶心厌油，舌质淡、苔薄白或白腻，脉弦滑或弦缓。

治则：疏肝理脾，健脾利湿。

处方：柴胡 10g　白芍 15g　党参 15g　白术 10g　茯苓 15g　陈皮 6g　丹参 15g　茵陈 15g　薏苡仁 15g　甘草 5g

加减：脾虚纳差者加山药、莲子；腹胀者加莱菔子、山楂、大腹皮、炒谷麦芽；气虚乏力者加黄芪，重用党参。脾肾阳虚、肢体浮肿、形寒肢冷者去柴、芍、茵陈，加附片、肉桂或桂枝。

（三）肝肾阴虚型

主证：肝区隐痛，腰酸腿软，手足心热，夜眠不宁，烦躁失眠，口干口苦，舌质红或有裂纹，苔薄或无苔，脉细弦或细数。

治则：滋补肝肾。

处方：沙参 10g　麦冬 10g　当归 10g　生地 15g　枸杞 12g　川楝子 10g　女贞子 10g　旱莲 10g　山药 15g　茯苓 12g

加减：便秘者加麻仁、瓜蒌、玄参；胁痛者加郁金；湿热未尽者加茵陈、栀子、板蓝根。

（四）气滞血瘀型

主证：面色暗黑，胁刺痛或胀痛，两胁下痞块明显（肝脾肿大），衄血，出现肝掌、蜘蛛痣，舌质紫暗或有瘀斑，苔薄黄，脉弦或涩。

治则：补气养血，活血化瘀。

处方：党参 15g　丹参 15g　柴胡 10g　鳖甲 15g　牡丹皮 10g　生地 15g　赤芍 10g　当归 10g　茵陈 15g　茜草 10g　甘草 5g　白茅根 20g

加减：瘀甚而无出血（鼻衄、吐血、便血）者加桃仁、红花、五灵脂、蒲黄或三棱、莪术。

三、临床观察

按上述辨证分型论治原则，先将我院传染病室自 1979 年 7 月~1981 年 12 月收治住院的 151 例分析如下：

临床资料　病例选择，系 1978 年全国病毒性肝炎杭州会议制定的诊断标准，以转氨酶或肝功能具有中等程度以上损害者作为住院观察治疗对象。

本组 151 例中，男 133 例，女 18 例；年龄最小者 3 岁，最大者 59 岁，平均为 31.4 岁。

四、疗效标准

痊愈：主要症状消失；肝脾缩小接近正常；转氨酶及肝功能各项检查结果均正常。

显效：主要症状基本消失；肝脾缩小接近正常；转氨酶及肝功能各项指标下降达 50% 以上。

有效：主要症状有明显好转或减轻；肝脾有所缩小、转氨酶及肝功能各项指标下降达 25%~50% 者。

无效：未能达到上述"有效"各项指标或病情加剧者。

五、治疗结果

关于 151 例慢性肝炎的治疗效果，从辨证分型论治的疗效、转氨酶、肝功能等项化验结果以及 HBsAg 转阴情况进行分析：

1. 辨证分型论治疗效（见表 1）　151 例中，临床治愈 77 例（占 51%）；显效 37 例（占 24.5%）；有效 28 例（占 18.5%）；总有效率达94%；平均住院时间为99.5天。其中以肝郁气滞型和肝郁脾虚型疗效较好，住院时间亦较短。说明该两型多为慢性肝炎早期，而肝肾阴虚型和气滞血瘀型疗效较差，住院时间亦较长。

表1　151例辨证分型疗效统计

疗效＼例数%＼证型	肝郁气滞	肝肾脾虚	肝肾阴虚	气滞血瘀	合计%
痊愈	29(％)	43(53.75%)	5(29.41%)	0(0)	77(51%)
显效	11(％)	21(26.25%)	4(23.53%)	1(25%)	37(24.5%)
有效	8(％)	13(16.25%)	5(29.41%)	2(50%)	28(18.5%)
无效	2(％)	3(3.75%)	3(17.65%)	1(25%)	9(6%)
合计	50	80	17	4	151
总住院天数	4,607	7,336	2,318	762	15,023
平均住院天数	92.14	91.7	136.35	190.5	99.5

2. 对转氨酶、肝功能等项指标改善情况（见表2）本组151例经治疗后，SGPT111例（占77.1%）、Ⅱ34例（占94.3%）、TTT50例（占45.5%）、ZnTT60例（占58.8%）均恢复正常；其他各例组，亦有不同程度的改善（下降）。说明按本文辨证分型论治，对下降转氨酶，改善肝功能均有明显作用。

表2　　151 例转氨酶肝功能治疗前后对照

项目		分组	
		治疗前	治疗后
SGPT	正常	7	118
	31～50	8	21
	51～100	51	9
	101～200	66	2
	200 以上	19	1
II	正常	115	149
	7～15	27	1
	16～30	6	1
	31～50	2	0
	50 以上	1	0
TTT	正常	41	91
	7～10	24	31
	11～15	28	12
	16～20	42	13
	20 以上	16	4
ZnTT	正常	49	10.9
	13～16	26	16
	17～20	56	18
	20 以上	20	8

　　3. 本组作 HBsAg 检查者 143 例，其中阴性者 18 例，阳性者 125 例；治疗后 HBsAg 转阴者 9 例，阴转率为 7.2%。说明按上述辨证分型论治对 HBsAg 阴转作用不显著。

六、讨论与体会

（一）关于慢性肝炎的发病机制，西医认为，急性肝炎大部分可以治愈，只有10%左右可能转变为迁延性或慢性活动性肝炎①。其病理机制可能是由于肝炎病毒与机体免疫机能低下互相作用的结果。而中医则认为慢性肝炎多因急性肝炎失治或久治不愈，湿热之邪稽留不去，蕴藉日久，损伤肝脾肾三脏，导致气血虚弱，脏腑机能失调，而形成"湿热余邪残留未尽，肝郁脾肾气血虚"的局面。其病因病机为邪恋正虚，邪正相搏所致。因急性肝炎如不能及时治愈，则余邪未尽，正气未复，必转至慢性肝炎，出现肝脾肾受损及湿热邪恋之候。其传变规律，一般是湿热之邪，先伤肝脾，使肝气郁结，疏泄失常，故症见胁痛、口干、口苦、脉弦等肝郁气滞之候；脾失健运而症见疲乏、纳差、腹胀、便溏等肝郁脾虚之候。后伤肝肾，热伏营血而耗阴，症见头晕、耳鸣、心烦、失眠、夜眠不宁，腰酸腿软，肝区隐痛，舌红苔少，脉细弦数等肝肾阴虚之象。久则气血运行障碍，脉络瘀阻，瘀血内停，蓄于肝脾，出现面色黧黑，两胁痞块，肝掌、朱砂痣等气滞血瘀之候。

（二）关于慢性肝炎的治疗　按中医辨证分型论治，可以调整机体脏腑功能，达到扶正祛邪、邪去正安的目的。经临床观察，本方案具有一定疗效。

近年来有许多学者提出，细胞免疫功能不足或免疫缺陷或自身免疫反应，是病毒性肝炎发展成为慢性肝炎的重要因素，因而试图采用调整免疫机能和提高机体抗病毒能力，以达到清除病毒和抑制自身免疫损伤过程的疗效，从免疫学的角度来说，是否可以认为实质上起到了提高机体免疫功能的作用？

（三）关于慢性肝炎中医辨证分型的问题　目前国内尚无统一意见，有简单分为2~3型的，多数分为4~5型，甚至也有分9型之多者②。1978年11月杭州全国病毒性肝炎学术会议，将慢性肝炎分为湿热未尽、肝郁脾虚、肝肾阴虚、脾肾阳虚、气阴两虚、气滞血瘀等6型。而我们则分为肝郁气滞、肝郁脾虚、肝肾阴虚、气滞血瘀4型。这是因为慢性肝炎患者尽管临床症状表现不一，但均优于急性肝炎失治或久治不愈传遍而来，其病因为湿热稽留，损伤肝脾肾而致气机失调。湿热之邪可存在于各型之中。因此，湿热未尽，不可单独划为一型。至于脾肾阳虚型，在临床上慢性肝炎中较少见（以晚期肝硬化者多见），也不必单独分为一型，可概之于肝郁脾虚型中，治疗时于其方中加附桂等温阳之品即可。同时证型是可以相互转化的。本文所述4型，也只能大致概括慢性肝炎的主要症候及其病因病机，亦未必尽全。对于少见类型，可辨证论治。

参考文献

［1］上海第一医学院主编．《实用内科学》上册136页．人民卫生出版社，1980.

［2］陈大毅：迁延型慢性肝炎中西结合辨证分型的探讨．《新中医》（7）：33，1981.

发表于《湖南医药杂志》1982年第4期，P7～10。

第二节　乙肝扶正胶囊治疗慢性乙型肝炎55例临床小结

谌宁生　李佐兴

我院肝炎专科门诊自1984年9月至1985年3月，使用乙肝胶囊对55例乙型肝炎进行临床观察，取得了一定疗效，现小结如下：

一、临床资料

（一）性别与年龄：55例中，男40例，女15例；年龄最小5岁，最大55岁，平均31岁。

（二）发病与职业：55 例中，工人 22 例，职员及干部 25 例，学生 4 例，其他 4 例。

（三）病程：半年至 1 年 23 例，1 年至 3 年 17 例，3 年以上 5 例。

（四）主要症状与舌脉：肝区痛 49 例，乏力 47 例，脘腹不适 33 例，纳差 26 例，恶心厌油 24 例。苔白薄 41 例，薄黄 12 例，黄腻 2 例，脉弦 26 例，弦缓 18 例，弦滑 5 例，其他 6 例。

二、观察方法

（一）病例选择：按 1983 年 12 月中华传染病学会郑州会议修订关于慢性乙型肝炎的诊断标准，能按观察要求在我院坚持专科门诊治疗者。

（二）治疗方法：乙肝扶正胶囊（为吉林省双辽晨光药厂提供的肝炎科研系列方之一）温开水送服，每次 4 粒，1 日 3 次。

（三）观察方法：规定 30 天为 1 疗程，以观察 3 个疗程为限，患者在观察期间，不服其他对本病有治疗作用的中西药物。治疗不足 1 个疗程而停药者，不作统计。超过 1 个疗程病情或肝功能损害加重，或治疗 2 个疗程以上，病情或肝功能化验结果，无明显好转者，均判为无效。

三、疗效分析

（一）疗效标准：痊愈：①主要症状消失；②肝脾恢复正常或明显回缩，肝区无明显压痛或叩痛；③肝功能检查正常，HBsAg 阴转。显效：①主要症状消失；②肝功能检查接近正常。好转：①主要症状改善；②或肝功能检查有好转。无效：主要症状及肝功能检查均无好转或反加重。

（二）治疗结果：根据上述疗效标准，治疗结果见下表。

疗程与疗效

	痊愈（例）	显效（例）	好转（例）	无效（例）	有效合计（例）
2 个疗程	0	0	13	1	13
3 个疗程	4	5	27	5	36
合计	4	5	40	6	49

从上表可以看出，乙肝扶正胶囊治疗慢性乙型肝炎的痊愈显效率不高，仅 9 例，但有效 49 例。

（三）疗效分析：观察治疗 55 例，其中服满 2 个疗程者 14 例，3 个疗程者 41 例。治疗结果：服完 2 个疗程有效者 13 例，而 3 个疗程的有效者 36 例，经 X^2 检验，P > 0.05，说明两者的有效率无显著性差异。但从痊愈和显效率看，服满 3 个疗程者 41 例，其中痊愈和显效 41 例，而治 2 个疗程的 14 例，其中无 1 例痊愈和显效，两者有非常显著差异，说明服 3 个疗程的效果比 2 个疗程好，患者应坚持服 3 个疗程。

四、病案举例

唐某，男，49 岁，教师。1984 年 10 月 30 日初诊，自述 1983 年 3 月体查发现 HBsAg 阳性，并持续至今，肝功能时有异常，经中西药多方治疗效果不显，自觉肝区疼痛，口苦耳鸣，腰膝酸痛，便溏苔薄白，脉弦细。西医诊断为慢性乙型肝炎，中医辨证为肝肾两虚，治宜益肝补肾。给予乙肝扶正胶囊，每次 4 粒，日 3 次，治疗 1 个疗程，至 11 月 28 日查转氨酶正常，A/G = 1.21/1，HBsAg 阳性，诸证略有减轻，舌脉同前。仍按前法继服乙肝扶正胶囊 1 个疗程，至 12 月 29 日复查肝功能正常，A/G = 1.5/1，HBsAg 转阴，诸症消失。为巩固疗效，继续服药 1 个疗程，至 1985 年 2 月 4 日 HBsAg 阴性，肝功能各项结果均正常，临床疗效痊愈。随访 1 年未见复发。

五、小结与体会

乙肝扶正胶囊具有培补肝肾，益气活血的功效，适应于慢性乙型肝炎症见肝区隐痛不适，头晕乏力，腰膝酸软，舌淡苔少脉虚者。本文治疗观察慢性乙型肝炎55例，总有效率达80%以上，主要对改善症状，有较好疗效。但对降酶降浊，效果并不理想，故对肝功能损害严重的患者，单独使用，不易奏效。如能配合他药使用，则有增强协同效果，可以提高疗效，在当今对慢性乙型肝炎尚缺少特效药物的情况下，可作为临床医生常选之药物。

发表于《湖南中医学院学报》1987，（2），28～29。

第三节　疏肝理脾片治疗慢性肝炎临床观察

谌宁生　　方立成　　肖凤庭　　胡金满

蒋本尤　　陈绮翔　　黎锦霞　　彭小惠

摘要：将疏肝理胖片与齐墩果酸片采取投盲随机分组的方法，各治疗慢性肝炎28例。如果表明：两组均以肝郁脾虚型疗效最好，气滞血瘀型最差。前者在临床治愈率总有效率及降低麝浊等方面均优于后者。证明疏肝理胖片治疗慢性肝炎疗效确实，且久服无毒副作用。

关键词：疏肝理脾片慢性迁延性肝炎慢性活动性肝炎齐墩果酸片

疏肝理脾片是我省著名老中医谭日强教授治疗肝炎的经验方，早在1965年起由我院药剂科制成手工蜜丸，后改进成为现在的全浸膏糖衣片。为了进一步确定其疗效，更好地继承名老中医的经验，我们按医学科研设计原则，采取双盲、随机对照方法。自1987年3月至1988年10月，在我院传染病房共观察56例，现总结如下。

一、临床资料

1. 性别　治疗组 28 例，男 26 例，女 2 例；对照组 28 例，男 27 例，女 1 例。

2. 年龄　治疗组最小 18 岁，最大 64 岁，平均 33.61 岁：对照组最小 19 岁，最大 59 岁，平均 33.86 岁。

3. 西医临床分型　两组慢性迁延性肝炎各 7 例，慢性活动性肝炎各 21 例。

4. 辨证分型　治疗组肝郁气滞型 11 例，肝郁脾虚型 15 例，气滞血瘀型 2 例；对照组肝郁气滞型 8 例，肝郁脾虚型 19 例，气滞血瘀型 1 例。

5. 病原学分类　两组 HBsAg 阳性各 26 例，阴性各 2 例。

6. 病程　治疗组最短半年，最长 15 年，平均 4.2 年；对照组最短半年，最长 16 年，平均 2.8 年两组病人西医临床分型及病原学分类完全相同，性别、年龄及辨证分型等分布均相似，具有可比性，唯病程治疗组较长，为对照组的 1.5 倍。

二、观察方法

（一）病例选择

符合 1984 年南宁会议关于病毒性肝炎修订方案中的慢性肝炎临床诊断标准（《中华内科杂志》1985；（24）增刊，53），并必须具有谷丙转氨酶升高或肝功能异常者，但黄疸明显，黄疸指数大于 30 单位以上者除外。

（二）中医分型

根据慢性肝炎的临床表现及病因病机，分为：

1. 肝郁气滞（兼湿热内蕴）型：主证胁肋疼痛明显，伴纳差，腹胀，疲乏，或现黄疸，苔白薄或黄腻，脉弦。

2. 肝郁脾虚（兼湿困脾阳）型：主证腹胀，纳差，便塘，伴胁痛，疲乏或恶心，厌油，舌质淡红或有齿痕，苔白润或白腻，脉弦细。

3. 气滞血瘀型：主证面色晦暗，胁肋刺痛，痞块（肝脾肿大）明显，或有蛛砂掌（肝掌），蜘蛛痣，舌质紫暗或有瘀斑，苔薄黄，脉弦。

4. 肝肾胡虚型：主证肝区隐痛，腰酸腿软，手足心热，或心烦不安，夜寐不宁，口干口苦，舌质尖边红，苔薄黄或无苔，脉弦细或细数。

（三）治疗方法

1. 治疗组　疏肝理脾片（处方：柴胡、白芍、党参、白术、茯苓、砂仁、神曲、茜草、当归、白茅根、鳖甲、地龙、枳实、青皮、甘草等15味组成），每次服10片，每日3次，温开水送服。

2. 对照组　齐墩果酸片，原料由长沙市中药一厂供给、由我院药剂科制成与疏肝理脾片外观形状大小、色泽相同的片剂（每片含齐墩果酸6mg），每次10片，一日3次。

3. 两组病人，一般均可口服少量维生素类药，除个别病人因黄疸明显或食欲太差，给予10%葡萄糖加维生素C静滴作为支持疗法外，一律不用其他中药或护肝西药。

（四）观察方法

1. 观察对象均为住院病人，采用取盲珐，按随机表分组，进行同期对照观察。

2. 患者以一个月为一疗程，一般治疗三个疗程。若治疗一个疗程后，病情和肝功能损害加重，或治疗二个疗程、病情和肝功能无好转，均判为无效，列入疗效统计数。治疗不到一个疗程，因其他原因改服他药者，不列人统计数内。

三、疗效分析

（一）疗效标准

1. 临床治愈　主要症状消失，肝脾恢复正常，无明显压痛或叩痛，肝功能检查正常。

2. 显效　主要症状基本消失，肝脾回缩接近正常，肝功能各项指标下降在 2/3 以上。

3. 好转　症状有所好转，肝功能各项指标下降在 1/3 ~ 2/3 者

4. 无效　未达到上述好转指标或反加重者。

（二）治疗结果

1. 总疗效情况　两组疗效比较，治_ 疗组治愈 14 例，显效 1 例，好转 6 例，无效 7 例：对照组治愈 11 例，显效 2 例，好转 2 例，无效 13 例。其有效率经统计学处理（$X^2 = 2.8$，$P > 0.05$），无显著性差异但治疗组比对照组在临床治愈率及总有效率方面，分别高 10.71%；21.43%。

2. 两组中医分型与疗效关系，见表 1。

表 1　两组中医分型与疗效关系比较

分型	治疗组 28 例				对照组 28 组			
	治愈	显效	好转	无效	治愈	显效	好转	无效
肝郁气滞型	5	0	2	4	1	2	1	4
肝郁脾虚型	9	1	4	1	10	0	1	8
气滞血瘀型	0	0	0	2	0	0	0	1

表 1 可以看出：两组均以肝郁脾虚型疗效最佳，治疗组 15 例；有效 14 例，占 93.33%；对照组 19 例，有效 11 例，占 57.89%，两组经统计学处理（$X^2 = 5.4$，$P < 0.05$），具有显著意义，说明治疗组疗效优于对照组。其次为肝郁气滞型，治疗组 11 例，有效 7 例占 63.64%：对照组 8 例，有效 4 例占 50%，经统计学处理，两者无显著性差异。最差为气滞血瘀型，两组均无效。

3. 两组肝功能治疗前后对照，见表 2

表2　肝功能治疗前后对照表

	治疗组28例				对照组28例			
	GPT	TTT	ZnTT	A/G	GPT	TTT	ZnTT	A/G
治前异常例数	18	24	21	16	16	24	22	18
治后异常例数	10	10	12	14	9	17	15	15

从表2可看出：治疗组对降麝浊疗效最佳，其中58.33%恢复正常，与对照组相比，经统计学处理，（$X^2 = 4.18$，$P < 0.05$），具有显著差异，说明疏肝理脾片降麝浊疗效优于齐墩果酸片。对降酶、降锌浊及改善A/G等，两组无明显差异。

四、小结与讨论

1. 慢性肝炎特别是慢性活动性肝炎，是较难治疗的疾病，齐墩果酸片是目前大多数医学专家公认为治疗病毒性肝炎疗效较好的药物（成都14家医院作临床疗效评价，《健康报》1986年8月9日）。本文观察病例以齐墩果酸片为对照，治疗组在临床治愈率总有效率及降麝浊等方面均高于对照组，证明疏肝理脾片治疗慢性肝炎疗效与齐墩果酸片相当，且药性和平，久服无毒副作用，具有较好的临床实用价值，宜于扩大推广使用。

2. 慢性病毒性肝炎，多由急性病毒性肝炎久治未愈或用药不当，致使湿热留恋，损伤肝脾，气血失调而致，故疏肝理脾，调理气血，兼清湿热为治疗本病的主要法则。疏肝理脾片中之柴胡、枳实、青皮疏肝行气为君；党参、白术、茯苓益气健脾健胃消食为臣：当归、白芍养血柔肝为佐，配茜草、白茅根清热凉血，通络止痛，与鳖甲、地龙滋阴应用为使，共奏软坚散结，通络消瘀之功：甘草调和诸药增加功效。诸药合用，具有疏肝行气，益气健脾，养血活血，理气消胀，健胃消食，改善肝功能，降低转氨酶等功效，故对慢性迁延性或活动性肝炎有较好疗效，特别是对肝郁脾虚型疗效最佳。

发表于《湖南中医学院学报》，1989，（2），71～72。

第四节　辨证分型论治慢性乙型肝炎 166 例临床分析

谌宁生

慢性乙型肝炎（以下简称慢乙肝）迄今尚无特效疗法，我院传染病室在中医辨证论治理论指导下，对慢乙肝进行分型施治，通过多年临床实践，取得较好疗效，兹将近三年的住院病人，共计 166 例总结分析如下。

一、临床资料

1. 一般资料　166 例中，男 130 例，女 36 例，年龄最小 6 岁，最大 76 岁，其中 6～15 岁 5 例，16～30 岁 55 例，31～50 岁 95 例，50 岁以上 11 例。病程最短半年，最长 25 年，其中半年～1 年 41 例，1～5 年 81 例，6～10 年 27 例，10 年以上 17 例。西医临床分型：慢性迁延型 42 例，慢性活动型 124 例。中医辨证分型：肝郁气滞型 109 例，肝郁脾虚型 38 例，肝肾阴虚型 9 例，气滞血瘀型 10 例。

2. 诊断依据和病例选择　按 1984 年南宁全国病毒性肝炎学术会议所制定的慢性肝炎的诊断标准，经确诊为病毒性肝炎 HBsAg 阳性慢性迁延型或慢性活动型者，并具有转氨酶增高大于 100u（赖氏法），或者和伴有肝功能 1～2 项中等以上程度损害增高者。

二、治疗方法

根据慢乙肝的临床表现，结合舌苔脉象，按中医病因病机，分为四型论治。

1. 肝郁气滞型（兼湿热内蕴）　主症胁肋疼痛明显，伴纳差腹胀，疲乏，尿黄，便结，或出现黄疸，发热，苔白润或黄腻，脉弦。治以疏肝理气兼清利湿热。处方：柴胡 10g，白芍 15g，枳壳 6g，香附 10g，陈皮 5g，板蓝根 15g，半枝莲 20g，田基黄 20g，丹参 15g，黄柏 10g，麦芽 15g，甘草 5g。

2. 肝郁脾虚型　症见疲乏，纳差，腹胀，便溏或恶心厌油，舌质淡、苔薄白或白腻，脉弦滑或弦缓。治以疏肝解郁，健脾利湿。处方：柴胡 10g，白芍 15g，党参 15g，白术 10g，茯苓 10g，陈皮 6g，丹参 15g，茵陈 15g，薏苡仁 15g，甘草 5g。加减：脾虚纳差者加山药、莲子、山楂；腹胀者加莱菔子、大腹皮、炒谷芽、炒麦芽；气虚乏力者加生黄芪，重用党参；见脾肾阳虚，腰腿浮肿，形寒肢冷者，去柴胡、芍药、茵陈加附片、桂枝或肉桂、仙灵脾。

3. 肝肾阴虚型　主症肝区隐痛，腰酸腿软，手足心热，烦躁不宁或失眠多梦，口干口苦，舌质红或有裂纹、苔薄黄或无苔，脉细弦或细数。治以滋补肝肾。处方：沙参 10g，麦冬 10g，当归 10g，生地 15g，枸杞 12g，川楝子 10g，女贞子 10g，旱莲 10g，山药 15g，茯苓 12g。

4. 气滞血瘀型　主证面色黧黑，胁肋刺痛或胀痛，胁下有痞块（肝脾肿大明显）或见肝掌、蜘蛛痣，舌质紫暗或有瘀斑，苔黄或腻，脉弦或涩。治以补气养血，活血化瘀。处方：党参 15g，丹参 15g，柴胡 10g，鳖甲 15g，牡丹皮 10g，生地 15g，赤芍 15g，当归 10g，茵陈 15g，茜草 10g，甘草 5g，白茅根 30g。

三、治疗效果

疗效标准　分为四级。临床治愈：①主要症状消失；②肝脾恢复正常或明显回缩，肝区无明显压痛或叩痛；③肝功能检查恢复正常。显效：①主要症状基本消失；②肝脾恢复接近正常；③肝功能各项检查结果均接近正常。好转：①主要症状有明显好转；②肝脾有所缩小或稳定不变；③肝功能各项检查结果有明显改善。无效：主要症状体征和肝功能等各项均无明显好转，或其中一、二项虽有明显好转，但另外一、二项反有明显加剧者。

四、治疗结果

1. 辨证分型论治临床疗效，见表1。

表1　166例辨证分型疗效统计

	例数	临床治愈	显效	好转	无效	平均住院天数
肝郁气滞	109	57(52.29)	15(13.72)	33(30.28)	4(3.67)	87.83
肝郁脾虚	38	18(47.37)	8(21.05)	11(28.95)	1(2.63)	73.11
肝肾阴虚	9	4(44.50)	0	4(44.50)	1(11.00)	129.89
气滞血瘀	10	4(40.00)	1(10.00)	3(30.00)	2(20.00)	135
合计(%)	166	83(50.00)	24(14.46)	51(30.72)	8(4.82)	89.58

从表1可以看出：临床治愈率为50%，总有效率达95.18%，平均住院为89.58%天。其中以肝郁气滞与肝郁脾虚两型疗效较好，平均住院为84天，总有效率达96.6%，而肝肾阴虚与气滞血瘀两型疗效较差，平均住院为132.58天，总有效率达84.2%，两者经统计学处理，有显著性差异。

2. 肝功能治疗前后情况（表略），经统计 A/G、ZnTT、TTT 等异常，治疗后恢复正常率为50%~69%，特别是对降 GPT、Ⅱ 效果尤佳，恢复正常率达72%、100%。

3. 乙型肝炎表面抗原阴转情况：166例慢乙肝患者 HBsAg 持续阳性均在半年以上，治疗后其中连续2次以上阴转者16例，阴转率9.64%，此外有3例滴度下降，转为可疑阳性。

四、讨论

1. 慢乙肝多由急性乙型肝炎失治、误治或久治不愈而逐渐形成。据笔者临床观察所见，肝郁气滞和肝郁脾虚两型，多属慢性迁延型和部分活动型肝炎早期，治疗效果较好，临床有效率也较高，而肝肾阴虚及气滞血瘀两型多属慢活肝晚期或部分早期肝硬化患者，治疗效果较差，有效率较低。

2. 关于慢性肝炎的中医辨证分型问题：1978 年杭州及 1984 年南宁全国病毒性肝炎学术会议，虽已定为湿热未尽、肝郁脾虚、肝肾阴虚、脾肾阳虚、气阴两虚、气滞血瘀等六型，但并未得到国内临床中医的一致公认，因而各有不同看法。笔者将慢性肝炎分为四型进行辨证论治，而没有湿热未尽及脾肾阳虚两型，这是因为笔者认为湿热之邪，实为导致本病的基本病因，应存在于各型之中（当然有多少之别），绝不会仅仅存于某一型之中。在辨证论治中应注意对不同证型需酌情佐用清利湿热之品即可，而不必单独另立湿热未尽型。同时湿热未尽只能说明此型病因，而无病机病位，不符合中医辨证分型应包括有病因、病机、病位等三大原则。至于脾肾阳虚型，在慢乙肝的临床中少见，而较多见于晚期肝硬化者，如有偶见，可概之于肝郁脾虚型中，施治时，可于疏肝理脾方中，加入附子、桂枝等温阳之品即可。

3. 关于慢乙肝的发病机理，西医认为细胞免疫功能低下或免疫缺陷或自身免疫反应是形成慢乙肝的重要内因。根据中医理论，认为慢乙肝的病因病机，是具有"湿热留邪残未尽，肝郁脾肾气血虚"等虚实夹杂的错综复杂病因病理变化，故治疗大法，应根据不同情况，予以辨证论治。

发表于《中国医药学报》1992. 7（1）29～30。

第五节 辨病与辨证治疗慢性肝炎规律的探讨

谌宁生 李常青

内容提要：本文对 70 例慢性肝炎患者，分辨病组、辨证组、对照组进行治疗，结果：辨病组、辨证组和对照组的临床治愈率分别为 52.17%、75%、65.21%，总有效率分别为 65.2%、

95.8%、73.9%。辨病组和对照组总疗效相比（P > 0.05），差异无显著性意义，说明辨病组采用固定复方施治，确是治疗慢性肝炎可行的有效方法，可以取得与西药治疗同样的效果。但辨证组与辨病组和对照组相比（P < 0.05），差异有显著性意义，证明辨证组分型论治疗效优于辨病组和对照。

对于慢性肝炎的中医治疗，近二十多年来国内文献报道甚多，归纳其治疗方法，大致可分二类：一是辨证分型论治；二是固定复方辨病施治。两者均取得较好的疗效，但多为分别报道，而将两者作同期对照观察的研究，则较鲜见，本文目的在于通过辨病（固定处方施治）与辨证分型论治，并设对照组．进行前瞻性的治疗研究，探索中医药对慢性病毒性肝炎的治疗规律。兹将我院传染科 1989~1990 年近 2 年住院的慢性肝炎患者共 70 例，总结报道如下。

一、临床资料

（一）诊断标准符合 1984 年南宁会议制定《病毒性肝炎防治方案》中关于肝炎的诊断标准。本文 70 例患者（有·10 例经肝穿确诊），其中慢性活动性肝炎 48 例，慢性迁延型肝炎 22 例。

（二）三组病例的性别、年龄、病程及西医分型等临床资料情况（见表1）。

表 1　三组临床资料分布情况

组别	例数	性别		年龄（岁）x ± SD	病程（年）x ± SD	活动型例	迁延型例
		男	女				
辨病组	23	17	6	35.8 ± 11.9	2.75 ± 2.01	17	6
辨证组	24	22	2	34.4 ± 10.5	2.81 ± 2.65	15	9
对照组	23	17	6	36.9 ± 10.3	2.63 ± 1.51	16	7
P		> 0.05		> 0.05	> 0.05	> 0.05	

从表1可看出：三组病例在性别、年龄、病程及西医临床分型

等方面，差异均无显著性意义（P＞0.05），说明三组病例具有可比性。

二、观察与治疗

（一）观察方法

1. 全部病例按完全随机、单盲分组方法分为三组，其中辨病组 23 例、辨证组 24 例、对照组 23 例。

2. 治疗期间以 1 个月为 1 疗程，3 个月为总疗程，每 15～30 天复查 1 次肝功能、乙肝全套、自觉症状和体征，填写观察表。

（二）治行方法

1. 辨病组　用固定复方疏肝理脾汤（系湖南中医学院谭日强教授治疗慢性肝炎之有效经验方）。处方：柴胡、青皮、干地龙、当归、白术、白芍、茯苓、枳实、茜草、湘曲各 10g，白茅根、党参各 15g，砂仁、制鳖甲各 3g，生甘草 5g。

2. 辨证组　根据慢性肝炎的临床表现，结合中医的病因病机，分为如下四型：

（1）肝气郁结型：主症胁痛明显，胸闷乏力，纳差，腹胀，尿黄，便结，或现黄疸，发热，舌苔白润或腻，脉弦或滑。治宜疏肝行气，兼清湿热。方用柴胡疏肝散加减：柴胡、黄柏、香附各 10g，枳壳 6g，甘草、陈皮各 5g，白芍、麦芽、丹参、板蓝根、半枝莲、茵陈各 15g，田基黄 20g。偏于湿盛者，加泽泻、茯苓；胁肋痛甚者，加延胡、郁金；腹胀明显者，加大腹皮；便秘者，加生大黄。

（2）肝郁脾虚型：主症疲乏，纳差，腹胀，便溏，或恶心厌油，舌苔薄白或腻，脉弦滑或弦缓。治宜疏肝和胃、健脾利湿。方用柴芍六君汤加减：柴胡、白术、茯苓各 10g，白芍、党参、丹参、茵陈、薏苡仁各 15g，陈皮 6g，甘草 5g。气虚乏力明显者，加黄芪，重用党参；腹胀甚者，加大腹皮、川厚朴；多兼有脾肾阳虚者，症见形寒肢冷，腰膝痠胀，下肢浮肿，脉沉细，去柴胡、白芍、茵陈，加制附片、桂枝（或肉桂）、杜仲、仙灵脾等。

（3）肝肾阴虚型：主症肝区隐痛，腰痠腿软，手足心热或烦躁不宁，失眠多梦，口干，舌质红或有裂纹、苔薄黄或净，脉弦细或细数。治则滋补肝肾、养阴柔肝。方用一贯煎加减：沙参、白芍、山药、生地各15g，枸杞子、女贞子、麦冬、当归、旱莲草、茯苓各10g，甘草5g。便秘加玄参、火麻仁；胁痛加延胡、郁金；湿热明显者，加茵陈、栀子、板蓝根。

（4）气滞血瘀型：主症面色黧黑，胁肋刺痛或胀痛，胁下有痞块（肝脾肿大明显），或有肝掌、蜘蛛痣，舌质紫暗或有瘀斑、苔薄黄或白腻，脉弦或涩。治则疏肝行气、活血化瘀。方用血府逐瘀汤加减：柴胡、当归、桃仁各10g，红花、川芎、牛膝各5g，枳壳6g，赤芍30g，生地15g。瘀症明显者，加水蛭、鳖甲，瘀而有热者加牡丹皮、旱莲草、茜草；胁痛甚者，加川楝子、田三七粉等。

辨病组与辨证组各处方均为汤剂，1剂，分2次服，治疗期间不予其他药物

3. 对照组　采用西药综合治疗。（1）抗病毒：肝炎灵注射液，每次4ml，肌注1次。（2）促进肝细胞再生：G-I疗法10%葡萄糖500ml加胰高血糖素1mg，静脉滴注，隔天1次。（3）支持治疗：肌苷200mg，日3次，口服，或加服维生素B、C等，必要时输入白蛋白等。

三、治疗结果

（一）疗效标准：临床治愈：主要症状消失，肝脾恢复正常，肝区无明显压痛或叩击痛，肝功能检查恢复正常。显效：主要症状基本消失，肝脾回缩接近正常，肝功能各项指标下降达2/3以上。有效：症状有所好转，肝功能各项指标下降在1/3~2/3之间。无效：未达到上述有效标准或反有加剧者。

（二）治疗结果三组病例临床总疗效比较见表2。

表2 三组病例总疗效比较

组别	例数	临床治愈（%）	显效	有效	合计（%）	无效
辨病组	23	12（52.17）	2	1	15（65.22）*	8
辨证组	24	18（75.00）	3	2	23（95.8）**	1
对照组	23	15（65.21）	1	1	17（73.9）*	6

注：*①与③比较 $P > 0.05$；**②与①，②与③比较 $P < 0.05$

从表2可看出：辨证组临床治愈率为75%，总有效率达95.8%，均高于辨病组与对照组统计学处理 $P < 0.05$，差异有显著意义，说明辨证组疗效优于其它两组。

四、病案举例

例一：徐××，男，35岁，住院号：55201，患者因 HBsAg（+）持续2年，有明显消化道症状，于1990年2月7日入院。症见头晕疲乏，恶心厌油，纳差少食，口干，小便黄。查：舌淡红、苔薄白，脉弦滑，肝区叩击痛，肝脾未扪及。肝功能检查：血清谷丙转氨酶（GPT）158单位（赖氏法），黄疸指数（Ⅱ）正常，麝浊（TTT）8单位，锌浊（ZnTT）14单位，白蛋白（A）40g/L，球蛋白（G）35g/L；查乙肝全套：HBsAg（+），HBeAg（+），抗-HBc（+）。西医诊为病毒性肝炎 HBsAg（+）慢性活动型。中医辨为湿阻（肝郁脾虚型）。服用疏肝理脾汤20天，临床症状消失，复查肝功能恢复正常，抗-HBc（阴性）。再继服5天，临床治愈出院，共住院25天。

例二：王××，男，35岁，住院号：54468。

患者因右胁疼痛时作10年，加重10天，化验肝功能异常，于1989年11月6日入院。患者自1979年起病，自觉肝区疼痛不适，多次查肝功能异常，并一直服用联苯双酯、齐墩果酸片及降酶护肝药物。于10天前因劳累后，感肝区疼痛加剧，同时伴纳差，厌油，乏力，小便黄，身目发黄。查：舌淡红、苔薄黄、脉弦。肝大右肋下 2cm，剑突下 4cm，质硬中等，脾未触及。查肝功：血清谷丙转氨酶（GPT）316.9 单位（赖氏法），黄疸指数（Ⅱ）26 单位，麝浊（TTT）16 单位，锌浊（ZnTT）14 单位，白蛋白（A）37g/L，球蛋白（G）35g/L，A/G = 1.06/1；乙肝全套：HBsAg（＋），抗 – HBc（＋），HBeAg（＋）。西医诊为病毒性肝炎 HBsAg（＋）慢性活动型。中医辨为胁痛（肝郁气滞，兼湿热内蕴）。服用柴胡疏肝散加减：柴胡、黄柏、香附、茯苓各 10g，枳壳 6g，甘草、陈皮各 5g，白芍、麦芽、丹参、板蓝根、半枝连、茵陈各 15g，田基黄 20g。服药 17 天后，黄疸、疲乏、纳差、厌油等症状消失，仅感肝区隐痛，舌淡红、苔薄黄，脉弦细。复查肝功：黄疸指数正常，谷丙转氨酶 40 单位，麝浊 12 单位，锌浊 16 单位，白蛋白 36.4g/L，球蛋白 26g/L。原方再继服 20 天，复查肝功能各项指标全部恢复正常，再服药 10 天，症状消失，精神纳食如常，住院 47 天，临床痊愈出院。

五、讨论与小结

（一）本文对 70 例慢性肝炎患者，分为辨病组，采用固定复方疏肝理脾汤施治；辨证组，分为四型进行辨证论治；对照组，采用西药抗病毒，促进肝细胞再生及护肝等方法治疗。结果：辨病组、辨证组和对照组的临床治愈率分别为 52.17%、75%、65.21%，总有效率分别为 65.2%、95.8%、73.9%。辨病组与对照组疗效相比（$P > 0.05$），差异无显著性意义，说明辨病组采用固定复方施治，可以取得与西药治疗同样的效果。因此，应该肯定运用固定复方是治疗慢性肝炎可行的有效方法，这不仅便于总结经验，使学者易于掌握，而且有利于固定和改革剂型，易于推广运用。

（二）辨证组与辨病组、对照组相比（$P < 0.05$）差异有显著性意义，说明辨证分型论治疗效优于辨病组和对照组。因此，在目前尚无特效药物治疗本病的情况下，辨证分型论治仍是指导治

疗慢性肝炎的主要方法。

（三）慢性肝炎由于病机复杂，不仅具有正虚邪恋、虚实夹杂的特点，更因病势缠绵，迁延难愈，病情复杂多变，病位涉及多个脏腑，因此，单纯运用一法一方，欲求取得满意效果，实属难得。本文研究表明，辨证分型论治效果优于辨病固定复方施治，是符合中医对本病治疗的客观规律，提示研制肝炎系列复方，将有广阔的前景，亦是今后肝病临床科研需要努力的主要方向。

发表于《新中医》1992 年第 2 期 P7～9，1994 年 4 月在美国拉斯维加斯（LasVegac，U. S. A.）获"首届世界传统医学优秀成果大奖赛"金杯三等奖。

第六节　复肝康冲剂治疗慢性乙型肝炎 51 例

谌宁生　肖凤庭　李塞美　胡金满
尹冬玲　李常青　黎锦霞　黄裕红　陈兰玲

复肝康冲剂是辽宁大孤山制药厂生产的治疗肝炎新药。我院传染科自 1991 年 9 月～1992 年 3 月，使用复肝康冲剂治疗慢性乙型肝炎 51 例，经临床观察，获得较满意效果，观报道如下。

一、一般资料

病例选择标准　根据 1990 年 5 月上海全国病毒性肝炎学术会议修订的《病毒性肝炎防治方案》关于慢性肝炎的诊断标准，肝炎病史超过半年，并伴有肝功能损害，血清乙肝病毒标志物（HB-VM）阳性列为现察对象，计 51 例，其中，男 39 例，女 12 例，男女之比为 3. 1∶1；年龄最小 18 岁，最大 62 岁，平均 36. 8 岁。

二、观察方法

观察对象均为住院病人，每次口服复肝康冲剂一包（10g），1日3次，开水冲服每个月检查1次，并记录其症状、体征、肝功能及乙肝病毒标志物（放免法）等各项指标，观察时间，一般以3个月为限治疗观察期向，困疲乏、纳呆、黄疸、发热等摘情较重者，可用葡萄糖、维生素等作为支持疗法，但均不得用 ATP、Co‑A、肌苷等护肝药及干扰素，阿糖腺苷、聚肌胞等抗病毒和免疫调节药物。

三、治疗结果

1. 疗效判断标准　参照卫生部药政局制定的《中药治疗病毒性肝炎的临床研究指导原则》中的新药疗效综合评价标准，疗效判定如下：近期临床治愈标准：①主要症状消失；②肝脾肿大消失或回缩，肝区无明显压痛及叩痛；③肝功能各项检查均恢复正常；④乙型肝炎病毒复制指标不作要求。

显效：①主要症状基本消失；②肝脾肿大有所回缩，肝区已无明显压痛及叩痛；③肝功能检查和 HBVM 治疗前异常项目，有三项以上恢复正常。

有效①主要症状明显改善或消失；②肝脾肿大回缩或稳定不变；③肝功能检查和 HBVM 治疗前异常项目中有二项恢复正常。

无效：未达到上述有效标准者。

2. 治疗结果　综合总疗效结果；接照上述疗效标准统计，治疗51例中，近期临床治愈28例占54.9%，显效9例占17.6%，有效8例占15.7%无效6例占11.8%。总有效率为88.2%。临床症状、体征、肝功能及乙肝病毒标志物等各项指标：见表1~3。

①症状体征治疗前后变化，见表1。

表 1　症状体征治疗前后变化

	乏力	纳差	腹胀	肝区痛	黄疸	肝病容	肝大	脾大
治前异常	47	41	45	33	7	10	9	13
治后异常	33	35	36	27	4	6	7	5
复常率%	30.85	85.37	80.00	81.82	57.14	60.00	77.78	38.46

从表 1 可看出复肝康冲剂对症状改善有明显疗效，复常率达80% 以上，对体征消失有较好效果，复常率为 38.46% ~ 77.78%。

②转氨酶肝功能治疗前后变化，见表 2。

表 2　转氨酶肝功能治疗前后变化

	GPT	Ⅱ	TTT	ZnTT	A/G
治前异常	27	13	20	17	24
治后异常	25	11	14	11	10
复常率%	92.59	84.62	70.00	64.71	41.67

从表 2 说明复肝康冲剂，对降酶和恢复肝功能，均有明显作用。

③乙肝病毒标志物治疗前后变化，见表 3。

	HBsAg	HBeAg	抗 – HBc	抗 – HBcIgM
治前异常	47	28	48	16
治后异常	3	15	1	9
复常率%	6.38	53.57	2.08	56.25

从表 3 可看出复肝康冲剂，对 HBeAg 及抗 – HBcIgM 有一定的阴转作用，阴转率达 53.57% 以上。

此外，抗 – HBs51 例阴性者治后有 4 例转阳，占 6.38%，抗－HBe26 例阴性者，治后有 7 例转阳，占 27%。是否可以说本药对抗－HBs 及抗－HBe 有一定阳转作用，因例数太少，有待进一步研究。

四、病案举例

陶某，男，34 岁。因患肝炎疲乏纳差、腹胀反复发作 1 年，加重 1 月，于 1991 年 9 月 9 日入院。症见：疲乏、纳差，腹涨，肝区痛、大便偏干、小便黄。皮肤巩膜微黄，面色晦暗，舌质红苔白薄，脉弦。肝未触及，脾大肋下 1cm，"B"超肝硬化图象。化验：GPT（－），Ⅱ15u，TTT16u，ZnTT16u，A/G1.21/1，HBsAg（＋）、HBeAg（＋）、抗－HBcIgM（＋）。西医诊断：慢性活动性乙型肝炎，早期肝硬化。

使用复肝康冲剂治疗，每次 1 包，日 3 次，服药 1 月后，黄疸、肝区痛消失，乏力、纳差、腹胀诸症明显减轻，化验肝功能各项均恢复正常。再继续服复肝康冲剂 1 月，主要症状、体征全部消失，化验肝功能均正常，乙肝病毒标志物，除 HBsAg 阳性外，HBeAg 及抗－HBeIgM 均阴转，抗－HBe 阳转，住院 3 个月，于1991 年 12 月 8 日临床痊愈出院。

五、讨论与体会

（一）本文总结了复肝康冲剂对 51 例慢性乙型肝炎的临床观察，结果表明对改善症状、体征和恢复肝功能均有较好疗效，对清除乙肝病毒标志物，亦有一定作用，特别是对 HBeAg 阴转有明显作用，HBeAg 阴转达 53.5%。

（二）对于慢性乙型肝炎的形成，中医认为病困是由湿热毒邪内蕴，先犯肝脾，致肝郁脾虚，气机失调，而见疲乏、纳差、腹胀等症。日久入络，脉络瘀阻，形成血瘀，而见肝区痛，肝病容，肝脾肿大等候。故其病因是为湿热毒邪，病机由于肝脾失调，病理应为血瘀阻络。但病因、病机、病理三者，又可互相作用，互为因果，如血瘀本应为病因之果，但血瘀日久不化又可影响肝脾机能失常，不能清除湿热，使湿热羁留难除，甚至日益加重，故血瘀亦可转化为致病之因。因此，治疗本病必须针对病因、病机和病理，全面论治，才可获效。

（三）复肝康冲剂由桃仁、红花、川芎、当归、赤芍、丹参、牡丹皮、生地、白芍、黄芪、柴胡、香附、虎杖等 13 味组成，选药精练、恰当，组方全面、配伍合理，其中以桃红四物汤加丹参、牡丹皮活血化瘀为君，清除病理产物、乙肝免疫复合物；加黄芪补气补血为臣，因气为血之帅，补血当补气，气行则血行；柴胡、香附疏肝行气为佐，配合虎杖清热解毒为使，增加祛邪扶正功效。诸药合用，具有活血化瘀，扶正补虚，解毒祛邪之功效。故能获得较好疗效。

发表于《辽宁中医杂志》，1993，（3），21~22，本文 1995 年获美国医学联盟最佳论文三等奖。

第七节　健肝口服液治疗慢性肝炎的临床分析

谌宁生　孙克伟　张旭东

健肝口服液系株洲名老中医张其昌先生治疗慢性肝炎经验方，临床运用多年，证实对慢性肝炎有较好疗效。经株洲明珠医药研究所研制成口服液，我们自 1993 年 9 月以来，按随机对照方法，运用健肝口服液治疗慢性肝炎 202 例，并设对照组采用神农肝宝液（武汉第五制药厂出品）治疗 100 例，现将结果报道如下：

一、临床资料

本组 302 例中，治疗组 202 例，对照组 100 例，均按 1990 年 5 月上海全国肝炎会议诊断标准，其中慢迁肝 226 例、慢活肝 76 例。两组病例一般情况及治疗前肝功能损害和 HBV 感染情况具有可比性（$P > 0.05$），见表 1、表 2。

表1 两组病人一般情况

分组	例数	临床分型		性别		年龄
		CAH	CPH	男	女	$\bar{x} \pm s$
治疗组	202	54	148	160	42	36.0 ± 14.5
对照组	100	32	68	68	32	36.1 ± 13.3
P 值		> 0.05	> 0.05		> 0.05	

表2 两组治疗前肝功能与 HBVM 比较 ($\bar{x} \pm s$, n)

分组	例数	ALT	TTT	ALB	G	HBsAg	HBeAg
治疗组	202	89.6 ± 100.3	14.5 ± 5.3	36.1 ± 7.1	39.2 ± 6.0	200	86
对照组	100	91.1 ± 99.8	13.9 ± 4.8	36.2 ± 4.1	37.0 ± 8.4	100	62
P 值		> 0.05	> 0.05	> 0.05	> 0.05		0.05

二、治疗方法

采用随机分组对照观察，治疗组用健肝口服液，对照组用神农肝宝液，均为口服，每次1支，一日3次。观察期间两组病例，均可给予一般护肝药物，如肌酐、维生素等，但不能随意更改治疗方案，或加用有治疗性的药物，如干扰素、聚肌胞、联苯双酯等抗病毒，调节免疫及其他中成药。所有病例均给予一个月以上的治疗，未服药一月者，作为淘汰病例，不计入统计，一般病人以服药三个月为限。

三、治疗结果

（一）疗效标准：1. 显效：（1）主要症状消失；（2）肝脾肿大明显回缩或正常、肝区无明显叩击痛和压痛；（3）肝功能恢复正常；（4）乙肝病毒复制指标，不要求 HBsAg 阴转，但要 HBeAg 阴转。2. 好转：（1）主要症状基本消失。（2）肝脾肿大有所回缩或稳定不变。（3）肝功能各项较原值下降在 50% 以上。3. 无效：未达到上述好转标准。

（二）治疗结果

1. 两组综合总疗效比较，见表 3。

表 3　两组总疗效比较

组别	例数	显效（%）	好转（%）	无效（%）	总有效例（%）
治疗组	202	54（26.73）	102（50.50）	46（22.77）	156（77.23）
对照组	100	18（18.00）	48（48.00）	34（34.00）	66（66.00）
P 值		< 0.05			< 0.05

从表 3 可见，治疗组的显效及总有效率，均明显优于对照组（P < 0.05）。

2. 两组治疗前后主要症状体征改变，见表 4。

表 4　主要症状、体征改善情况（改善例/异常例）

组别	乏力	纳差	腹胀	胁痛	头晕	腰腿酸软	肝大	脾大
治疗组	108/202	120/142	82/118	72/128	108/150	78/132	52/118	14/40
对照组	64/94	56/78	38/64	46/70	42/68	32/72	34/60	10/20
P 值	< 0.01	< 0.05 ·	> 0.05	> 0.05	> 0.05	> 0.05	> 0.05	> 0.05

从表（4）可见：治疗组对改善症状、体征均有明显疗效，特别对乏力、纳差、腰酸腿软疗效较佳，明显优于对照组（P < 0.05）。

3. 两组治疗后肝功能改善比较，见表 5。

表 5　两组治疗后肝功能改善情况（$\bar{x} \pm s$）

组别	例数	ALT	TTT	A	G
治疗组	202	68.4 ± 110.5	5.4 ± 4.9	2.36 ± 3.00	1.77 ± 1.51
对照组	100	61.6 ± 70.3	4.61 ± 4.14	1.01 ± 4.11	1.08 ± 1.31
P 值		> 0.05	> 0.05	< 0.05	< 0.05

从表 5 可知：两组病人治后肝功能均有改善，其中治疗组提高血清白蛋白和降低球蛋白幅度优于对照组（P < 0.05）。

4. 两组病例治疗前后 HBVM 变化对比，见表 6。

表 6　两组病例治疗前后 HBsAg、HBeAg 阴转比较（n）

组别	例数	HBsAg		HBeAg	
		阳性	阴转（%）	阳性	阴转（%）
治疗组	202	200	19（9）	86	38（44.2）
对照组	100	100	4（4）	62	16（25.8）
P 值			> 0.05		< 0.05

从表 6 可知：治疗组 HBeAg 阴转率为 44.2%，明显优于对照组（P < 0.05），对 HBsAg 阴转率不高，两组无显著差异（（P > 0.05）。

5. 两组部分病人治疗前后 IgG、IgE、IgA 变化情况比较，见表 7。

表 7　两组治疗前后 IgG、IgE、IgA 变化情况比较（$\bar{x} \pm s$）

组别	例数	IgG	IgE	IgA
治疗组	77	35.92 ± 16.06	68.20 ± 16.09	16.40 ± 11.22
对照组	28	18.99 ± 9.46	42.10 ± 11.60	11.25 ± 6.20
P 值		< 0.05	< 0.01	> 0.05

从表7可知治疗前 IgG、IgE、IgA 均有一定程度升高，治疗后 IgG、IgE 下降，治疗组明显优于对照组（P < 0.05），具有显著性差异，说明对调节免疫功能有一定作用。

四、小结与讨论

（一）本文总结了健肝口服液治疗慢性肝炎 202 例，并与对照组 100 例进行随机观察，结果表明，健肝口服液显效率 26.73%，总有效率 77.23%，经统计学处理明显优于对照组（P < 0.05）说明健肝口服液疗效优于对照组。

（二）慢性肝炎多由急性肝炎失治或久治不愈，致使湿热之邪侵犯脾胃，蕴结肝胆，久而入肾并伤气血导致脏腑机能失调。故本病具有正虚邪恋的特点，治宜扶正为主，祛邪为辅。健肝口服液以巴戟、菟丝、枸杞为君，滋肝养肾；山楂、麦芽为臣，健脾消食；柴胡疏肝行气为佐，配白芍柔肝，以防疏肝太过而伤阴；黄芪、半枝莲为使，益气清热解毒，调理气血。诸药合用，具有益肾健脾、舒肝解毒功效，可达到扶正祛邪之目的，因功效全面，组方合理，故治疗本病可获较好疗效。

（三）现代医学认为慢性乙型肝炎病因病机，除乙肝病毒侵犯机体外，与本身免疫功能失调关系密切。因此，治疗原则必须清除乙肝病毒与调节免疫功能相结合，而后者更重于前者。现代药理研究表明：黄芪、巴戟、菟丝、枸杞补气益肾，具有扶正培本作用，能增强人体免疫功能，其中黄芪对细胞免疫和体液免疫均有促进作用，能增强吞噬系统功能，促进淋巴细胞转化，诱导干扰素生成；菟丝子有增强 B 细胞功能及提高免疫球蛋白作用；枸杞有促进淋巴细胞转化作用，能促进肝细胞再生，抑制胶原的合成和肝纤维化；柴胡具有抗肝炎病毒作用，能降低谷丙转氨酶和谷草转氨酶，使肝细胞的肿胀、变性和坏死明显减轻，并可抑制肝细胞脂肪性变，促进肝纤维化吸收；白芍具有抗菌消炎、解热镇痛等作用；半枝莲具有抗病毒作用；山楂能增加胃中消化酶的分泌，促进消化兼化瘀滞；麦芽含淀粉酶，有消化淀粉作用，且含维生素 B，有促进消化，增强代谢，加强食欲等作用。因此，健肝口服液运用临床，能较好地消除慢性肝炎的主要消化道症状，改善肝功能降酶，降浊，提高血清白蛋白，降低球蛋白，调节免疫功能，并促进 HBeAg 阴转，均有较好作用。

发表于《全国中医肝病第七届学术会议论文汇编》1996 年 5 月 P78～80。

摘要转载《中国中医特治新法大全》1996 年 12 月 P22

第八节　论治乙肝必须解毒补虚化瘀

谌宁生

慢性乙型肝炎病症经久难愈，其发病机理是由于乙肝病毒（HBV）的持续存在，机体免疫功能紊乱低下及肝组织损伤和微循环障碍等综合因素所致，并互为因果，成为难治之病。目前国内外还没有一种特效的治肝药物，可以全面解决上述问题。中医认为本病由于湿热夹毒，侵犯脾胃，蕴结肝胆，久而入肾并伤气血，终而形成"湿热毒邪难祛尽，肝郁脾肾气血虚"等复杂之病因病机。但须知本病致病之因，外因为湿热夹毒之邪，虽是致病的先决条件，然而《内经》有云："虚邪贼风，不能独伤人，邪之所凑，其气必虚"，故正气虚弱，脾肾功能受损，实为导致病成的必备内因，外因必须通过内因而起作用．又肝为五脏之贼，邪毒入侵，肝先当之（现代医药研究证实，肝炎病毒是为嗜肝病毒，对肝脏侵犯有特异性），更因肝藏血、主疏泄，肝脏受邪，则疏泄失调，肝气郁结，日久必致气血障碍，脉络瘀阻。形成血瘀证候，乃是本病的基本病理变化。故论治本病必须从以下三方面着手：

1. 解毒用以祛邪　目的是清除病因，针对乙肝病毒是侵犯肝脏致病的主要原因，乙肝病毒不能彻底清除，则乙肝难求痊愈。温病学家有强调祛邪务尽的原则，因邪不祛尽，则正气难以恢复。

清热解毒可作为论治本病的基本祛邪大法，常用药物有白花蛇舌草、夏枯草，鸡骨草、半枝莲、田基黄、虎杖、板蓝根、山豆根等。

2. 补虚即可扶正　目的是增强正气，提高免疫功能，当代许多专家认为，机体免疫功能紊乱低下，是导致慢性乙型肝炎发病的重要病机。实验研究证明：有关免疫的细胞最初来源于骨髓的干细胞，它们有些是造血系统细胞的前身，有些是淋巴细胞的前身，而具有吞噬作用的网状内皮细胞，在清除异物的自身稳定机制中，有着重要作用。而这类细胞多分布在脾脏与肠胃道中，显然是与中医所谓的脾和肾有着非常密切的关系，盖因脾统血、司运化、为后天之本，生化之源；而肾主骨藏精，为先天之本。故补益脾肾，不仅可以增强正气，提高免疫功能和机体抗病能力，而且能促进乙肝病毒的清除，中医认为扶正即可祛邪，原有此意，故补益脾肾实为论治本病补虚扶正的根本大法。常用药物：黄芪、党参、白术、山药、茯苓、桑椹、女贞子、枸杞子、仙灵脾、菟丝子等。

3. 化瘀而能固本　因肝组织损伤，微循环障碍，是慢性乙型肝炎的基本病理改变，活血化瘀可以改善肝脏微循环，促进病变恢复，达到巩固疗效的目的。实验研究证明：在慢性肝炎特别是慢性活动性肝炎时，由于肝细胞炎症、肝细胞肿胀及纤维组织增生等原因，造成微循环紊乱障碍而影响肝脏有效血流量。通过活血化瘀方药的治疗，可以改善微循环障碍，减少病变部位的缺血，增加肝脏营养及氧的供应，有可能加速病灶的吸收和修复。故活血化瘀法，可以改善病理，消除病变，有利病情恢复和巩固疗效。常用药物有：赤芍、丹参、川芎、当归、桃仁、红花、泽兰、三七等。

综上所述，笔者认为乙肝病毒（湿热夹毒）是致病的主要病因，免疫功能紊乱低下（正气虚弱，脾肾功能受损）是发病的重要病机，肝脏组织损伤、微循环障碍（肝郁气滞血瘀）是本病的基本病理变化，三者虽各有别，但可互为因果，不可孤立而视之，故治则必须解毒、补虚、化瘀三法并用，方可奏效。经过多年临床实践，根据上述原则，自拟治疗慢性乙肝基本方药：黄芪30g，西洋参15g，山药15g，云茯苓10g，丹参15g，赤芍15g，桑椹15g，女贞子10g，枸杞子10g，仙灵脾10g，虎杖15g，白花蛇舌草15g，生甘草5g。制成合剂、药丸或随证加减，治疗慢性乙型肝炎，对改善症状，恢复肝功能和清除乙肝病毒感染的标志物，均有较好疗效。

　　发表于《世界名医论坛》1999年3月P2，本文被英国世界传统医学会评为国际优秀论文。

第九节　论治慢性肝炎法当活血化瘀

谌宁生　孙克伟

　　当今中外学者的诸多研究表明，慢性肝炎特别是乙型和丙型病毒性肝炎，由于其病变容易慢性化，因而与肝硬化和肝细胞病变的因果关系密不可分。其慢性化的重要机制，是由于肝组织纤维化增生和变性的病变形成，符合中医脉络瘀阻、气滞血瘀的病理病机，故治疗本病法当活血化瘀。论述如下：

一、血瘀阻络是慢性肝炎的主要病理病机

　　慢性肝炎属中医的"胁痛""郁症""积聚""癥瘕"等病症范畴。《灵枢·五邪》曰："邪在肝，则两胁中痛⋯恶血在内。"《景岳全书·积聚》云："诸有形者，或以饮食之滞，或以脓血之留，凡汁沫凝聚，旋成块，皆积之类"。又《医林改错》谓："气无形不能结块，结块者有形之血也，血受寒则凝结成块，血受热则煎熬成块。"强调积聚之成，无不与瘀血有关，说明积皆瘀血阻滞所致。因肝藏血，主疏泄，性喜条达而恶郁结。慢性病毒性肝炎病因虽是湿热疫毒之邪客于肝，但久必侵入血分，因湿热疫毒

具有湿与热的两重性，湿性粘滞，阻滞脉道可直接形成血瘀，又湿为阴邪、极易阻遏气机，损伤阳气，使气机升降失常，经络阻滞不畅，亦是形成血瘀的重要机制。热为阳邪，容易化火耗气伤津动血，热与血相搏，更是慢性肝病产生血瘀的主要原因。当前许多研究表明，肝微循环障碍是病毒性肝炎慢性化发展的病理基础，如有研究[1]证实各类肝病（包括慢性肝炎、肝硬化、肝癌）的肝内微循环血流动力学存在不同程度的异常、表现为微循环阻滞，并贯穿其发病过程。另我研究[2]表明慢性乙型肝炎患者甲皱微循环呈不同程度的异常状态，均说明微循环障碍即血瘀阻络是慢性肝炎的中医主要病理病机。有报道[3]慢性肝炎117例中肝郁气滞血瘀型共62例，占58.8%。还有报道[4]50例慢性丙肝中血瘀证42例占84%，42例进行了病理诊断，均为慢活肝，与临床诊断符合率仅59.5%，而中医辩证分型血瘀型37例占88.1%。又另有报道[5]对30例肝病血瘀症与非血瘀症患者作对照、肝脏病理组织学检查提示血瘀症组的碎屑坏死、桥形坏死、界板坏死、嗜酸性变等组织学改变，明显高于非瘀血证（P < 0.01），且肝功能的损害与血瘀证呈正相关。从而在病理学上证实血瘀阻滞是慢性肝炎的主要临床证型。有报道[6]慢性病毒性肝炎279例病理诊断与中医证型的关系，其中最多为血瘀血热型101例，其次为肝郁脾型64例，两型共占59.1%，其余湿热中阻、肝肾阴虚、气阴两虚、脾肾阳四型仅占40.1%，更进一步说明慢性肝炎在病理组织上，符合中医证型以血瘀为主，是中医辩证论治的客观依据。

二、慢性肝炎法当活血化瘀论治

慢性肝炎的病理病机是血瘀阻络，故治疗原则法当活血化瘀，血府逐瘀汤是活血瘀诸方中具有代表性的一首方剂，有报道[7]以血府逐瘀汤治疗慢性肝炎50例，其基本治愈率72%和有效率98%，均高于以常规西药保肝治疗50例的对照组（62%；78%）。还有报道[8]以大黄蜇虫丸治疗慢性乙型肝炎468例，治愈269例，好转148例，无效51例，总有效率89.1%，其疗效明显优于单纯使用西药的对照组（P < 0.01）。以单纯活血化瘀或以活血化瘀为主治疗慢性肝炎的方剂，近几年来用于临床的报道[9]甚多：如血府逐瘀汤加减治疗慢性活动性肝炎81例，痊愈67例、好转8例，总有效率92.60%。柴芪四物汤治疗慢性乙型肝炎80例，显效55例，有效23例、无效2例，总有效率97.75%，与对照组比较有显著性差异（P < 0.01）[10]，桃红四物汤治疗慢性活动性肝炎60例，显效42例，有效14例，无效4例，总有效率93.3%，与30例对照组比较（P < 0.05）[11]。下瘀血汤加味治疗乙型肝炎57例，显效39例，有效15例，无效3例，总有效率94.7%。这些报告和临床疗效观察表明，活血化瘀法治疗慢性肝炎，对改善临床症状和体征，恢复和改善肝功能，均有确切疗效。有人[12]根据各型肝病肝内微循环均有不同程度异常的实验结果，在临床开始结合活血化瘀治疗慢性肝炎3个月，临床缓解率从68.2%上升到86.9%，说明加用活血化瘀增强中药治疗慢性肝炎的疗效。"笔者[13]认为在慢性肝炎肝纤维化发展过程中，血瘀为病变发展的关键，因此曾在疏肝理脾方中加入三棱、莪术、桃仁等活血化瘀药，取得了更好的疗效，说明活血化瘀中药具有较好的抗肝纤维化作用。

三、辩证运用活血化瘀药

活血化瘀虽是治疗慢性肝炎的主要方法，但非唯一方法，而是需辩证运用，常与其他治法相结合。根据慢性肝炎的常见证候，以活血化瘀为主配合清热化湿、疏肝健脾、养肝滋肾、疏肝通络、软坚散结等法，取得较好疗效。如有报道[14]自拟疏肝理血汤辩证加减治疗慢性乙肝98例，总有效率97%。此外还有诸多报道如养阴活血的一贯煎加减[15]、清肝活血[16]、益气活血解毒[17]、解毒健脾活血[18]、扶正解毒活血[19]等。有人认为[20]慢性肝炎产生瘀血的主要原因是肝病日久，湿热搏结；或热邪久羁，耗津伤血；或肝气郁结，气行不畅；或寒湿困脾，脾阳不振。由于病机证候不同，必须辩证论治，结合选用活血化瘀法，临床常用有解毒活血、滋阴活血、益气活血、助阳活血、软坚活血、理气活血及利水活血等法。另有报道㉑以扶正化瘀 319 方治疗慢性乙型肝炎 56 例，并与对照组、大黄䗪虫丸治疗 19 例比较，两组分别有效 49 例（87.5%）、13 例（68.4%），该方不但能有效地改善肝功能及临床症状，且能降低患者显著增高的血清单胺氧化酶 B（MAO－B）活性、Ⅲ型前胶原肽，Ⅳ型胶原、透明质酸及层粘蛋白的含量、提高尿羟脯氨酸排泄量（P < 0.01 ~ 0.05）与对照组相比、改善程度以观察组为著，表明该方对慢性乙型肝炎具有较好的治疗效果，在一定程度上抑制了肝纤维化的进展。这些报道均可说明复方加活血化瘀药治疗慢性肝炎疗效优于单纯活血化瘀药，其原因可能为：（1）慢性肝炎病机复杂，单纯活血化瘀难以达到较理想疗效；（2）活血化瘀有治疗作用，但本身对肝组织细胞，可能有负面影响，尤其是破血药，有待进一步研究。

　　总之，血瘀阻络是慢性肝炎的主要病理病机，治则当以活血化瘀为主，但因病机复杂，临床表现及证型多种，故临证施治时，应在辨证基础上选用活血化瘀药，若以血瘀证为主，治则当以活血化瘀法为主，若有兼证，则应结合辨证，顾及兼证，联合选用其他活法。

参考文考

［1］朱科伦，马佩球，赖建红等. 从血流动力学探讨活血化瘀治疗肝炎肝硬化和肝癌. 中西医结合肝病杂志，1995.5（2）：6.

［2］彭汉兴，文振芳，蔡绍斌. 慢性乙型肝炎患者甲皱微循环检测与中医辩证分型的关系. 中西医结合肝病杂志，1996，6（1）：25.

［3］李晓良，汪承柏，贺江平. 慢性乙型肝炎中医辩证与病理，病毒指标的关系—附 117 例分析. 中西医结合肝病杂志，1996：6（2）：4.

［4］吴婉芬，黄丽芳，易俊卿等. 50 例慢性丙型肝炎的临床病理及中医分型. 中西医结合肝病杂志，1996，6（2）：2.

［5］张赤志、吴寿善，罗欣拉 V 肝病血瘀证临床病理学特点和肝功能变化. 中国中西医结合杂志，1992，12（4）：210.

［6］李筠. 慢性病毒性肝炎 279 例病理诊断与中医证型的关系. 中西医结合

肝病杂志，1999，9（1）：10.

[7] 胡金弟，于宏，张福广等. 血府逐瘀汤治疗慢性肝炎 50 例. 四川中医，1997，（1）：30.

[8] 刘铁球. 大黄䗪虫丸治疗乙型肝炎临床疗效观察. 中药材，1997，20（4）：214.

[9] 杨剑明，血府逐瘀汤加减治疗慢性活动性肝炎 81 例. 江苏中医，1995，16（7）：10.

[10] 江伟. 柴芪四物汤治疗慢性乙型肝炎 80 例探讨. 江苏中医，1996，17（8）：12.

[11] 白新. 桃红四物汤治疗慢性活动性肝炎 60 例. 陕西中医，1996，17（7）：294.

[12] 载朝寿、贺秀莲. 下瘀血汤加味治疗乙型肝炎 57 例. 国医论坛，1995，10（6）：24.

[13] 谌宁生，孙克伟. 疏肝理脾片 II 号与 I 号抗肝纤维化的临床研究. 中西医结合肝病杂志，1998 年 8 卷增刊（上）.

[14] 李秀惠. 一贯煎加味治疗肝肾阴虚瘀血阻络型慢乙肝临床观察. 北京中医，1996（4）：22.

[15] 张文海、梁彩霞. 清肝活血汤治疗慢性活动性乙型肝炎 150 例. 山东中医学院学报，1995，（4）：247.

[16] 杨亚平、侯华生. 益气活血解毒汤治疗慢性乙型肝炎 68 例. 新中医，1995，27（3）：50.

[17] 杨杏池. 争毒健脾活血汤治疗慢性乙型肝炎 72 例. 新中医，1995，27（2）：47.

[18] 符思、王徽. 扶正解毒活血法治疗慢性乙型肝炎 22 例. 新中医，1995，27（11）：44.

[19] 关茂会. 血瘀型慢性肝炎的辩证论治. 中医杂志，1984，25（12）：20.

[20] 刘平，刘成，陈高朝等. 扶正化瘀 319 方治疗慢性乙型肝炎及其对纤维化血清学指标的影响. 中国中西医结合杂志，1996. 16（10）：588.

发表于《美国环球学论文集》美国环球医学杂志出版 2000 年 6 月 P140～142。

第十节　疏理脾片抗慢活乙肝肝纤维化的临床研究

刘伟士　谌宁生　孙克伟

疏肝理脾片是我院获得批准的国家级三类新药，在其 II 期临床试验中，发现有较好的防治肝炎慢性化的作用，故自 1992 年以来，重新对慢性活动乙型肝炎进行抗肝纤维化的临床研究，兹将结果报道如下。

一、临床资料

本组病例 200 例，诊断参照《1990 年 5 月上海全国病毒性肝炎会议标准》与卫生部药政局《中药治疗病毒性肝炎的临床研究指导原则》，符合慢性活动性肝炎诊断标准并具有肝纤维化血清学指标二项以上异常者为观察对象。其中慢性活动性肝炎 176 倒，肝炎后肝硬化 24 例；其中进行肝活检 14 例，病理诊断慢活肝 8 例，早期肝硬化 6 例。200 例中，治疗组 148 例，对照组 52 例。两组在临床分型、性别、年龄及病程等一般资料，具有可比性，详见表 1。

表 1　两组一般资料对比

组别	例数	临床分型		年龄（岁）	病程（月）
		慢活肝	肝硬化		
治疗组	148	131	17	37.2 ± 12.8	60.4 ± 18.7
对照组	52	45	7	38.1 ± 13.4	59.8 ± 17.9
P 值	$X^2 = 0.14$ $P > 0.05$	$X^2 = 3.08$ $P > 0.05$		$X^2 = 0.054$ $P > 0.05$	$X^2 = 0.268$ $P > 0.05$

二、治疗方法

采用随机分组对照观察。治疗组用疏肝理脾片，每次 8 ~ 10 片，日 3 次；对照组用大黄䗪虫片，用量服法同疏肝理脾片。药品均由我院药剂科制成外观、大小、色泽完全相同的糖衣片，观察期间不服用抗病毒、免疫调节药物及其他中成药，但可服用维生素类药物，肝功能、血清纤维化指标、肝 B 超检测为治疗前、治疗间每个月各检查 1 次；治疗毕，3、6 月各检查一次。

三、治疗结果

1. 疗效标准

临床基本治愈：（1）自觉症状消失；（2）肝脾肿大稳定不变或缩小，无叩压痛；（3）肝功能检查正常；（4）肝纤维化指标恢复正常。

好转：（1）主要症状消失或基本消失；（2）肝脾肿大稳定不变；（3）肝功能检查在原值下降达 50% 以上；（4）肝纤维化指标下降在 50% 以上。

无效：未达到上述好转标准或恶化者。

2. 结果与分析

（1）两组综合总疗效比较，见表 2。

表 2　两组总疗效比较

组别	例数	治愈例率（%）	好转例率（%）	无效例率（%）
治疗组	148	71（47.97）	67（45.27）	10（6.67）
对照组	52	11（21.15）	27（51.92）	14（26.93）
Riddit 分析		u = 3.814		P < 0.01

（2）两组主要症状治疗前后改善情况，见表 3。

表 3　　　两组主要症状治疗前后改善对比（改善例/异常例）

组别	例数	乏力	纳差	胁痛	腹胀	便溏
治疗组	148	113/142	86/97	50/79	62/93	38/54
		27/52	22/43	11/23	12/23	9/21
对照组	52	$X^2 = 14.49$	$X^2 = 23.76$	$X^2 = 5.33$	$X^2 = 15.02$	$X^2 = 4.89$
		$P < 0.01$	$P < 0.01$	$P < 0.05$	$P < 0.01$	$P < 0.05$

（3）两组治疗前后肝脾肿大回缩对比，见表 4。

表 4　两组治疗前后肝脾肿大回缩情况对比

	肝肿大治前值		治后回缩值	肝肿大治前值		治后回缩值	P 值
	n	（x ± SD）cm	（d ± sd）cm	n	（x ± SD）cm	（d ± sd）cm	
治疗组	112	0.74 ± 0.51	0.6 ± 0.43	58	1.24 ± 0.57	0.81 ± 0.42	$P < 0.01$
对照组	43	0.72 ± 0.48	0.37 ± 0.39	27	1.17 ± 0.61	0.54 ± 0.37	$P < 0.01$
	t = 4.25 △P < 0.01		t = 2.51 △P < 0.05	△P 为治疗后两组回缩值 （ $\bar{d}$ ± sd）比较			

（4）两组治后肝功能疗效比较，见表 5。

表 5　两组治后肝功能疗效比较

复常例/异常例（%）

组别	ALT	TBIL	A/G	Alb
治疗组	94/97（96.7）	88/91（96.7）	123/135（94.8）	128/135（94.8）
对照组	32/36（88.9）	26/33（78.8）	38/48（79.2）	38/48（79.2）
P	$P > 0.05$	$P < 0.05$	$P < 0.01$	$P < 0.05$

（5）两组治疗后肝纤维化血清学指标变化比较，见表 6。

表6　两组治后肝纤维化指标变化对比

复常例/异常例（%）

	CG	HA	PCⅢ
治疗组	33/40（82.5）	92/117（78.6）	52/59（88.1）
对照组	7/27（25.4）	30/42（71.4）	18/24（75.0）
P	P<0.01	P<0.01	P<0.01

（6）两组治疗前后对 HBVM 的变化，见表7。

表7　两组治后对 HBVM 变化对比

转阴例/阳性例（%）

	HBsAg	HBeAg	HBV DNA
治疗组	32/145（22.1）	45/138（32.6）	49/63（77.7）
对照组	9/52（17.3）	8/47（16.3）	13/32（40.6）
P	P>0.05	P<0.05	P<0.01

（7）两组治疗前后肝门静脉及脾静脉管径变化比较，见表8。

表8　两组治疗前后肝门 V 及脾 V 管径变化比较

	肝门 V 治前		治后差值	脾 V 治前		治后差值
	n	（x±SD）mm	（$\bar{d}$±sd）mm	n	（x±SD）mm	（$\bar{d}$±sd）mm
治疗组	127	14.25±3.17	2.17±0.84	117	11.73±4.37	2.57±0.83
对照组	46	14.32±2.98	1.43±0.35	39	11.59±4.44	1.53±0.47
	t=5.71　　P<0.01			t=7.43　　P<0.01		

（8）疏肝理脾片治疗前后肝脏病理形态学变化，见表9。

表9 疏肝理脾片治疗前后肝脏病理形态学变化

级别（HA1）	例数	4分	5分	6分	7分
治疗组	5	0	0	4	1
对照组	5	4	1	0	0

HA1 为肝组织活动性指标作用

由表9可初步显示治疗组疏肝理脾片有改善肝组织炎症活动性指标作用。

四、总结与讨论

1. 疏肝理脾片治疗慢性活动性乙型肝炎的肝炎后肝硬化 148 例，并与大黄䗪虫片治疗 52 例进行同期对照观察，结果表明：疏肝理脾片疗效明显优于大黄䗪虫片，具有非常显著性差异（P < 0.01）。

2. 疏肝理脾片由柴胡、白术、党参、茯苓、枳实、青皮、当归、白芍、砂仁、神曲、茜草、白茅根、鳖甲、地龙、甘草等 15 味中药配制而成，对改善肝功能降低 AIT、TBIL、恢复 A/G 比值，升高白蛋白作用明显，除 AIT 外，与大黄蟅虫片组比较，均有显著性差异（见表1）（P < 0.05 或 P < 0.01）。

3. 疏肝理脾片对 B 超肝纤维化图像的影响，声像图研究证明，肝门静脉与脾静脉管径与门静脉压力呈正相关。疏肝理脾片组治疗前后测定 127 例门静脉管径，治疗前管径 14.25 ± 3.17mm，治疗后缩小 2.17 ± 0.84mm，与大黄䗪虫片对比均有明显差异（P < 0.01），疏肝理脾片治疗前后测定 117 例脾静脉管径，治疗前脾静脉管径 11.73 ± 4.37mm，治疗后缩小 2.574 ~ 0.83mm，其自身治疗前后对比与大黄䗪虫片对比，均有明显差异（P < 0.01）。

4. 疏肝理脾片对肝纤维化血清学指标的影响。HA（血清透明质酸）是一种糖氨多糖，在肝间质细胞合成，肝内支细胞分解，是目前公认的反映肝病变程度与肝纤维化程度的敏感指标。疏肝理脾片组计测定 117 例，治疗前后差值为 317.3±56.7，复常率为 78.6（正常值为 100mg/dl），与对照组比较有显著性差异。PCⅢ在疏肝理脾片组有 59 例进行过治疗前后测定，其差值为 117.3±56.7，复常率为 88.1（正常值为 <120ng/l）与对照组比较有显著性差异目前认为肝硬化早期以Ⅲ型胶原合成增多为主，晚期以Ⅰ型胶原合成增多为主，多数学者认为 PⅢP（Ⅲ型前胶原肽）是反映Ⅲ型胶原代谢早期肝纤维化程度和活动度的良好指标，近年来认为 PCⅢ（Ⅲ型前胶原）较 PⅢP 更能反映Ⅲ型胶原代谢如肝纤维化的血清学诊断指标 CG（甘胆酸）是主要胆计酸之一，在肝内合成，胆囊贮存，当肝细胞受损或胆汁淤滞时，就引起甘胆酸代谢和循环紊乱，CG 增加，对于慢肝复发、轻度肝硬化诊断有较高价值，疏肝理脾片组治疗前后测定 40 例，其差值 379.2±278.7，复常率为 82.5（正常值 <263μg/dl）与对照组比较有显著差异（P < 0.01）

5. 慢活乙肝肝纤维化属中医"症瘕""积聚"范畴，其主要病机是"肝郁脾虚、气滞血瘀"，故疏肝理脾活血化瘀为基本大法。全方具有疏肝行气、益气健脾、活血化采、软坚散结功效，故具抗慢活肝肝纤维化的作用。

发表于《实用中医内科杂志》1998，12，（1），P7~8，10。

第十一节　中药联合拉米夫定治疗
慢性乙型肝炎的临床研究进展

谌宁生

中药治疗慢性肝炎特别是慢性乙型肝炎虽然在临床症状、体征、肝功能改善和抗肝纤维化等方面均有较好的疗效，但对抑制乙型肝炎病毒（HBV）疗效不够确切和理想，而西药抗病毒药物拉米夫定比较得到公认，认为有较强的抑制 HBV 的作用，但遗憾的是拉米夫定耐药性较大，有人报道拉米夫定治疗 1 年后患者耐药约为 14% ~ 32%，用药 3 年后耐药率 > 50%，从而影响其抗病毒疗效。而中药与拉米夫定联合治疗慢性乙型肝炎，两者可互相起到取长补短作用，亦可获得更好的临床疗效。

一、中药复方联合拉米夫定治疗慢性乙型肝炎

袁有斌等[1]报道了小柴胡汤联合拉米夫定治疗慢性乙型肝炎35 例，方法：给予小柴胡汤加水 500ml，煎成 150ml，分 2 次服，加服拉米夫定 100mg，1 次/d。对照组 30 例，给予茵栀黄注射液30ml、甘利欣 30ml 分别加入 10% GS150ml 中静滴，肝炎灵 4ml 肌注（以上均 1 次/d），口服乙肝宁冲剂 6g/次，3 次/d。两组疗程均为 6 个月。治疗结果：联合组对症状体征的改善和肝功能恢复方面均优于对照组。抗病毒方面，联合组 HBeAg 阴转率 54.3%（19/35），抗 - HBe 阳转率 42.8%（15/23），HBVDNA 阴转率40%（14/35）；对照组分别为 26.7%（8/30）、16.7%（5/30）、13.3%（4/30），两组比较 P < 0.05。结果表明拉米夫定联合小柴胡汤治疗慢性乙型肝炎，可提高抗 HBV 作用和改善肝功能，又能避免病毒变异致病情复发或加重，从而取得最佳效果。张希东等[2]观察慢性乙型肝炎 120 例，随机分成两组，联合组 49 例，对照组 71 例。两组均采用一般性保肝药物，联合组患者口服小柴胡汤水煎剂，1 剂/d，再口服拉米夫定 100mg/d。对照组只服拉米夫定，剂量同联合组。观察期为 1 年。结果联合组 49 例 HBeAg 阴转28 例，HBVDNA 阴转 20 例。对照组 71 例分别为 18 例、9 例。经统计学处理差异有显著性意义（P < 0.05），提示小柴胡汤联合拉米夫定治疗慢性乙型肝炎，有协同作用，可提高抗乙型肝炎病毒的疗效。黄正昌等[3]对叶下珠复方（由叶下珠、黄芪、三七等组成）和拉米夫定治疗慢性乙型肝炎的临床疗效作了比较，研究结果显示，合用组肝功能复常率和 HBeAg 阴转率均高于拉米夫定组（P < 0.05）。米志宝等[4]报道叶下珠复方联合拉米夫定治疗慢性乙

型肝炎，既能保持了叶下珠复方对肝功能复常率及 HBeAg 阴转率高的优点，又保持了拉米夫定对 HBVDNA 阴转率高的优点，而克服了叶下珠复方 HBVDNA 阴转率低，拉米夫定 HBeAg 阴转率低的缺点。叶下珠清热解毒，药理研究证实叶下珠具有抑制乙肝病毒复制和提高细胞免疫功能的作用，能明显降低四氯化碳引起小鼠转氨酶升高，抑制肝脏氧自由基的产生，而对肝细胞损伤具有明显的修复作用。阳义成[5]将慢性乙型肝炎182例患者随机分为两组，治疗组92例患者，应用贺普丁（拉米夫定）100mg/d，15天后改用中药三清乙肝汤（由柴胡、白芍、黄芪、茯苓、土茯苓、白术、当归、丹参、郁金、白花蛇舌草、叶下珠、虎杖、蒲公英、全瓜蒌、制首乌、酸枣仁、山楂）1剂/d，水煎，口服，15天后再换用贺普丁，交替循环，连用16周。对照组90例患者，仅服用贺普丁，用法、用量、疗程同治疗组。治疗结果，肝功能（ALT、AST）变化，治疗组与对照组比较 P＜0.05，HBeAg、HBVDNA 阴转，治疗组分别为55例（59.8%）、64例（69.6%），对照组为27例（30.0%）、36例（40.0%），P＜0.05。结果说明，三清乙肝汤联合贺普丁交替治疗慢性乙型肝炎，在病毒标志物阴转，改善患者肝功能和临床症状方面效果优于单用贺普丁。李之清[6]将120例慢性乙型肝炎患者分为两组，各60例，均口服拉米夫定100mg/d，疗程1年6个月。同时采用护肝等一般治疗，治疗组再加用中药，基本方：生地、牡丹皮、五味子、山茱萸、半枝莲、叶下珠、金钱草、茵陈、枳壳、合欢皮、白术、甘草，可随症加减，1剂/d，煎汁分2次服。治疗结果：治疗组显效35例（58.33%）、有效19例（31.67%）、无效6例（10.0%），总有效率90%；对照组分别为18例（30%）、18例（30%）、24例（40%），60%，P＜0.01。治疗组疗效明显优于对照组。蔡业炎[7]报道运用自拟扶正解毒汤（由黄芪、茯苓、柴胡、虎杖、白花蛇舌草、茵陈）组成，联合拉米夫定治疗慢性乙型肝炎，在抑制 HBV 复制方面具有协同作用，其 HBeAg 和 HBVDNA 阴转率，均高于单用拉米夫定组。

二、中成药制剂联合拉米夫定治疗慢性乙型肝炎

张友祥等[8]报道中药补肾冲剂（由巴戟天、枸杞子、丹参、虎杖等8味中药制成，10g/包，每次20g，2次/d）联合拉米夫定治疗慢性乙型肝炎88例，结果研究表明，拉米夫定与补肾冲剂联合应用，能明显提高临床疗效，改善临床症状，提高HBVDNA阴转率及HBeAg/抗-HBe转换率，降低HBVDNA反跳率。孙燕等[9]观察拉米夫定联合乙型肝炎合剂治疗慢性乙型肝炎的抗病毒效果和安全性，方法将139例HBsAg、HBeAg及HBVDNA均为阳性的慢性乙型肝炎患者，随机分为3组：Ⅰ组45例，口服拉米夫定100mg/次，1次/d，同时口服乙肝转阴合剂20ml/次，3次/d。Ⅱ组44例，口服拉米夫定100mg/次，1次/d。Ⅲ组50例，口服乙肝转阴合剂20ml/次，3次/d，疗程均为52周，3组患者均常规口服维生素、甘利欣等护肝药物。治疗结束后随访6个月。结果：Ⅰ组患者的HBVDNA和HBeAg血清转换率均明显高于Ⅲ组（P <0.01），Ⅰ组和Ⅱ组相比HBVDNA阴转率相似（P > 0.05），但两组在HBeAg阴转率和血清转换率方面比较，差异有显著性意义（P < 0.05和P < 0.01）。结果表明：拉米夫定联合乙肝转阴合剂治疗慢性乙型肝炎，不仅可以提高抗病毒疗效，而且可以减少停药后的反跳现象。俞敏等[10]将112例慢性乙型肝炎分为两组，联合组70例，口服拉米夫定100mg/d，疏肝解毒片（小柴胡汤加黄芪、板蓝根、灵芝等制成）0.3g/片，8片/次，3次/d。对照组42例，仅服拉米夫定，用法、剂量同联合组，疗程均48周。治疗结果：HBVDNA阴转，联合组56例（80%），拉米夫定组27例（64.29%）（P < 0.05），说明联合用药疗效优于单用拉米夫定。聂烽[11]将150例慢性乙型肝炎患者随机分为两组，治疗组80例，对照组70例，两组患者均口服拉米夫定100mg/d。治疗组加服中药护肝散（由太子参、白术、柴胡、仙灵脾、冬虫夏草、田基黄、白花蛇舌草等17味中药制成）5g/次，2次/d。对照组加用甘草和水飞蓟制剂等。两组均以3个月为1个疗程。治疗结果：患者乏

力、纳差、腹胀等症状消失，与对照组比较 P < 0.05，HBeAg 阴转率治疗组为 30%（24/80），对照组 14.3%（10/70），HBVDNA 阴转率，治疗组 47.5%（38/80），对照组 36%（21/70），均 P < 0.05，差异有显著性意义，说明护肝散与拉米夫定合用有协同作用，能较好的改善症状，抑制和消除 HBV。史建国[12]运用拉米夫定联合五味子制剂治疗乙型肝炎 48 例，结果表明治疗后，肝功能恢复率及 HBVDNA 的阴转率与单用拉米夫定相比，差异有极显著性意义（P < 0.01），明显优于对照组。

三、联合中药可减轻拉米夫定的缺陷

拉米夫定治疗慢性乙型肝炎的抗病毒抑制 HBVDNA 复制疗效虽已得到认可，但长期服药，易出现耐药性和停药后复发及 YMDD 变异等缺陷，已成为当今临床上不容忽视和学者共同关注的问题，而联合中医药治疗，可克服和减轻拉夫定治疗慢性乙型肝炎出现的上述缺陷。吴圣明等[13]报道补中益气汤加味治疗拉米夫定停药后慢性乙型肝炎复发 46 例，方法选择慢性乙型肝炎已接受拉米夫定常规治疗 2 年，且自主停药的患者 89 例，分为两组，治疗组 46 例，在停用拉米夫定前后各 3 个月期间，加用补中益气汤加味（黄芪、党参、山豆根各 12g，白术、当归、丹参、淫羊藿、陈皮、升麻、柴胡各 10g，白花蛇舌草、甘草各 5g）1 剂/d，水煎分 2 次服。对照组 43 例，在停用拉米夫定前后各 3 个月期间，口服肌苷 200mg/次，3 次/d。两组患者在停用拉米夫定后 6 个月慢性乙型肝炎复发情况比较，治疗组 HBVDNA、HBeAg 阳性率分别为 71.7%（33/46）、52.3%（24/46），对照组 88.3%（38/43）、67.4%（29/43），两组比较 P < 0.05，差异有显著性意义。ALT（大于正常值 2 倍）异常率，治疗组 39.1%（18/46），对照组 79.1（34/43），P < 0.01，差异有非常显著性意义。说明治疗组复发率明显低于对照组，可达到阻断 CHB 复发的目的。胡国启等[14]报道苦参素治疗拉米夫定耐药性乙型肝炎的临床研究，将 46 例耐药性乙型肝炎患者随机分为 A、B 两组，两组均在继续服用拉米夫定的基础

上加用甘草酸二铵葡醛内脂等保肝药治疗，以 3 个月为 1 个疗程，在此基础上，A 组加用苦参素 400～600mg/d，肌肉注射。治疗结果显示：A、B 两组 HBVDNA、HBeAg 阴转率分别为 56.0%、42.8% 及 9.5%、11.1%；ALT 复常率分别为 64% 和 48.6%，综合疗效 A 组 11.0%，B 组 2.0%，两组差异显著，表明苦参素对拉米夫定治疗后的耐药性乙型肝炎有较好疗效。符国长[15]观察了养阴合剂联合拉米夫定治疗慢性乙型肝炎的疗效。养阴合剂由丹参、连翘、山楂、女贞子等组成，观察结果表明，联合用药在抑制病毒复制，HBeAg/抗－HBe 血清转换及改善肝功能等方面，均较单用拉米夫定疗效好。停药后 6 个月随访结果显示：治疗组 HBVDNA 阴转率和 ALT 复常率无明显下降，HBeAg 阴转率和抗－HBe 阳转率有所增加，提示有治疗后效应，反跳率较单用拉米夫定组低。蒋亦明等[16]报道单用拉米夫定与拉米夫定联合中药肝灵冲剂治疗慢性乙型肝炎，在 HBVDNA 方面，疗效相近，联合组略优于单用组，统计学无明显差异。但在 HBeAg 的转阴上联合组达 64%，而单用组仅 16%，差异显著，且转阴患者未发现有 HBV 前 C 区变异株。在改善肝功能方面，联合组 ALT 复常率为 88%，单用组为 64%，统计学上亦有显著性差异。廖永州等[17]报道双虎清肝颗粒联合拉米夫定治疗儿童慢性乙型肝炎 68 例，对照组 53 例，只应用拉米夫定，用法、用量同治疗组。治疗结果：两组患儿血清 HBsAg、HBeAg、HBVDNA 转阴率差异均无显著性意义（$P > 0.05$），但治疗组 YMDD 变异株发生率较对照组低，特别是在用药 1 年后，差异有非常显著性意义（$P < 0.01$）。说明双虎清肝颗粒联合拉米夫定治疗儿童慢性乙型肝炎较单用拉米夫定疗效更确切，大大降低病毒变异发生率，为长时间服用拉米夫定寻求一条有效方法。陈泽雄等[18]探讨中药对慢性乙型肝炎 YMDD 变异株产生的预防作用和方法，对 104 例慢性乙型肝炎患者用拉米夫定治疗半年后，随机分为治疗组和对照组，治疗组联用中药，分为肝胆湿热、肝郁脾虚、肝肾阴虚、脾肾阳虚、血脉瘀阻等 5 型，分别用茵陈蒿汤、逍遥散、一贯煎、肾气丸和隔下逐瘀汤进行辨证加减。对照组则

继续用拉米夫定。两组观察至 52 周时将患者血清 YMDD、HBVD-
NA、E 系统、ALT 等指标进行比较。结果：治疗组患者 YMDD 检
出率为 9.6%，较对照组 25% 低（P < 0.05）。治疗组 HBVDNA 阴
转率为 86.5%，高于对照组的 69.2%（P < 0.05），表明中药与拉
米夫定联用对提高慢性乙型肝炎的疗效，减少 YMDD 变异的产生
有一定作用。

鉴于拉米夫定单用治疗的弊端，加之中医药在治疗中体现的
优势，拉米夫定联合中医药治疗慢性乙型肝炎的思路已成为新的
研究方向，具有相当大的研究价值。大量实验表明，联合用药能
起到互补和协同作用，对恢复肝功能，调节机体内环境（包括免
疫功能）抑制肝损害及抗病毒均有较好疗效，可明显提高拉米夫
定抗病毒的治疗效果，降低其停药后复阳率，缩短其疗程，从而
减少病变的发生。有学者认为，中药与拉米夫定联合治疗，可能
是通过中药的预处理，增强了拉米夫定的敏感性，中药的多靶点
抗病毒作用与拉米夫定的协同作用，弥补了拉米夫定用药间歇期
达不到有效作用浓度的不足。但此机制尚需进一步研究证实[19]。

参考文献

［1］袁有斌，柳盛，刘中景. 小柴胡汤联合拉米夫定治疗慢性乙型肝炎 35
　　例. 中西医结合肝病杂志，2002，12（4）：239～240.

［2］张希东，于清欣，刘中景. 拉米夫定联合小柴胡汤抗 HBV 及调节免疫的
　　临床观察. 中西医结合肝病杂志，2004，14（3）：170～171.

［3］黄正昌，朱辨弦，郑其进，等. 叶下珠复方和拉米夫定治疗慢性乙型肝
　　炎的临床疗效比较. 广州中医药大学学报，2004，21（3）：161～163.

［4］米志宝，陈万荣，张习坦，等. 叶下珠对乙型肝炎病毒结构与复制的影
　　响. 中西医结合肝病杂志，1994，4（增刊）：30.

［5］阳义成. 贺普丁与三清乙肝汤交替治疗慢性乙型肝炎 92 例. 中西医结合
　　肝病杂志，2004，14（4）：233.

［6］李之清. 拉米夫定联合中药治疗 HBeAg 阳性患者 60 例. 中西医结合肝
　　病杂志，2003，13（4）：237～238.

［7］蔡业炎. 自拟扶正解毒汤联合拉米夫定治疗慢性乙型肝炎临床疗效观察.

中华现代中医杂志，2004，2（2）：142～143.

［8］张友祥，王灵台，陈建杰，等. 中药补肾冲剂联合拉米夫定治疗慢性乙型肝炎88例. 中西医结合肝病杂志，2003，13（2）：111～112.

［9］孙燕，姬广森，许青田，等. 拉米夫定联合乙肝转阴合剂治疗慢性乙型肝炎的临床研究. 中西医结合肝病杂志，2004，14（6）：328～329.

［10］俞敏，汪裕杰. 疏肝解毒片与拉米夫定联合治疗慢性乙型肝炎70例. 中西医结合肝病杂志，2002，12（5）：294～295.

［11］聂烽. 护肝散联合拉米夫定治疗慢性乙型肝炎86例. 中西医结合肝病杂志，2004，14（2）：103.

［12］史建国. 拉米夫定联合五味子制剂治疗乙型肝炎48例. 医学导报，2001，20（9）：566.

［13］吴圣明，咸建春，杨恭友. 补中益气汤加味治疗拉米夫定停药后慢性乙型肝炎复发46例. 中西医结合肝病杂志，2003，13（4）：233～234.

［14］胡国启，张学武，周敏. 苦参素治疗拉米夫定耐药性乙型肝炎的临床研究. 肝脏杂志，2002，7（3）：184～185.

［15］符国长. 养肝合剂联合拉米夫定治疗慢性乙型肝炎的疗效观察. 中国临床医药研究杂志，2004，11（4）：960.

［16］蒋亦明，曹立森，汪瑶君，等. 拉米夫定联合肝灵冲剂治疗慢性乙型肝炎近期疗效研究. 临床肝胆病杂志，2002，18（1）：57～58.

［17］廖永州，古学文. 双虎清肝颗粒联合拉米夫定治疗儿童慢性乙型肝炎68例. 中西医结合肝病杂志，2005，15（5）：296～297.

［18］陈泽雄，张诗军，胡洪涛. 中药预防慢性乙型肝炎YMDD变异的临床观察. 中西医结合肝病杂志，2005，15（3）：168～170.

［19］李伟林，赵仙铭，戴仁舜. 中药联合拉米夫定短程治疗慢性乙型肝炎. 浙江中西医结合杂志，2002，12（4）：225～226.

发表于《中西医结合肝病杂志》2006，16（6）：379～381。

第十二节　浅谈慢性肝炎的论治经验

谌宁生

【关健词】慢性肝炎；论治

慢性肝炎特别是乙型和丙型肝炎，为临床常见难治之慢性传染病，其发病机理是由于乙肝病毒（HBV）和丙肝病毒（HCV）人体深入肝脏，难以清除和杀灭而持续存在，导致机体免疫功能紊乱低下及肝组织损和微循环障碍等综合因素所致，并互为因果，使病情经久难愈而为难治病。目前国内外，尚无一种特效药物，可以同时全面解决上述病因（HBV或HCV）病机（免疫紊乱低下）病理（肝组织损伤）等诸问题。中医认为本病由于湿热夹毒，侵犯脾胃，蕴结肝胆，久而入肾并伤气血，终而形成"湿热毒邪难除尽，肝郁脾肾气血虚"等复杂的病因病机，由于临床表现症状变化多端，湿热均有和虚实夹杂等多种证候，因比，不能单简依靠一药一方或一法治疗。笔者积数十年临床实践经验，认为按中医理论可从下列几方面进行论治。

一、必须按脏腑辨证分型论治

因漫性肝炎多因急性肝炎失治或久治不愈，湿热夹毒之邪稽留不去，蕴结日久，损伤肝脾肾三脏，导致气血虚弱，脏腑机能夫调，故应按脏腑辨证分型论治，一般可分为下列四型：

1. 肝郁气滞型症见胁肋疼痛明显，伴纳差、腹胀、疲乏、尿黄、便结或出现黄疸发热，苔白薄湿润或黄腻、脉弦或弦滑数。治则：疏肝理气，兼清湿热。处方：柴胡10g，白芍15g，枳壳6g，香附10g，陈皮5g，丹参15g，黄柏10g，麦芽10g，板蓝根15g，半枝莲15g，田基黄15g，甘草5g。加减：湿偏盛者加泽泻、茯苓；热盛者加龙胆草、虎杖、栀子；气滞腹胀，便秘者加用厚朴、大黄、芒硝；胁痛明显者，加川楝，郁金。

2. 肝郁脾虚型症见疲乏、纳差、腹胀、便溏，有时伴胁痛、恶心、厌油，舌质淡或有齿痕、苔薄白或白腻，脉弦滑或弦缓。治则：疏肝理气，健脾利湿。处方：柴胡10g，白芍15g，党参15g，白术10g，茯苓15g，郁金10g，丹参15g，炒麦芽15g，鸡内金10g，薏苡仁15g，甘草5g，加减：脾虚纳差明显者加山药、莲子、山楂；脾胀甚至炒莱服子、大腹皮等；气虚乏力者加黄芪重用党参或选用人参（气虚口不干，苔白润或腻，无虚火者可用红参或高丽参，若气虚乏力，口干，舌红苔少或薄黄，现虚火者应用白参或西洋参）。

3. 肝肾阴虚型症见肝区隐痛，腰酸腿软，手足心热，夜眠烦躁，失眠多梦，口干口苦，舌质红或有裂纹，苔薄黄或无苔，脉细弦或细数。治则：滋补肝肾，养阴清热。处方：沙参15g，麦冬10g，当归10g，生地15g，枸杞子12g，川楝子6g，女贞子10g，旱莲10g，山药15g，茯苓15g，白花蛇舌草15g，贯众10g，白芍15g，甘草6g。加减：大便秘结者加火麻仁、瓜蒌仁、玄参；胁痛者加郁金、元胡；兼有湿热者加茵陈、薏苡仁、栀子。

4. 气滞血瘀型症见面色暗黑，胁肋刺痛或胀痛，胁下痞块明显（肝或脾脏肿大），齿鼻衄血，肝掌，蜘蛛痣，舌质紫暗或有瘀斑，苔黄，脉弦或涩。治则：补气养血，活血化瘀。处方：柴胡10g，党参15g，丹参15g，黄芪20g，当归10g，鳖甲15g，牡丹皮10g，生地15g，赤芍15g，茵陈15g，茜草10g，白茅根15g，甘草5g。加减：瘀甚而无明显出血倾向者（无呕血、便血），加桃仁、红花、五灵脂、蒲黄，如出血明显，有呕血，便血者，则宜凉血、止血，加大蓟、小蓟、侧柏叶、紫草或血余炭，必要是应配合输血和西药止血剂。

二、应从病因病机病理及防治肝硬化和癌变的整体施治

《内经》有云"虚邪贼风，不能独伤人，邪之所凑，其气必虚"。故正气虚弱，脾肾功能受损，实为导致病成的必有内因，外

因必须通过内因而起作用，这是发病的基本规律。而肝为五脏之贼，邪毒入侵，肝先当之（现代医学研究证实，肝炎病毒是嗜肝病毒，对肝脏侵犯有特异性），更因肝藏血，主疏泄，肝脏受邪，则疏泄失调，肝气郁结，日久必致气血运行障碍，脉络瘀阻，形成肝硬化或癌变而危及生命。因此，对慢性肝炎应从病因病机病理防治肝硬化和癌变进行整体施治，即是根据《内经》所谓"治病必求于本"的教导。略述如下：

1. 解毒用以祛邪　目的是消除病因，针对肝炎病毒是侵犯肝脏致病的主要病因，肝炎病毒不能彻底清除，则慢性肝炎难求痊愈。温病学家有强调祛邪务尽的原则，因邪不祛尽，则正气难以恢复，病则难愈。清热解毒可作为施治本病的基本大法，常用药物有白花蛇舌草、虎杖、鸡骨草、猫爪草、垂盆草、夏枯草、半枝莲、半边莲、田基黄，板蓝根、山豆根等。

2. 补虚即可扶正　目的是针对病机，增强正气，提高免疫功能。当代许多专家认为，机体免疫功能紊乱低下，是导致慢性肝炎发病的重要病机，实验研究表明：有关免疫细胞最初来源于骨髓的干细胞，它们有些是造血系统细胞的前身，有些是淋巴细胞的前身，而具有吞噬作用的网状内皮细胞，在清除异物的自身稳定机制中，有着重要作用。而这类细胞多分布在脾脏与肠胃道中，显然是与中医所谓的脾与肾有着非常密切的关系。盖因脾统血，司运化，为后天之本，生化之源；而肾主骨藏精，为先天之本。故补益脾肾，不仅可以增强正气，提高免疫功能和机体抗病能力，而且能促进肝炎病毒的清除。中医认为扶正即可祛邪，即有此意，故补益脾肾实为施治本病补虚扶正的根本大法。常用药物：生黄芪、太子参、西党参、白术、山药、茯苓、桑椹、菟丝子、枸杞子、仙灵脾、女贞子、旱莲草、巴戟、鹿角霜等。

3. 化瘀而能固本　目的是针对病理，因肝组织损伤，微循障碍，是慢性肝炎的基本病理改变。活血化瘀改善肝脏微循环，促进病变恢复，达到巩固疗效的目的。实验研究证明：在慢性肝炎待别是活动性肝炎时，由于肝细胞炎症，肝细胞肿胀及纤维组织增生等原因，造成微循环紊乱障碍而影响肝脏有效血流量。通过活血化瘀方药的治疗，可以改善微循环障碍，减少病变部位的缺血，增加肝脏营养及氧的供应，有可能加速病灶的吸收和修复。故活血化瘀法，可以改善病理，消除病变，有利病痛恢复和巩固疗疗，并具有防治肝硬化和癌变的作用。常用药物有：赤芍、丹参、白芍、当归、桃仁、红花、泽兰、莪术、三棱、三七、鳖甲、龟甲、穿山甲等。

综上所述，病因、病机、病理三者各有别，但可互相影响，不可孤立视之，施治时必须解毒、补虚、化瘀三法并用，方可奏效，不仅对慢性肝炎具有较好疗效，同时对防治肝硬化和癌变作用，须知不仅活血化瘀，具有防治肝硬化和癌变作用，清热解毒祛邪和补益脾肾扶正二法，均具有同样功效，因此，防治肝硬化和癌变的施治，实贯穿在上述三法之中，是不言而喻。

三、需要配合养生及精神心理等综台治疗

常言道：病人靠医，医靠药。这是对一般疾病而言，说明患者需要依靠医生治疗，而医生治病需要依靠药物（不能用假药，劣药和变质药品）。但对于慢性肝炎患者、由于病机复杂，病情延绵难愈，就不能单纯只依靠药物治序，而必须与医生配合，注意"养生"，精神治疗。

1. 注意养生之道　中医认为对于慢胜疾病需要三分治疗七分养，对于慢性肝炎亦应如此，保养身体重于治疗，而如何做到保养身体的养生之道，应遵守《黄帝内经》中"起居有常，饮食有节，不妄作劳"的教导。这就告诉我们，日常生括起居，要有规律，每天保证做到有足够的休息和睡眠时间，按时睡觉起床和午休（最好能做到午睡1小时）。饮食要有节制，不能暴饮暴食，注意食物禁忌，如不能饮酒，忌吃雄鸡、鲤鱼、牛、羊、狗肉等发物，少吃油腻辛辣刺激性强等食物，如肥肉、猪油、辣椒、槟榔、油炸上火等食品。工作学习不能过于劳累，苦干加班加点，性生活亦宜适当节制等。这些都需要患者有正确认识，并很好地配合

医生适当正确用药进行治疗，才可使病情稳定趋向好转，并获痊愈，同时可控制慢性肝炎病情发展成为肝硬化或肝癌等病变，而危及生命。

2. 加强精神心理治疗　中医有"郁怒伤肝，忧思伤脾"之论，肝炎病位在肝、脾二脏，因此，治疗肝病与患者思想情绪关系密切，临床表现常见慢性肝炎患者，多有明显的抑制和焦虑情绪，严重影响身心健康、生活工作和药物疗效。我科曾在对慢性乙型肝炎患者心理状况进行调查分析的基础上，对80例慢性乙型肝炎肝郁脾虚型患者，分二组进行临床研究观察，一组单纯采用药物治疗，另一组在同样药物治疗的基础上配合心理治疗，结果显示：配合心理治疗组，疗效明显优于单用药物组，不仅对各种临床症状，如疲乏、胁痛、纳差、腹胀等，有明显好转或消失；同时，对肝功能各项指标：如 ALT、AST、TBIL，A/G 等，亦有显著改善或恢复正常。因此，说明慢性肝炎患者，不能单纯只依靠药物治疗，而更需要加强心理治疗和自我调控。

发表于《医药世界》2006，8（6）：645~646。

第十三节　疏肝理脾片Ⅱ号与Ⅰ号抗肝纤维化的临床研究

谌宁生　毛德文　孙克伟　李晓良

一、材料与方法

1. 病例选择　参照 1994 年国际洛杉矶肝病会议标准与 1995 年 5 月北京第 5 次全国传染病寄生虫病学术会议修订标准，符合慢性肝炎肝硬化的诊断，并具有肝纤维化血清学指标（CG、HA、PCⅡ、LN）异常者，列入观察对象。

2. 临床资料　观察病例全部为住院病人，共 60 例，其中观察组（Ⅱ号）、对照组（Ⅰ号）各30例，两组在性别、年龄、病程等分布方面，均具有可比性。

3. 观察指标 主要症状、体征、肝功能及肝纤维化血清学指标，每日1次详细检查记录。

4. 疗效标准 参照卫生部《中药治疗病毒性肝炎的临床研究指导原则》结合我院疗效标准分4级：临床治愈、显效、有效和无效。

5. 治疗方法 采取双盲对照法，观察药（Ⅱ号）与对照药（Ⅰ号）均由我院药剂科制成外观形状、大小、色泽等均完全相同的糖衣片，两组病人服药方法相同，每日3次，每次8~10g，3个月为1个疗程，观察期间，不用干扰素、阿昔洛韦、转移因子、抗乙肝免疫核糖核酸等抗病毒及免疫调节等西药，但可同时服用维生素类、肌苷，ATP等护肝药。

二、结果

1. 两组总疗效比较见表1。

表1 两组总疗效比较 [n（%）]

	例数	临床治愈	显效	有效	无效	P值
观察组	30	20（66.67）	6（20.0）	3（10.0）	1（3.33）	P<0.05
对照组	30	12（40.0）	6（20.0）	6（20.0）	6（20.0）	

从表1可以看出，观察组临床治愈率66.67%，总有效率达96.67%，经统计学处理，$P<0.05$，说明观察组疗效明显优于对照组。

2. 两组主要症状改善情况比较见表2

表2　　两组主要症状治疗后疗效比较 [n（%）]

	n	乏力	纳差	胁痛	腹胀	便溏
观察组	30	25（83.3）	23（85.2）	19（79.2）	16（88.9）	14（87.5）
对照组	29	16（55.2）	16（57.1）	13（56.4）	12（60.0）	10（55.6）

从表2可以看出，观察组对主要症状、乏力、纳差、腹胀、便溏疗效均明显高于对照组。

3. 两组肝脾肿大回缩情况比较见表3

表3　　肝脾肿大治疗后回缩比较（x±s）

	肝肿大			脾肿大		
	n	治疗前	治疗后	n	治疗前	治疗后
观察组	28	0.84±0.51	0.79±0.37	20	1.24±0.57	0.81±0.42
对照组	27	0.82±0.48	0.47±0.23	17	1.17±0.61	0.54±0.37

从表3、表4可以看出，观察组对肝脾肿大回缩疗效明显优于对照组，具有显著性意义。

4. 两组治疗后对肝功能改善情况见表4

表4　　两组治疗后肝功能变化比较 [n（%）]

	n	ALT	TBIL	A/G	ALB
观察组	24	23（95.8）	20（90.9）	25（89.3）	26（92.9）
对照组	23	20（87.0）	17（81.0）	21（77.8）	23（85.2）

从表4可以看出，观察组射肝功能各项指标改善复常百分率虽高于对照组，但经统计学处理，均 $P > 0.05$，说明两组疗效无显著性差异。

5. 两组治疗前后肝纤维化血清学指标变化情况比较见表5。

表5 两组治疗前后肝纤维化血清学指标变化比较两组总疗效比较 （x±s）

	CG（μg/dl）	HA（μg/ml）	PCⅢ（μg/L）	LN（μg/L）
观察组（n=27）	1329. 2 ±378. 7*	327. 7 ±56. 67*	117. 3 ±56. 67*	91. 3 ±25. 7*
对照组（n=28）	1190. 7 ±317. 7	258. 1 ±46. 2	70. 3 ±32. 1	59. 7 ±2. 2

注：与对照组比较 * P<0.01。

表5 可以看出，治疗后两组对肝纤4 项均有非常显著疗效（p均<0. 01）。* P 表示两组治疗后复常疗效比较，说明观察组在降低血清肝纤维化指标方面疗效优于对照组，经统计处理有显著性意义。

三、讨论

慢性肝炎肝硬化是由急性肝炎失治或失治不愈衍变而成，具有"湿热羁留难尽除，肝郁脾肾气血虚"等正虚邪恋，虚实夹杂的特点。笔者认为其关键为温热羁留中焦，肝脾两脏受损所致，因肝主疏泄、脾主运化，疏泄运化失常，则症见肋痛、纳差、乏力、腹胀、便溏等肝郁脾虚证候。肝郁气滞日久化火伤阴，则血脉不畅，脉络瘀阻，可形成胁下痞块（肝脾肿大）、肝掌、蜘蛛痣等血瘀证。疏肝理脾片Ⅰ号由柴胡，白芍，枳实、党参、白术、茯苓、神曲、鳖甲、地龙、茜草，白茅根等10 余味中药组成，具有疏肝解郁、益气健脾、活血通络、软坚散结等功效，针对本病的病因病机施治，达到治病求本之目的，故能取得较好疗效。但由于慢性肝炎形成肝纤维化的病理实质为血瘀，而血瘀与肝郁脾虚又可互为因果，肝郁脾虚可导致血瘀，而血瘀又可影响和加重肝郁脾虚。故在慢性肝炎肝纤维化发展过程中，血瘀证已成为病变发展的关键，因此，防治血瘀证，进行抗肝纤维化治疗，对控制慢性肝炎向肝硬化转变有重要意义，我们在Ⅱ号组中加入三棱、莪术、桃仁等活血化瘀之品，增强活血化瘀功效，根据临床实践观察及本文报道，取得了较疏肝理脾片Ⅰ号更好的疗效，说明中药活血化瘀法具有较好的抗肝纤维化作用。

发表于《中国临床新医学》2007，4（8）：59～60。

第十四节　浅谈中医怎样论治慢性乙型肝炎

谌宁生

【摘要】众所周知，乙型肝炎是我国最常见危害人民身体健康最严重的传染病之一。因目前尚缺乏特效疗法，西药虽有干扰素、核苷等类（拉米夫定、阿德福韦脂、替比夫定、恩替卡韦）等抗乙肝病毒等药物，但疗效亦不够理想，很难达到根治痊愈的目的，常可进一步发展成为肝硬化、肝功能衰竭以及肝细胞癌变而危及生命。而中医治疗本病有其优势和特点，故今浅谈如下。

【关键词】肝炎肝功能衰竭

由于乙型肝炎最易转为慢性，病症经久难愈，均是由于乙肝病毒（HBV）的持续存在，机体免疫功能紊乱低下，以及肝组织损伤和微循障碍等综合因素所致，并互为因果，成为难治之病。中医认为本病由于湿热夹毒，侵犯脾胃，蕴结肝胆，久而入肾，并伤气血，终久而形成"湿热毒邪难祛尽，肝郁脾肾气血虚"等复杂的病因病机。须知外因湿热夹毒之邪，虽是致病的先决条件，但《内经》有云"虚贼邪风，不能独伤人，邪之所凑，其气必虚。"故正气虚弱，脾胃功能受损，实为导致本病的必备内因，外因必须通过内因而起作用。又肝为五脏之贼，邪毒入侵，肝先当之（现代医学研究证实 HBV 为嗜肝病毒，对肝脏侵犯具有特异性）。更因肝藏血、主疏泄瘀阻，形成血瘀证候。是为本病的基本病理变北。中医治疗乙肝具有较大的潜力和一定的优势，因中医治病强调整体观和"治必求于本"的原则，即是治病不仅是针对某些症状、体征而施治，而且要考虑到疾病发病的病因、病机、病理以及病情发展和预后等各个方面进行全面论治。因此治疗本病应从以下五个方面着手。

1. 清热解毒以祛邪，目的是消除致病因子。针对乙肝病毒是侵犯肝脏致病的主要病因，乙肝病毒不能彻底消除或杀灭，则乙肝病症难求痊愈，温病学家有强调"祛邪务尽"的原则，因邪不祛尽，则正气难以恢复。故清热解毒可以作为论治乙肝病的基本祛邪大法。常用药物有白花蛇舌草、虎杖、半枝莲、半边莲、蚤休（七叶一枝花）、田基黄、鸡骨草、垂盆草、夏枯草、板蓝根、山豆根等。

2. 补益脾肾而扶正。目的是增强正气，提高免疫功能。当代众多医家认为，机体免疫功能紊乱低下是导致慢性乙型肝炎发病的重要病机。实验研究证明：有关于免疫细胞最初来源于骨髓的干细胞，它们有些是造血细胞的前身，有些是淋巴细胞的前身，而具有吞噬作用的网状内皮细胞，在清除异物的自身稳定机制中，有着重要作用，而这类细胞多分布在脾脏与胃肠道中，显然是与中医所谓的脾与肾有着非常密切的关系。这是因为按中医理论："脾统血、司运化、为后天之本，生化之源，而肾主骨生髓、藏精，为先天之本，生命之根。"即是人体生命活力（精、气、神为人之三宝）之根本要素。故补益脾肾，不仅可以增强正气，提高免疫功能和机体抗病能力，而且能促进乙肝病毒清除，中医认为扶正可以祛邪即有此意。故补益脾肾，实为论治本病补虚扶正的根本大法。常用药物有：黄芪、党参（或人参）、白术、山药、山茱萸、菟丝子、枸杞子、桑椹、女贞子、旱莲草、仙灵脾、巴戟天、薏苡仁、茯苓等。

3. 活血化瘀能固本。因肝组织损伤、微循环障碍是慢性乙型肝炎的基本病理改变，中医活血化瘀药物可以改善肝脏微循环、促进病变恢复、达到巩固疗效的目的。实验研究证明，在慢性肝炎特别是活动性慢性肝炎时，由于肝细胞炎症，肝细胞肿胀及纤维组织增生等原因，造成微循环紊乱障碍，影响肝脏有效循环血量，通过中药活血化瘀方药的治疗，可以改善微循环障碍，减少病变部位的出血，增加肝脏营养及氧的供应，加速病灶的吸收和修复，故活血化瘀可以改善病理，消除病变，有利病情恢复和巩固疗效。常用药物有：赤芍、丹参、郁金、当归、生地、川芎、桃仁、红花、泽兰、田三七、鳖甲、穿山甲等。水蛭、虻虫、土鳖虫有活血破血作用，攻坚破瘀力量强大，多用反有伤肝之弊，故临床少用慎用。

综上所述，中医论治慢性乙型肝炎必须解毒、补虚、化瘀同时进行，但根据病情变化和临床证候不同，治则选方用药加减，必须随证变化，解毒、化瘀、补虚三法则有主次和侧重不同。这是中医辨证方法，但除此之外，还要强调中医的整体观念。因比，除药物治疗外，还应注意以下精神心理治疗，强调养生和饮食禁忌。

4. 重视精神心理治疗：中医素有"郁怒伤肝，忧思伤脾"之论，肝炎病位在肝、脾二脏。因此治疗本病与患者思想情绪关系密切。常见许多慢性肝炎患者，临床表现有明显的忧郁和焦虑情绪，严重影响身心健康、生活工作和药物疗效。我院传染科曾在临床对80例慢性乙型肝炎肝郁脾虚证患者，随机分为二组进行临床观察，一组采用单纯药物治疗；另一组在同样药物治疗基础上，配合精神心理治疗。结果显示：配合精神心理治疗组疗效明显优于单用药物组（$P < 0.05$）。不仅对临床表现的主要症状：如疲乏、胁痛、纳差、腹胀等有明显好转或消矢；同时对肝功能各项指标，如：ALT、AST、TBIL、DBIL、A/G 等，亦有显著改善或恢复正常。因此说明慢性乙型肝炎患者，除药物治疗外还需要加强对患者进行心理治疗和自我调控。

5. 强调养生和饮食禁忌。中医认为慢性病，需要三分治疗七分养，即说明保养身体比治疗疾病更重要。而对于慢性肝炎亦是如此。但要如何做到保养身体的养生之道，我们应该遵照《黄帝内经》中"食饮有节、起居有常、不妄作劳"的教导，就是要告诉患者，饮食不能暴饮，暴食，并要注意饮食禁忌，如不能饮酒，忌吃雄鸡、鲤鱼、牛、羊、狗肉等发物，少吃油腻、辛辣刺激性强的食品。如肥肉、猪油、辣椒、槟榔、油炸上火等食品，日常生活起居要有规律，每天保证要有足够的休息和睡眠时间，要按时睡觉、起床和午休。工作学习不能过于劳累、苦干、加班加点，文体娱乐、打牌、玩电脑时间亦不能太久，切忌熬夜和玩通宵，性生活亦宜适当节制等。这些都须要患者有正确认识，并很好地配合医生合理用药治疗，才可能使病情日益稳定好转，并获痊愈，而防止慢性乙型肝炎发展成为肝硬化或肝细胞癌变以危及生命。

发表于《中国特色医疗杂志》2008，7（3）：57~58。

第四章 重型肝炎（肝衰竭）

第一节 中医治疗重症肝炎21例疗效小结

谌宁生

重症肝炎即病毒性肝炎之重症，其原因是由于肝炎病毒所致肝细胞发生急性或亚急性坏死，使肝脏呈急性或亚急性肝萎缩样病理性改变，而导致肝功能严重损害，甚至衰竭而死亡。因本病多数预后不良，死亡率高，为临床医生必须高度重视的疾病。目前西医对本病除护肝和对症治疗外，并无其它特效的治法。按中医理论施治，对于提高疗效，降低病死率，有重要意义。

一、辩证施治

重症肝炎之病因为为湿热毒盛，弥漫三焦，侵犯脾胃，损伤肝胆，致胆汁排泄不循常道，浸渍于肌肤，而现全身皮肤巩膜深度黄染，发热神疲，胸闷不饥，腹胀，甚则腹水或鼻衄，皮下瘀斑。若瘟邪内陷，侵犯心包，则烦躁不安或神倦嗜睡，甚则抽搐躁动，神志不清，昏迷不醒。因本病起病急骤，病情险恶，变化极快，属黄疸中之重症，故不能按一般黄疸治之。属"瘟黄""急黄"范畴，宜按温病辨证施治。如病症初起，为邪在卫分或气分，宜清热解毒，利湿退黄，方用甘露消毒丹加减，一般常于方中去射干、薄荷、贝母加板蓝根、半枝莲、白花蛇舌草、大黄、枳壳等清热解毒退黄之药。若瘟邪由气分侵入营血而现气血两燔之候，用清瘟败毒饮加减，常于方中去桔梗加茵陈、大黄、板蓝根，清气中之热而解血中之毒。若邪毒侵入营血，宜清营解毒、凉血止血，用清营汤或犀角地黄汤合黄连解毒汤加茵陈、大黄。若瘟邪内陷，蒙蔽心窍，宜清心解毒，醒脑肝窍，用清营汤或清宫汤加郁金、菖蒲、牛黄等清心肝窍之品或选加安宫牛黄丸、至宝丹、紫雪丹等。

重症肝炎如治疗得法，病情好转，黄疸渐退，精神纳食转佳，则宜按脏腑辨证，从滋补肝肾或调理脾胃着手。因本病病因为湿热瘟毒之邪，最易消耗人的肝肾之阴和损伤人的脾胃之阳，故病情好转进入恢复期时，多见头晕目眩，疲乏无力，腰痠腿软，口干心烦，夜眠不宁，舌质红、苔薄黄少津，脉弦细等肝肾阴虚之侯，治宜滋补肝肾，可选用一贯煎、六味地黄汤，左归丸加减，或症见头晕疲乏，纳差腹胀，便溏，舌质淡白或白腻，脉细弱，为脾气虚弱，治宜益气健脾，疏肝和胃，可选用柴芍六君汤或参苓白术散加减。

二、疗效分析

（一）诊断标准　根据 1978 年杭州会议关于重症肝炎诊断标准，1. 起病急，黄疸出现迅速加深，黄疸指数大于 100 单位或血清胆红素大于 10 毫克％。2. 精神、神经症状严重（嗜睡、烦躁不安、神志不清、昏迷），或高度无力。3. 明显食欲减退或恶心呕吐。4. 腹胀或腹水或有明显出血倾向。（对无腹水及无明显出血倾向者，可能为本症的早期，但必须具有上述 1. 2. 3 条。）我院传染病室从 1979 年元月至 1982 年 5 月，根据上述标准共收治住院病人 21 例。分计：男 19 例，女 2 例，年龄最小 10 岁，最大 75 岁，平均 36 岁。其中 17～41 岁患者 16 人（占总数 76.2％），提示青壮年发病多于老年和儿童。

（二）疗效标准　1. 临床痊愈，黄疸指数、转氨酶、肝功能等各项指标全部恢复正常，主要症状消失，肝脾恢复正常，无压痛和叩击痛。2. 显效：黄疸指数恢复正常，转氨酶、肝功能接近正常，主要症状基本消失，肝脾无明显压痛和叩击痛。3. 无效：症状体征和肝功能等各项检查结果，无明显好转或恶化和死亡。

（三）治疗结果　1. 21 例患者，治疗后，痊愈 3 例（14.3%），显效 5 例（23.8%），无效 2（9.52%），死亡 11 例（52.38%）。2. 分型：其中急性重型 4 例，全部死亡，亚急性重型 8 例，包括 4 例，死亡 4 例，慢性重型 9 例，存括 4 例，死亡 5 例。说明病死率以急性重型最高，达 100%，而亚急性和慢性重型则较低，为 50～55%。3. 年龄：48 岁以上老年 4 人和 10 岁儿童 1 人全部死亡，17～41 岁壮年 16 人，存活 8 人，死亡 8 人，说明老年、儿童病死亡率远远高于青壮年，这可能青壮年肝脏再生能力旺盛，恢复机会较大的缘故。4. 时间：13 例无效病人住院时间最短 11 天，最长 44 天，平均 23.9 天。8 例有效病人，住院时间最短 37 天，最长 268 天，平均为 119.8 天。从有效与无效病人的住院时间相差之大和 13 例无效病人住院平均 23.9 天以及 8 例患者在一月内死亡，说明重症肝炎如能治疗达一个月以上，则大部分患者，可由于肝细胞再生，使肝功能逐渐恢复，则病情由危转安的可能性将大大增加，因而提示临床医务人员，对于重症肝炎在发病后的一个月内，要做到不失时机地抢救治疗和精心护理，对患者预后的好坏，有非常重要意义。5. HBsAg：8 例未作检查，其余 13 例，HBsAg 阳性 10 例，阴性 3 例。说明重症肝炎与乙型肝炎和非甲非乙型肝炎均有密切关系，都可以引起重症肝炎，但以乙型肝炎病毒尤甚。

三、病案举例

例一：傅××，男，40 岁，住院号 18994。患者于 1978 年 12 月中旬起病，恶心厌油，倦怠无力，渐现黄疸，至 12 月 28 日到当地医院就诊，作肝功能转氨酶检查，结果明显异常而随即住院，经用西药能量合剂、水解蛋白和输血 300 毫升等治疗，病情未见好转反而黄疸加深，肝区痛加剧，腹水征增进，不能进食。1979 年元月 18 日复查肝功能，结果黄疸指数 175 单位，谷丙转氨酶 380 单位，射浊 18 单位，射絮（＋＋＋＋），脑絮（＋＋＋＋），高田荒（＋＋＋）。因病情危重，用救护车送来长沙，于 1979 年元月

20 日来我院就诊，以重型肝炎（亚急性肝坏死）收人住院。症见倦怠乏力，身目黄染如金，烦躁不宁，数天来不能进食，便溏，尿如浓茶，肝区痛，腹胀明显，苔黄腻，脉弦滑。中医辩证为"瘟黄"，因湿热瘟毒之邪侵犯脾胃，伤及肝胆，弥散三焦所致。拟清热解毒利湿退黄为治，用甘露消毒丹加减：茵陈、滑石、木通、石菖蒲、黄芩、栀子、连翘、藿香、蔻仁、土茯苓、白花蛇舌草、半枝莲、板蓝根、枳壳、甘草、生大黄（后下）。按此方连服 60 剂，病情日见好转，黄疸渐退，纳食精神转佳，肝功能化验结果亦不断改善，黄疸指数递减，由 175～150～125～85～13 单位。患者症状明显好转，唯自觉口干，时有烦热盗汗，舌质红苔薄，脉弦细，辨证肝肾阴虚，虚火作祟，拟予滋补肝肾而清虚火，改知柏地黄汤加减：知母、黄柏、生地、山药、五味子、泽泻、茯苓、牡丹皮、麦冬、沙参、牡蛎、甘草。此方又服 20 剂，烦热盗汗等肝肾阴虚症状渐除，但见有食后腹胀，胃院有时隐痛喜按，舌苔薄自，脉细弱等脾虚证候，拟益气健脾，用参苓白术散加减：党参、白术、茯苓、法半夏、陈皮、莲子、桔梗、山药、薏苡仁、扁豆、砂仁、田基黄、茵陈、甘草。药后尚安，病情日见好转，以后多以调理脾胃为主，有时滋养肝肾，随证加减。至 6 月 21 日化验，肝功能转氨酶全部正常，住院 157 天，于 1979 年 6 月 28 日痊愈出院。

例二：莫××，男，30 岁，住院号 24267，患者素有肝炎病史。近一周来，自觉全身无力，腹胀不适纳差，恶心，身目发黄，小便深黄，大便结。于 1981 年元月 19 日来我院门诊化验，黄疸指数 50 单位，射浊 20 单位，锌浊 16 单位，转氨酶 161 单位。HBsAg 阳性。元月 22 日以慢性活动性乙型肝炎收入住院，诸症如前，视诊，皮肤巩膜深度黄染，舌苔薄黄，脉弦缓有力。辨证为湿热阳黄，拟予清热解毒，利湿退黄之剂。服药旬日后，病情未见好转，黄疸持续上升，诸症反见加剧，于 2 月 2 日抽血化验转氨酶 170 单位，黄疸指数 120 单位，射浊 20 单位，锌浊 20 单位，西医确诊重症肝炎，亚急性坏死。按《金匮》论"黄疸之病，当以十八日为期，治之十日以上瘥，反剧为难治"，考虑湿热黄疸住院治之旬日未效，而反剧者，是为湿热之邪夹毒深入侵犯脾胃肝胆，弥散三焦而成"急黄"之候，故改用甘露消毒丹加减。处方：白豆蔻、藿香、栀子、茵陈、滑石、木通、石菖蒲、苍术、郁金、枳实、大黄（后下）。服药三剂后，2月5日患者自述药后较舒适，腹胀减轻，无恶心呕吐，早餐能进食二两，唯小便深黄，余症脉同前，仍照前方再进，连服9剂，病渐渐有好转趋势，仍宗前法进服30余剂。病情日渐好转，化验黄疸指数递减，由105～60～24单位，转氨酶也逐渐降至正常，至3月21日化验，总胆红素1毫克，转氨酶26单位，射浊20单位，锌浊18单位。此时患者一般情况好，食欲、大便正常，唯自觉脘腹有胀感，小便稍黄，舌质淡红、苔薄白，脉弦细，为湿热瘟毒之邪已将除尽，而正气尚未全复，现肝郁脾虚之候，故拟疏肝益气健脾之法，用柴芍六君汤加减。处方：柴胡、郁金、丹参、党参、白术、茵陈、云茯苓、川楝子、木香、薏苡仁、白芍、甘草。此方又连服20剂，至4月11日化验除HBsAg阳性，射浊10单位外，黄疸指数、转氨酶、锌蚀均正常。再宗原方加减，至5月9日化验：转氨酶、胆红素、肝功能全部正常，HBsAg转阴，症状消失，精神纳食如常。住院110天于1981年5月22日痊愈出院。患者未用任何特殊西药，如蛋白制剂、免疫制剂、胰岛素、激素之类，均未使用。

四、小结与体会

（一）本文根据重症肝炎的临床表现，结合祖国医学理论，简要论述了本病的病因病机，属中医黄疸之重症，在急黄、瘟黄范畴，其施治原则，急性期应按温病卫气营血辨证，恢复期则按脏腑辨证，宜从滋补肝肾和调理脾胃施治。

（二）本文所述21例患者，其诊断是根据1978年在杭州举行的全国病毒性肝炎学术会议所制的重症肝炎诊断标准。患者在住院过程中，根据病情需要，虽有时配合使用过一些西药，如能量合剂等护肝药物及某些对症治疗药物，但始终是以中医药为主，对于激素和胰岛素的使用比较慎重，至于血浆、白蛋白及输血等特殊怡疗，均极少使用。据统计 21 例中，用过胰岛素的仅 14 例，激素 13 例，白蛋白 5 例，输鲜血 3 例，干血浆 2 例。有效 8 例中，除 1 例为慢性重症，晚期肝硬化并高度腹水，腹围 96 厘米，白蛋白低达 2g，A/G 比例 0.5/1，并消化道大出血，呕血 1,700 毫升，便血 200 毫升，因病情危重，先后共输给血浆 900g，鲜血 300 毫升，20% 白蛋白 60 毫升外，其它 7 例，均未使用过蛋白制剂，而只使用胰岛素激素 4 例、胰岛素 1 例，有 2 例未用任何特殊西药。（包括胰岛索和激素）关于重症肝炎病死率"国内外一般报告高达 70% ~ 90%"，而本文统计仅为 61.9%，其病死率较一般报告者略低，说明按中医理论施治确有一定疗效。

（三）由于本病为湿热瘟毒之邪所致，故在急性期有明显出血症状时，只宜凉血止血，不可用炭类收敛之药，如血余炭、蒲黄炭等，因炭性温燥，易助热邪而不利于止血，温补健脾之品，如党参、白术等亦宜慎用。因补之过早，易致留邪和助热伤阴，可使病情加剧，疏肝行气之药，如柴胡、香附等，有耗气伤阴之弊，亦不宜多用；至于恢复期，其正气虽已衰弱，但邪气并未尽余，故治则虽宜从调补肝、脾、肾着手，以扶正祛邪，但用药时亦应注意，补益脾肾之药，不宜过于温燥，因躁易耗阴，故附、桂、干姜之类慎用，滋养肝肾之品，不宜太腻，因腻而碍脾，又易留邪，故熟地、鹿胶、龟胶之类少用，常以生地、鹿角霜、龟板等代之。

（四）因本病症是以热毒亢盛为特点，故泻热解毒是控制病情的关键。对于患者除常需使用大量清热解毒退黄之药，如茵陈、栀子、白花蛇舌草、半枝莲、板蓝根等外，而大黄也是常用之要药，因大黄内服，不仅可泻血分之实热，下有形之积滞，而且能利肝胆湿热，清热退黄，止血热之吐衄，化无形之痞满。温病学家吴又可，擅于运用苦寒攻下逐邪法。他认为"承气"本为逐邪，而非专为结粪所设，故主张攻邪，勿拘结粪。他说"三承气功效，俱在大黄，余皆治标之品也"。因此对于本病使用大黄，不必按仲景《伤寒论》中所述，必具有实热燥结、腑气不行之候，只要症见腹胀胸闷，大便不畅，或通畅而日行二、三次，亦可使用。因大黄属苦寒攻下药，一般用于重症肝炎的急性期，当邪热亢盛或热结腑实或瘀热相结之际，有釜底抽薪、急下存阴、推陈出新、突击泻热之功。

（五）关于重症肝炎的预后，根据临床观察，病情能否稳定好转或恶化与脾胃健运食欲好坏，有密切关系。如8例有效患者，经治疗后食欲均有不同程度好转，无效者反之。中医常谓"有胃气者生，无胃气者死"，"得谷者昌，失谷者亡"。对于本病，判断其预后好坏，有重要意义。

参考文献

［1］周庆均主编《病毒性肝炎》第一版. 第469页，人民卫生出版社1980.
　　发表于《新中医》1983年5期P31～32。

第二节　瘟黄两例

谌宁生

（一）黄××，女，24岁。住院号：26457。1981年8月初，正值足月待产，自觉头昏体疲，不思进食。分娩后，上述症状加重，家人见其目黄，给服草药三剂（药物不详）未效。身目发黄加重，口干口苦，尿如浓茶。9月13日至某县医院检查结果：谷丙转氨酶145单位（赖氏法），黄疸指数160单位，麝浊17单位，麝絮40，脑絮40。西医诊断"重症肝炎亚急性肝坏死"。因病情危重，9月17日转来我院住院治疗。按瘟黄论治，用甘露消毒饮加减：

白豆蔻10g　石菖蒲10g　藿香10g　土茯苓15g

茵陈50g　枳壳10g　滑石15g　半枝莲15g

木通 10g　　黄芩 10g　　栀子 10g　　生大黄 10g$^{(后下)}$

服药八剂后，病情好转，食欲明显增加（每餐 3～4 两），唯全身疲乏，口干苦，但不欲多饮，尿黄，舌质红，苔薄黄稍腻，脉弦滑。药后获效，仍宗原方再服十余剂，病情日益好转，精神纳食均佳，每餐能进食 5～6 两，小便微黄，黄疸基本消退，舌质淡红，苔薄白，脉弦细。湿热已除，改拟调理脾胃之法，以柴芍六君子汤加丹参、山药、莲肉、茵陈再进十余剂，至 10 月 22 日化验肝功能黄疸指数均正常，谷丙转氨酶 42 单位，HBsAg 阳性，因母病逝，于 10 月 14 日出院，住院 37 天。

（二）余××，男，40 岁。住院：26845。曾患慢性肝炎五年，近半月来，觉神倦纳差厌油，肝区胀痛，身目发黄，溲如浓茶，舌质红，苔黄腻，脉弦滑。因肝功能转氨酶明显异常，于 1981 年 10 月 27 日门诊以"慢性活动性肝炎"收入住院。作肝郁气滞兼湿热内蕴论治，予疏肝行气兼清湿热之剂，症情加重，黄疸加深，舌脉同前。10 月 31 日复查结果：转氨酶大于 200 单位（赖氏法），黄疸指数 105 单位，总胆红质 10.2mg，麝浊 30 单位，锌浊 20 单位，HBsAg 阳性。西医诊断为"慢性重症肝炎"，中医诊断为瘟黄。拟甘露消毒丹加减：

藿香 10g　　石菖蒲 10g　　茵陈 30g　　滑石 15g

木通 10g　　土茯苓 20g　　半枝莲 15g　　白豆蔻 5g

栀子 10g　　田基黄 15g　　板蓝根 15g　　甘草 5g

上方连进十剂，病情日见好转，精神纳食渐佳，黄疸减退。11 月 9 日复查，转氨酶 43 单位，黄疸指数 55 单位，总胆红质 6mg，麝浊 20 单位，锌浊 17 单位。前方获效，守方再进二十剂，至 11 月 30 日化验，除麝浊 17 单位外，余皆正常。精神纳食均可，每餐进食 2～3 两，唯尚有轻微胁痛，腹胀，大便稀，日行 1～2 次。舌质淡红，边有齿痕，脉细微。热毒已清，肝郁脾虚之候未除，改拟疏肝行气健脾利湿之法，用柴芍六君子汤加味，进服十余剂后，症状消失，精神纳食恢复正常。复查肝功能正常。12 月 21 日痊愈出院，住院 55 天。

按：中医无"重症肝炎"病名，但类似本病的记载，却屡见不鲜。如巢氏《诸病源候论》："脾胃有热，谷气郁蒸，因为热毒所加，故卒然发黄，心满气喘，命在顷刻，故为急黄也"。又《医宗金鉴》："天行疫疠发黄，名曰瘟黄，死人最暴也，盖是急黄耳。"由此可知重症肝炎属中医"急黄""瘟黄"范畴。乃湿热毒盛，弥漫三焦，侵犯脾胃，损伤肝胆，致胆汁排泄不循常道，浸渍于全身肌肤。因本症起病急骤，病情险恶，变化极快，属黄疸中之重症，与一般黄疸不同，应按温病辨证施治。甘露消毒饮乃是叶天士之方，王孟英推崇为"此治湿温时疫之主方"。本方具有清热解毒，化浊利湿之功。治疗本证，常去射干、贝母、薄荷等清咽化痰之品，加板蓝根、白花蛇舌草、半枝莲、生大黄、枳壳等药，加强清热解毒作用，以达邪去正安之目的。

发表于《三湘医粹·医案》湖南省中医药研究所主编 1983 年 11 月 P208～210。

第三节　瘟黄血证治验

谌宁生

张某，男，41 岁，住院号 20727。

1979 年 5 月 3 日入院。患者神疲头昏，食欲不振，恶心厌油，大便溏泄，小溲黄赤，身目色黄如金，胸腹现出血斑块，腹部膨胀，腹围 90 公分，有移动性浊音，舌质红，苔黄腻，脉弦滑。化验：GPT678u（金氏法），Ⅱ145u，TTT18u，ZnTT20u。西医诊断：重症肝炎。中医诊断：瘟黄。以清热解毒利湿退黄之甘露消毒丹加减治疗 20 余日未效。5 月 26 日化验结果Ⅱ（黄疸指数）195u，BI（血清胆红素）23.1mg，提示肝细胞严重损害坏死，病情有发展。症见黄疸继续加深，腹胀难忍，腹水增加，腹围 96 厘米，神疲烦躁，口干鼻衄，舌质红绛无苔，脉弦细数。此为热邪侵入营血之候，治宜清营凉血，泻火逐水，改用犀角地黄汤加味：犀角5g$^{(先煎)}$、生地15g，赤芍10g，牡丹皮10g，茵陈30g，黄柏10g，生大黄10g$^{(后下)}$，甘遂3g$^{(研冲)}$，牛黄1g$^{(研冲)}$。四剂后，病情稍稳定。小便量稍多，排尿时较前畅快，唯仍腹胀难忍，大便不爽，极度疲乏，少气懒言，舌质红绛有裂纹，余症脉同前。辨为正虚邪实，虚实夹杂之证，改拟急下存阴，攻补兼施之法，用大承气汤合参麦散加减：生大黄15g$^{(后下)}$，玄明粉12g$^{(分冲)}$，枳实10g，川朴10g，红参10g$^{(另蒸)}$，麦冬15g，生地30g，防己30g，大腹皮30g，淮牛膝30g，茵陈30g，栀子10g。四剂后，病情续有好转，饮食渐进，唯仍疲乏，烦躁口干，腹胀尿少，舌质红绛，脉细弦。辨为肝肾阴虚，水湿内停。拟滋阴利水法，用知柏地黄汤加枸杞、牛膝、车前子、大腹皮、汉防己。进服20余剂，病情明显好转，至6月21日复查：Ⅱ55u，BI5.4mg，GPT175u，TTT20u，ZnTT36u。但至7月3日由于饮食不慎，午后三时，突然胃脘胀痛而大量吐血，先后二次共计约1700毫升，患者面色苍白，血压下降，口鼻灼热，烦躁发热（体温38.5°C）并有呕血、便血，为热入营血，迫血妄行之候，急予犀角地黄汤合黄连解毒汤：犀角5g$^{(先煎)}$，生地20g，赤芍15g，牡丹皮10g，黄连5g，黄芩10g，黄柏10g，栀子10g。数剂后血止，病情好转，黄疸渐退。7月9日化验：Ⅱ26u，GPT100u，TTT14u，ZnTT16u。以后多从滋补肝肾，益气健脾或调理肝脾，治疗数月，病情未有反复，日趋好转，精神纳食如常。化验Ⅱ，GPT均正常，TTT9u，ZnTT16u，以临床显效而出院。

　　按：重症肝炎属中医之瘟黄，其特点是：起病较急，传变迅速，变化多端，证候凶险。故病变初起，用一般清利湿热之甘露消毒丹加减无效，盖因热毒亢盛，药力不够，无法控制病势发展。热毒进而侵入营血，邪气嚣张，阴津被耗，正气已伤，为正虚邪盛之候，如治之不当，则邪陷心包，必难挽救。故当机立断，改拟泻火逐水，急下存阴之法，以攻其实，用参麦地黄益气生津，而救其虚，标本兼顾以使病势顿挫，有所好转。病程中期，因饮食伤胃而大量呕血便血，为血热妄行之候，急用犀角地黄汤合黄连解毒汤治之，果效，使病情由危转安。更因本病热邪最易耗灼肝肾之阴而湿毒又常损伤人体脾胃之阳，故病势缓解，宜滋补肝肾，益气健脾，调理肝脾，扶正祛邪，以固其本，可竟全功。

发表于《北京中医学院学报》1987，10（4）：30。

第四节　急黄转阴黄治验

谌宁生

　　王××，男，60岁。1986年7月22日入院，住院号43400。患者素有肝炎病史，半月前复发，入院诊断慢性活动性肝炎，先拟清热解毒利湿治疗未效，病情于旬日内加重，精神不振，胸闷腹胀，纳差乏味，恶心厌油，烦躁不安，身目发黄迅速加深，大便干燥，小便黄赤，舌质绛红，苔黑燥略黑，脉弦滑数。8月2日化验：Ⅱ110u，TTT30u，ZnTT20u，GPT138u（赖氏法）A/G0.91/1。西医更正诊断为慢性重症肝炎，中医诊断为急黄。治则清热解毒，利湿退黄，佐以凉血活血。用甘露消毒饮加减：蔻仁、木通、石菖蒲、连翘、栀子各10g，茵陈、白花蛇舌草各30g，滑石、生大黄各15g，半枝莲、赤芍各20g，枳壳6g，甘草5g。服药一周后，精神较安静，黄疸减退，化验：Ⅱ80u，TTT16u，ZnTT16u，GPT65u，A/G1.07/1。因患者躯干部出现散在性出血点，小便黄，大便日行3~4次，先硬后稀，色略显棕黑，口苦唇焦，嗳气较频，舌质红，胎薄黄，脉弦数。辨证为热毒侵入营血，改用犀角地黄汤合黄连解毒汤加减：水牛角50g（先煎）、生赭石（布包先煎）、赤芍、茵陈各30g，生地、黄柏、栀子各15g，白花蛇舌草20g，牡丹皮10g，黄连6g，甘草5g。此方连服20余剂，皮下出血，便黑，口苦唇焦等血热诸症消失，黄疸减退，余症有好转，9月3日化验：Ⅱ30u，GPT43u，麝浊及锌浊正常。患者面目色黄晦暗，精神萎靡，便溏气短，恶风怕冷，苔薄润，脉弦缓。证因过用苦寒，脾胃受损，转为阴黄，拟温阳化湿、活血化瘀之法，拟茵陈术附汤加减：茵陈、赤芍各30g，白花蛇舌草、半枝莲各20g，泽兰、丹参、茯苓各15g，附片、木通、黄柏各10g，白术12g，甘草5g。连服30余剂，病情日渐好转，阴黄等诸证消失，10月6日化验：除Ⅱ10u外，余均正常。患者精神饮食均可，唯胁肋隐痛，胃脘不适，大便稀溏，日行2~3次，小便微黄，舌质淡红苔薄白，脉弦。改拟疏肝健脾，兼清湿热法。处方：柴胡、赤芍、白芍、苍术、黄柏各10g，党参、丹参、茵陈各15g，白花蛇舌草、半枝莲各20g，薏苡仁30g，茯苓12g。又守方连服30余剂，至11月10日化验肝功能诸项全部正常，诸证消失，病趋痊愈，与1986年11月12日出院，住院114天。

【按】重症肝炎因病情凶险，变化极快，其病因为湿热毒盛，侵犯脾胃，损及肝胆，弥漫三焦，属温病范畴，可按卫气营血辨证。故本病初起卫气，用甘露消毒饮加入大量清热解毒之剂，以打击热毒亢盛嚣张之邪而控制病势发展。病变中期侵入营血，用犀角地黄汤和黄连解毒汤，清营解毒，凉血止血。但因患者年逾花甲，且素患肝病，脾胃虚弱，用苦寒之药过度，致伤脾胃，使中气受损，使中气受损，湿从寒化，因而转为"阴黄"，则亦应当按照阴黄论治，予以茵陈术附汤温阳化湿，切不可认为本病因热毒所致，而惧用温化之药，但应佐以清热解毒活血化瘀之品，以防温化过甚。本病恢复期，虽宜调理肝脾，用柴芍六君汤加减，但仍需佐以清热解毒活血化瘀之药，力求驱邪务尽，以免死灰复燃之虞。

发表于《四川中医》1989年第6期P36。

第五节　解毒化瘀汤治疗重症肝炎 38 例

谌宁生

我院传染科自 1985 年元月至 1989 年元月，应用解毒化瘀汤治疗重症肝炎 38 例，取得较好疗效，现报告如下：

一、临床资料

（一）一般资料：性别与年龄：38 例重肝中，男 32 例，女 6 例。年龄 14～64 岁，平均 38.4 岁。

（二）实验室检查：黄疸指数 100u～200u 33 例。大于 200u5 例，平均 135u。SGPT 及肝功能所有病人均有明显的变化。HBsAg 阳性 30 例，HBsAg 阴性 8 例（其中 2 例抗 – HBc 阳性）。

（三）临床分型：急重肝 8 例，亚重肝 14 例，慢重肝 16 例。38 例中出现腹水 16 例，其中急重肝 4 例，亚重肝 5 例，慢重肝 7 例；出血 9 例，急重肝 1 例，亚重肝 3 例，慢重肝 5 例；肝昏迷 11 例，急重肝 3 例，亚重肝 2 例，慢重肝 6 例。

二、治疗方法

（一）病例选择：按 1978 年杭州会议关于重症肝炎的诊断标准：1. 起病急，黄疸出现迅速加深，黄疸指数大于 100u 或血清胆红素高于 10 毫克，并伴有明显 SGPT 升高、肝功能损害。2. 消化道症状严重，有明显食饮减退，恶心呕吐，或呕逆频作。3. 精神、神经症状明显，有高度乏力，烦燥不宁，甚则嗜睡，神志不清，昏迷不醒等证候。4. 重度腹胀或腹水，或有明显出血表现（对腹水及出血倾向不明显者，可能为本病的早期，但必须具有上述 1、2、3 条）。

（二）治疗方法：以自拟解毒化瘀汤为主，随证加减治疗。

1. 方药组成　茵陈 30g，栀子 10g，白花蛇舌草 15g，田基黄 15g，大黄 10g，丹参 15g，木通 10g，石菖蒲 10g，郁金 10g，赤芍 30g，甘草 5g，水煎法，每日一剂，分两次服。

2. 加减　黄疸严重者，可重用茵陈、赤芍至 60g；湿重加白豆蔻、藿香；热重加板蓝根、半枝莲；出血加水牛角、生地、牡丹皮；如神昏谵语加安宫牛黄丸。

3. 配合西药常规护肝输液治疗，部分病人加用人体白蛋白、冻干血浆或输入少量新鲜血。但未用聚肌胞（PolyI：C）、干扰素、肝素、654～2 等免疫调节药、抗病毒及活跃微循环等特殊治疗。

4. 疗程中每周测检肝功能、SGPT、HBsAg1 次，随着病情好转，改每 10 天或 15 天测检 1 次。

三、疗效分析

（一）疗效标准：显效：主要症状消失，肝脾恢复正常，无压痛及叩击痛，黄疸指数、SGPT 肝功能恢复正常；有效：主要症状明显好转，黄疸指数及肝功能基本恢复正常；无效：症状及实验室检查无明显改善，或恶化及死亡。

（二）治疗结果：

1. 总疗效情况见表 1：

表 1　三型疗效比较

	显效例数%	有效例数%	无效例数%	死亡例数%	合计
急重肝	3（37.5）	0（0）	1（12.5）	4（50.0）	8
亚重肝	5（35.7）	4（28.6）	2（14.3）	3（26.4）	14
慢重肝	7（43.8）	1（6.2）	3（18.8）	5（31.2）	16
合计	15（39.5）	5（13.2）	6（15.8）	12（31.5）	38

从表 1 可看出，三型总有效率达 52.7%。其中亚重肝有效率最高为 64.3%，其次慢重肝为 50%，最低急重肝为 37.5%。

2. 与 HBsAg 阳性关系：38 例中 HBsAg 阳性 30 例，有效 14 例占 46.6%，（治后 2 例阴转），无效 16 例占 53.3%；HBsAg 阴性 8 例，有效 5 例占 62.5%，无效 3 例占 37.5%。

3. 与黄疸指数的关系：黄疸指数 100u 至 200u33 例，有效 19 例占 57.5%，无效 6 例占 18.1%，死亡 8 例占 24.2%；大于 200u5 例，有效 1 例占 20%，死亡 4 例占 80%。从疗效百分率看，黄疸指数大于 200u 时，病死率可高达 80%。

38 例重肝中，40 岁以下 20 例，有效 12 例占 60%；40 岁以上 18 例，有效 8 例占 44.4%，说明 40 岁以下的青壮年有效率高于中老年。住院时问最长 120 天，最短 2 天，其中有效 20 例，住院时间最短 53 天，最长 120 天，平均 81.9 天。

四、讨论与体会

（一）由于目前治疗重症肝炎尚无特效药物，除一般护肝支持疗法外，虽有抗病毒、活跃微循环及调节免疫功能等多种方法，但疗效均不够理想，病死率仍较高。据国内外一般报导，病死率常高达 70~90%。本文采用中医解毒化瘀汤加减为主，配合西药护肝支持疗法，治疗 38 例，有效 20 例占 52.7%，其病死率低于一般报道，说明解毒化瘀汤治疗本病具有一定的效果。

（二）解毒化瘀汤是我院传染科，在急肝方的基础上化裁而制定。近 5 年来，应用于临床，不仅具有显著的降黄效果。而且对改善症状、体征和恢复肝功能，降低转氨酶均有明显作用。由于本病为湿热疫毒侵犯脾胃，损伤肝胆或热毒炽盛，弥漫三焦，肝气郁结，脉络瘀阻，病情进展迅猛，湿热化火，入营动血。毒邪内陷危及心包为重症肝炎之成因。其病因病机主要是热毒炽盛，脉络瘀阻。故解毒化瘀及是解决本病的主要关键。解毒化瘀汤具有解毒化瘀的作用，热毒清、肝火宁、瘀血化，病自除。方中栀子、茵陈、大黄、白花蛇舌草、田基黄、解毒清热，除湿退黄，郁金疏肝解郁，赤芍、丹参化瘀凉血，使瘀血得散，气机得畅，则湿自化，还有木通、菖蒲利水化湿，开窍醒脑。甘草调和药性，诸药合用，功在解毒清热，化瘀利湿。现代医学研究证实，重症肝炎肝脏存在着微循环障碍，因此治疗时须着眼于解除微循环障碍。化瘀药有扩张肝脏血管，增强肝脏血液循环，增加肝血流量的作用，解毒药能提高机体抗感染能力，对重症肝炎并发感染起到防治作用。解毒和化瘀药合用可能达到调整免疫功能和改善肝脏血液循环的目的。再配合支持疗法，及时输入白蛋白、新鲜血或冻干血浆，可起到暂时保护作用，防止肝细胞坏死，有助于肝细胞的再生与修复。

（三）重症肝炎的主要病理改变是由于肝细胞大片坏死，使血中胆红素浓度迅速升高，出现高黄疸血症。因此血液中黄疸指数的水平是提示肝细胞坏死程度的重要标志。在治疗过程中，可作为判断疗效好坏的一项重要指标。另外腹水和出血、肝昏迷均为临床重要并发症。38 例中 16 例出现腹水，有效 5 例占 31.2%，11 例死亡占 68.7%；出血 9 例，有效 3 例占 33.3%，无效 2 例占 22.2%，死亡 4 例占 44.4%；肝昏迷 11 例，无效 2 例占 18.2%，死亡 9 例占 81.8%。同时出现腹水、出血、肝昏迷 2 例，均死亡占 100%。

重症肝炎由于病情凶险，黄疸深常并发腹水、肝昏迷、消化道出血均是致死的重要因素，也是治疗的难题，故在当前缺乏特效药物的情况下，采用中药为主，配合西药支持疗法显然是必要的。

发表于《华佗医药》（台湾高雄）1990 年 4 月特刊号 P46～50。

第六节　中西医结合治疗重症肝炎 33 例临床小结

谌宁生

我院传染科采用中西医结合方法治疗重症肝炎 33 例，取得较满意的效果。现小结报导如下。

一、临床资料

（一）性别与年龄：33 例中，男 27 例，女 6 例，男女之比为 4.5∶1，说明男性患者观显多于女性。年龄：最小 14 岁，最大 60 岁，平均 38.6 岁。其中 40 岁以下的青壮年 19 例，占 57.58，40 岁以上的中老年 14 例，占 42.42%，说明青壮年发病率略高于中老年。

（二）临床分型：急性重症 8 例，亚急佳重症及慢性重症各 15 例，共 33 例，其中 HBsAg 阳性 27 例，HBsAg 阴性 6 例，两者之比为 4.5∶1，说明 HBsAg 阳性患者明显高于 HBsAg 阴性。

二、治疗方法

（一）西药治疗：一般采用护肝与支持疗法，部分病人加用人体白蛋白、冻干血浆或输入小量鲜血。但未用干扰素、聚肌胞、654～2、肝素等抗病毒，调节免疫功能及活跃微循环等特殊治疗。

（二）中医辨证：按温病卫气营血进行辨证论治。本病初起，症见黄疸迅速加深，全身皮肤巩膜深度黄染如金，小便短赤如浓茶，伴神倦乏力、胸闷不饥、少食腹胀、恶心厌油、肝区疼痛，甚则呃逆频作或现腹水，舌质红、苔黄腻，脉弦滑或弦数。若病症尚轻，为邪在卫分，治则清热解毒，利湿退黄，用甘露消毒饮加减：蔻仁 5g，藿香 10g，茵陈 30g，滑石 15g，木通、石菖蒲、连翘各 10g，白花蛇舌草 30g，半枝莲 20g，板蓝根、生大黄各 15g（后下），枳壳 6g，生甘草 5g。若病情较重，症见发热，口干渴饮，烦躁不宁，肝区疼痛，大便干结，为邪达气分，方用清瘟败毒饮加减：犀角 1.5g（因价昂或缺，可用水牛角30～50g 代），生石膏 30g，生地 15g，川黄连 5g，栀子、黄芩、知母各 10g，茵陈、赤芍各 30g，郁金 10g，板蓝根 15g，牡丹皮、竹叶各 10g，生甘草 5g。若邪入营血，病情加重，症见身热烦渴，或反不渴，烦躁不宁，齿鼻衄血，皮肤瘀斑显现，甚则呕吐鲜血或便血，舌质红绛、苔薄黄或干净无苔，脉弦细数，治宜清营解毒，凉血止血，方用清营汤加减：犀角 1g 或水牛角 30g（先煎），麦冬 15g，金银花 20g，生地 15g，赤芍 30g，牡丹皮、连翘各 10g，玄参 15g，黄连 5g，竹叶 10g，茵陈 30g，栀子、郁金各 10g，生大黄 15g（后下），甘草 5g。若邪毒内陷，蒙蔽心窍危及心包，证属危候，轻者烦躁不宁或神倦嗜睡，重者抽搐躁动，神志不清，昏迷不醒，治宜清心解毒，醒脑开窍，可用清营汤或清宫汤（玄参、莲子心、竹叶卷心、连翘、犀角、麦冬）加黄连、郁金、菖蒲、牛黄等清心开窍之品，或选加安宫牛黄丸、至宝丹、紫雪丹等。

　　重症肝炎如治疗及时得法，病情好转，纳食精神转佳，黄疸消退。进入恢复期，则可按脏腑辨证，多从滋养肝肾和调理脾胃着手，可选用一贯煎、左归丸、六味地黄丸、柴芍六君汤或参苓白术散等加减。

三、疗效分析

　　（一）病例选择：根据 1984 年南宁会议关于重症肝炎的诊断标准；1. 起病急，黄疸出现迅速加深，黄疸指数大于 100 单位或血清胆红素高于 10 毫克，并伴有观显 GPT 升高和肝功能损害。2. 消化道症状严重，有明显食欲减退，恶心呕吐，或呃逆。3. 精神神经症状明显，有高度乏力，烦躁不宁，甚则嗜睡，神志不清，昏迷不醒等症侯。4. 重度腹胀或腹水，或有明显出血表现（对腹水及出血倾向不明显者，可能为本病的早期，但必须具有上述 1、2、3 条）。

　　（二）疗效标准：1. 显效：黄疸指数、转氧酶、肝功能恢复正常，主要症状消失，肝脾恢复正常无压痛及叩击痛。2. 有效：黄疸指数及肝功能基本恢复正常，主要症状基本消失，肝脾无明显压痛及叩击痛。3. 无效：症状、体征及实验室检查无明显好转，或恶化及死亡。

　　（三）治疗结果：按上述疗效标准分析如下：

　　1. 总疗效　33 例患者，治疗后显效 11 例占 33.33%，有效 5 例占 15.15%，总有效率 48.48%，无效 5 例占 15.15%，死亡 12

例占 36.36%。

2. 各型疗效　33 例中，急重肝 8 例，有效 2 例占 66.7% 无效 1 例占 33.3%；亚重肝 15 例，有效 8 例占 53.33%，无效 7 例占 46.67%；慢重肝 15 例，有效 6 例占 40%，无效 9 例，占 60%，从疗效的百分率看，急重肝高于亚重肝，亚重肝高于慢重肝，但经统计学处理，三者无显著性差异。

3. 疗效与年龄　33 例中，14～30 岁 9 例，有效 6 例占 86.7，无效 3 例占 33.3%，31～40 岁 10 例，有效 4 例占 40%，无效 6 例占 60%，41～50 岁 6 例，有效 2 例占 33.3%，无效 4 例占 66.7%，50 岁以上 8 例，有效 4 例占 50%，无效 4 例占 50%。从疗效的有效率来看，14～30 岁最高达 66.7%，而 41～50 岁组最低为 33.3%，但经统计学检验，各年龄组之间并无显著性差异（P > 0.05)。

4. 住院时间与疗效　33 例中，住院时间最短 2 天，最长 171 天，平均 50.88 天。其中有效 16 例，住院最短 28 天，最长 171 天，平均 79.56 天，无效 17 例，住院最短 2 天，最长 75 天，平均 23.88 天。有效患者住院时间为无效的 3.3 倍。

5. 疗效与 HBsAg 关系　33 例中 HBsAg 阳性 27 例，有效 12 例占 44.49%（其中 HBsAg 阴转），无效 15 例占 55.6%，HBsAg 阴性 6 例，有效 4 例占 66.7%，无效 2 例占 33.3%。从有效百分率来看，HBsAg 阴性高于阳性患者，但经统计学检验，二者无显著性差异（P > 0.05)。

四、讨论与体会

（一）由于目前治疗重症病毒性肝炎尚无特效药物，除一般护肝支持疗法外，虽有抗病毒、活跃微循环及调节免疫功能等多种方法，但疗效均不够理想，病死率仍较高，据国内外一般报导，病死率常高达 70%～90%。本文采用中西医结合治疗 33 例，存活 16 例占 48.48%，无效及死亡 17 例占 51.52%，病死率低于一般报导，说明中西医结合治疗本病具有一定的优越性。

（二）重症肝炎属于祖国医学的急黄、瘟黄范畴，因其起病急骤，病情凶险，变化极快，死亡率高，是黄疸之重症，故不宜按一般黄疸治之，而应按温病之卫气营血辨证论治。因其病因为湿热毒盛，弥漫三焦，侵犯脾胃，损伤肝胆所致，故清热解毒为治疗本病的基本大法。不仅病变轻在卫气，需要清热解毒，病重郄入营血，更要清营解毒，病危邪陷心包，亦要清心解毒。盖因湿热毒盛为致病之本，故急性期以清热解毒祛邪为主，并应力求祛邪务尽，以防死灰复燃和病情反复。

（三）由于本病之热邪最易耗损肝肾之阴，而湿郄又易损伤脾胃之阳。故病情好转，黄疸消退，湿热将尽，进入恢复期，患者常出现头晕目眩，疲乏无力，口干心烦，腰腿疼痛，夜眠不宁，舌质红、苔薄黄少津等肝肾阴虚或疲乏纳差，腹胀便溏，舌质淡、苔薄自或自润等脾胃虚弱证候，故治宜按脏腑辨证，拟予滋养肝肾或调理脾胃为法，以固其本，巩固疗效。

发表于《江苏中医》，1990 年第 5 期 P5～6。

第七节　解毒化瘀汤治疗高胆红素血症 40 例

谌宁生　胡金满

解毒化瘀汤是我院传染科多主来治疗病毒性肝炎高黄疸病人的有效经验方，现将本科 1991 年 1 月至 1993 年 6 月住院病人 40 例，总结并分析如下：

一、临床资料

1. 一般资料

（1）性别：40 例中，男 31 例，女 9 例，男女之比 3.4：1。

（2）年龄：最小 14 岁，最大 60 岁，平均 29.8 岁，其中 14～30 岁 26 例，占 65%；31～45 岁 10 例，占 25%；46～60 岁 4 例，

占 10%。

2. 实验室检查：40 例患者，肝功能均有明显异常。其中：

（1）ALT > 200u 23 例，占 57.5%；ALT 101 ~ 200u 9 例，占 22.5%；ALT≤100u 8 例，占 20%。

（2）TBIL 123.4 ~ 419.3 μmol/L，平均 179.7 μmol/L。

（3）DBIL 80 ~ 250 μmol/L，平均为 116.6 μmol/L。

3. 临床分型：40 例中，急性黄疸型肝炎 20 例，亚急性重型肝炎 11 例，慢性重型肝炎 6 例，淤胆型肝炎 3 例。

二、治疗方法

1. 病例选择　除按 1990 年 5 月上海第六次全国病毒性肝炎会议修订的《病毒性肝炎防治方案》中临床各型的诊断依据外，并伴有谷丙转氨酶（ALT）升高及血清总胆红素（TBIL） > 120 μmol/L，血清直接胆红素（DBIL） > 80 μmol/L 者，作为本方治疗观察对象。

2. 治疗方法以解毒化瘀汤为主，随证加减。

方药组成：白花蛇舌草 30g，田基黄 15g，绵茵陈 30g，栀子 10g，赤芍 30g，丹参 30g，郁金 10g，石菖蒲 10g，木通 10g，枳壳 6g，生甘草 5g，生大黄 10 ~ 15g（后下）。如：黄疸严重者，可重用茵陈、赤芍至 60g，舌苔白腻偏于湿重者，加蔻仁、藿香等以芳香化湿；苔黄脉数、发热，偏于热盛者，加板蓝根、半枝莲等，以清热解毒；齿龈、鼻衄、皮下瘀斑，出血倾向明显者，加生地、牡丹皮、犀角或水牛角等以凉血止血；心烦、神志异常、有肝昏迷先兆者，加服安宫牛黄丸以醒脑开窍。此外，配合西药一般用葡萄糖、维生素等常规输液护肝治疗，对部份重症肝炎患者，加用人体白蛋白，冻干血浆或输人少量新鲜血。但未用干扰素、聚肌胞，转移因子，免疫核糖核酸、肝素，654 ~ 2 等抗病毒、免疫调节及活跃微循环等待殊药物。

三、疗效分析

1. 疗效标准

（1）临床治愈：主要症状消失，肝脾恢复正常，无压痛和叩击痛，肝功能结果恢复正常，HBsAg 阳性者，不要求阴转。

（2）显效：主要症状基本消失，肝脾基本恢复正常，肝功能 A/G，ALT，TBIL，DBIL 四项中，有三项恢复正常。

（3）有效：症状明显好转，肝功能的 A/G，ALT，TBIL，DBIL 四项中，有二项恢复正常。

（4）无效：包括死亡及未达到上述有效标准者。

1. 治疗结果

（1）总疗效：根据上述疗效标准，将临床各型肝炎治疗结果，综合列表并分析如下：见表 1。

表 1　各型肝炎总疗效

型别	例数	治愈（%）	显效（%）	有效（%）	无效（%）	平均住院天数
急性	20	18（90.00）	2（10.00）	0	0	38.1
亚重型	11	4（36.36）	4（36.36）	1（9.09）	2（18.18）	48.8
慢重型	6	2（33.33）	1（16.67）	1（16.67）	2（33.33）	103.8
淤胆肝	3	1（33.33）	0	2（66.67）	0	61.3
合计	40	25（62.50）	7（17.50）	4（10.00）	4（10.10）	52.6

从表 1 可看出：解毒化瘀汤对急性肝炎和淤胆型肝炎疗效较好，有效率达 100%，住院时间较短，分别为 38.1 天和 61.3 天。对亚急性重症肝炎疗效有效率达 80% 以上，对慢性重症肝炎疗效较差，有效率为 66% 住院时问较长，平均为 103.8 天。

（2）各型肝炎治疗后的肝功恢复正常情况，见表 2。

表2　治后肝功能复常变化

型别	例数	ALT（%）	TBIL（%）	DBIL（%）
急性	20	19（95.00）	18（90.00）	18（90.00）
亚重型	11	6（45.45）	6（54.55）	6（54.55）
慢重型	6	4（66.67）	3（50.00）	3（50.00）
淤胆肝	3	3（100.00）	1（33.33）	1（33.33）
合计	40	31（77.50）	28（70.00）	28（70.00）

从表2可以看出：解毒化瘀汤对降ALT及TBIL，DBIL均有较好的疗效，复常率均达70%以上，其中以急性黄疸型肝炎疗效最佳，复常率达90%以上，重症肝炎复常率亦为50%以上；淤胆型肝炎ALT复常率达100%；TBIL复常率较差，为33.33%。

四、小结与讨论

1. 本文小结了运用解毒化瘀汤治疗高胆红素血症40例，其中急性黄疸型肝炎20例，亚急性重型11例，慢性重型6例，淤胆型肝炎3例，均获得较好疗效，临床治愈率分别为90%、36.36%、33.33%和33.33%；其有效率分别为100%、81.82%、66.67%和100%。

2. 高胆红素血症，为现代医学症名，属中医阳黄、急黄范畴，病因多为湿热瘀毒，侵犯脾胃，蕴结肝胆，或因热毒炽盛，弥漫三焦，损伤肝胆，致胆汁排泄，不循常道，外溢肌肤，而致身目发黄，全身困倦，纳差腹胀、胸院痞闷、尿黄便秘或溏而不畅，舌苔黄腻，脉弦滑等湿热并重或瘀热发黄之证，故治宜清热解毒，行气利湿，化瘀退黄，拟解毒化瘀扬。此方以茵陈、栀子、白花蛇舌草、田基黄等清热解毒之品为君，重在解毒祛邪；用赤芍、丹参、郁金、大黄等活血化瘀之药为臣，用以化瘀退黄；木通、菖蒲、枳壳行气利湿为佐，加强利湿退黄作用；甘草调和诸药为使增强解毒功效．其中大黄为常用之要药，因大黄味苦性大寒，入肝、脾、胃、大肠诸经，不仅有荡涤肠胃、泻血分实热，除下焦湿热、下有形积滞之功，而且能利肝胆湿热，清热退黄，止血热之吐衄，化无形痞满之效。并可有急下存阴、推陈出新、釜底抽薪、突出泻热的作用，故用于高黄疸血症可获显效。

发表于《全国中医肝病第六届学术会议论文汇编》1994年6月，P242~244。

以"中西医并陈治疗高胆红素血症——40例临床分析"一文刊载《天真杂志》（台湾台中）1994年5月出版，总78期P96~98。

第八节　中医药治疗重型肝炎3法比较

谌宁生　李晓良　孙克伟

摘要　为探讨和总结中医药治疗重型肝炎的方法和经验，按温病卫气营血辨证、解毒化瘀、凉血化瘀3法治疗亚急性和慢性重型肝炎104例，三组总有效率分别为47.1%、76.5%、72.2%，解毒组与凉血组疗效差异无显著性（$P > 0.05$），但与辨证组比较，两组差异均有显著性（$P < 0.05$），疗效优于辨证组。本病病机关键在"毒、瘀"二字。毒为致病之因。瘀为病变之本，故治疗关键应重在解毒，贵在化瘀。

主题词　肝炎，病毒性，中医药疗法

重型肝炎是病毒性肝炎中最严重的一种类型，其病因是病毒性肝炎病毒致使肝细胞发生急性或亚急性大量坏死性病变。临床以急剧发病、出现黄疸并迅速加深、内毒素血症、不同程度的精神和神经症状（包括意识障碍）、凝血酶原时间明显延长、凝血酶原活动度低40%、病情进展快、短期内可出现肝肾功能衰竭、病死率高为特点，故为临床医生所重视。现将近十多年来按温病卫气营血辨证、采用解毒化瘀、凉血化瘀等3种治法治疗情况相比较报道如下。

一、临床资料

1. 病例选择标准　　符合 1995 年 5 月北京第五次全国传染病寄生虫病学术会议修订的《病毒性肝炎防治方案（试行）》中关于重型肝炎的诊断标准。

2. 病例资料来源　　观察病例均为我院传染科住院病人，共计 104 例，其中男 81 例，女 23 例。年龄 14～61 岁，平均 35.8 岁。病型：亚急性重型肝炎 56 例，慢性重型肝炎 48 例，其中慢性重型肝炎早期 17 例，中期 17 例，晚期 14 例。三组病例在性别、年龄、病情分型、分期等方面差异均无显著性（P > 0.05），具有可比性，见表 1。

表 1　　三组一般临床资料比较

分组	例数	男	女	年龄（岁）	亚急性重症肝炎	慢性重症肝炎		
						早期	中期	晚期
辨证组	34	25	6	33.6 ± 14.2	16	6	7	5
解毒组	34	26	8	36.5 ± 13.8	32	4	5	3
凉血组	36	27	9	35.9 ± 13.9	18	7	5	6

二、治疗方法

1. 辨证组　　按温病卫气营血辨证施治。病症初起，邪在卫分或气分，病情尚轻，用甘露消毒丹加减，清热解毒利湿退黄。基本方为白豆蔻、藿香、滑石、木通、菖蒲、大黄、枳壳各 10g，茵陈 15g，黄芩、连翘、板蓝根、虎杖各 12g。若病情发展出现气血两燔较重之候，用清瘟败毒饮加减，清气中之热而解血中之毒。基本方为生石膏、茵陈各 30g，生地、水牛角、牡丹皮各 15g，黄芩、栀子、知母、赤芍、玄参、连翘、大黄、板蓝根各 10g，黄连、竹叶、甘草各 8g。若邪毒侵入营血，宜清营解毒、凉血止血，用清营汤或犀角地黄汤加减。基本方为水牛角 30g，生地、牡丹皮、银花各 15g。玄参、麦冬、连翘、黄芩、黄柏、栀子各 10g，竹叶、黄连各 8g。若瘟邪内陷，蒙蔽心窍，则清心解毒，醒脑开窍，用上方加郁金、菖蒲、西牛黄等清心解毒开窍之品，或加服安宫牛黄丸、至宝丹、紫雪丹等。

2. 解毒组 以解毒化瘀汤为主，随症加减。方药组成：白花蛇舌草、茵陈、赤芍、丹参各 30g，田基黄 15g，栀子、郁金、石菖蒲、木通各 10g，枳壳 6g，甘草 5g，生大黄 10～15g（后下）。黄疸严重者，茵陈、赤芍可重用至 60g；舌苔白腻，偏湿重者加蔻仁、藿香等芳香化湿；苔黄、脉数、发热，偏热重者，加板蓝根、半枝莲、虎杖，清热解毒；齿鼻衄血，皮下瘀斑，出血倾向明显者，加生地、牡丹皮、水牛角，凉血止血；心烦，神志异常，有肝昏迷先兆者，加用安宫牛黄丸或清开灵、醒脑静。

3. 凉血组 以凉血化瘀为主，重用赤芍，随症加减。方药组成：赤芍 60～80g（另煎兑服），丹参、葛根、白茅根、茵陈各 30g，生地、牡丹皮、半枝莲各 20g，白花蛇舌草、虎杖各 15g。胃脘胀满，加枳壳、大腹皮；便秘，加大黄、芒硝；恶心呕吐，加陈皮、法半夏；有肝昏迷先兆，用药同解毒组。

三组病例除分别按上方每日 1 剂煎服外，均配合西医支持疗法与对症治疗，如输液护肝治疗、予能量合剂、抗感染、抗出血、抗肝昏迷等综合疗法，但未用干扰素、阿昔洛韦（Aciclovir）、转移因子、聚肌胞等抗病毒、免疫调节等西药。

三、治疗结果

1. 疗效标准 临床治愈：主要症状、体征消失，肝功能完全恢复正常；显效：主要症状、体征明显好转，肝功能基本恢复正常；无效：症状、体征、肝功能均无明显好转，或恶化和死亡。

2. 三组总疗效比较 表 2 提示，三组基本治愈率统计学处理差异无显著性（$P > 0.05$），解毒组与凉血组总有效率比较差异无显著性（$P > 0.05$），而两组与辨证组比较，差异有显著性（P <

0.05），说明解毒组与凉血组疗效优于辨证组。

表2　三组总疗效比较

分组	例数	基本治愈例（%）	显效例（%）	无效例（%）
辨证组	34	6（17.7）	10（29.4）	18（52.9）
解毒组	34	10（29.4）	16（47.1）	8（23.5）
凉血组	36	9（25.0）	17（47.2）	10（27.8）

表3　三组亚急性重型肝炎疗效比较

分组	例数	基本治愈例（%）	显效例（%）	无效例（%）
辨证组	16	3（16.8）	5（31.3）	8（50.0）
解毒组	22	7（31.8）	11（50.0）	4（18.2）
凉血组	18	6（33.3）	10（55.6）	2（11.1）

3. 三组亚急性重型肝炎疗效比较：表3提示，解毒组与凉血组亚急性重型肝炎疗效差异无显著性（P>0.05），但与辨证组比较，差异有显著性（P<0.05）。

4. 三组慢性重型肝炎疗效比较：表4提示，三组慢性重型肝炎早、中、晚三期病例，疗效经统计学处理，差异均无显著性（P均>0.05），可能与病例数较少有关。

表4　三组慢性重型肝炎疗效比较

分组	例数	基本治愈			显效			无效		
		早	中	晚	早	中	晚	早	中	晚
辨证组	18	2	0	0	3	3	0	1	4	5
解毒组	12	1	1	0	3	3	0	0	1	8
凉血组	18	2	1	0	4	3	0	1	1	6

5. 慢性重型肝炎早、中、晚三期疗效比较：表 5 提示，慢性重型肝炎早期总有效率虽均高于中期，但尚无显著性差异（P 均 > 0.05），可能与病例数较少有关。但早、中期与晚期比较，则差异均有非常显著性（P 均 < 0.01）。

表 5　慢性重型肝炎早中晚三期疗效比较

分组	例数	基本治愈例（%）	显效例（%）	无效例（%）
辨证组	17	5（29.4）	10（58.8）	2（11.8）
解毒组	17	2（11.8）	9（52.9）	6（35.2）
凉血组	14	0（0）	0（0）	14（100）

6. 亚急性重型肝炎与慢性重型肝炎疗效比较：表 6 提示，亚急性重型肝炎与慢性重型肝炎比较，疗效差异有显著性（P < 0.05），说明亚急性重型肝炎疗效优于慢性重型肝炎。

表 6　两种肝炎疗效比较

分组	例数	基本治愈例（%）	显效例（%）	无效例（%）
亚急性重型肝炎	56	16（28.6）	36（46.4）	14（25.0）
慢性重型肝炎	48	7（14.6）	19（39.8）	22（45.8）

四、讨论

重型肝炎的病情凶险而复杂，并发症多，病死率高，如顾长海报道西医一般合理的综合支持疗法，病死率均大于 80%[1]。全国重型肝炎攻关协作组对本病的治疗进行研究，采取抗病毒、免疫凋控、抗肝细胞坏死、抗肝昏迷、抗出血、抗感染等综合疗法，取得了较好疗效。病死率有明显下降，但仍达 54.54%[2]。而本文采用中医 3 法，配合西药支持与对症治疗 104 例，总有效率 65.4%，无效为 34.6%，说明中医配合西药综合治疗，可以提高疗效。

重型肝炎是黄疸之重症，属中医"急黄""瘟黄"范畴。勿庸置疑，按温病卫气营血辨证施治有效。但疗效为何反低于解毒组与凉血组，而解毒与凉血两组疗效无明显差异。我们认为，重症肝炎病因病机是湿热瘀毒，侵犯脾胃，蕴结肝胆，弥漫三焦，可按卫气营血传变，故卫气营血辨证施治有效。但其病因病理，不外"毒、瘀"二字，毒为致病之因，瘀为病变之本，故治疗关键应重在解毒，贵在化瘀。解毒化瘀汤方药组成，以清热解毒为主，佐以凉血活血化瘀，加强利湿退黄功效。而凉血化瘀汤，则以凉血活血化瘀为主，佐以清热解毒利湿退黄为辅，二方治则用药虽有侧重不同，但基本原则一致，均具有清热解毒、活血化瘀之功效，故能取得类似的效果。由于中医治病不仅重视辨证论治，更强调治病求本，《内经》早有"治病必求于本"之论，所谓本，即指疾病的病因病理，由于重型肝炎的病因为热毒炽盛，血热脉络瘀阻为其主要病理，清热解毒、化瘀退黄，为治病求本之法，故能取得较按卫气营血辨证施治更好的疗效，说明探求疾病的本质和治则规律，具有更高的临床实用价值。

笔者经多年临床实践，认为大黄、赤芍为治黄要药，因大黄性味苦寒，功能泻火解毒，内服不仅可泻血分之实热，下有形之积滞，且能利肝胆湿热，清热退黄，止血热之吐衄，化无形之痞满。特别在重型肝炎急性期用之，有釜底抽薪，急下存阴，推陈出新，突击泻热之功效。赤芍味苦性微寒，入肝经，可清热凉血，活血散瘀，改善微循环，长期临床运用验证，重用赤芍对退黄有显效。如汪承柏等[3]对赤芍进行了大量临床及动物实验研究，证实赤芍可抑制血栓素 B_2（TXB_2）的产生（TXB_2 是强烈的血管及胆管收缩剂），有改善血液粘滞度，减少红细胞聚集，增强肝脏血流量，保护肝细胞及调整血浆环化核苷酸等多种作用。故重用赤芍不仅能改善肝脏血循环，恢复肝功能，且有利胆作用，使黄疸迅速消退，病情好转。

参考文献

[1] 顾长海．重型病毒性肝炎 56 例疗效分析．中华传染病杂志，1998.6 （2）：85.
[2] 全国重症肝炎攻关协作组．重型病毒性肝炎治疗研究．中华传染病杂志，1988.6（2）：81.
[3] 汪承柏、贺江平．凉血活血中药对慢性肝炎伴胆汁郁积的病理修复作用——附 63 例报告．中华传染病杂志，1992.10（4）：231.

发表于《中医杂志》1998.39（3）：165～166。

本文 1999 年转载《美国综合医药杂志》第 6 期 P394～395。

在国际论文赛中被评为"国际金奖"。

第九节　解毒化瘀法治疗重症肝炎 1 例体会

谌宁生　孙克伟　毛德文

　　周××，男，40 岁，1998 年 1 月 5 日入院，住院号 99437。患者慢性肝炎反复发作二年半，于今年 1 月 1 日因受寒后，病情突然加重，出现神疲乏力、厌油、恶心呕吐、钠食大减，口干口苦，右胁隐痛，全身皮肤及巩膜发黄，小便深黄，舌稍红苔黄腻，脉濡。化验肝功：TBIL322.2μmol/L（以下省略 μmol/L），ALT153u/L，A/G42.8g/25.6g，乙肝三大阳（HBsAg，HBeAg 及抗－HBc 均为阳性），PCR－HBV－DNA 阳性，凝血酶原时间 18 秒，活动度32.6%。西医诊断：慢性重症肝炎。中医诊断：瘟黄。辨证为湿热并重，拟予清热利湿退黄之甘露消毒丹加减：茵陈 20g，滑石 10g，木通 10g，霍香 10g，白豆蔻 6g，黄芩 10g，连翘 10g，大黄 6g，金钱草 12g，赤芍 15g，甘草 3g，治疗 10 天，1 月 15 日查房，患者恶心呕吐虽有减轻，但余症同前，且身目尿黄加深。化验肝功：TBIL465，DBIL149.4，ALT575u/L，A/G33.6g/25.7g，舌质红边有瘀点，苔转薄黄、脉弦。辨证为热毒人营血，改拟清热解毒、化瘀退黄之解毒化瘀汤加减：茵陈30g，牡丹皮15g，赤芍40g，葛根20g，大黄10g，郁金10g，栀子10g，生地10g，丹参30g，白茅根20g。服药4剂后，病情有所好转，自觉神纳食转佳。1月26日复查肝功：TBIL287.8，DBIL112.2，ALT106u/L，因方药对症，病情日趋好转，守方继服至2月16日，化验肝功：TBIL120.4，DBIL151.9，ALT116u/L，A/G32.3g/30.4g，乙肝六项HBeAg阴转，说明肝脏损害减轻，病情进一步好转。仍守方再服至3月16日，复查肝功：TBIL34.7，DBIL16.6，ALT35u/L。患者食睡精神均佳，唯口稍干，皮肤巩膜轻度黄染，舌尖红苔薄黄、脉弦滑。病情趋愈，前方法去大黄加谷芽15g，茵陈、赤芍、丹参减量15～20g，再服20余剂至4月9日化验肝功：TBIL22.9，DBIL7.2，ALT30u/L，A/G35.6g/32g，患者食睡精神均佳、二便如常，病已近愈，于4月10日出院住院95天。

体会：中医虽无"重症肝炎"病名，但类似本病记载却屡见不鲜，如《诸病源候论》："脾胃有热、谷气郁蒸、因为热毒所加，故卒然发黄，心满气喘，命在顷刻，故云急黄也"，又《医宗金鉴》："天行疫疠发黄、名曰瘟黄，死人最暴也，盖是急黄耳"。由此可知重症肝炎属中医"急黄""瘟黄"范畴，乃因湿热毒盛、侵犯脾胃、损伤肝胆，致胆汁外溢，浸渍于全身肌肤。本证因起病急骤，病情险恶，病变极快，属黄疸中之重症，治疗与一般湿热黄疸不同。本案病例，先用清热解毒利湿退黄之甘露消毒丹加减无效，是因病重药轻，难以控制病情发展。而改用清热解毒化瘀退黄之解毒化瘀汤能见显效，盖重症肝炎之病因为湿热毒盛，最易入营伤血，形成血瘀毒证，故治疗关键重在解毒，贵在化瘀。方中不仅以葛根、茵陈、栀子、大黄清热解毒利湿退黄，而且重用赤芍、丹参以及丹皮、郁金、生地、白茅根等均为凉血解毒活血化瘀之品，药对病因病机，故能使血中之热毒解，瘀血除，则黄自退，而病自愈也。

发表于《亚洲医药·海峡医药文化学报》第一卷第4期1998年12月。

第十节　论治重症肝炎必须解毒化瘀

谌宁生　孙克伟

重症病毒性肝炎病情凶险而复杂，并发症多，治疗困难，目前西医尚无特效疗法，虽有促肝细胞生成素（PHGF）、前列腺素E1（PGE1）等多中西药及血浆交换，肝移植等疗法，但疗效并不理想。全国重症肝炎攻关协作组，对本病的治疗和机理进行了研究、制定了抗病毒、免疫调控、抗肝细胞坏死、抗肝昏迷、抗出血、抗感染等综合疗法，取得较好疗效，死亡率为54.54%（66/121）。此外，董祥家等报告收治207例重型肝炎，存活127例，死亡80例，死亡率为38.6%，说明本病的病死率仍然很高，值得临床医生高度重视。笔者认为，重症肝炎病变虽在中焦肝胆脾胃，但因热毒炽盛，弥漫三焦，上可逆传心包犯肺，下必侵及肾脏和膀胱，其病变实则累及五脏六腑，全身气血、脉络瘀阻，不仅可加重黄疸，更可导致"变证"百出，如昏迷、抽搐、血证、腹痛、膨胀、癃闭、厥逆等，即西医所谓的多系统器官衰竭综合征（MSOF）。由于证候上的变化多端，病机上的错综复杂，给临床辨证论之带来诸多困难，使学者亦难掌握，但笔者认为本病证候虽然千变万化，但其病因病理不外"毒""瘀"二字。毒为致病之因，瘀为病变之本，则毒与瘀又可互为因果。须知毒虽为致病之因，若毒盛则必导致瘀甚，而瘀盛则必定生毒，从而加重肝脏血瘀病变，形成恶性循环，导致瘀毒交结难解的局面。针对这一病机，认为重在解毒、贵在化瘀，为治疗重症肝炎的重要法则，故自拟解毒化瘀汤：白花蛇舌草、绵茵陈、赤芍药、丹参各30g，田基黄15g，生栀子、广郁金、石菖蒲、木通各10g，生枳壳6g，生甘草5g，生大黄10～15g（后下）。黄疸严重者，茵陈、赤芍可重用至60g。舌质淡苔白腻、偏湿重者加蔻仁、藿香等芳香化湿；舌红苔黄、脉数、发热、偏热重者，加板蓝根、半枝莲、虎杖等清热解毒；齿鼻衄血、皮下瘀斑、出血倾向明显者，加生地、牡丹皮、水牛角，凉血止血；心烦躁动，神志异常，有肝昏迷先兆者，加用安宫牛黄丸和清开灵，醒脑静（为安宫牛黄丸衍变而制成的新药，可从静脉滴入）。治疗重症肝炎 34 例，有效 26 例占 76.5%，无效 8 例占 23.6%，说明本方药对重症肝炎有显著疗效。

重症肝炎是黄疸之重症，属中医"急黄""瘟黄"范畴，可按温病卫气营血传变。温病治疗原则，重在解毒祛邪，阻止毒邪深入营血，预防出现"变证"危候，至关重要。以白花蛇舌草、田基黄、栀子、大黄清热解毒以驱邪；赤芍、丹参、郁金活血化瘀退黄，改善肝脏血瘀病变，并配用茵陈、菖蒲、木通利湿，以增强退黄功效；枳壳行气活血，可解毒瘀交结之病机，有利退黄；甘草调和诸药，不仅可缓和大黄之苦寒，并可增强解毒之功能。其中郁金、菖蒲不仅有活血利湿退黄之功效，阻止热毒深入营血，防止血瘀热毒证候加重，还可阻止热毒内陷心包，预防"变证"肝昏迷之发生。更因本病特点为热毒盛、血瘀重，清热解毒、活血化瘀当为治疗本病的重要法则，而方中大黄、赤芍二味均具有上述功效，均应视为退黄要药。大黄性寒味苦，功能泻火解毒，内服不仅可泻血分之实热，下有形之积滞，且能利肝胆湿热，清热退黄，止血热之吐衄，化无形之痞满。特别在重症肝炎急性期用之，有釜底抽薪，急下存阴，推陈出新，突击泻热之功效。赤芍味苦性微寒，入肝经，可清热凉血，活血散瘀，改善肝脏血循环，长期临床实践经验证明，重用赤芍对退黄有显效。大量临床及动物实验研究，证实赤芍可抑制血栓素 B_2（TXB_2）的产生（TXB_2 强烈的血管及胆管收缩剂），有改善血液粘滞度，减少红细胞聚集，增强肝脏血流量，保护肝细胞及调整血浆环化核苷酸等多种作用。故重用赤芍不仅能改善肝脏血循环，恢复肝功能，且有利胆作用，使黄疸迅速消退，病趋痊愈。

发表于《中国中医急症》1999 年第 8 卷 – 974～975。

第十一节　重症肝炎从快速截断论治

谌宁生　孙克伟

摘要：认为重症肝炎的病因病机关键在于"瘀毒"胶结，针对这一特点，治疗采用快速截断的法则，重用解毒化瘀方药，使病情迅速得到控制和好转，阻断瘟邪热毒侵入营血，扭转病机，不致内陷心包，变成危症。

关键词：肝炎；解毒；祛瘀；解毒祛瘀汤；急症

一、中医对重症肝炎的认识

重症肝炎因起病急骤，病情凶险，预后不良，病死率高，是临床医生高度重视的疾病之一。在我国古代文献中，虽无重症肝炎这一病名，但类似有关本病的记载不少，如《诸病源候论》曰："脾胃有热，谷气郁蒸，因为热毒所加，故卒然发黄，心满气喘，命在顷刻，故为急黄也。"孙思邈《千金翼方》谓："凡遇时行热病，多必内瘀发黄。"吴又可《瘟疫论》写道："疫邪传里，热移下焦，小便不利，其传为疸，身目如金。"《沈氏尊生书》指出："有天行疫疠以致发黄者，俗谓之瘟黄，杀人最急"。《医宗金鉴》更有"天行疫疠发黄，名曰瘟黄，死人最暴也，盖是急黄耳"的记载。这些论述颇似现代医学重症肝炎之描述，说明中医学早在一千多年前就对本病有所认识，不仅在临床表现和预后方面论述较详，同时对其病因病机和具有传染性这一点均有明确见解。由此可知，重症肝炎属中医急黄、瘟黄范畴，为黄疸中之重症。病因为湿热毒盛，弥漫三焦，侵犯脾胃，损伤肝胆，致胆汁排泄不循常道，浸渍于肌肤，而症见发热，身目俱黄，尿黄赤。因脾胃受损，运化失司，故神疲乏力，胸闷不饥，腹胀满，甚则水湿内停而现腹水。如邪热侵犯营血，迫血妄行，则兼见齿鼻衄血、便血，或皮肤出现赤疹瘀斑。若瘟毒内陷，侵犯心包，轻者烦躁不安或倦困嗜睡，甚则抽搐躁动、神志不清．昏迷不醒而死亡。

二、中医治疗重症肝炎的原则、方药和疗效

重症肝炎发病规律是按温病卫气营血传变，因此宜按卫气营血辨证论治。病变初起为邪在卫分或气分，治宜清热利湿退黄，可用甘露消毒丹加减，一般于方中去射干、薄荷、浙贝母，加板蓝根、半枝莲、白花蛇舌草、大黄、枳壳等清热解毒退黄之药。若瘟邪由气分侵入营血而现气血两燔之候，用清瘟败毒饮加减，常于方中去桔梗，加茵陈、大黄、板蓝根，清气中之热而解血中之毒。若邪毒侵入营血，宜清营解毒，凉血止血，用清营汤或犀角地黄汤合黄连解毒汤加茵陈、大黄。若瘟邪内陷，蒙蔽心窍，宜清心解毒，醒脑开窍，用清营汤或清宫汤加郁金、石菖蒲、牛黄等清心开窍之品，或选加安宫牛黄丸、至宝丹、紫雪丹等。曾治疗 21 例患者，治愈显效 8 例，有效率 38.1%，病死率为 61.9%（13/21），较国内外一般报道高达 70%～90% 者略低，说明按中医理论施治确有一定疗效[1]。但随着临床实践的深入发现，重症肝炎的病因病机关键在"瘀""毒"二字，毒为致病之因，瘀为病变之本，而毒与瘀又可互为因果。须知毒虽为致病之因，若毒盛则必导致瘀甚，而瘀甚则必定生毒，从而加重肝脏血瘀病变，形成恶性循环，导致毒瘀胶结难解的局面。针对这一病机，笔者[2]认为重在解毒，贵在化瘀，为治疗重症肝炎的重要法则。因此又自拟解毒化瘀汤（由白花蛇舌草、茵陈、赤芍、丹参各 30g，田基黄 15g，栀子、郁金、石菖蒲、木通各 10g，枳壳 6g，甘草 5g，生大黄（后下）10～15g 等组成）和凉血化瘀汤（由赤芍 60～80g，丹参、葛根、茵陈各 30g，牡丹皮、半枝莲各 20g，白花蛇舌草、虎杖各 15g 等组成），并随证加减。同时按上述卫气营血的温病原则辨证论治，进行对比观察治疗重症肝炎共 104 例，其中辨证组（按卫气营血辨证）34 例，治愈显效 16 例，占 47.1%，无效 18 例，占 52.9%；解毒组（解毒化瘀汤治疗）34 例，治愈显效 26

例，占76.5%，无效8例，占23.5%；凉血组（凉血化瘀汤治疗）36例，治愈显效26例，占72.2%，无效10例，占27.8%。经统计学处理，解毒组与凉血组比较，2组疗效差异无显著性意义（P>0.05），但2组与辨证组比较，差异均有显著性意义（P<0.05）。说明解毒化瘀与凉血化瘀治疗重症肝炎疗效优于按卫气营血辨证治疗[3]。如治某患者，患重症肝炎，中医诊断为瘟黄，先予清热利湿退黄的甘露消毒丹加减治疗无效，黄疸加深，血清总胆红素（TBIL）由322.2μmol/L上升到456μmol/L，改拟清热解毒凉血化瘀退黄的解毒化瘀汤加减。处方：茵陈、丹参各30g，牡丹皮15g，赤芍40g，大黄、郁金、栀子、生地黄各10g，葛根、白茅根各20g。服药4剂后病情有所好转，自觉精神食欲转佳，原方续服10剂，皮肤巩膜黄染和尿黄均减轻，病情明显好转，复查肝功能TBIL287.8μmol/L。守方加减继服50剂后，复查肝功能明显好转，TBIL22.9μmol/L，食、睡、精神及尿黄恢复正常，住院95天，痊愈出院[4]。本例患者先用甘露消毒丹加减治疗无效，是因病重药轻，难以控制病情发展，故后经改用清热解毒凉血化瘀退黄法而获效，说明此法具有阻断重症肝炎病情发展的作用。

三、重症肝炎法当快速截断治疗

重症肝炎由于病情凶险，传变极快，因此不必按照一般辨证论治的基本原则，也不可用叶天士治疗温病按卫气营血发展顺序的尾随治则，而应遵照张仲景"见肝之病，知肝传脾，当先实脾"，以及《内经》"治病必求于本"、"审证求因"和"审因施治"的根本原则。对重症肝炎必须采取快速截断治疗的果断措施，以阻断瘟邪热毒侵入营血，扭转病机，不致内陷心包。因瘟病初起邪在卫分或气分，病情尚轻，为重症肝炎早期，治愈较容易；若瘟毒侵入营血。则病情转重，为重症肝炎中期，治愈比较困难；若瘟毒热邪内陷，危及心包，是为危候，为重症肝炎晚期，则不可治，死亡率极高。多年的临床实践经验告诉我们，重症肝炎的治疗，关键在于早期诊断和早期治疗，预防和阻断其病变发展到中、晚期。笔者曾将重症肝炎 48 例，进行早、中、晚三期疗效比较，结果早期治愈有效率达 88.2%（15/17），中期为 64.7%（11/17），而晚期有效率为零（0/14），死亡率高达 100%。这也充分说明对重症肝炎应当采取果断措施和特效方法，迅速控制病情发展，其关键在于截断扭转瘟邪侵犯营血，预防变症和邪毒内陷心包的危症发生。自拟解毒化瘀汤以清热解毒为主，佐以凉血活血化瘀，加强利湿退黄功效；而凉血化瘀汤则以凉血活血化瘀为主，佐以清热解毒利湿退黄为辅。2 方治则用药虽侧重不同，但基本原则一致，均具有强大的清热解毒、活血化瘀退黄功效。针对重症肝炎"毒瘀"胶结的病因病机，截断和扭转重症肝炎按温病卫气营血病变发展顺序，使病情迅速得到控制和好转，因而获得较按卫气营血辨证论治更好的疗效，这亦充分证实重症肝炎从快速截断论治，是符合《内经》"治病求本"和仲景"见肝治脾"治疗疾病的根本原则。

参考文献

[1] 谌宁生. 中医治疗重症肝炎 21 例疗效小结 [J]. 新中医. 1983. 15（5）：30～32。

[2] 谌宁生，孙克伟. 论治重症肝炎必须解毒化瘀 [J]. 中国中医急症，1999, 8（增刊）：74。

[3] 谌宁生，李晓良，孙克伟. 中压药治疗重症肝炎 3 法比较 [J]. 中医杂志. 1998, 39（3）：165～167。

[4] 谌宁生，孙克伟. 解毒化瘀法治疗重症肝炎 1 例 [J]. 中国中西医结合急救杂志，1999, 6（7）：311。

发表于《新中医》2001 年 1 月第 33 卷第 1 期。

2001 年 6 月转载《中华医学优秀学术成果文选》：225～226

第十二节　试谈重型肝炎辨证论治之经验

谌宁生　孙克伟

重型肝炎是病毒性肝炎中最严重的一种类型，病因为各种肝炎病毒（甲、乙、丙、丁、戊、庚，其中以乙、丙、丁3型肝炎病毒发病较多）引起肝细胞大量坏死，导致肝功能衰竭。其发病急剧，病情凶险，出现黄疸并迅速加深，有明显的消化道及不同程度的精神神经症状。并可出现内毒素血症。病情进展快，可很快发生肝昏迷，病死率极高。重型肝炎的病因为湿热毒盛，弥漫三焦，侵犯脾胃，损伤肝胆，致胆汁排泄不循常道，浸渍于肌肤而发黄。本病属中医"急黄""瘟黄"范围，一般可按温病卫气营血辨证论治。病变初起，症见黄疸迅速加深，全身皮肤巩膜深度黄染、色如赤金，小便黄如浓茶，伴神疲乏力、胸闷不饥、少食腹胀、恶心厌油、肝区疼痛、舌质红、苔黄腻、脉弦滑或滑数。病症尚轻，为邪在卫分，治则清热解毒，利湿退黄。用甘露消毒丹加碱。若病情发展，症见发热、口干渴饮、烦躁不宁、肝区疼痛、大便秘结、为邪达气分，宜清气分之热，方用清瘟败毒饮加减。邪毒内侵，深达营血，耗损津液和迫血妄行，症见口干渴、喜冷饮、发热烦躁、齿鼻衄血、吐血、便血、或皮肤瘀斑瘀点显现、舌质红绛、少津少苔、脉弦细数。治则清营解毒，凉血止血，方用清营汤加减。若邪毒内陷，蒙蔽心窍，危及心包，证属危候。患者出现精神恍惚或躁动不安、甚则狂乱抽搐、神昏谵语或不省人事，治以清营解毒，醒脑开窍。可用清营汤或清宫汤（玄参、莲子心、竹叶卷心、连翘、水牛角、麦冬）加黄连、郁金、石菖蒲、西牛黄等清心醒脑开窍之品，并选用安宫牛黄丸、至宝丹、紫雪丹，或加用清肝宁、醒脑静等注射液。

重型肝炎病变虽在中焦肝胆脾胃，但因热毒炽盛，弥漫三焦，上可犯肺逆传心包，下必侵及肾脏、小肠、膀胱，其病变实则累及五脏六腑，可导致"变证"百出，如昏迷、抽搐、血证、腹痛、臌胀、癃闭、高热、厥逆等。由于证候变化多端，病机错综复杂，给临床辨证论治带来诸多困难。而笔者认为，本病症候虽然千变万化，但其病因病理不外"毒""瘀"二字，毒为致病之因，瘀为病变之本，而毒与瘀又可互为因果。须知毒虽为致病之因，若毒盛则必导致瘀甚，而瘀甚则必定生毒，从而加重肝脏血瘀病变，形成恶性循环，致瘀毒胶结难解的局面。针对这一病因病机，笔者认为治疗重型肝炎的重要法则，必须重在解毒，贵在化瘀。根据多年的临床实践经验，自拟解毒化瘀汤：白花蛇舌草、绵茵陈、赤芍、丹参各30g，田基黄15g，栀子、郁金、石菖蒲、木通各10g，生枳壳6g，生甘草5g，生大黄 10～15g（后下）；或凉血化瘀方：赤芍60～80g，丹参、葛根、茵陈各30g，牡丹皮、半枝莲各20g，茜草、白花蛇舌草、虎杖各15g，生大黄（后下）15g，随证加减治疗重型肝炎，可获得较好疗效。

　　经多年临床实践，笔者认为赤芍和大黄为治疗重型肝炎之要药。赤芍性味苦酸微寒，入肝、脾二经，具有泻肝、清热、凉血、活血、散瘀之功效。当代中西医结合著名肝病专家汪承伯先生首创凉血活血法，重用赤芍治疗高黄疸血症，取得了显著疗效，并对赤芍退黄机制，进行了较深入的实验研究[1]，证实赤芍具有改善血液粘滞度、减少红细胞聚集、增强肝脏血流量、保护肝细胞及调整血浆环化核苷酸等多种作用。故重用赤芍不仅能改善肝脏血液循环，恢复肝功能，且有利胆作用，使黄疸迅速消退。大黄味苦性大寒，入肝、脾、胃、大肠诸经，不仅有荡涤肠胃、泻血分实热，除下焦湿热，下有形积滞之功，且能清肝胆湿热、治血热之吐衄，化无形之痞满。有急下存阴，推陈出新，釜底抽薪，突出泻热的作用。当代著名中医肝病专家关幼波先生在《关幼波临床经验选》黄疸施治要点中[2]，明确提出"治黄必治血，血行黄易却"和"治黄需解毒，毒解黄易除"的重要法则。总之笔者认为，重型肝炎的病因病机为瘀毒胶结，针对瘀毒论治，是中医

"治病求本"，"审因施治" 的基本原则，而大黄与赤芍二味，均具有清热解毒，凉血化瘀、退黄之功效，应规为治疗重型肝炎的良药，虽是经验之谈，但亦为大量临床实践和科研结果所证实。

参考文献

[1] 汪承伯，贺江平. 凉血活血中药对慢性肝炎伴胆汁淤积的病理修复作用——附63例报告. 中华传染病杂志，1992，10（4）：231.

[2] 北京市中医医院编关幼波临床经验选. 第1版，北京：人民卫生出版社，1979. 23.

　　发表于《中西医结合肝病杂志》2002，12（3）；163～164。

第十三节　重度黄疸型肝炎中医药治疗概况

谌宁生

重度黄疸型肝炎是病毒性肝炎黄疸型重症，在历次全国传染病及病毒肝炎学术会议制订的 "病毒性肝炎防治方案（试行）" 中，均无此病名，但临床上常见有报道[1~3]，包括急性黄疸型肝炎，慢性肝炎重度黄疸，重症肝炎以及淤胆型肝炎和肝炎后肝硬化等所致的高黄疸血症（血清总胆红素 >171μmol/L），可属中医的黄疸、急黄瘟黄、瘀黄等范畴，根据本病临床表观，中医病因病机，参阅近十多年来的文献报导，将其治疗进展，概述如下：

一、治则方药与疗效

1. 清热解毒，利湿退黄　为治疗黄疸的基本法则，古人有"退黄不利小便，非其治也"之论，常用方药，如茵陈蒿汤、栀子柏皮汤、甘露消毒丹等。近代报道如刘光汉[4]用蛇蜕茵陈虎杖汤：蛇蜕、石菖蒲、钩藤各10g，茵陈、败酱草、虎杖、丹参各30g，连翘、马勃、板蓝根、栀子各15g，明矾6g，白术20g，黄芪50g，甜瓜蒂 10 个，加减治疗暴发型肝炎 36 例，治愈 17 例，死亡 19 例。黄光荣等[5] 自拟金钱草青黛汤：金钱草 50g，青黛 8g，虎杖、郁金、泽泻、猪苓各 15g，茵陈、大枣、板蓝根各 20g，柴胡 12g，大黄 10g 加减治疗瘀胆型肝炎 48 例，治愈 31 例，好转 12 例，无效 5 例。全国着名老中医时振声[6] 治疗重症肝炎的经验，用栀子金花汤合五味消毒饮：茵陈、银花各 30g，黄芩、蒲公英、紫花地丁、天葵子、野菊花各 15g，栀子、黄连、黄柏、蚤休、大黄各 10g 等，均为一派清热解毒之药，又康良石防治急黄经验[7]，对急黄初期用泻火解毒法，方振千等[8] 采用中西医结合，中医以清热解毒利湿退黄法，抢救治疗重症肝炎 6 例，均获显效。现代著名中医肝病专家关幼波的临床经验，更强调指出"治黄需解毒，毒解黄易除[9]，"因黄疸病因湿热亢盛，则毒邪益炽，热助毒势，毒助热威，除黄疸日趋深重外，可致热迫血行，弥漫三焦，侵及心包之"急黄""瘟黄"，发生血证、昏迷等变证，故清热解毒、利湿退黄，应视为治疗重症肝炎的基本方法。

2. 凉血活血、化瘀退黄　为高黄疸症的必用治法，常用古方有犀角地黄汤，清瘟败毒饮等。"治黄必活血，血行黄易却[9]"亦是关幼波名言，采用凉血活血法重用赤芍治疗高黄疸症，为当代著名中西医结合肝病专家汪承柏首创，早在 1983 年发表了"凉血活血重用赤芍治疗瘀胆型肝炎 13 例报告[10]"处方：赤芍 60g，葛根 30g，生地、牡丹皮、丹参各 15g，除个别病例加用黄芩或茵陈、栀子外，未用其他苦寒清热之药，治疗 13 例，12 例黄疸迅速消失，仅 1 例无效。此后贺江平等[13]，运用此方对重度黄疸型肝炎进行消退黄疸的研究，共观察住院病人 195 例，（血清总胆红素 ≥ 171μmol/L），其中急性肝炎 49 例，慢性肝炎 146 例，内有慢活肝并肝硬化 51 例，合并慢重肝 6 例。195 例除 1 例辨证为湿热外，其余 194 例均为血瘀血热证，治疗结果 167 例（85.6%）退黄有效。汪俊韬[11] 报道各类病毒性肝炎治疗方案的选择，亦认为汪承柏采用凉血活血重用赤芍方法，治疗瘀胆型肝炎有较好疗效，并提出可以简化为成方：赤芍 90~120g，栀子 60g，大黄 30g，每日一剂，也可收到一定效果。此外，有众多医生按汪氏经验，采用凉血活血重用赤芍的方法，如马新亚报道[2]重用赤芍组方：赤芍40～120g，葛根、牡丹皮各15～30g，生地、益母草、泽兰各15g随证加减，总药味不过8种，治疗重度黄疸型肝炎24例，并用胰高血糖素加胰岛素为对照组治疗15例，结果两组分别治愈20例和8例，显效各3例，无效14例；总有效率分别为95.8%、73.3%，P＜0.05，疗效明显优于对照组。罗远超[12]拟赤虎汤由赤芍60～120g，虎杖30g，大黄6～10g组成，治疗病毒性肝炎高胆红素血症33例，其中急黄肝11例，慢活肝和瘀胆肝各8例，慢重肝6例，治疗结果退黄有效率，急黄肝和慢活肝均为100%，瘀胆肝75%，重肝66.67%。此外，卢亚南等[13]用复方赤芍汤（赤芍40～100g，丹参15～20g，牡丹皮12～15g，大黄6～12g，葛根30g），治疗重症肝炎20例，治愈15例，好转1例，无效死亡各2例，治愈率75%；并设西药综合治疗组48例，治愈23例，好转3例，无效12例，死亡10例，治愈率47.92%，经统计学处理P＜0.05。

　　3. 通腑逐瘀、泻火退黄　亦为治疗高黄疸症的有效方法，常用药物有大黄、芒硝。如华伟报导[14]，用生大黄50g，煎水100ml，不要久煎，加芒硝50g，顿服，每日一次，并配合西药护肝，保持水电解质平衡、抗感染、支持等疗法，治疗重症肝炎50例，显效29例，好转14例，无效8例，总有效率84%。对照组用西药综合治疗25例，显效3例，好转14例，无效8例，总有效率68%（P＜0.05），治疗组疗效明显优于对照组。高水清等[15]采用单味生大黄50g加水250ml，文火煎开即可，每日一次顿服，治疗亚急性重型肝炎和重型慢性活动性肝炎16例，治愈13例，好转1例，无效2例，总有效率87.5%。又吕敏和等[16]用生大黄30～50g，加水250ml文火煎沸顿服，并配合西药综合治疗38例（包括急黄肝12例，慢活肝11例，慢重肝8例，亚重肝7例），结果有效33例（86.84%），无效5例（13.16%）。此外，诸伯星等[17]用自拟大黄解毒汤泊疗重症肝炎10例，治愈6例，2例转为坏死性肝硬化，2 例死亡。胡同斌[18] 运用以大黄为主药的基本方，并配合西药抢救治疗急性重症肝炎 2 例，存活 1 例，亚急性重症肝炎 7 例，存活 5 例。上述诸方均以大黄为主药，具有通腑逐瘀，泻火解毒退黄之功。

4. 并发症（变证）的治疗　重度黄疸型肝炎，特别是重症肝炎，病情严重，由于肝细胞可发生急剧广泛性坏死，以及肝功能严重损害，可出现严重并发症。如常见的肝昏迷、多腔道出血（血证）是死亡的主要原因。因此有效地抢救并发症，是非常必要的，中医对此也积累了不少经验，如许波良等[19] 对肝昏迷患者以生大黄粉 10g，大黄炭粉 10g，食醋 50ml，温开水 50ml 调匀后口服或由胃管注入，每日 2 次，得快利后，适当减用生大黄粉用量，若药后仍不通便，可适当加用生大黄粉或芒硝，治疗肝性脑病 51 例，结果治愈 32 例，有效 13 例，无效 6 例，总有效率 88.2%。甘锡民[20] 采犀角地黄汤合茵陈蒿汤加减：绵茵陈 70g，银花、白茅根各 30g，栀子、茯苓各 20g，生大黄、赤芍、牡丹皮各 15g，板蓝根 12g，黄连 10g，犀角粉 2 支（6g），配服安宫牛黄丸 1 粒，治疗急黄变证，神昏谵语、烦躁不安获效。李许庆等[21] 采用清宫开窍，凉血化瘀法，方用茵陈 60g，丹参、黄芪各 30g，牡丹皮、黄芩各 15g，郁金 12g，石菖蒲 10g，三七粉、羚羊角粉各 3g（冲服），治疗慢性肝性脑病有效。周光英[22] 用大黄粉 2g，白及粉 10g 以冷开水调成糊状吞服，每日 3～4 次，治疗肝硬化并上消化道出血患者 20 例，有效 16 例（80%），对照组用去甲肾上腺素 8mg，加冷开水 20ml，每日 3～4 次，治疗 10 例，7 例无效，其中 3 例服用大黄白及粉止血疗效优于去甲肾上腺素口服液。喻森山[23] 以清阳明实热，凉血止血法，方用黄芩、侧柏叶、黄连、葛根、白及、槐花、地榆炭、藕节、甘草等治疗急黄血便，获效明显。重肝出血，不仅表现吐血、便血，常见有口鼻衄血，皮下瘀斑，是为热毒侵犯营血，迫血妄行，治宜清热泻火解毒，凉血止血，可用犀角地黄汤合黄连解毒汤加大黄、茵陈、茜草、白茅根等，有利于阻止病势发展，防止热毒内陷、危及心包。若症见心神逆乱，出现肝昏迷变证，则宜清宫解毒，醒脑开窍，常用清营汤或清宫汤加菖蒲、郁金、牛黄和加服安宫牛黄丸、紫雪丹。近几年来，临床上比较普遍应用了由安宫牛黄丸加减衍变而制成的"清开灵"和"醒脑静"制剂，从静脉点滴给药，获得较好疗效。

二、讨论与评述

1. 重型肝炎病情凶险而复杂、并发症多，治疗困难，大系列病例的病死率一般都高达 80% — 90%，顾长海[24]对 56 例重型病毒性肝炎，随机分为四个治疗组，治疗结果病死率均 > 80%（分别为 81.3%，85.7%，80.8%，83.3%），认为一般合理的综合支持疗法，如输新鲜血浆、能量补充、白蛋白和凝血因子，提高血清调理素水平和增加对继发感染的治疗等。本文各组疗法皆以此法为基础，但实际疗效难以评价，而应集中力量研究肝坏死的发生机制．为治本病提供科学依据。全国重症肝炎攻关协作组[25]，对本病的治疗和机理进行了研究，制定了抗病毒、免疫调控、抗肝细胞坏死、抗肝昏迷、抗出血、抗感染等综合疗法方案，取得较好疗效，病死率明显下降为 54.54%（66/121）。根据本文中治疗重度黄疸型肝炎设有对照组的几篇论文，如马新亚[2]，卢亚南[13]，华伟[14]等报道，配合中药治疗的疗效，均明显优于单纯西药综合治疗，并经过统计学处理 P 值均 < 0.05。具有显著性差异，说明配合中药治疗优于单用西药治疗。在目前尚无特殊有效疗法的情况下，中西医结合应是治疗重度黄疸型肝炎的最好方法。

2. 重度黄疸型肝炎病变虽主要在中焦肝胆脾胃，但因热毒炽盛、弥漫三焦，上可逆传心包犯肺，下侵肾脏小肠和膀胱，故病变实则累及五脏六腑，全身气血，脉络瘀阻，不仅可加重黄疸，更可导致"变证"百出、如昏迷、抽搐、血证、腹痛、膨胀、癃闭、呃逆等，即西医所谓的多系统器官衰竭综合征（MSOF）。由于证候上变化多端，病机上错综复杂，给临床辨证论治带来诸多困难，使学者难以掌握。但笔者认为本病证候虽然千变万化，但其病因病理不外"毒瘀"二字，毒为致病之因，瘀为病变之术。

故治疗原则：重在解毒、贵要化瘀，为治疗关健。然而解毒不仅是清热解毒，利湿、凉血、化瘀，通腑均可解毒，化瘀不单是活血化瘀，益气，温阳、通络，攻下通腑均可化瘀。大黄、赤芍具有上述功效，故均为治黄要药，如华伟[14]认为大黄性味苦寒，功能泻火解毒，通便逐瘀，现代药理证实，大黄具有改善微循环、导泻、抗菌及抗病毒和调节人体免疫功能作用，可使肝脏供血改善，便于肝细胞再生和清除有毒产物，同时能降低血液的浓、粘、聚，有防治 DIC 作用。笔者[26]认为大黄是常用之要药，因大黄内服，不仅可泻血分之实热、下有形之积滞，而且能利肝胆湿热、清热退黄、止血热之吐衄，化无形之痞满。对重症肝炎之急性期，当毒邪亢盛或热结腑实或瘀热相结之际，使用大黄有下釜底抽薪、急下存阴，推陈出新，突击泻热之功。赤芍味苦微寒，入肝经，可清热凉血，活血散瘀，改善微循环，长期临床实践，证明重用赤芍对退黄有显效，许多学者和临床科研工作者，特别是汪承柏等[27]对赤芍进行了大 38 临床及动物实验研究，证实赤芍有抑制血栓素 B_2（TXB_2）的产生（TXB_2 是强烈的血管及胆管收缩剂），有改善血液粘滞度，减少红细胞聚集，增加肝脏血流量、保护肝细胞及调整血浆环化核苷酸等多种作用。故重用亦芍能改善肝脏血循环，有利胆作用及恢复肝功能．促便黄疸迅速消退、病悄好转。

3. 不仅需辨病，更要辨证施治重症黄疸型肝炎，特别是重症

肝炎，病因里是热毒亢盛，病理为瘀热交结，解毒化瘀是基本治则，但并非唯一治法，故临床仍需根据病证变化而变通．如贺江平、汪承柏[1,3]指出，凉血活血重用赤芍是本病行之有效的治法，若应用恰当，可使 90% 左右的高黄疸病人获愈，但仍有 10% 的病人要坚持辨证论治，若治疗前黄疸迅速加深，治疗 1 周黄疸顿挫无效者，应重新辨证或改变综合治疗。又报道 93 例急、慢性重度黄疸肝炎饮停心下证，用过各种药物治疗无效，改用等苓桂甘汤加减治疗有效。又重症肝炎虽因热毒亢盛所致应属实热证，但有因患者素体虚弱，或服苦寒之药过多，致脾胃受损，湿从寒化，可致病变为阴黄，应按阴黄论治，始能奏效，如笔者曾报道[28]用

茵陈术附汤加减，治验急黄转阴 1 例。

参考文献

[1] 贺江平．汪承柏系歹列处方对重度黄疸肝炎消退黄疸的研究．中医杂志
1991，32（2）：35～36.

[2] 马新亚．重用赤芍组方治 99 例重度黄疸型肝炎 24 例疗效观察甘肃中医
学院学院，1993.10（3）：23～24.

[3] 贺江平，汪承伯．9 重度黄疸肝炎饮停心下证的中医诊治．中医杂志，
1995，36（3）：167～168.

[4] 刘光汉．中医结合治疗 99 暴发型肝炎肠 36 例．新中医，1994.26（4）：
48.

[5] 刘光荣，赵勤国．金金钱草青黛汤治疗瘀胆型肝炎 48 例．新中医，
1994.26（4）：48.

[6] 时振声老中医治疗重症肝炎的经验．见：叶雄法，钟振义．主编．肝炎
学大典．天津科学技术出版杜，1996，1124～1125.

[7] 康俊杰．康良石防治色黄经验．中国中医急症，1994，3（1）：24～25.

[8] 方正千，陈名光．中西医结合抢救重症肝炎 6 例临床分析，见：杨进，
成建山．主编．科学技术出版社，1994：274～276.

[9] 赵柏智，关劲波教授．学术思想与临床经验．北京中医，1994，（1）：
13.

[10] 汪承柏．贺江平，等．凉血活血重用赤菊治疗瘀胆型肝炎 13 例报告．
中医杂志，1983，24（6）：30～32.

[11] 汪俊韬．各类病毒性肝炎治疗方案的选择．临床肝胆病杂志，1994，10
（1）：1～3.

[12] 罗远超．赤虎汤治疗病毒性肝炎高胆红素症 33 例疗效观察。中医杂志，
1991.32（4）39～40.

[13] 卢亚南，吴琼．并用复方赤芍汤治疗重症肝炎的疗效观察见：杨进，成
建山，主编中医药离治传染病之研究．北京：中国科学技术出版社，
1994，2788～279.

[14] 华伟．大黄芒硝治疗重症肝炎 50 例疗处观察。实用中医药杂志，1994，
10（1）：11～12.

[15] 高水清，羊长勤．单味大黄治疗亚急性重型肝炎、重型慢性活动性肝炎
16 报告，中华传染病杂志，1988，6（1）：60～61.

［16］吕敏和．综合疗法加大黄治好病毒性肝炎，山东医药，1990，30（12）：18．

［17］诸柏星，卢惠荣，等．大黄解毒汤治重症肝炎 10 例，新中医，1994，26（8）：50．

［18］胡同斌，等．中西医结合抢救九例重型病毒性肝炎的体会．国医论坛，1991，（2）：37．

［19］许波良，刘建国．大黄治疗肝性脑病病 51 例，四川中医，1994，12（4）；23．

［20］甘锡民．急黄救治经验案 1 例，江西中医药，1993.24（1）：35．

［21］辛许庆．程丹兰．慢性肝炎脑病的早期诊断与中西医结合治疗．山东中医杂志，1993.12（6）：35～36．

［22］周光英．大黄白及粉治疗肝硬化并上消化道出血．四川中医，1994；12（4）：24．

发表于《中国现代实用医学杂志》2002，1（4）：25～26。

第十四节　解毒化瘀汤

组成　白花蛇舌草、茵陈、赤芍各 30g，丹参、田基黄各 15g，栀子、郁金、石菖蒲、通草各 10g，枳壳 6g，生甘草 5g，生大黄 10g^(后下)。

功能　消热解毒，化瘀退黄。

主治　热毒黄疸重症，重型肝炎、肝衰竭，高胆红素血症。

服法　水煎服，每日 1 剂，分 2～3 次温服，10～15 天为 1 疗程。

方解　重型肝炎多属中医"急黄""瘟黄"之温病范畴，可按温病辨证论治。但因其病因病机为湿热毒盛，病情凶险，传变极快，易伤营血，形成"毒"，"瘀"胶结的血瘀毒症。因此治疗关键"重在解毒，贵在化瘀"。治疗时应遵照张仲景"见肝之病，知肝传脾，当先实脾"和《内经》"治病求本""审因施治"的原则，采取快速截断的果断措施，早用解毒化瘀汤，以阻断温邪热毒侵犯营血，扭转病机，预防变证热毒内陷心包等危证发生。本方中不仅有大量清热解毒，利湿退黄之品，同时重用赤芍等凉血解毒，化瘀消黄之药，针对病因病机，使血中之热毒解，瘀血除，则黄自退，病自愈。

赤芍与大黄为治疗重型肝炎不可少之要药。因赤芍性味苦酸微寒，入肝、脾二经，具有清热凉血，活血散瘀功效，重用赤芍不仅能改善肝脏血液循环，恢复肝功能，且有利胆作用，使黄疸迅速消退。大黄味苦性大寒，入肝、脾、胃、大肠诸经。内服不仅可泻血中实热，下有形之积滞，荡涤肠胃，通腑排便，减轻肠道中毒症状，且能利肝胆湿热，清热退黄止热血之吐衄，化无形之痞满。特别在重型肝炎早期用之，有釜底抽薪，急下存阴，推陈出新，突击泻热之功能。

本方以白花蛇舌草、赤芍为君，清热解毒，凉血活血，化瘀退黄；茵陈、田基黄、栀子为臣，加强解毒退黄功效；丹参、郁金活血退黄；菖蒲、通草利湿退黄；枳壳行气为佐，大黄通腑排便，清除肠道浊物和内毒素；甘草为使，调和诸药，共奏清热解毒利湿，凉血活血，化瘀退黄之功效。

加减　黄疸严重者，赤芍可重用至 60～100g，茵陈 50g；舌质淡，苔白腻，偏湿重者，加豆蔻、藿香、薏苡仁等化浊利湿；舌质淡，苔黄，脉数，发热，偏热胜者，加板蓝根、虎杖、半枝莲等清热解毒；齿鼻衄血，皮下现瘀斑等出血倾向明显者，加生地、牡丹皮、水牛角等凉血止血；心烦躁动，神志异常，有肝昏迷先兆者，选加安宫牛黄丸、至宝丹、紫雪丹、苏合香丸。

发表于《中国中医药报》学术和名医名方 2010 年 12 月 13日。

第五章　肝　硬　化

第一节　晚期肝硬化并肝昏迷治验

谌宁生　陈绮翔

熊某某，男，53 岁，长沙某厂干部。住院号：31215。

曾患慢性乙型肝炎，近年来，因工作紧张劳累，病情复发。1982 年 5 月经某军医院住院治疗 2 月余。病情无好转。同年 11 月发现腹部胀大不适。下肢浮肿加重，尿少、神疲乏力，气急、咳嗽，又经省某医院门诊治疗，效果不显，故于 1983 年元月 5 日来我院门诊，以肝硬化腹水收入住院。患者呈慢性重病容，面色黧黑，形体消瘦，腹部胀大如鼓，有移动性浊音，肝脾因腹膨胀而触诊不清，双下肢浮肿明显，按之没指，颈胸部有多个蜘蛛痣。患者自诉神疲乏力，口干、口苦，两胁胀痛，伴气急、咳嗽，尿少，便结。舌质深红，光亮无苔，脉弦细而数。化验：谷丙转氨酶正常，麝香草酚浊度 16 单位，硫酸锌浊度 20 单位。HBsAg 阳性，血清白蛋白 1.2～1.39g，球蛋白 4.8～4.85g，A/G 比值为 0.25～0.29/1。超声波意见："肝硬化腹水可能"。胸透："双膈明显升高，双肋膈填塞，右下肺有盘状肺不张改变，意见：腹压升高，双胸少量积液。"西医诊断：肝硬化腹水并胸腔积液。

根据上述病情，中医诊断为臌胀，辨证为肝肾阴虚兼水湿内停。治宜滋养肝肾兼利水湿。方用一贯煎合猪苓汤加减：沙参15g，麦冬 15g，枸杞 15g，生地 15g，熟地 15g，当归 15g，川楝子10g，猪苓 15g，茯苓 15g，泽泻 15g，滑石 30g，阿胶 10g，服 5 剂后，疗效不明显。考虑熟地滋腻而去之，加牡丹皮、知母滋阴凉血之品，连服 10 余剂，病情逐渐好转。纳增，腹部和下肢水肿均消失，唯面色黧黑，舌脉同前，仍宗原方。患者于元月 29 日因情绪波动等因素，而出现多次躁动不安、答非所问，双手有扑翼样颤动等早期肝昏迷症状，给谷氨酸钠、谷氨酸钾、谷氨酸钙，精氨酸等多种抗肝昏迷的西药未能完全控制。至 3 月 19 日患者病情加重。烦躁不安，两手颤抖，有时嗜睡，答非所问，舌质红绛、无津、苔薄黄，脉细弦。辨证为邪毒侵犯营血，危及心包。拟清营解毒、醒脑开窍之法治之。处方：参须5g，麦冬15g，生地15g，金银花15g，黄连5g，丹参15g，玄参10g，郁金10g，石菖蒲10g，远志5g，每日 1 剂，水煎服。另以安宫牛黄丸，每日一剂，日 2 次。药后 2 天，病情明显好转，3 月 22 日患者神志清醒，双手不颤动，饮食渐进，体温正常，仍按前法施治，精神、饮食日益好转，胸水、气急、咳嗽诸症消除，胸透复查"肺野清晰、心膈正常"。5 月 31 日超声波复查"未探及腹水"。6 月 13 日化验肝功能、转氨酶均正常，A/G 倒置亦明显好转，唯 HBsAg 仍为阳性。患者自觉病情近愈，心情愉快，饮食如常，体重增加，胸腹部及下肢水肿全消，面色现华，舌质淡红，苔薄白，脉象弦缓，此时阴虚之候全除。因患者时有腹泻，而证现脾胃虚弱之候，故改用益气健脾之法，用参苓白术散加减，以固其本。至 6 月 23 日出院，共住院 168 天。

　　按：晚期肝硬化腹水兼有胸水（胸腔积液者，已属难治之症，若又并发肝昏迷时，更属危象不及时抢救，施治得法，则必死无疑。笔者根据祖国医学理论，按法施治，而获显效，说明中医中药不仅能救治危重病人，而且疗效巩固。如本例患者于元月 29 日～3 月 19 日长达 50 天时间内，曾经使用抗肝昏迷的各种西药而肝昏迷的症状仍经常出现，嗣后根据中医理论辨为邪毒侵犯营血，危及心包，采用清营解毒、醒脑开窍之法施治后，则肝昏迷症状逐渐获得控制，未再复发。安宫牛黄丸对抗肝昏迷有较好的疗效。本列在肝昏迷发作时用之有效，以温开水泡融化服，似乎疗效更好。同时久服可以预防肝昏迷发作。因本药丸缺货时，曾试图用牛黄解毒丸代之，结果无效。

本病因气候变化、情绪波动或服药不当均可诱发肝昏迷。如有一次动员本例患者出院，致其情绪不安，加之气候突变而发作，即以药物辅以精神安慰而得到控制。

据观察，患者出现肝昏迷常与吃参类、阿胶等滋补之品有关，可能因患者证属肝肾阴虚，虚不受补而易留邪所导致，病情危重时仍应采取中西医综合治疗，适当配合西药，予以对症处理，急治其标，并用中药扶正祛邪以固其本，使标本兼顾而有利于病情的尽快恢复，可达到巩固疗效的目的。

发表于《湖南医药杂志》1983 年 5 期 41～42 页。

第二节　肝硬化腹水辨证论治规律之探讨

谌宁生

肝硬化腹水属中医臌胀范畴，临床治疗甚难，仅因其证候顽固，多由他症久治不愈而来，更因病机复杂，虚实夹杂及兼证多端。笔者积多年临证经验，不揣自陋，将管见分述如下，与同道共探讨。

根据肝硬化腹水的病因病机及证候，舌苔和脉象分为四型

（一）湿热蕴结型：病因久病不愈，脾虚失运，湿热内蕴，郁而化火，更因复感外邪，内外合病而致病情加速变化。故症见腹大坚满，两肋胀痛，或黄疸发热，烦渴口苦，大便秘结或溏泻，小硬短赤，舌质红苔黄腻，脉弦滑或弦数有力。法当清热解毒、利湿消胀。基本处方：柴胡 10g，赤芍 15～30g，枳壳 6g，大腹皮 15g，丹参 15～30g，茵陈 15～30g，黄柏 10g，半枝莲 15～30g，土茯苓 15g，白花蛇舌草 20～30g，甘草 5g。

病例：方×，女，46 岁，住院号：37024

患慢性肝炎 11 年，并间常复发。近二月来加重，现身目尿黄，腹胀，腹水 40 余天，经外院住院治疗，效果不理想，化验Ⅱ（黄疸指数）46u，GPT96u，ZnTT15u，TTT 阳性＋＋＋。于 84 年 9 月 6 日门诊以 1. 慢性重症肝炎 2. 肝硬化腹水收入住院。症见：病重面容，神疲乏力，纳呆厌油，口干口苦，身目黄染如橘子色，腹胀膨隆，腹水征＋＋，肝区叩击痛，触痛，肝脾未触及，双下肢中度水肿，大便溏垢，小便短赤，舌质红，苔黄腻，脉弦滑略数。体温 37.5℃、脉搏 92 次/分。

中医诊断：臌胀（湿热蕴结型）病因湿热蕴结，损伤肝脾，气机不调。水湿内停所致。治宜疏肝行气、清热解毒，利湿消胀。用药以本型基本处方加郁金 10g，甘草 5g，生大黄 15g（后下）。每日一剂，治疗半月，病情好转，黄疸明显减退。前方去大黄、郁金，守方继服月余，病情进一步好转，黄疸、腹水消除（B 超证实）口干口苦，腹胀等症明显减轻，患者舌质淡红，苔转薄白，脉象弦细、滑数已除，提示患者湿热之邪将尽，但正气尚待恢复，改拟益气健脾利湿之法，扶正祛邪，巩固疗效，方用柴芍六君汤或参苓白术散加减，病情日益好转。至 1985 年元月 26 日化验肝功能转氨酶正常，SP7g，A/G；1.33/l，HBsAg 阳性，病趋近愈，予以出院。

（二）气滞血瘀型：病因肝病日久，气滞不行，脉络瘀阻，隧道不通，水湿内停，水瘀交结而成。症见腹胀坚满、胁肋刺痛或胀痛难忍，或现痞块，甚则脐突，腹壁青筋显露，面色黧黑或晦暗，头颈胸壁现蜘蛛痣或有肝掌，舌质暗红或有瘀斑，苔薄黄，脉弦涩或弦紧。治宜攻补兼施、疏肝行气，活血化瘀为主，兼补气血。基本处方：党参 15g，丹参 30g，柴胡 10g，穿山甲 15g，鸡内金 5g，牡丹皮 10g，赤芍 10～30g，生地 15g，当归 10g，茵陈 15g，茜草 12g，甘草 5g。

病例：林××，男，43 岁，住院号：35967

1984 年 5 月 26 日入院患者 1963 年初患肝炎，70 年复发，82

年出现腹水，脾脏肿大，嗣后常反复发作，经常头昏乏力，纳差
膜胀，齿衄，近月来加剧，并现黄疸，腹水。化验：GPT63u，Ⅱ
22u，TTT10u。门诊以肝硬化腹水、脾功能亢进，收入住院。症见
患者皮色苍黄，腹部饱满，腹壁青筋显露，左肋下可触及痞块
（脾大肋下 5 cm），余症同前，舌红苔黄，脉弦。

中医诊断：膜胀癥积（气血瘀滞型），病因肝郁气滞，脉络瘀
阻，水湿内停。治法疏肝行气活血化瘀，兼清湿热。处方：柴胡、
当归、茜草、牡丹皮各 10g，赤芍、生地、党参、丹参、茵陈各
15g，田基黄20g，白茅根30g，甘草4g。此方加减，连服一月，病
情明显好转，腹水黄疸消退，纳食腹胀好转，为湿热蕴结之邪已
除，但仍有头昏疲乏齿衄等症，并现口干苦，肝区隐痛，舌质红
中有裂纹，苔薄黄，脉弦细。辨证为肝肾阴虚，改拟滋补肝肾，
佐以健脾渗湿。处方：沙参 10g，麦冬 10g，当归 10g，生地 10g，
枸杞子 12g，川楝子 10g，山药 15g，茯苓 12g，泽泻 10g，白术
10g，茵陈20g，板蓝根15g。连服 20 余剂，病情日益好转，肝区
隐痛消失，头昏疲乏齿衄均已轻微，7 月 23 日化验肝功能转氨酶
均正常，HBsAg 阴性，住院73 天，于84 年 8 月 6 日出院。

（三）肝肾阴虚型：病因肝脾瘀血，久郁化火、耗伤阴津，虚
火内扰而成。症见腹大胀满，面色萎黄，眼腿酸软，心烦口燥，
夜寐不安，多梦，齿鼻衄血，大便干结，小便短小。舌质红绛少
津或有裂纹，苔薄黄或光剥无苔，脉弦细或细数。治宜滋补肝肾，
养阴利水。基本处方：沙参 15g，麦冬 12g，生地 15g，枸杞子
10g，川楝子 10g，女贞子 12g，旱莲 12g，山药 15g，茯苓 12g，牡
丹皮 10g，大腹皮 12g。

病例：熊××，男，53 岁，住院号：31251

曾患乙型肝炎，近因工作劳累，现腹部胀大不适，下肢浮肿，
少尿，神疲乏力，咳嗽气急，经外院治疗，效果不显，于83 年元
月 5 日来我院门诊，以肝硬化腹水收入住院。症见形体消瘦，腹部
胀大如鼓，有移动性浊音，两胁隐痛，口干苦，便结，余症同前，

舌质深红光亮无苔，脉弦细而数。化验 GPT 正常，TTT16u，ZnTT20u，A/G0.25～0.29/1，HBsAg 阳牲，给合超声波及胸透，西医诊断为肝硬化腹水并胸腔积液。

中医诊断为臌胀，辨证为肝肾阴虚兼水湿内停。治则：滋养肝肾兼利水湿。处方：沙参 15g，麦冬 15g，枸杞子 15g，生地 15g，当归 15g，川楝子 10g，猪苓 15g，茯苓 15g，泽泻 15g，牡丹皮 10g，知母 10g，滑石 30g，阿胶 15g，连服 20 余剂，病情明显好转，纳增，腹部和下肢水肿均消失。嗣后患者因情绪波动而致肝昏迷。症见烦躁不安，两手颤动，有时嗜睡，答非所问，舌质红绛无津，苔薄黄，脉细弦。辨证为邪毒侵犯营血，危及心包。拟清营解毒、醒脑开窍。处方：参须 5g，麦冬 15g，生地 15g，金银花 15g，黄连 5g，丹参 15g，玄参 10g，郁金 10g，石菖蒲 10g，远志 5g。另以安宫牛黄丸，每次 1 粒，日二次。药后二天、患者神志清醒，双手不颤动，饮食渐进，连服十余剂，肝昏迷症状完全控制。根据病情仍按前法以滋养肝肾为主，或佐以益气健脾施治，诸症消失，化验肝功转正常，A/G 倒置明显好转，唯 HBsAg 阳性，以临床近愈出院。

（四）脾肾阳虚型：病因久病体虚，寒湿困脾，进而及肾，脾肾两伤，运化失司，开阖不利，水湿内蓄而成。症见腹大胀满不舒，面色晦暗少华，脘闷胁胀，神倦纳呆，形寒肢冷，腰膝酸痛，或下肢浮肿，便溏溲短。舌质淡体胖或有齿痕，苔白腻或白润，脉沉细。治则补益脾肾，温阳利水。基本处方：附片 10～20g，肉桂 3g 或桂枝 10g，山药 15g，茯苓 12g，巴戟天 15g，枸杞子 12g，丹参 15g，党参 15g，茵陈 10g，大腹皮 15g，甘草 5g。

病例：刘××，女，47 岁，住院号：30380

1982 年 10 月 15 日入院。患者于 1971 年患肝炎肝硬化，并作脾切除。嗣后经常肝区胀痛，有时腹胀，近月来因操劳过度，致病情复发，来院检查肝功能异常，门诊以肝硬化腹水收入住院。症见神疲乏力，肝区胀痛，纳差乏味，腹部明显膨隆，有移动性浊音，双下肢现水肿，小溲短少。舌质淡，苔白润，脉沉细。

中医诊断：臌胀，辨证为脾肾阳虚型。治则：温阳利水，补益脾肾。处方：附片10g，肉桂3g，熟地20g，山药15g，牡丹皮6g，泽泻10g，茯苓10g，枸杞子10g，车前子15g，淮牛膝10g。治疗一星期后，病情有所好转，仍按前法前方施治一月，至11月22日复查转氨酶肝功能正常，SP6g，A/G比值1.0/1，HBsAg阳性。病情进一步好转，腹胀腹水消除。精神纳食渐佳，舌质淡红苔白腻，脉细，改拟益气健脾之法，扶正祛邪，以参苓白术散加减再治疗月余，化验除HBsAg阳性外，转氨酶肝功能均正常，诸症消失，精神纳食如常，住院89天，于1983年元月12日出院。

讨论与体会

1. 因臌胀是由多种病因致肝脾肾三脏受损，全身气血机能失调，导致脉络瘀阻，三焦不通，瘀血及水湿停蓄而成的全身性疾病，具有水瘀交结，正虚邪实，虚实夹杂等错综复杂之病理病机，故对本病的治法，不能简单使用一法一方，或纯补猛攻，以求速效。而应精细辨证，谨守病机，各司其属，灵活施治，始能奏效，或可以竟全功。

2. 臌胀治法虽多但归纳之，不外消、攻、补三法 （1）消法，着重于肝，包括疏肝、行气、活血、利水、消胀等，多用于臌胀初期，邪气尚轻而正气充实者。（2）攻法：着重于利肠胃，包括逐水、攻下、破瘀、消坚等，多用于臌胀中期，邪气实而正气不衰者。（3）补法：着重于补脾肾，包括益气健脾、温补脾肾、滋养肝肾等，多用于臌胀晚期，正气虚弱而邪气不盛者，或臌胀治疗好转进入恢复期。又因臌胀为虚实夹杂之证，故攻、补、消三法，通常不宜单独长期使用，往往是先后参杂间断或同时兼用。如臌胀实证，宜用攻法，但攻中应以补法佐之，反之虚证宜补，但亦不可纯补，补中当兼消。

3. 对于并发症的治疗，要分清寒热，辨别虚实 （1）发热：如突起发烧，并现黄疸，为实热证，治当清热解毒、利湿退黄，可用甘露消毒丹、龙胆泻肝汤或清瘟败毒饮加减；如现低热缠绵，烦热不寐，为虚热证，治宜滋阴清火，可用知拍地黄汤或青蒿鳖甲汤加减。（2）衄胀齿衄、皮下瘀斑、或呕血便血，多因气血瘀阻，或肝郁化火，损伤脉络所致，治当解郁清热泻火、凉血止血；可用丹栀逍遥散，清胃散或犀角地黄汤加减；但亦有少数患者，由于久病脾虚不能统血而现瘀斑或衄血者，宜补脾摄血，需用归脾汤加艾叶炭，血余炭、阿胶等补血止血之品治之。（3）昏迷：有热毒内陷和寒湿瘀阻蒙蔽心窍之分，前者治宜清热解毒，醒脑开窍，可用清营汤或清宫汤加郁金、石菖蒲、牛黄，或选加安宫牛黄丸、至宝丹、紫雪丹等；后者宜温中化湿，芳香开窍，可用茵陈术附汤或藿朴夏苓汤加石菖蒲、麝香，或选加苏合香丸、玉枢丹等。

4. 臌胀中晚期，多属正虚邪实，有虚不能补，攻难却邪之虞。如《张氏医通》谓"胀本虚而证实，攻补两难，泻之不可，补之无功，极为危险。"故施治时，应注意攻邪不可伤正，补虚不能留邪。因此，是故笔者对逐水攻下药，如大戟、甘遂、芫花、商陆、二丑等均慎用，因用之虽可获暂效，但用之过多或停用后，腹水常见反复，甚则变本加利，反而加剧病情；同时因上述诸药均有毒性，可伤正气，并加重肝功能之损害，并且有过诱发肝昏迷而致死者之教训。故对病毒性肝炎所致臌胀者，如欲攻泻，多用大黄、芒硝等无毒之品。但对血吸虫病、肝癌或者腹腔肿瘤所致的臌胀，肝功能无损害或损害轻微者，必要时可用上述有毒之品攻泻之。对于熟地、龟胶、鹿胶等，因虑其性滋腻而易留邪，亦宜慎用，常用生地、龟板，鹿角霜等代之。

发表于《北京中医杂志》1986 年 4 期（26～28）页。

第三节 辨证治疗晚期肝硬化腹水120例

谌宁生 肖凤庭 陈绮翔 黎锦霞 尹冬玲

晚期肝硬化腹水是临床常见的难治重症，自1979年元月至1985年12月我们对120例住院病人进行了辨证治疗，获得较好疗效，总结分析如下：

临床资料：诊断标准：有明确肝炎病史，肝功能减退，门静脉高压症和低蛋白血症，以及肝脾肾等多系统受累的各种表现。经西医确诊为肝炎后肝硬化、肝功能失代偿期患者，但排除其他原因所致的肝硬化。

120例中，男性101例，女性19例，男女之比为5.3∶1，年龄最小20岁，最大74岁，平均45.75岁；病程最短1年，最长21年，平均4.4年，120例中作HBsAg检测95例，其中阳性78例，占82.1%。

辨证分析：根据其临床症状体征及舌苔脉象，结合病因病机，分以下五型：

1. 肝郁脾虚型　症见头晕疲乏，胸胁胀满，纳差，脘腹不适，腹部膨胀，大便溏泄，小便短少，舌淡，苔白腻，脉弦滑或弦缓。治宜疏肝行气，健脾利湿。方药：柴胡、白术、枳壳各10g，白芍、党参、丹参、茵陈各15g，薏苡仁、大腹皮、防己各15~30g，鸡内金3g，炙甘草5g。脾虚纳差者加山药、莲肉；腹胀甚者加莱菔子，炒谷麦芽，气虚甚者加黄芪、重用党参或人参。本型收治35例，占29.17%。

2. 气滞血瘀型　症见胁肋胀痛或刺痛腹胀坚满，腹壁青筋暴露，面色黧黑或晦暗，颈胸多见蜘蛛痣或有肝掌，舌暗红或有瘀斑，苔薄黄，脉弦紧或弦涩。治宜活血化瘀，行气止痛，兼补气血。方药党参、丹参、鳖甲、生地各15g，柴胡、泽兰、牡丹皮、赤芍、当归、茜草各10g，鸡内金6g，甘草5g。胁痛甚者加川楝子、元胡、三七，瘀甚者加桃仁、红花、莪术、水蛭、土鳖虫。本型收治35例，占29.17%。

3. 湿热蕴结型 症见腹大胀满，两胁胀痛，口苦烦渴，大便秘结溏垢，小便短赤，舌红、苔黄腻，脉弦滑或滑数。治宜清热解毒、利湿消胀。方药：柴胡、赤芍、枳壳、黄柏、栀子各10g，大腹皮、丹参、茯苓、滑石各15g，茵陈15~30g，半枝莲20g，甘草5g，湿热甚者加龙胆草、板蓝根、水牛角，便秘腹胀里实者，加生大黄、芒硝、厚朴。本型收治20例，占16.67%。

4. 肝肾阴虚型 症见腹大胀满，头晕目眩，腰腿软，心烦不寐，失眠多梦，齿衄，便结溲短，舌红绛少津或有裂纹、苔薄黄或光净苔，脉弦细数。治宜养肝益肾、滋阴利水，兼清湿热。方药：沙参、生地、山药、生苡仁、茯苓各15g，麦冬、枸杞子、牡丹皮、泽泻、猪苓各10g，赤小豆30g，大腹皮15~30g。兼湿热者加茵陈、栀子、黄柏，有虚热者加地骨皮、青蒿、知母、银柴胡。本型收治20例，占16.67%。

5. 脾肾阳虚型 症见腹部膨胀，脘闷不适，面色晦暗，形寒肢冷，腰酸腿软，或下肢浮肿，便溏溲短，舌淡体胖有齿痕，苔白腻或白润，脉沉细。治宜益脾补肾，温阳利水。方药：附片10~15g，桂枝、白术、枸杞、巴戟、淮牛膝各10g，党参、山药、茯苓、泽泻各15g，大腹皮15~30g，车前子20g。脾虚纳差加莲肉、薏仁、内金；水湿盛者加防己、桑白皮、椒目、葶苈子。本型收治10例，占8.32%。

疗效分析：疗效标准：显效：主要症状基本消失，肝功能各项指标恢复或接近正常。有效：症状明显好转，肝功能各项指标下降大于25%。无效：未达到上述有效标准或病情恶化者。死亡。

治疗结果：120例中，经治疗显效36例，有效58例，总有效率为了78.33%；无效12例，占10%，死亡14例，占11.67%。平均住院时间为115.4天。其中以肝郁脾虚型疗效较好，有效率达85.7%，平均住院时间亦较短，其次为气滞血瘀型，湿热蕴结型疗效最低，为50％，脾肾阳虚型住院时间最长。

　　治疗前谷丙转氨酶异常者占51.66％，其中明显不正常者（＞100u）占25％，治疗后72.5％病例恢复正常，明显不正常者降为13.4％。治疗前黄疸指数异常为47.5％，其中明显不正常者（＞30u）占7.5％，治疗后有80％病例恢复正常，明显不正常着下降为2.5％。治疗前麝浊异常者为78.3％，其中明显不正常（＞13u）占50％，治疗后42.5％病例恢复正常，明显不正常者下叶为25％。治疗前锌浊异常者为83.3％，其中明显异常者（≥20u）占47.5％。治疗后40％病例恢复正常，明显不正常者下降为30.8％。以上各项经统计学处理后，说明治疗前后有显著差异性。治疗前血清白蛋白低子正常值占80％，其中明显异常者（＜3g）71例占59.17％，治疗后降为52例，占43.33％。A／G比值治前异常者占96.17％，其中明显异常A／G比值倒置者88例，占73.34％，治疗后减为65例，占54.16％，经统计学处理，说明治疗前后有非常显著差异。

　　6. 讨论　本病属中医臌胀的范围，因病症顽固，医机复杂，预后较差，目前国内为尚无特效治疗方法，故为临床科研工作者急需探讨解决的重要课题之一。本文报道120例患者的辨证论治，总有效率达到78.33％，其中显效率为30％，同时对降酶、降浊、消黄疸，提高白蛋白和改善A／G比值等，均有较好疗效，经统计学处理，显著性检验T＞2.5，具有显著意义。说明按本文辨证分型论治可获一定疗效。

　　因臌胀有"实不能攻，虚不受补"之难，故用药应注意"攻邪不可伤正，补虚不能留邪。"因攻虽可祛邪，但办可伤正，正气不足，则邪气难以去尽，补虚可以扶正，但亦可留邪，若邪气不去，则正气难以恢复，是故笔者对逐水攻下药，如大戟、甘遂、芫花、商陆、二丑等均慎用，待别是对肝功能损害明显者尤甚，因上述诸药，均有毒性，可伤正气，并加重肝功能之损害，偶用之虽可获暂效，但用之过多或停用后，腹水常见反复，甚则变本加利，反而加剧病情。故对病毒性肝炎所致臌胀者常不用，如欲攻泻，多用大黄、芒硝或番泻叶。对于熟地、龟胶等，因其性滋腻而易留邪，亦宜慎用，必要时，可用生地、龟板代之。

发表于《陕西中医》1987，8（5）：207～208。

第四节　臌胀治验心得

谌宁生

李××，男，23岁，住院号：11781。

患者素有肝炎病史，因腹胀纳差、疲乏消瘦，肝区疼痛月余，经化验肝功能及超声波检查，西医诊断肝硬化腹水，建议中草药治疗。于1976年8月7日收入我院，患者面色晦暗萎黄，腹部臌胀，腹水征明显，大便稀溏，小便短赤，余症同前述，舌苔黄腻，弦滑略数。查体温38°C，脉搏106次/分。中医诊断臌胀，病因湿热内盛，损伤肝脾，脉络瘀阻，水湿内停。证属本虚标实，治宜清热解毒，利湿消胀、急治其标。处方：龙胆草10g，栀子10g，茵陈15g，木通10g，车前草12g，白芍15g，白花蛇舌草30g，半枝莲30g，土茯苓30g，莪术12g，甘草6g，田七粉3g（分冲）。此方服18剂至8月25日，病情明显好转，腹水渐消，可下床活动，纳食增进，每餐能吃二、三两，唯仍有腹胀、便稀，溲黄，舌红苔黄腻，脉弦细。病有起色，正气渐复，但邪未尽除，改拟扶正祛邪，攻补兼施之法。处方：白参6g，白术10g，薏苡仁30g，大腹皮12g，枳壳6g，白花蛇舌草30g，半枝莲30g，黄药子15g，土茯苓30g，炒莱菔15g，甘草6g。此方又连服数十剂病情更有好转，精神纳食均佳，体重大增，较入院时约增加十公斤，复查超声波，腹水消尽，化验肝功能结果恢复正常，血清蛋白，由入院时，总蛋白5.28g，白蛋白2.58g，球蛋白2.7g，A/G比值0.96/1，提高至总蛋白6.56g，白蛋白4g球蛋白2.56g，A/G比值1.56/1。血红蛋白由入院时7.5g上升到12.5g，病情趋愈，为巩固疗效，改予益气健脾扶正固本之法，以参苓白术散加减，又治疗月余，以竟全功，于 1976 年 11 月 22 日痊愈出院，住院 107 天。

体会：臌胀乃湿热内蕴日久，致肝脾肾三脏受损，气机失调，脉络瘀阻，三焦不通，水湿内停而成。具有水瘀交结，正虚邪实，上虚下实，虚实夹杂等错综复杂之病机，故为中医四大难治症之一。治则各家意见纷纭，主攻主补或攻补兼施者，古今皆有。笔者认为，由于本病机制复杂，绝非单纯一法一方所能凑效，必须精细辨证，谨守病机各司其属，灵活施治始奏功效。本例患者先攻其邪，达到邪去而正气自复；继则攻补兼施，以求攻邪而不伤正，扶正亦不留邪，最后益气健脾，扶正固本，竟获全功。

发表于《湖南中医院函授夜大通讯·临床验案》1988 年第 1 期 34。

第五节　肝硬化腹水的辨证施治

谌宁生

肝硬化腹水是常见的难治重症，患者多由病毒性肝炎（其它还有血血吸虫病、中毒性肝炎或肝癌等）久治不愈，出现肝功能减退，门静脉高压和低蛋白血症，导致肝肾功能受损而出现腹水．此病属于中医的臌胀范畴，其证候以腹部膨胀如鼓，甚则脐突，腹壁青筋暴露，皮肤苍黄，面色黧黑为特征。

臌胀为中医四大难治症（风，痨，臌，膈）之一，临床医生要想治愈膨胀甚难，欲求达到辨证准确，选用方药恰当，亦不容易。笔者根据中医理论及个人多年临床经验，不揣浅陋，略呈管见，供同道参考。

一、辨证分型论治

很据肝硬化腹水的病因病机，临床症状体征及舌苔脉象，大致可分为如下五型：

1. 肝郁脾虚型　头晕疲乏，纳差乏味，胸胁胀满，脘腹不适，腹部膨胀，大便溏泄，小便短少，舌质淡，苔白腻或白润，脉弦滑或弦缓。治则疏肝行气，健脾利湿。处方：柴胡10g，白芍15g，党参15g，丹参15g，茵陈15g，白术10g，薏苡仁15～30g，大腹皮15～30g，枳壳10g，防己15～30g，鸡内金3g，炙甘草5g。加减：脾虚纳差者加山药，莲肉；腹胀甚加莱菔子、炒谷麦芽；气虚甚者加黄芪，重用党参或人参。常用选方：柴胡六君子汤，柴胡疏肝散合参苓白术散加减。

2. 气滞血瘀型　胁肋胀痛或刺痛，腹胀坚满，甚则脐突，腹壁青筋暴露，面色黧黑或晦暗，颈胸部多现蜘蛛痣或出现肝掌。舌质暗红或有瘀斑，苔薄黄，脉弦紧或弦涩。治则：活血化瘀，行气止痛，兼补气血。处方：党参15g，丹参15g，柴胡10g，制鳖甲15g，泽兰10g，牡丹皮10g，生地15g，赤芍10g，当归10g，茜草10g，鸡内金6g，甘草5g，加减：胁痛甚者加川楝子、延胡索、三七；瘀甚者加桃仁，红花、土鳖虫。常用选方：膈下逐瘀汤、血府逐瘀汤或鳖甲煎丸加减。

3. 湿热蕴结型　腹大胀满，两胁胀痛，或黄疸发热，口苦烦渴，大便秘结或溏泻，小便短赤。舌质红，苔黄腻，脉弦滑或滑数。治则：清热解毒、利湿消胀。处方：柴胡10g，赤芍10g，枳壳10g，大腹皮15g，丹参15g，茵陈15～30g，黄柏10g，栀子10g，土茯苓15g，白花蛇舌草30g，半枝莲20g，滑石15g，甘草5g。加减：发热黄疸湿热甚者，加龙胆草、板蓝根、水牛角，便秘腹胀里实者，加大黄、芒硝、厚朴。常用选方：轻者甘露消毒丹或丹栀逍遥散加减，热重者龙胆泻肝汤加减，正虚里实者黄龙汤加减。

4. 肝肾阴虚型　腹大胀痛，头晕目眩，腰腿酸软，口燥心烦，失眠多梦，齿鼻衄血，便结溲短，舌质红少津或有裂纹，苔薄黄或光净无苔，脉细弦或弦细略数。治则养肝益肾，滋阴利水，兼清湿热。处方：沙参15g，麦冬10g，生地15g，枸杞子10g，牡丹皮10g，山药15g，薏苡仁15g，赤小豆30g，大腹皮15～30g，茯苓15g，泽泻10g，猪苓10g。加减：苔黄腻湿热明显者，加茵陈、栀子、黄柏，有低烧虚热者，加地骨皮、青蒿、知母、银柴胡。常用选方：一贯煎、左归丸、知柏地黄汤或猪苓汤加减。

5. 脾肾阳虚型　腹部膨胀，脘闷不适，面色晦暗，神倦纳呆，形寒肢冷，腰膝酸软，或下肢浮肿，便溏尿短，舌质淡体胖或有齿痕，苔白腻或白润，脉沉细。治则：补益脾肾，温阳利水。处方：制附片10～15g，桂枝10g（或肉桂3g），党参15g，白术10g，山药15g，枸杞子10g，巴戟天10g，茯苓15g，大腹皮15～30g，泽泻15g，车前草20g，怀牛膝10g。加减：脾虚纳差明显者，加莲子、薏苡仁、鸡内金，下肢浮肿，咳喘痰湿盛者，加防己、桑白皮、椒目、葶苈子。常用方：实脾饮、右归丸、济生肾气丸或附子理中丸合五苓散加减。

二、并发症论治

肝硬化腹水常见并发症，主要有发热、出血及肝性昏迷，如不及时治疗，可危及患者生命，故临床医生必须极端重视，辨证准确，贵在分清寒热，辨别虚实。

1. 发热　肝硬化腹水患者，多因久病体虚，正气早衰，故极易感受外邪，引起黄疸、高热突起，是为实热证，如不及时处理，会发生热毒内陷，危及生命。按急则治标原则，宜清热解毒，轻者可用甘露消毒丹或龙胆泻肝汤合犀角地黄汤加茵陈、板蓝根、白花蛇舌草、半枝莲等大量清热解毒之药。如患者低热缠绵，日久难退，或午后发热，烦热不寐，为久病肝郁化火，肝肾阴津被耗，呈阴虚内热之候，治宜滋养肝肾而清虚火，用知柏地黄汤或青蒿鳖甲汤加减。

2. 出血　因肝藏血，主疏泄体阴而用阳，肝脏受邪而病，最易气血瘀阻或肝郁化火，损伤脉络。轻者可见牙龈出血，鼻衄，或皮下瘀斑，宜清火解郁，凉血止血，用丹栀逍遥散或清胃散加减；如火毒内扰肝胃脉络大伤，症见呕血，便血，宜泻火解毒，凉血止血，可用犀角地黄汤合黄连解毒汤加白及、乌贼骨、三七粉等。如症见牙衄，皮下瘀斑少许，兼见纳差便溏，是脾虚不能统血，属虚证，宜补脾摄血，用归脾汤加艾叶炭、藕节炭等。故不可凡见出血者，均概之为血热或肝火迫血妄行之候，而投清热凉血止血之品。

3. 昏迷 肝性昏迷是晚期肝硬化病情发展的严重阶段，属于臌胀之变证危候，有热毒内陷与寒湿瘀阻蒙蔽心窍之分。如臌胀病势迅猛，症见高热，黄疸，烦躁不宁，神昏谵语，便秘尿短，舌质红绛，苔黄燥，脉弦数，是为热毒内陷，扰乱神明，治宜清热解毒，醒脑开窍，方选清营汤加郁金、石菖蒲、牛黄，或选加安宫牛黄丸、至宝丹、紫雪丹等。如臌胀症见神昏渐起，面色晦暗，神倦嗜睡，胸脘痞满，大便溏泻，舌质淡苔白腻，脉弦滑，是为寒湿瘀阻，蒙蔽心窍。治当温中化湿，芳香开窍。可用茵陈术附汤或藿朴夏苓汤加石菖蒲、麝香，或选加苏合香丸、玉枢丹等。

三、讨论与体会

1. 臌胀（肝硬化腹水）是由多种病因所致肝肾脾三脏受损，全身气血机能失调，导致脉络瘀阻，三焦不通，瘀血及水湿停蓄而成的全身性疾病。具有水瘀交结，正虚邪实，上虚下实，虚实夹杂等错综复杂之病机病理，故历来中医视为四大难治证之一。对于本病的治法，各家意见纷纭，主攻主补或攻补兼施者，古今皆有。笔者认为，由于本病病因繁多，病机病理病变复杂，不能简单使用一法一方，或纯攻纯补，以求速效。必须精细辩证，谨守病机，各司其属，灵活施治。

2. 臌胀治法虽多，但归纳之，不外消、攻，补三法。（1）消法：着重于肝，包括疏肝，行气，活血，利水，消胀等是。常用方药：柴胡疏肝散，逍遥散，龙胆泻肝汤，大小柴胡汤或胃苓汤等。消法多用于臌胀初期，邪气尚轻而正气充实者。（2）攻法：着重于利肠胃，包括逐水，攻下，破瘀，消坚等法。常用方药：十枣汤，三承气汤，抵当汤，膈下逐瘀汤，血府逐瘀汤，舟车丸，鳖甲煎丸，大黄䗪虫丸等。瘀血甚者，加三棱，莪术；水湿甚者，加蝼蛄，蜣螂。本法多用于臌胀中期，邪气实而正气不衰者。（3）补法：着重于补脾肾，滋补肝肾，包括益气健脾，温补脾肾，滋补肝肾等法。常用方药：参苓白术散，归脾汤，实脾饮，右归丸，济生肾气丸，六味地黄丸，一贯煎等。多用于臌胀晚期，正气虚弱而邪气不盛者，或臌胀好转进入恢复期。

3. 因为臌胀虚实夹杂之证，故攻，补，消三法，通常不宜单独长期使用，往往是先后参杂间断或同时兼用。如臌胀实证，宜用攻法，但攻中应以补法佐之，反之虚证宜补，但亦不可纯补，补中当兼泻或兼消。臌胀中早期，患者正气未衰，以攻消为主，佐以补虚扶正，中晚期正气已衰，当扶正补虚为主，以固其本，少加消导，以除其积，然后在顺气以通气滞。临床上有许多方药是攻补兼施，寒热并用，如中满分消丸、黄龙汤等。由于臌胀中期，多是邪实而正气将衰，攻邪易伤正，补虚虑留邪，晚期为正气虚弱而邪气更甚，有正虚不能补，邪实不能攻，攻补两难之虞。故臌胀早期易治，中晚期难愈。因此，清·张石顽曰："臌胀得之未久，或胀或消，腹皮稍软，不泄不喘，随治随愈。若脐心凸起，利后复急，久病羸乏，喘急不得安者，名曰脾肾俱败，无有愈期。至于咳嗽失音，青筋横绊腹上，及爪甲青，卒肿，头面黧黑，呕吐头重，上吐下泻者，皆不治。"诚经验之谈也，说明臌胀应重视早期及时治疗，预防复发，至为重要。

4. 臌胀中晚期，多属正虚邪实，有实不能攻，虚不受补之难，如《张氏医通》谓"胀本虚而证实，攻补两难，泻之不可，补之无功，极为危险"。故臌胀用药应注意，攻邪不可伤正，补虚不能留邪，因攻可以祛邪，但亦可伤正，正气不足，则邪气难以去尽。

补虚可以扶正，但亦可留邪，若邪气不去，则正气难以恢复，因此，笔者对于逐水攻下药，如大戟、甘遂、芫花、商陆，二丑等，非常慎用。因用之虽可获暂效，但停药后，腹水可反复而较前更甚；同时因上述诸药均有毒性，可伤正气，加重患者肝功能之损害，并且有过诱发肝昏迷而致死之教训。因而对于病毒性肝炎所至臌胀者，如欲攻泻，可用大黄、芒硝等无毒之品。熟地、龟胶、鹿胶等，因虑其性滋腻而易留邪，宜慎用，可用生地、龟板、鹿角霜等代之。

发表于《云南中医学院学报》1987，11（4）；17～19。

第六节　金丹化瘀汤治疗慢性肝炎肝硬化

谌宁生

组成：郁金 10g，鸡内金 5g，丹参 15g，牡丹皮 10g，黄芪 15g，全当归 10g，北柴胡 10g，制鳖甲 10g，赤芍 10g，生地 15g，地龙 6g，炒枳壳 6g，生甘草 5g

服用方法：每日 1 剂，水煎，分 2 次服。

功能主治：益气补血舒肝行气，化瘀通络，软坚消癥。主要用于慢性肝炎、肝炎后肝硬化，由于肝郁气滞、气血亏虚、有脉络瘀阻为特点之主要临床表现者。如症见头晕、神疲乏力、胸胁胀满，呈游走性胀痛或刺痛，胁下痞块。可见蜘蛛痣或肝掌，面色晦暗，爪甲少华，舌质紫暗有瘀点或舌淡苔薄黄或薄白，脉弦细或弦涩等。

方解：方中柴胡入肝，与芍药、枳壳、甘草以疏肝行气；黄芪、当归、地黄益气补血；郁金、牡丹皮、丹参活血化瘀；地龙、鸡内金、制鳖甲以软坚散结，活络消癥。

加减：湿热甚有黄疸或苔黄腻、脉弦而数者，加茵陈 10～15g，黄柏 10g，栀子 10g；脾虚纳差者，加党参 15g，薏苡仁米

15g，白术 10g；腹水甚，加泽泻 15g，猪苓 15g；齿鼻衄血者，加白茅根 30g，藕节 15g，生大黄 10g；瘀甚有肝掌蜘蛛痣或皮下出血瘀斑者，加桃仁 10g，红花 10g，田七粉 3g；阴虚见五心烦热，夜眠不宁失眠多梦者，加女贞子 10g，墨旱莲 10g，阿胶 10g；脾肾阳虚见形寒肢冷、下肢浮肿者，加附片 10g，桂枝 10g，仙灵脾 10g。

临床效应：经我科住院病人临床观察，本方能明显改善临床症状，对改善肝功能、降低转氨酶及黄疸均有一定疗效，对提高白蛋白，清除腹水亦有良好的作用。近年经治住院病人 32 例，均按 1990 年 5 月全国会议诊断及疗效标准进行观察，其中肝硬化患者 27 例（占 84%），27 例中有晚期腹水 20 例（占总数 62%），慢性活动性肝炎 5 例（仅占 16%）。经用本方按上法加减治疗后，显效 15 例（占 47%），有效 11 例（占 34%），总有效率为 81%，无效 5 例，因出血死亡 1 例。32 例中有 17 例白蛋白低于正常（35g/L），治疗后其中 6 例恢复正常，6 例有不同程度上升，5 例无效，提高白蛋白总有效率为 70%。

验案举例：

一、肖某，男，20 岁。

因腹部胀大，双下肢浮肿及消化道出血，经当地 B 超及肝功能检查诊为肝硬化腹水。予住院以护肝、输血、蛋白制剂及利尿等治疗 3 个月，疗效不明显，于 1990 年 6 月 30 日要求住院。住院号 56552。入院检查：重度贫血貌，轻度黄疸，有腹水及双下肢水肿、脾大。舌质淡、苔薄黄腻，脉细弦。查血常规：Hb6g，WBC4.2 × 10⁹/L，Pt47 × 10⁹/L 肝功能：A24.7g/L，G37.7g/L，A/G0.66/1，Ill5u，ZnTT25u，HBsAg 阳性。西医诊断慢性活动性肝炎，肝硬化失代偿期。中医诊为臌胀。辨证：肝郁气滞、气血亏虚、血瘀水停。治则：疏肝行气，益气养血，化瘀利水。处方：

黄芪、丹参、生地各 15g，当归、郁金、牡丹皮、柴胡、鳖甲、赤芍、茯苓、泽泻、地龙各 10g，枳壳 6g，甘草 3g。

服药 1 月，自觉症状减轻，水肿消减，守方治疗 4 月余，自觉症状消失，肝功能各项复查正常，临床基本治愈出院。

二、杨某，男，48 岁。

因患肝硬化腹水、食道静脉曲张，经省某医院予护肝、蛋白制剂等治疗病情不稳定，于 1990 年 12 月 10 日要求住院服中药治疗。住院号 58360。症见面色晦暗，可见蜘蛛痣，舌质红苔黄燥，脉弦细。脾大、腹水。WBC3.0 × 10^9/L，Pt67 × 10^9/L，肝功能：TTT 8u，ZnTT 16u，GPT 38u，SP 3.0g/L，A 27.8g/L，G 25.3g/L，A/G1.1/l。HBsAg 阳性，HDAg 亦阳性。B 超：肝硬化腹水。中医诊断：臌胀。治则：疏肝行气，益气活血，化瘀利水。处方：

黄芪、丹参、生地、茯苓、虎杖各 15g，当归、牡丹皮、郁金、鳖甲、党参各 10g，鸡内金 6g，甘草 5g

服药 2 周后腹胀消除，精神好转。后因消化道出血致病情变化，原方出入，住院 4 月余，自觉症状消失，复查肝功能各项正常，基本治愈出院。

发表于《百病临床指南》中国医药科技出版社出版，1993 年 2 月 P127～130。

第七节　应用消攻补三法论治肝硬化腹水

谌宁生　孙克伟

摘要：肝硬化腹水属中医学臌胀范畴，因其病因病机复杂，证候多变，治法甚多，归纳之不外消、攻、补三法：消法着重于肝，包括行气、活血、利水、消胀等法；攻法着重于肠胃，包括逐水、攻下、破瘀、消坚等法；补法着重于脾肾，包括益气、健脾、补益气血、温补脾肾、滋补肝肾等法。但三法通常不宜单独长期使用，往往是先后参杂或同时兼用。实证宜攻，但攻中应以补法佐之；虚证宜补，但补中当兼泻或兼消。

关键词：消法；下法；补法；肝硬化；腹水

肝硬化腹水为晚期肝硬化失代偿期，属中医学臌胀病范畴，多因肝病久治不愈，而形成低蛋白血症，并且极易合并感染，出现肝功能衰退、肾功能受损，以致腹水形成并反复发作或持久不退，治疗颇难。现代医学尚无特殊有效疗法，一般采用休息、低钠饮食、补充蛋白、护肝等支持疗法，以及利尿消腹水、抗感染和防治并发症等对症治疗。

中医学对于臌胀的治法甚多，各家意见纷纭，主攻、主补，或攻补兼施者，古今皆有。主攻者如张仲景立十枣汤（大戟、甘遂、芫花、大枣），张子和则视牵牛子为祛邪利水之良药，均为近代医者常用。反对攻下者，如《格致余论·臌胀论》云："医者不察病起于虚，急于作效，炫能希赏。病者苦于胀急，喜行利药，以求一时之快，不知宽得一日半日，其胀愈甚。病邪甚也，真气伤也"，认为逐水是"自求祸耳。"当代周学池[1]亦认为应慎用逐水药，切忌攻伐太过、一味追求攻病祛邪。主张攻补兼施者，如明·李梴治胀认为"必补中行湿，兼以消积，不责速效，乃可万全"。朱彬彬等[2]采取中西医结合分阶段治疗的方法，中医扶正活血以治本，西医以冲击利尿祛邪治标的方法，属攻补兼施者。殷德燧[3]报道逐水药应用不当，可出现电解质紊乱，心率失常，腹泻、呕吐，黑便，加重低蛋白血症及肝昏迷等。因而主张应用逐水药物治疗须慎重，应以扶正为主，攻补兼施，补中兼攻；或中医扶正，西药利水；或西药支持，中药逐水等标本兼顾的治疗比较妥当。笔者认为臌胀自古以来被中医称为四大难治（风、痨、臌、膈）症之一，其原因有五：①病因多种，可谓三因悉备。《丹溪心法·臌胀》曰："七情内伤，六淫外侵，饮食不节，房劳致虚，脾土之阴受伤，转输之官失职，胃虽受谷，不能运化，遂成胀满，经曰臌胀是也"。②病变部位侵犯多个脏腑，主要是肝脾肾，实则五脏六腑、全身气血经脉，均有累及。③病症顽固，《医门法律·胀病论》谓："胀病亦不外水裹、气结、血凝，凡有癥瘕、积聚、痞块，即胀病之根本"。故臌胀多由黄疸、胁痛、积聚、痞块等久治不愈或失治发展而成。③证候顽固多变，常伴有许多兼夹症和并发症，如发热、出血、少尿、癃闭、昏迷等。⑤病机复杂，具有正虚邪实、本虚标实、上虚下实、寒热兼有、虚实夹杂等虚虚实实的特点。可因肝脾肾三脏受损，功能失调，导致气血水湿运行障碍，又可相互影响形成恶性循环，以致肝肾功能衰竭而终。

由于臌胀的病因病机复杂，证候多变，故论治不能简单使用一方一法，或纯补或猛攻，以求速效。而应精细辨证，谨守病机，各司其属，灵活施治，始能奏效。臌胀治法虽多，但归纳之，不外消攻补三法。消法：着重于肝，因肝藏血主疏泄，肝郁则脉络瘀阻，肝之血流不畅，久而积于两胁，渐成痞块，为臌胀。治则包括疏肝、行气、活血、利水、消胀等法，多用于臌胀初期，邪气尚轻，而正气充实者，常用方药有柴胡疏肝散、逍遥散，大小柴胡汤、龙胆泻肝汤、胃苓汤等。胁痛明显者，加蒲黄、五灵脂、延胡索、川楝子、郁金等以行气止痛；胀甚偏热胜者，用中满分消丸，属虚寒者，用中满分消汤。攻法：着重于利肠胃，包括逐水、攻下、破瘀、消坚等法，多用于臌胀中期，邪气实而正气未衰者。常用方药：十枣汤、三承气汤、膈下逐瘀汤、血府逐瘀汤、舟车丸、鳖甲煎丸、大黄䗪虫丸等。瘀甚者，加桃仁、红花、三棱、莪术、水蛭、虻虫等活血化瘀；水湿甚者，加车前子、冬瓜皮、生薏苡仁、泽泻、猪苓、赤小豆、冬葵子等利水祛湿。补法：着重于补益脾肾，包括益气健脾、补益气血、温补脾肾、滋养肝肾等法，多用于臌胀晚期，正气虚弱而邪气不盛者，或臌胀好转进入恢复期。常用方药有参苓白术散、柴芍六君汤、归脾养心汤、人参养荣汤、实脾饮、右归丸、六味地黄丸、济生肾气丸、一贯煎等。

肝硬化腹水由于病机复杂，正虚邪实，有虚不能补，攻难却邪之虞。故施治时，应注意攻邪不可伤正，补虚不能留邪，因此。对于逐水攻下药：如大戟、甘遂、芫花、商陆、黑白丑等，应慎用，因用之虽可暂获效，但停药后，腹水反复，可较前更甚同时因上述诸药，均有毒性，可伤正气，加重患者肝功能之损害，并且有过诱发肝昏迷而致死亡的教训。因而对病毒性肝炎特别是乙型肝炎、丙型肝炎所致肝硬化腹水（臌胀）者，如欲攻下，可用大黄、芒硝等无毒之品代之。但对血吸虫病、肝癌或腹腔肿瘤等其他病因所致臌胀，化验肝功能正常或损害轻微者，必要时可用上述有毒之品攻泻之。对于熟地黄、龟板胶、鹿角胶等药，因虑其性滋腻而易留邪，亦宜慎用，可用生地黄、龟板、鹿角霜等代之。

消、攻、补三法，通常不宜单独长期使用，往往是先后参杂间断或同时兼用，如臌胀实证，宜用攻法，但攻中应以补法佐之；反之。虚证宜补，但亦不可纯补，补中当兼泻或兼消。臌胀中早期，患者正气未衰，当以攻消为主，佐以补虚扶正，中晚期正气已衰，应扶正补虚为主，以固其本，稍加消导，以除其积，然后再以理气通其滞。临床上有许多古方均是攻补兼施，寒热并用。如中满分消丸（人参、白术、炙甘草、猪苓、姜黄、茯苓、干姜、生姜，砂仁、泽泻、陈皮、知母、黄芩、黄连、半夏、枳实、厚朴），中满分消汤（人参、川乌、泽泻、黄连、青皮、当归、生姜、陈皮、柴胡、干姜、毕澄茄、益智仁、半夏、茯苓、木香、升麻、黄芪、吴茱萸、厚朴、草豆蔻仁、黄柏）、黄龙汤（大黄、芒硝、枳实、厚朴、当归、人参、甘草）等。臌胀中期，多邪实而正气将衰，攻邪易伤正，补虚虑留邪；晚期为正气虚弱，邪气更甚，有正虚不能补、邪实不能攻、攻补两难之虑，故臌胀早期易治，中晚期难愈。清·张顽石曰："臌胀得之未久，或胀或消，腹皮稍软，不泄不喘，随治随愈。若脐心凸起，利后复急，久病羸乏，喘急不得安者，名曰脾肾俱败，无有愈期"。说明臌胀应重视早期治疗，预防复发至为重要。

参考文献

［1］周学池．肝硬化腹水辨治刍议［J］．实用中医内科杂志．1993.7（2）：16。

［2］朱彬彬，王锡顺，宓丽君，等．扶正活血冲击利尿法治疗肝硬化腹水514 例疗效观察［J］中医杂志，1984，25（3）：29。

［3］殷德燧．临床应用逐水中药治疗 68 例失代偿肝硬化死亡病例的回顾与探讨［J］．中医杂志，1984，25（3）：32。

发表于《新中医》2001 年 4 月第 33 卷第 4 期，并于 2001 年 4 月于台湾参加海峡两岸肝病学术交流会议。

第八节　鳖龙软肝片治疗慢性肝炎肝硬化的临床研究

谌宁生

笔者运用自制的鳖龙软肝片治疗慢性肝炎肝硬化，并用大黄蟅虫片作对照，共治 80 例，兹将结果报道如下：

一、临床资料

1. 一般资料　本组 80 例均系住院病人，治疗组 50 例，其中男 39 例，女 11 例；年龄最小 16 岁，最大 66 岁，平均 38.24 岁。对照组 30 例，其中男 24 例，女 6 例；年龄最小 15 岁，最大 65 岁，平均 37.47 岁。

2. 诊断标准　符合 1990 年 5 月上海全国肝炎会议制订的"慢性肝炎诊断标准"及 1993 年 11 月洛阳会议制订的"肝硬化临床诊断标准"。治疗组 50 例中，慢性活动性肝炎 35 例，肝炎后肝硬化 15 例；对照组 30 例中，慢活肝 22 例，肝硬化 8 例。两组病例在性别、年龄、临床分型等方面，均有可比性，经统计学处理，无显著性差异（P > 0.05）。

二、治疗方法

采用随机对照分组：治疗组采用鳖龙软肝片，由我院药剂科研制成片剂，每片重 0.3g，每次服 6～8 片，日 3 次。对照组用大黄蜃虫片亦为我院药剂科根据汉代名医张仲景《金匮要略》之古方药味组成，研制成与鳖龙软肝片外观大小形状相同之药片、服用方法剂量均相同。观察期间，两组病人，可给予一般护肝药物，如 ATP、肌苷、维生素、葡萄糖等，但不能随意更改治疗方案或加服有明显治疗作用的药物：如干扰素、聚肌胞、联苯双脂、抗乙肝免疫核糖核酸、蛋白制剂及其他中成药。疗程：3 个月为 1 疗程。

三、疗效判断标准

1. 显效　症状完全消失、一般情况良好，肝脾肿大回缩或稳定不变，无叩痛及压痛、有腹水者腹水消失，肝功能（ALT，TBIL，A/G）及肝纤维化（HA 血清透明质酸）指标恢复。

2. 好转　主要症状消失或明显好转，肝脾肿大稳定不变、无明显叩痛，有腹水者减轻 50% 以上而未完全消失，肝功能及肝纤维化指标下降幅度在 50% 以上。

3. 无效　未达到上述好转或恶化者。

四、治疗结果

1. 两组治后综合总疗效。（见表一）

表 1　两组综合总疗效比较

组别	例数	显效	好转	无效	总有效率%	显著性检验 X^2	显著性检验 P
治疗组	50	21	24	5	90		
对照组	30	7	11	12	60	10.084	<0.01

从表1说明：治疗组疗效明显优于对照组，具有非常显著性意义（P<0.01）。

2. 两组对改善肝功能及肝纤维化疗效比较。（见表2）

表 2　ALT、A/G、HA 治疗前后变化比较

	治疗组			对照组			显著性检验	
	n	正常	好转	有效率（%）	n	正常	好转	有效率（%）	X^2	P
ALT > 40u	46	36	9	97.8	30	11	11	73.3	10.434	< 0.01
A/G < 1.5/1	49	36	7	87.8	30	12	5	56.7	9.845	< 0.01
HA > 100mg	43	12	25	86.1	25	6	9	60.0	5.961	< 0.05

从表 2 可知：治疗组对改善肝功能与肝纤维化疗效均优于对照组（P < 0.05 ~ 0.01）

3. 两组治疗前后主要症状与体征变化比较。（见表 3）

表 3　主要症状与体征变化比较

症状与体征	治疗组			对照组			显著性检验	
	n	消失	好转	有效率%	n	消失	好转	有效率%	X^2	P
头晕	47	43	1	93.6	28	14	5	67.9	8.663	< 0.01
乏力	50	37	12	98.0	30	15	7	73.3	11.426	< 0.01
纳差	49	46	1	95.9	30	13	8	70.0	10.429	< 0.01
腹胀	45	31	9	88.9	29	14	6	68.9	4.563	< 0.05
胁痛	50	44	4	96.0	29	14	9	79.3	5.617	< 0.05
肝大	20	10	7	85.0	12	2	4	50.0	4.545	< 0.05
脾大	16	3	9	75.0	10	1	2	30.0	4.68	< 0.05
肝掌	33	2	5	21.2	24	1	1	8.3	1.733	> 0.05
肝病面容	35	1	4	14.3	24	0	2	8.3	0.482	> 0.05

从表3可知:治疗组对改善主症与体征肝脾肿大疗效均明显优于对照组(P<0.05),但对肝掌、肝病面容疗效不显著,两组无明显差异(P>0.05)。

4. 两组对乙肝病毒标志物治疗前后比较。(见表4)。

表4　HBVM 治疗前后变化对照

	治疗组			对照组			显著性差异	
	例数	阴转例	阴转率%	例数	阴转例	阴转率%	X^2	P
HBsAg	47	7	15.0	29	3	10.3	0.324	>0.05
HBeAg	35	20	57.1	24	7	29.2	4.489	<0.05
抗-HBc	38	8	21.1	26	5	19.2	0.032	>0.05

从表4可知：治疗组对 HBeAg 阴转率较高明显优于对照组（P<0.05），但对 HBsAg 及抗-HBc 阴转率不高，两组无显著性差异（P>0.05）。

五、小结与讨论

1. 本文小结鳖龙软肝片治疗慢性肝炎肝硬化50例与用大黄䗪虫片治疗30例，进行同期随机对照观察，结果鳖龙软肝片对症状消除、回缩肝脾以及改善肝功能肝纤维化各项指标和 HBeAg 阴转率等疗效，均明显优于大黄䗪虫片，有显著性差异（P<0.05～0.01）。但对肝掌、肝病面容以及 HBsAg、抗-HBc 阴转率疗效不显著，两组无显著性差异（P>0.05）。

2. 鳖龙软肝片为纯中药制剂，由十余味中药组成，方中以柴胡、枳实、青皮疏肝行气，佐当归、白芍养血柔肝，以防疏肝太过而伤肝阴；党参、白术、茯苓益气健脾；配砂仁、神曲和胃消胀；用三棱、莪术、桃仁活血化瘀，鳖甲、地龙软坚散结，消癥化癥，回缩肝脾。诸药配伍合理，选药恰当，具有疏肝而不燥，补脾而不腻、气血双补、化瘀祛邪而不伤正的功效。针对慢性肝炎肝硬化具有肝郁、脾虚、血瘀这一特点，进行辨证求因，审因施治，从而达到治病求本的目的，故能取得较好疗效。

1996年本文在"首届国际港台中医文化学术会议暨国际佛教医药学术研讨会"获优秀论文三等奖。

发表于《中国医疗杂志》2002，1（5）；22～23。

第九节　中医药治疗肝硬化腹水的研究近况

谌宁生

肝硬化腹水属中医臌胀病范畴，为难治之症，现代西医尚无特殊有效疗法，中医治疗虽有许多丰富经验，但仍在探索研究之中，本文仅就八十年代以来，杂志文献报道的有关临床治疗肝硬化腹水的内容，结合个人经验体会，进行概括综述，供同道参考。

一、治疗方法与疗效

失代偿期肝硬化腹水的产生，是多种因素综合的结果，常因一般情况衰竭，肾功能不良、低血钠症，血浆白蛋白过低或合并感染等，致腹水反复发作或持续不退，故治疗颇难。目前西医亦无特效疗法：一般采取休息、低钠饮食、护肝支持疗法、对症治疗、抗感染和防治并发症。中医治疗方药法则虽多，但一般可归纳为辨证分型论治和固定主方随证加减治疗两种。

（一）辨证分型论治

如八十年代初邹氏[1]论肝硬化腹水证治，归纳为脾虚气滞、脾肾阳虚，肝肾阴虚和阴虚湿热四个证型。谌氏[2]等根据该证的临床症状、体征及舌脉，结合病因病机分为五型：1. 肝郁脾虚型，治宜疏肝行气，健脾利湿方药：柴胡、白术、枳壳、白芍、党参、丹参、茵陈、薏苡仁、大腹皮、防己、鸡内金、甘草。2. 气滞血瘀型，治宜活血化瘀，行气止痛，兼补气行血。方药：党参、丹参：鳖甲、生地、柴胡、泽兰、牡丹皮、赤芍、当归、茜草、鸡内金、甘草。3. 湿热蕴结型，治宜清热解毒，利湿消胀。方药：柴胡赤芍、枳壳黄柏、栀子、大腹皮、丹参、茯苓、滑石、茵陈、半枝莲、甘草。4. 肝肾阴虚型，治宜养肝益肾，滋阴利水，兼清湿热方药：沙参、生地、山药、薏苡仁、茯苓、麦冬、枸杞子、牡丹皮、泽泻、猪苓、赤小豆、大腹皮。5. 脾肾阳虚型，治宜益脾补肾，温阳利水方药：附片、桂枝、白术、枸杞子、巴戟天、牛膝、党参、山药、茯苓、泽泻、腹皮、车前子。随证加减治疗120 例，显效 36 例，有效 58 例，总有效率为 78.33%。张氏等[3]采取辨证分型、逐水和调理固本等三法治疗：辨证分为气虚、湿热、阴虚、阳虚四型，分别拟予益气健脾、行气利水，清热利湿、散结行水；滋阴养阴，健脾利水和温补脾肾、利水消胀等四法。逐水则根据腹水量的大小、初期中期及体质状况，分别采用峻攻消水法和缓攻消水法。逐水 1 号（峻攻消水）：甘遂 1g，甘草 5g，槟榔 2g，沉香 1g，共为细末，醋糊为丸，如黄豆大，每晨空腹服15～30 粒，可连服数天，腹水消大半即止。逐水 2 号（缓攻消水）：黑白丑各 3g，大黄 2g，琥珀 1g，共为细末，每晨空腹服 4～6g，连服数天，腹水消退为止，亦可间断服用。调理固本法：待腹水消退后，宜益气健脾，养血柔肝，化瘀软坚，自拟调理固本方，药用：黄芪、党参、白术、当归、白芍、黄精、陈皮、鸡内金、丹参、地龙、生牡蛎等，治疗肝硬化腹水 50 例，基本治愈 35 例，显效 6 例，有效 4 例，总有效率 90%。林氏[4]将中医治疗组分为六型；1. 脾虚水湿型．治宜健脾益气、渗利水湿，方用六君子汤或补中益气汤合五苓散加减；2. 肝肾阴虚湿热型，治宜滋养肝肾、清利湿热，方用知柏八味丸合猪苓汤加减；3. 气阴两虚水湿型、治宜益气育阴、渗利水湿，方用益气育阴方（太子参、天麦冬、川石斛、黄芪、五味子）合五苓散加减；4. 脾肾阳虚水湿型，治宜温阳补肾、渗利水湿，方用附子理中汤合五苓散加减；5. 气滞水湿型，治宜理气渗利、方用柴胡疏肝汤合五苓散加减；6. 湿热蕴结型，治宜清利湿热，方用茵陈五苓散加减。并配合西药利尿，短程（3~4天）间歇（5~7天）或联合应用双克、速尿、甘露醇。并发肝昏迷，肺部感染、原发性腹膜炎、败血症、食道静脉曲张破裂出血者，分别予以抗肝昏迷、抗感染、止血等治疗，但均不用血清白蛋白与血浆。西医对照组：采用西医常规方法治疗，补充维生素，应用利尿剂和补充血清白蛋白等，并发症治疗同上。治疗结果，治疗组40例中，显效36例、好转1例，无效3例；对照组24例，显效8例，好转7例，无效9例。经 X^2 检验，两组疗效有极显著差别（ $P < 0.01$ ）

（二）固定主方、随证加减

如郑氏[5]学习方药中教授治疗肝硬化腹水经验，用芪术牛已汤加减治疗8例，肝硬化腹水。主方：北芪、白术、苍术、牛膝、防己各30g，丹参15g，木香10g。加减法：气虚者加党参、太子参、山药，阴虚者加生地、玄参、沙参、石斛；腹胀甚者加川朴、枳壳、大腹皮；血瘀甚者加三棱、莪术、赤芍、茜草根；腹水甚者加白茅根、车前子、川椒目等。刘氏[6]运用枳实导滞汤加减治疗肝硬化腹水21例，痊愈14例，好转5例，无效2例。方药组成：大黄7g，槟榔、枳实、厚朴各8g，神曲、山楂、紫草、连翘、木通各10g，黄连2g，甘草3g，水煎服，日一剂。并加用消肝利水散20g，药水兑服。消肝利水散配材方法：青矾20g火煅，铁砂200g醋煅，茵陈2000g，煎水适量，去药渣，将黑豆100g浸入茵陈之内，以将茵陈药水全部吸干为度，然后晒干炒熟，与青矾、铁砂共研极细末，装瓶备用。黄氏[7]以自拟加减鳖甲煎丸（由《金匮要略》鳖甲煎丸减鼠妇、紫葳、赤硝、蜣螂，加黄芪、当归、茯苓、丹参组成。重用鳖甲、黄芪、各味共研细末，炼蜜为丸，每粒6g，日3服，每次1丸，与汤药同服或温开水送下）为主。根据湿热壅盛型、脾肾阳虚型、肝肾阴虚型，随证配用汤剂治疗30例，临床治愈11例，显效7例，有效7例，无效5例。许氏[8]用一贯煎加减（太子参、茯苓各20g，生地、枸杞子、麦冬、当归、丹参、益母草、大腹皮各15g，川楝子、鳖甲各10g，茅根30g，黑白丑各6~10g），并随证加减，配合西药支持对症治疗32

例，结果治愈 7 例，显效 15 例，好转 8 例，无效 2 例。王氏[9]用实脾饮加减（厚朴、白术、木瓜、术香、草蔻、大腹皮、白茯苓、猪苓、泽泻、木通、王不留行）治疗肝硬化顽固性腹水 64 例，腹水全部消退者 36 例、好转 13 例，显效 8 例，无效 7 例，总有效率89.06%。朴氏等[10]报道中西医结合治疗肝硬化腹水 56 例，中医治疗组以健脾益气、化瘀利水、软坚消积为原则，基本方：黄芪、茯苓、泽泻、牡蛎各 30~50g，丹参、白术、益母草、车前子各25~30g，三棱、莪术、红花、鳖甲、穿山甲各 10~15g。加减：腹胀加大腹皮、莱菔子、枳壳等；阴虚加女贞、枸杞、龟板等；湿热加银花、虎杖、防己等；出血加仙鹤草、三七粉、云南白药等；昏迷加牛黄安宫丸、醒脑净等；并配合西药保肝对症治疗。西药对照组：保肝对症治疗，必要时用白蛋白以及利尿药物联合应用等方法。结果：治疗组 56 例，显效 49 例，好转 7 例；对照组35 例，显效 11 例，好转 19 例，无效 5 例。两组疗效差异非常显著（P < 0.01），姚氏等[11]按随机分成治疗组对照组，治疗组主方：沙参、麦冬、阿胶、杞果、腹皮、炒莱菔、虎杖、郁金、茯苓皮、泽泻、猪苓、白术、冬瓜皮、薏米、陈皮、甘草。加减：兼见黄疸加茵陈、板蓝根、大黄；兼胁痛加川楝子、玄胡、香附；兼有瘀血症，加归尾、挑仁、丹参；气虚明显者加黄芪、党参、五味子。西药：给予常规保肝利尿药，腹胀较重加用速尿，体质虚弱者，配合支持疗法，对照组所用西药剂量、用法，均同治疗组，治疗结果：治疗组 80 例，显效 55 例，有效 20 例，无效 5 例，总有效率93，8%；对照组 80 例，显效 36 例，有效 24 例，无效20 例，总有效率75%。经统计学处理，两组间疗效有显著性差异（P < 0.05）。王氏[12]自拟"抗纤复方"为主治疗肝炎后肝硬化腹水，主方：当归、白芍、赤芍、丹参、桃仁、红花、泽兰、鳖甲、太子参、黄芪、白术、玄参、石斛、枸杞、佛手等。随证加减：腹水多而尿量少者加陈葫芦、泽泻、车前子、猪苓、大腹皮等；衄血明显者去当归、红花加二至丸、生地炭、仙鹤草、水牛角等；胁痛明显者加元胡、金铃子等；纳呆加鸡内金、神曲、麦芽等；

口干加茅根、天花粉；低热加胡黄连、地骨皮等。治疗51例，显效30例，有效18例，总有效率94.1%。李氏[13]用化瘀消水汤：泽兰30g，益母草20g，丹参、黄芪、葶苈子各15g，白术、青皮各10g，防己12g，黑丑8g，日一剂，水煎，分三次服，或上方研细末，炼蜜为丸，每次10g，日三次，治疗17例，显效10例，有效5例，无效2例。刘氏[14]运用新定逍遥散治疗肝硬化腹水100例，主方：柴胡、当归、白芍、白术、茯苓、泽兰、郁金、鳖甲、牡蛎、穿山甲。湿热壅盛，有黄疸者，加茵陈、栀子、板蓝根；大便秘结加大黄；气滞血瘀，胁腹胀痛者加元胡、丹参、青皮等，脾肾两虚加党参、黄芪、薏苡仁、砂仁、肉桂等；体质壮实，腹大坚满、腹水较多者加大腹皮、冬瓜皮、茯苓皮、泽泻、车前子等；阴虚火旺加生地、麦冬、石斛、龟板、地骨皮等，治疗46例，好转47例，无效7例，总有效93%。尹氏[15]动用秘方治疗肝硬化研究，治疗组92例，用6号方（当归、黄芪、丹参、水牛角粉、鸡内金，蜜丸，每丸9g，每次1丸）。见出血者加7号方（三七、阿胶、蒲公英、紫草等，蜜丸，每丸3g，每次4丸）。见腹水或下肢及全身肿者，加8号方（白术、益母草等，蜜丸，每丸3g，每次3~6丸），均日3~4次，口服I；对照组30例，用维生素C、复合维生素B、维生素B12、肌苷、灵芝肝泰冲剂、干酵母等。结果：两组分别临床治愈71、2例；显效11、4例；好转6、11例；无效4、13例，总有效率为95.7%和56.7%，疗效比较有显著性差异：P<0.01。此外，有黄氏[16]等报道运用十枣汤（甘遂、大戟、芫花各3g，研末，大枣15枚煎汤）、下瘀血汤加味（大黄、桃仁、䗪虫、防己、椒目各10g，葶苈子、党参、黄芪各15g，白术20g）、大黄甘遂汤加味（大黄30g，甘遂、阿胶珠各15g，共研细末，每服2g）、大陷胸汤加减（大黄、芒硝、鳖甲、厚朴各10g，甘遂、水蛭各3g，炒枳壳5g，全瓜蒌20g）、甘遂半夏汤加味（甘遂、甘草各5g，白芍20g，蜂蜜30g，姜半夏、泽泻、茯苓、槟榔各15g）、小柴胡汤加味（柴胡20g，姜半夏、党参、白术、茯苓各10g，甘草5g，泽泻15g）、当归芍药汤加味（当归、

川芎各 10g，白芍、白术各 15g，大腹皮、泽泻各 12g，茯苓 25g）、猪苓汤加减（猪苓 10g，泽泻、阿胶各 15g，滑石、茯苓、白茅根各 12g）以及大黄䗪虫丸，早晚各服一丸，治疗肝硬化腹水患者，均获显效。

二、评述与展望

对于臌胀的治法甚多，各家意见纷纭，主攻主补或攻补兼施者，古今皆有。主攻者有张仲景立十枣汤，张子和视黑白丑为祛邪之良药，均为近代医者常用。反对攻下者，如《格致余论·臌胀论》云"医者不察病起于虚，急于作效，炫能希赏，病者苦于胀急，喜行利药，以求一时之快，不知宽得一日半日，其胀愈甚病，病邪甚矣，真气伤矣"。认为逐水是自求祸耳"。近代周氏[17]亦认为应慎用遂水药，切忌攻伐太过，一味追求攻病祛邪。主张攻朴兼施者如明·李梴治胀，"必补中行湿，兼以消积…不责速效，乃可万全"。当今朱氏[18]采取中西医结合、分阶段治疗的方法，以中药扶正活血治本、西药冲击利尿祛邪治标的方法，属攻朴兼施者。又殷氏[19]报道逐水药应用不当，可出现电解质的紊乱、心率失常、腹泻、呕吐、黑粪、加重低蛋白血症以及肝昏迷等，因而主张应用逐水治疗须非常慎重，应以扶正为主，攻补兼施，补中兼攻；或中医扶正，西药利水；或西药支持，中药逐水等标本兼顾的治疗比较妥当。笔者[20]认为因臌胀是由多种病因，致肝脾肾三脏受损，全身气血机能失调，导致脉络瘀阻，三焦不通、瘀血及水湿停蓄而成的全身性疾病，具有水瘀交结、正虚邪实、虚实夹杂等错综复杂的病因病机。故其治疗不能简单使用一法一方，或纯补猛攻，以求速效。而应精细辨证，谨守病机，各司其属，灵活施治，始能奏效，或可以竟全功。臌胀法虽多，但归纳之不外攻消补三法：消法着重于肝，包括疏肝、行气、活血、消胀等；多用于臌胀初期，邪气尚轻而正气充实者。攻法着重于利肠胃，包括逐水、攻下、破瘀、消坚等，多用于臌胀中期，邪气实而正气不衰者，补法着重于补脾肾包括益气健脾、温补脾肾、滋养肝肾等，多用于臌胀晚期，正气虚弱而邪气不盛者，或臌胀治疗好转进入恢复期。又因臌胀为虚实夹杂之症，故攻消补三法，通常不宜单独长期使用，往往是先后参杂间断或同时兼用。如臌胀实证宜用攻法，但攻中应以补药佐之，如十枣汤之用大枣；反之，虚证宜补亦不可纯朴，补中当兼泻或兼消，如六味地黄汤中牡丹皮、泽泻；一贯煎中之川楝子对于逐水攻下药，如大戟、甘遂、芫花、商陆、二丑等应非常谨慎，虽可获暂效，但停药后，腹水反复，可较前更甚；同时上述诸药均有毒性，易伤正气而加重患者肝肾功能之损害，并有过诱发肝昏迷而致死的教训。因此，对病毒性肝炎所致臌胀者，如欲攻泻，可用大黄、芒硝等无毒之品代之。近十年来，临床对肝硬化腹水的治疗积累了较丰富的经验。目前一般学者公认，中西医结合治疗肝硬化腹水的疗效优于单纯西药治疗。如本文引用林、朴、尹三氏采用中医辨证分型论治，或固定处方随证加减和配合西药等中西医结合方法治疗，与单纯西药治疗对比，均经统计学处理（P < 0.01），两者有非常显著性差异，亦证明中西医结合疗效优于西药。又朱氏采取以中药扶正活血治本为主，西药冲击利尿治标为辅的分阶段治疗方法，治疗肝硬化腹水 514 例，总有效率 92.02%。笔者统计引用本文中[2~15]等 14 篇文中医或中西医结合治疗肝硬化腹水共 761 例，有效 694 例，无效 67 例，有效率 91.2%，与朱氏统计相近。而统计林、朴、姚、尹四文，单纯采用西药治疗肝硬化腹水患者共 169 例，有效 122 例，无效 47 例，有效率仅 72.19%，进一步说明，单纯西药治疗的疗效不如单纯中药或中西医结合的疗效。此外，中医或中西医结合治疗本病还具有如下优点：（1）由于中医重视整体，强调辨证，用药和平，常常是祛邪与扶正相结合，标本兼治，故在改善症状，增强体质，恢复肝功能等方面优于西药。（2）中医利尿消水，一般采用益气、健脾、滋阴、补肾、疏肝、行气、渗湿诸法，利水作用温和，疗效持久，副作用小，可长期应用。（3）疗效较巩固，复发率小。如朱氏对 414 例随访 1 年以上，其中 339 例（81.9%）病情稳定，生活能自理；200 例随访 5 年以

上，其中 101 例（50.5%）病情稳定；33 例随访 10 年以上，10
例（30.3%）病情稳定。综上所述，可以预言，今后只要调动广
大临床医生和科研工作者的积极性，加强中医中药的研究．密切中
西医结合，相互取长避短，发扬中西医各自的优势，对于肝硬化
腹水的治疗，是可以变难治为易治，取得满意疗效。

参考文献

［1］邹良材．谈谈肝硬化腹承证治．中医杂志，1981；22（5）：30

［2］谌宁生，等．辨证治疗晚期肝硬化啦水 120 例．陕西中医，1987，8
　　（5）：207

［3］张明昌，等．中医治疗肝硬化腹水 50 例疗效观察．陕西中医，1987，8
　　（5）：210

［4］林守广．中医为主治疗乙型肝炎后肝硬化腹水的初步临床观察中医杂志，
　　1986，27（7）

［5］郑资脉．芪术牛己汤治疗肝硬化腹水 8 例报告．论文选编．广州中医学
　　院 25 周年校庆，1981，9：283

［6］刘德沂．积实导滞汤加减治疗肝硬化腹水 21．湖南中医杂志，1990，
　　（6）：40

［7］黄骏．加减鳖甲煎丸为主治疗肝硬化腹水 30 例新中医，1992，24（7）
　　123

［8］许雪君．一贯煎为主治疗肝硬化腹水 32 例．湖南中医杂志，1992，8
　　（5）：7

［9］王国君．实脾饮加减治疗肝硬化顽固性腹水 64 例．内蒙古中医药，
　　1993，12（2）：5

［10］朴永日等．中西医结台治疗肝硬化腹水 56 例．实用中西医结台杂志，
　　1992，5（8）：83

［11］姚昌礼，等．中西医结合治疗肝硬化腹水 80 例．实用中西医结合杂志，
　　1993，6（3）：185

［12］王家滩，等．中药抗纤复方为主治疗肝炎后肝硬化 51 例．中西医结合
　　肝病杂志，1992，2（2），18

［13］李年春．化瘀消水汤治疗肝硬化腹水 17 例小结．江西中医药，1992，
　　23（5）：30

［14］刘进书．新定逍遥汤治疗肝硬化腹水 100 例．浙江中医杂志，1993；28（4）

［15］尹庆高．尹氏秘方治疗肝硬化临床研究．河北中医，1993，15（2）：7

［16］黄道富，等．肝硬化腹水治验集录．浙江中医杂志，1990，25（4）

［17］周学池．肝硬化腹水辨治刍议．实用中医内科杂志，1993，7（2）．16

［18］朱彬彬，等．扶正活血冲击利尿治疗肝硬化腹水 514 例疗效观察．中医杂志，1984，25（3）：29

［19］殷德燧．临床应用逐水中药治疗 68 例失代偿肝硬化死亡病例的回顾与探讨．中医杂志，1984，25（3）：32

［20］谌宁生．肝硬化腹水辨证论治规律之探讨．北京中医，1986，（4）：26
发表于《中国现代实用医学杂志》．2002，1（6）；36～38。

第十节　中医药治疗肝纤维化的临床研究近况

谌宁生

肝纤维化是多数肝病共有的病理特征，也是慢性乙型肝炎发展到肝硬化的必经阶段。由于肝纤维化有逆转的可能性，西医迄今尚无治疗肝纤维化的理想药物。中医治疗肝病有悠久历史，并对肝纤维化治疗有较好的疗效，因此已成为当前科研和临床研究的热点，不仅中药抗肝纤维化在药理实验研究甚多，在临床研究报道亦不少见。根据中医病因病机理论，认为本病多因肝郁气滞，脉络瘀阻，气血不畅所致，故多以疏肝理气、解郁散结、活血化瘀、调理气血论治。临床观察方法常有：

一、固定专方治疗肝纤维化

唐氏等[1]运用化瘀软肝汤（赤芍 60g，丹参 40g，黄芪 30g，葛根、蚤休、白术各 20g，桃仁、汉防己各 15g，鳖甲、红花各 10g，水蛭 3g）水煎服，1 剂/d，3 个月为 1 疗程，治疗慢性乙型肝炎肝纤维化 70 例，观察血清谷氨酰转肽酶，球蛋白比例，球蛋白，透明质酸，Ⅲ型前胶原，层粘连蛋白，Ⅳ型胶原等指标变化情况，结果总有效率为 84.8%。陈氏等[2] 将乙型肝炎肝纤维化患者 92 例，随机分为治疗组 47 例，用黄芪首乌化纤汤（黄芪、何首乌、灵芝、赤芍、泽泻、薏苡仁、藤梨根各 30g，垂盆草 60g，丹参 15g，玫瑰花、厚朴花各 7g），水煎分 2 次口服。对照组 45 例，口服金水宝胶囊，4 粒/次，3 次/d，均治 48 周。结果：治疗组透明质酸，层粘连蛋自，Ⅲ型前胶原及Ⅳ型胶原等肝纤维化指标均有明显下降，与对照组比较有显著差异。洪氏等[3] 报道丙肝 1 号抗纤维化的临床研究。用中药丹参、黄芪、赤芍、女贞子、桑寄生、何首乌、板蓝根、白花蛇舌草等水煎，1 剂/d，疗程 3 个月，治疗慢性丙型肝炎患者 78 例，结果显示：中药可明显减轻肝细胞损伤，促进肝功能恢复及较好的抗纤维化作用。李氏等[4] 用肝康Ⅱ号（赤芍、丹参、郁金、葛根、全瓜蒌、三棱、莪术、红花、黄芪、大黄、重楼等）治疗肝纤维化患者 55 例，并设对照组 45 例，用复方丹参注射液 20ml 加入 5% G. S250ml 中静脉滴注，1 次/d，两组患者均治疗 3 个月。结果治疗组肝功能（ALT、AST）及肝纤维化（HA、LN、PCⅢ）各项指标均下降，较对照组均有明显好转（P < 0.05）。刘氏等[5] 用益肝化纤汤：赤芍、丹参、黄芪、鳖甲等各 20g，茯苓、生地、泽兰、防己各 15g，柴胡 8g，三七 3g（研末冲服）1 剂/d，水煎分 3 次服，治疗慢性乙型肝炎肝纤维化 50 例，设对照组 49 例，服大黄䗪虫丸，3g/次，3 次/d。两组疗程均为 3 个月。治疗结果：说明益肝化纤汤能显著恢复肝功能软缩肿大肝脾及降肝纤维化血清学指标。疗效均优于大黄䗪虫丸。周氏等[6] 将 140 例慢性乙型肝炎早期肝硬化患者随机分为两组，治疗组 80 例，用生肝汤（丹参、黄芪、三七、桃仁、党参、首乌、白芍、鳖甲）水煎口服 150ml/次，2 次/d。对照组 60 例，用胸腺肽肠溶胶囊 10mg/次，3 次/d。疗程均为 90d，治疗结果：对血清肝纤维化指标（HA、LN、PCⅢ）变化，与对照组比较 P < 0.01，说明生肝汤抗肝纤维化具有肯定疗效。程氏[7] 报道慢肝宁 2 号抗肝纤维化临床观察，将慢性乙型肝炎患者 181 例，分为两组，治疗组

84 例，对照组 97 例，治疗组在对照组，综合治疗的基础上加用慢肝宁 2 号（黄芪、女贞子、生牡蛎、灵芝草、赤芍、丹参等）两组病人疗程均半年。于治疗前后分别检测肝功能及肝纤维化指标（HA、LN，IV－C）治疗结果，治疗组与对照组比较 P＜0.01。

二、中成药制剂治疗肝纤维化

李氏等[8]将慢性乙型肝炎，肝纤维化早期肝硬化患者 160 例随机分为两组，治疗组 82 例，用复肝散，由鳖甲、胎衣、郁金、赤芍、人参、三七、八月扎等共 14 味中药制成，9g/次，3 次/d。对照组 78 例，口服复方丹参片，3 片/次，3 次/d。两组均加用一般保肝药物，疗程 6 个月。治疗结果：治疗组对症状体征，肝功能及肝纤维化指标（HA、LN、PCⅢ、IV－C）等改善。与对照组比较均 P＜0.05。说明复肝散治疗慢性乙型肝炎，对改善临床症状体征、肝功能和抗肝纤维化均有较好疗效。严氏等[9]用软肝丸，由蟹壳、蛴螬、水蛭、黄芪、灵芝、水红花子等 10 余味中药制成水蜜丸，如绿豆大小，6g/次，3 次/d，治疗肝纤维化患者 35 例，对照组 37 例，口服丹参片，肌苷和维生素 C 片两组疗程均为 3 个月。结果：肝功能和肝纤维化指标（HA、LN、PCⅢ、IV－C）变化，两组比较 P＜0.05。说明软肝丸具有较好的改善肝功能和促进肝纤维化降解吸收作用。又余氏[10]和郭氏等[11]报道安络化纤丸治疗慢性乙型肝炎肝纤维患者 35 例和 20 例。结果：肝功能和血清肝纤维化指标，两组比较 P＜0.05。均优于对照组（口服当正利肝宁和乙肝宁片）说明安络化纤丸具有较好的改善肝功能和抗纤维化作用。赵氏等[12]用软肝抗纤合剂（由黄芪、丹参、赤芍、白术、云苓、郁金、炮山甲、鳖甲、当归、泽兰等制成）治疗肝炎肝纤维化患者 62 例，并设对照组 40 例，口服甘草甜素片，两组均治疗 6 个月。结果治疗组肝功（ALT、AST、TBIL、A/G）和肝纤维化指标（HA、LN、PC、IV－C）与对照组比较 P＜0.05。说明软肝抗纤合剂，有较好地改善肝功能和抗肝纤维作用。卫氏等[13]用肝爽颗粒（由党参、柴胡、白术、虎杖、鳖甲等 13 味中药制成）口服，1 袋

/次，3 次/d，治疗慢性病毒性肝炎 101 例，设对照组 34 例，口服
利肝康片，4 片/次。3 次/d，两组均治疗 6 个月。结果表明：肝爽
颗粒可明显降低 PCⅢ、Ⅳ-C、HA、LN 的含量，改善 A/G 比例，
与对照组相比（P<0.05），说明肝爽颗粒具有良好的抗纤维化和
延缓病程的作用。张氏等[14]研究拉米呋啶与双甲五灵胶囊联合治
疗，对慢性乙型肝炎患者血清肝纤维化指标及肝脏病理组织学的
影响。方法：随机选择 50 例慢性乙型肝炎患者作用治疗组，给予
中药双甲五灵胶囊，6 粒/次，3 次/d，并同时口服拉米呋啶 0.1g/
d，疗程 1 年。同时设对照组，给予保肝对症治疗，动态观察服药
0、6、12 个月患者血清中肝纤维化指标（HA、LN、PCⅢ、Ⅳ-
C）的变化，对其中 8 例患者治疗前后作了肝穿刺活检，用 Masson
三色组织化学染色后，观察肝组织纤维化程度的改变。结果与对
照组相比，治疗组患者 4 项血清肝纤维化指标明显下降（P<
0.01）。肝细胞坏死，汇管区炎细胞浸润及纤维化明显减轻。结
论：拉米呋啶联合双甲五灵胶囊治疗慢性乙型肝炎，可使患者血
清 HA、LN、PCⅢ、Ⅳ-C 含量显著下降，并减轻肝组织的炎症坏
死和纤维化程度。

三、中药注射制剂治疗肝纤维化

俞氏[15]将慢性肝炎病人 120 例，随机分为两组，治疗组 73
例，在对照组 47 例采用传统保肝，支持对症治疗的基础上，加用
丹参注射液 20ml 加入 10% 葡萄糖 250ml 中静滴，1 次/d。两组疗
程均为 1 个月。结果：肝功能和肝纤维化指标（HA、LN、Ⅳ-C）
比较 P<0.05 和 P<0.01。差异有显著性意义，说明丹参注射液治
疗慢性乙型肝炎，可有效地改善肝功能，并减轻肝纤维化形成，
从而为阻止病变向肝硬化发展起到了积极作用。纪氏等[16]观察丹
红注射液对慢性病毒性肝炎肝硬化疗效，方法：治疗组（52 例）
在对照组（30 例）常规护肝治疗的基础上，静脉点滴丹红注射液
（每 100ml 含丹参生药 12.5g，红花 5g）。连续 2 个疗程。动态检测
患者肝功能（ALT、TBIL、Alb），甲襞微循环（Nmc）及肝纤维化

指标：N－乙酰葡萄糖胺酶（NAG），透明质酸（HA），层粘连蛋白（LN）。结果：治疗组各项主要指标，均较治疗前显著下降，对照组除血清丙氨酸转氨酶（ALT）及 Nmc 中血流动态外，其他指标与治疗前比较差异无显著性。治疗后两组间各项指标比较，除血清白蛋白（Alb）及 Nmc 管襻形态外，其他指标间差异均有显著性（P < 0.05 或 0.01）。结论：丹红注射液能有效地改善肝病患者微循环，恢复肝功能，阻断纤维化的形成。李氏等[17]将病毒性肝纤维化患者 60 例分为两组，治疗组 32 例，采用苦参葡萄糖注射液 100ml 及复方丹参注射液 20ml 溶入 5% G. S250ml，静脉滴注，均 1次/d。对照组 28 例，只用复方丹参注射液，剂量方法同治疗组，疗程均 12 周。结果：肝功能（ALT、AST、A/G）肝纤维化指标（HA、LN、PCⅢ、IV－C）均 P < 0.05 ~ 0.01。说明两药联合应用，不管从护保肝细胞功能还是改善肝纤维化指标，均明显优于单一应用丹参注射液。又焦氏等[18]报道苦参碱与丹参注射液联合治疗慢性病毒性肝炎 85 例。治疗方法：治疗组 85 例用 10% 葡萄糖注射液 250ml 加苦参碱注射液 150mg，对照组 80 例给予 10% 葡萄糖注射液 250ml 加甘利欣注射液 20ml，门冬氨酸钾镁 20ml。两组均加用 10% 葡萄糖注射液 100ml 加复方丹参注射液 l4ml，静脉滴注，1 次/d，4 周为 1 个疗程。观察临床症状、体征、腹部 B超、肝功能及肝纤维化指标。治疗结果：治疗组 85 例，显效 30例，有效 38 例，无效 17 例，总有效率 80%（68/85）；对照组 80例，分别为 7 例、45 例、28 例、65%（52/80），两组肝功能（ALT、AST、TBIL），肝纤维化指标（HA、LN、PCⅢ、IV－C）比较，均 P < 0.05。苦参碱注射液是从中药苦豆子和苦参根中提取的生物碱，临床观察结果表明，苦参碱对减轻肝脏炎性活动，抗肝纤维化的作用是明显的。其机理为抑制纤维细胞的活化及胶原合成，增加胶原酶的活性，促进胶原降解及肝细胞再生，抑制单核—巨噬细胞，枯否氏细胞分泌细胞因子，抑制肝星状细胞的活化、增殖，从而阻断或逆转肝纤维化。孙氏等[19]亦报道小柴胡汤联合苦参素注射液治疗肝炎肝纤维化 64 例，结果表明：小柴胡汤

联合苦参素注射液，能显著降低肝纤维化，可明显减轻和逆转纤维化。韩氏[20]探讨凯西莱联合川芎嗪对肝纤维化的疗效。方法：将82例慢性乙型肝炎患者，随机分为治疗组42例和对照组40例。治疗组给予凯西莱片口服0.2g/次，3次/d，同时给予川芎嗪针剂160mg加入5% G. S250ml，静脉滴注，1次/d，每月连用20d，停药10d，疗程3个月。对照组患者仅用川芎嗪针剂，用量、用法及疗程均同治疗组。观察肝功能及肝纤维化指标（HA、PCⅢ、LN、Ⅳ - C）等。治疗效果：治疗组疗效明显优于对照组（P < 0.05）。结论：川芎嗪联合凯西莱合用。具有协同增效作用，为治疗和预防肝纤维化的一种较好方法。

参考文献

［1］唐世利，刘其政．化瘀软肝汤治疗肝纤维化70例．陕西中医，2002.23（7）：588～589.

［2］陈汉诚，翁伦华．黄芪首乌化纤汤与金水宝胶囊抗乙型肝炎纤维化疗效比较．中国中西医结合杂志，2002，14（3）：36.

［3］洪宁，关健．丙肝1号抗纤维化的临床研究．江西中医学院学报，2002.14（3）：36.

［4］李金科，谢杏榕，邓丈钦，等．肝康Ⅱ号治疗肝纤维化患者55例．中西医结合肝病杂志，2003，13（6）：372.

［5］刘三者，舒德云，杨庆坤．益肝化纤汤治疗慢性乙型肝炎肝纤维化50例．中西医结合肝病杂志，2004，14（4）：237～238.

［6］周丽霞，杨秀清，周存保．生肝汤抗肝纤维化的临床观察中西医结合肝病杂志，2002，12（1）：427.

［7］程国才．慢肝宁2号抗肝纤维化临床观察中西医结合肝病杂志，2002，12（4）：244～245.

［8］李安云，乔玉香，刘以伦．复肝散治疗乙型肝炎肝纤维化82例中西医结合肝病杂志，2004，14（3）：171～172.

［9］严章仁，徐金波，傅昌格．软肝丸治疗肝炎肝纤维化35例．中西医结合肝病杂志，2005，15（3）：173～174.

［10］余会元．安络化纤丸治疗慢性乙型肝炎肝纤维化35例．中西医结合肝病杂志，2003，13（4）：240～241.

［11］郭夕珍，付益军．安络化纤丸治疗慢性乙型肝炎肝纤维化20例．中西医结合肝病杂志，2004，14（6）：336.

［12］赵蕾，李平，邵玉荣，等．软肝抗纤合剂治疗肝炎肝纤维化62例．中西医结合肝病杂志，2002，12（5）：301～302.

［13］卫培峰，谢新科，刘尹．肝爽颗粒治疗慢性肝炎肝纤维化101例临床观察．中西医结合肝病杂志，2005，15（3）：172～173.

［14］张岩，李艳红，谢玉梅，等．拉米呋啶联合双甲五灵胶囊的抗纤维化作用．中西医结合肝病杂志，2004，14（6）：330～331.

［15］俞萍．丹参注射液抗肝纤维化的临床观察冲西医结合肝病杂志，2002，12（6）：362～363.

［16］纪永水，陶兴忠，张亚斌，等．丹红注射治疗慢性肝炎及肝硬化52例疗效观察冲医杂志，2002，43（1）：43～44.

［17］李萍，李术惠，孙洪哲，等．苦参素联合复方丹参注射液治疗肝炎肝纤维化32例．中西医结合肝病杂志，2004，14（3）：172～173.

［18］焦建中，康国瑜，陈林芳，等．苦参碱与丹参注射液联合治疗慢性病毒性肝炎85例．中西医结合肝病杂志，2003，13（1）：38.

［19］孙继会，宋明全，刘中景．小柴胡汤联合苦参素注液治疗肝炎肝纤维化64例．中西医结合肝病杂志，2004，14（3）：172～173.

［20］韩志启．凯西莱联合川芎嗪抗肝纤维化的疗效观察．中西医结合肝病杂志，2004，14（3）：174～175.

　　　　发表于《中国现代临床医学杂志》2006，5（12）；47～49。

第十一节　浅谈鼓胀论治之经验

谌宁生

　　肝硬化腹水多见于晚期肝硬化失代偿期，属中医"鼓胀"病范畴。多因肝病久治不愈，出现肝功能衰退，肾功能受损，而形成低蛋白血症，且极易合并感染，以致腹水形成并反复发作或持久难退，治疗颇难。现代医学一般采用休息、低钠饮食、补充蛋白、护肝等支持疗法，以及利尿抽腹水，抗感染和治疗并发症等对症治疗。临床医生要想治愈鼓胀甚难，欲达到辨证准确，选方用药恰当，并不容易。今根据中医理论及个人 50 余年的临床经验，不揣浅陋，略呈管见，供同道参考。

一、辨证分型

论治根据肝硬化腹水的病因、病机、临床症状体征及舌苔脉象，大致可分 5 型。

1. 肝郁脾虚型　头晕疲乏，纳差乏味，胁肋胀满，脘腹不适，腹部鼓胀，大便溏泄，小便短少，舌质淡，苔白腻或白润，脉弦滑或弦缓。治则：疏肝行气，健脾利湿。处方：柴胡、白术、枳壳、鸡内金各 10g，白芍、党参、丹参、茵陈、大腹皮、防己各 15g，生薏仁 15~30g，甘草 5g。加减：脾虚纳差加山药、莲子；腹胀甚者加炒莱菔子、炒麦芽；气虚甚者加黄芪，重用党参或人参。

2. 气滞血瘀型　胁肋胀痛或刺痛，腹胀坚满，甚则脐突，腹壁青筋暴露，面色黧黑或晦暗，颈胸部多现蜘蛛痣或有肝掌。舌质暗红或有瘀斑，苔薄黄，脉弦紧或弦涩。治则：活血化瘀，行气止痛（兼补气血）。处方：柴胡、当归、制鳖甲、泽兰、茜草、鸡内金各 10g，赤芍、党参、牡丹皮、生地各 15g，生黄芪 30g，甘草 5g。加减：胁痛甚者加川楝子、元胡、三七；瘀甚者加桃仁、红花、土鳖虫。

3. 湿热蕴结型　腹大胀满，两胁胀痛或见黄疸发热，口苦烦渴，大便秘结或溏泻，小便短少深黄，舌质红，苔黄腻，脉弦滑或弦数。治则：清热解毒，利湿消胀。处方：柴胡、枳壳、栀子各 10g，赤芍、白花蛇舌草各 30g，丹参、半枝莲、半边莲、大腹皮、土茯苓、茵陈、滑石各 15g，甘草 5g。加减：发热黄疸湿热甚者加龙胆草、板蓝根、水牛角；便秘腹胀里实者加大黄、芒硝、厚朴。

4. 肝肾阴虚型　腹大胀满，头晕目弦，腰酸腿软，口燥心烦，失眠多梦，齿鼻衄血，便结溲短。舌质红少津或有裂纹，苔薄黄或光净无苔，脉细弦或细数。治则：养肝益肾，滋阴利水，兼清湿热。处方：生地、山药、泽泻、茯苓、大腹皮各15g，枸杞子、牡丹皮、山茱萸、淮牛漆、猪苓各10g，赤小豆、生薏仁各30g。加减：苔黄腻湿热明显者加茵陈、栀子、黄柏；有低烧虚热者加地骨皮、青蒿、知母。

5. 脾肾阳虚型　腹部鼓胀，脘闷不适，面色晦暗，神倦纳呆，形寒肢冷，腰膝酸软，下肢浮肿，便溏尿短少，舌质淡体胖或有齿痕，苔白腻或白润，脉沉细或细弱。治则：补益脾肾，温阳利水。处方：制附片、白术、枸杞、巴戟天、淮牛膝各10g，桂枝10g（或肉桂3g），党参、山药、茯苓、大腹皮、泽泻、木瓜各15g，车前子20g。加减：脾虚纳差明显者加莲子、生薏仁、鸡内金；下肢浮肿，咳喘痰湿盛者加防己、桑白皮、葶苈子、白芥子。

二、并发症论治

肝硬化腹水常见并发症，主要有发热、出血及肝性昏迷，如不及时治疗，必危及患者生命，故临床医生应积极重视，辨证准确，贵在分清寒热，辨别虚实。

1. 发热　肝硬化腹水患者，多久病体虚，正气早衰，故极易感受外邪，引起黄疸，发热突起，是为实热证，如不及时处理，会发生热毒内陷，危及生命。按急则治标原则，宜清热解毒，化瘀退黄。可用甘露消毒丹或龙胆泻肝汤合犀角地黄汤加茵陈、板蓝根、白花蛇舌草、虎杖等大量清解毒之药，并重用赤芍50g以上凉血化瘀退黄。如患者低热缠绵，日久难退或午后发热，烦热难寐为久病肝郁化火，肝肾阴津耗损，呈阴虚内热之候，属虚热证，治宜滋养肝肾而清虚火，用知柏地黄汤或青蒿鳖甲汤加减。

2. 出血　因肝藏血，主疏泄，体阴而用阳，肝脏受邪而病，最易气血瘀阻或肝郁化火损伤脉络。轻者可见牙龈出血、鼻衄或皮下瘀斑，宜清热解毒，凉血止血，用丹栀消遥散加茜草、白茅根、大小蓟等；如火毒内扰，肝胃脉络大伤，症见呕血、便血，宜泻火解毒，凉血止血，可用犀角地黄汤合黄连解毒汤加白及、乌贼骨、三七粉等；如症见牙衄，皮下瘀斑少许，久日不消，兼见纳差，便溏，是脾虚不能统血，属虚证，宜补脾摄血，用归脾汤加艾叶、血余炭、藕节炭等。故不可一见血证即概之为血热或肝火迫血妄行之候，妄投清热凉血止血之品，以免损伤脾胃使虚者更虚。

3. 昏迷　肝性昏迷是晚期肝硬化病情发展的重严阶段，属于鼓胀之变证危候，有热毒内陷与寒湿瘀阻蒙蔽心窍之分。如鼓胀病势迅猛，症见发热，黄疸，烦躁不宁，神昏谵语，便秘尿短，舌质绛红，苔黄燥，脉弦数，是为热毒内陷，扰乱神明，治宜清热解毒，醒脑肝窍，方选清营汤或清宫汤加郁金、石菖蒲、犀牛黄，再选加安宫牛黄丸、至宝丹、紫雪丹等；如鼓胀症见神昏渐起，面色晦暗，神倦嗜睡，胸脘痞满，大便溏泄，舌质淡苔白腻，脉濡细或沉迟，是为寒湿瘀阻，蒙蔽心窍。治当温中化湿，芳香肝窍，回阳救逆，用回阳救急汤（《伤寒六书》：附片、干姜、肉桂、人参、白术、茯苓、陈皮、法半夏、五味子、炙甘草）加远志、石菖蒲、麝香，再选加苏合香丸、玉枢丹等。

三、病案举例

1. 案一：鼓胀治验

李某某，男，23 岁。患者素有肝炎病史。因腹胀纳差，疲乏消瘦，肝区疼痛余月，经化验肝功能及超声波检查，西医诊断肝硬化腹水，建议中草药治疗，收入我院。症见面色晦暗萎黄，腹部鼓胀，腹水征明显，大便稀溏，小便短赤，舌苔黄腻，脉弦滑略数。查体温 38°C，脉搏 106 次/分。中医诊断鼓胀，病因湿热内蕴，损伤肝脾，脉络瘀阻，水湿内停。因证属本虚标实，治宜清热解毒，利湿消胀。急治其标。处方：龙胆草、栀子、木通、莪术各 10g，茵陈、赤芍各 15g，白花蛇舌草、半枝莲、土茯苓各 30g，车前草 12g，甘草 6g，三七粉 3g（分冲）。此方连服 15 剂后，病情明显好转，腹水渐消，可下床活动，纳食增进，每餐能吃饭 2～3 两，唯仍有腹胀，便稀，溲黄，舌红苔黄腻，脉弦细。

病有起色，正气渐复，但邪未尽除，改拟扶正祛邪，攻补兼施之法。处方：白参、枳壳、甘草各6g，白术10g，薏苡仁、白花蛇舌草、半枝莲、黄药子、土茯苓各30g，大腹皮12g，炒莱菔子15g，此方又连服10剂后，病情更有好转，精神纳食均佳，体重大增，较入院增加约5公斤，复查超声波腹水消尽，化验肝功能结果正常，由入院时血清总蛋白5.28g，白蛋白2.58g，球蛋白2.7g，A/G比值0.96提高至血清总蛋白6.56g，白蛋白4g，球蛋白2.56g，A/G比值1.56。血红蛋白由入院时7.5g，上升到12.5g。病情趋愈，为巩固疗效改予益气健脾扶正固本之法，以参苓白术散加减又治疗余月，以竟全功，痊愈出院，住院107天。

2. 案二：晚期肝硬化并肝昏迷治验

熊某某，男，53岁。曾患慢性乙型肝炎多年，近年来因工作紧张劳累复发，经某军医院住院2余月，病情无好转，并发现腹部胀大不适，下肢浮肿尿少，神疲乏力，气急咳嗽。又经某省某医院门诊治疗，效果不显而来我院门诊，以肝硬化腹水收入住院。患者呈慢性重病容，面色黧黑，形体消瘦，腹部胀大如鼓，有移动性浊音，肝脾因腹鼓胀而触诊不清，下肢浮肿明显，按之没指，颈胸部有多个蜘蛛痣。患者自述神疲乏力，口干口苦，两胁胀痛，伴气急、咳嗽、尿少、便结，舌质深红、光亮无苔，脉弦细数。经化验肝功能（略）及超声和胸透：双膈明显升高，双肋膈角填塞，右下肺有盘状肺不张改变。意见：腹压升高，双肺少量积液。西医诊断：肝硬化腹水并胸腔积液。中医诊断为鼓胀。辨证为肝肾阴虚，水湿内停。治宜滋养肝肾，兼利水湿。方用一贯煎和猪苓汤加减：沙参、麦冬、枸杞子、生地、熟地、猪苓、茯苓、泽泻各15g，当归、阿胶各10g，川楝子6g，滑石30g。服5剂后，疗效不显，考虑熟地滋腻而去之，加牡丹皮、知母滋阴凉血之品，连服10余剂，病情逐渐好转，纳增，腹部和下肢水肿均消失，但后因情绪波动等因素刺激，而出现多次躁动不安，答非所问，双手有扑翼样颤抖等早期肝性昏迷症状，给谷氨酸钠、谷氨酸钾、精氨酸等多种抗肝昏迷的西药治疗，未能完全控制发展，病情加重出现烦躁不安、两手颤抖、有时嗜睡、加答非所问，舌质红绛无津，苔薄黄，脉弦细。辨证邪毒侵犯营血，危及心包。拟清营解毒，醒脑肝窍之法治之。处方：西洋参、川黄连、远志各 5g，麦冬、生地、银花、丹参各 15g，玄参、郁金、石菖蒲各 10g。1剂/d，水煎服，另加服安宫牛黄丸，1 粒/次，两次/d。药仅两天病情有好转，患者神志清楚，双手不颤抖，食欲渐进。仍按前法施治月余，患者精神饮食日益好转，胸水、气急、咳嗽诸症消除。胸透复查见"野清晰，心膈正常"。超声波"未探及腹水"，化验肝功能正常，唯 HBsAg 仍为阳性。患者自觉病情好转，心情愉快，饮食如常，体重增加，腹部及下肢水肿全消，面色现华，舌质淡红、苔薄白，脉象弦缓。此为阴虚之候全除而见脾胃虚弱之候，故改用益气健脾之法，用参苓白术散加减，以固其本又调治月余，临床痊愈出院，共住院 168 天。

四、讨论与体会

1. 鼓胀（肝硬化腹水）是由多种病因所致肝脾肾三脏功能受损，全身气血机能失调，导致脉络瘀阻，三焦不通，瘀血及水湿停蓄而成的全身性疾病。具有水瘀交结，正虚邪实，上虚下实，虚实夹杂等错综复杂之病因病机，故历来中医视为四大难治症（风、痨、鼓、膈）之一。对于本病治法，历来各家意见纷纭，主攻主补或攻补兼施者，古今皆有。笔者认为，由于本病病因繁多，病机病理病变复杂，不能简单使用一法一方或纯攻纯补，以求速效。必须精细辨证，谨守病机，灵活施治，缓图功效。

2. 鼓胀治法虽多，但归纳之不外攻、消、补三法。①消法：着重于肝，包括疏肝、行气、活血、利水、消胀等法。常用方药：柴胡疏肝散、逍遥散、龙胆泻肝汤、大小柴胡汤、胃苓汤等。消法多用于鼓胀初期，邪气轻而正气充实者。②攻法：着重于利肠胃，包括逐水、攻下、破瘀、消坚等法。常用方药：十枣汤、三承气汤、抵当汤、膈下逐瘀汤、血府逐瘀汤、舟车汤、鳖甲煎丸、大黄蟅虫丸等。本法多用于鼓胀中期，邪气实而正气不衰者。

③补法：着重于补益脾肾，包括益气健脾，温补脾肾，滋补肝肾等法。常用方药：参苓白术散、归脾汤、实脾饮、右归丸、济生肾气丸、六味地黄丸、一贯煎等。本法多用于鼓胀晚期，正气虚弱而邪气不盛者，或鼓胀好转进入恢复期者。

3. 因鼓胀为虚实夹杂之证故攻、消、补三法通常不宜单独长期使用，往往是先后掺杂间断或同时兼用。如鼓胀实证，宜用攻法，但攻中应用补法佐之，反之虚证宜补，但亦不可纯补，补中当兼消之。鼓胀早期，患者正气未衰，以攻消为主，佐以补虚扶正；中晚期正气衰，当扶正补虚为主，以固其本，少加消导，以除其积，然后再顺气以通其滞。临床上有许多方药是攻补兼施，寒热并用，如中满分消丸、黄龙汤等。由于鼓胀中期，多是邪实而正气将衰，攻邪易伤正，补虚虑留邪；晚期为正气虚弱而邪气更甚，有正虚不受补，邪实不能攻，攻补两难之虞。故鼓胀早期易治，晚期难愈。因此清·张石顽曰："鼓胀得之未久，或胀或消，腹皮稍软，不泄不喘，随治随愈。若脐心凸起，利后复急，久病羸乏，喘急不得安，名曰脾肾俱败，无有愈期。至于咳嗽失音，青筋横伴腹上，及爪甲青，卒肿，头面黧黑，呕吐头重，上吐下泻，皆不治"。诚乃经验之谈，说明鼓胀应重视早期及时治疗，预防复发至为重要。

发表于《中西医结合肝病杂志》2011，21（3）；165～166。

第六章　癌症与肿瘤

第一节　中草药治愈滑膜肉瘤一例简介

谌宁生

我们遵照伟大领袖毛主席关于"中国医药学是一个伟大的宝库，应当努力发掘，加以提高"的教导，于 1970 年使用中草药治疗一例左下肢滑膜肉瘤截肢后，上下肢转移，左上肢病理性骨折患者。经过二年多来的服药治疗，左上肢骨折愈合，右下肢腓骨骨质破坏渐见修复，精神、纳食均可，活动正常，兹将治疗经过简介如下：

唐××，男，41 岁，已婚，残废军人。

因左下肢滑膜肉瘤行截肢术后二个多月，截肢残端及左上臂出现肿块月余，左肱骨骨折二周，于 1970 年 4 月 14 日来我院门诊。

病史摘要：

患者因全身黄染年余，上腹肿胀九个多月，于 1967 年 5 月住省×医院，呈慢性重病容，颈前耳后及上臂出现多个蜘蛛痣，上腹部膨胀隆起。查肝功能：黄疸指数 120 单位，高田荒卅，脑絮卅，射浊 12 单位，诊断为胆汁性肝硬化。经治疗后，病情有所好转。

1969 年 9 月 7 日，左膝关节因不慎跌倒受伤，青紫瘀痛，至 11 月加剧，12 月 29 日经某医院照片（X 线 3805）意见："左胫骨上端溶骨性骨质破坏，高度指向恶性肿瘤。" 1970 年 1 月 7 日在该院行左下肢截肢术，次日送作病理检验（病理号 56/70）报告："（左膝部胫骨）符合滑膜肉瘤。"术后伤口愈合良好出院。至 3 月初左下肢残端外侧出现二小它肿块，不能活动，同时在左上肢相继出现肿块疼痛。于 3 月 28 日再去×医院复查时，不慎跌倒，当即左上肢不能活动，照片结果："左肱骨病理性骨折，有骨质破坏，符合滑膜肉瘤转移。"（X 线号 H–1774）因患者血象下降，不宜用抗癌药物及放射疗法，建议用中草药治疗。

初诊情况：症见左上肢疼痛，全身不适，口苦舌干，腹胀，尿黄少。

查：全身消瘦，呈恶病质，情绪忧郁，巩膜黄染，腹胀，腹水＋，肝脾触诊不满意。左上肢已作石膏固定，左肘关节肿胀，左下肢残端可摸到两个小肿块，比蚕豆稍大。

治疗经过：根据患者全身情况，有口苦舌干、腹胀、尿黄少、黄疸等湿热症状，从整体辨证，拟予清热解毒、行气利湿方法，基本处方用药如下：

白花蛇舌草 30g，半枝莲 30g，紫草 15g，绵茵陈 15g，山慈姑 15g，木香 5g，太子参 15g，土贝母 10g，淮牛膝 10g，枳壳 10g。

上方吃完五付，舒服些，左上肢疼痛稍缓解，腹胀减轻，以后守服原方，病情续有好转。但在服药过程中，于 1970 年 4 月 30 日晚，患者又发现右膝关节外侧下约三寸许，还有一鸭蛋大的长圆形肿块，重压有痛感。再去×医院会诊，仍诊断为滑膜肉瘤上下肢转移，不需手术，继续中草药治疗，以后仍守原方，每天一付，有时虽有加减，但变动不大，服至七月份肿块缩小。

1970 年 7 月 9 日，在我院照片（照片号 2022）报告："左肱骨中段病理性斜行骨折。照片复查与 1970 年 2 月 18 日外院照片对比，骨折对位对线良好，有骨痂形成。但骨折线仍清晰可见，肱骨中段骨质破坏较前更为明显，呈透明的骨质密度减低，代表骨质病变有进展。"

8 月 27 日，再作左肱骨右膝关节照片报告："左肱骨中段病理性骨折与 7 月 9 日照片比较，已有大量的骨痂形成，骨折线比前模糊，右膝关节照片所见：右腓骨上1/3处，呈骨质疏松，骨皮质呈破蛋壳不连续现象，骨髓腔呈不规则之骨质破坏，胫骨未见异常。"

因前方获效，不需更改，仍守原方进服至十月份，上下肢肿块外形全部消失，但肿块周围关节仍痛，至11月病情继续好转，表现在肝功能基本维持稳定，血色素保持在11～12g左右，全身黄疸减轻，无反复发作现象，患者情绪乐观，腹胀减轻，纳食增加，每餐可吃2～3两饭。至1971年3月4日再作左肱骨及右膝关节照片复查报告："与1970年8月27日照片对比，左肱骨及右腓骨病变，比以前有明显吸收好转。"仍守原法，以清热解毒为主，常用药物：白花蛇舌草、半枝莲、山慈姑、田基黄、黄芩等；兼利水化湿为辅，药用：茵陈、车前草、泽泻、猪苓、茯苓等；佐益气健脾消食为治，药用：太子参、白术、内金、神曲、谷芽等；兼以活血止痛、软坚消肿之药，如丹参、郁金、茜草、白芍、鳖甲、三七、土贝等。根据病情变化加减应用，病情日趋好转。

至1971年9月4日照片复查："左肱骨中段病理性骨折与1971年5月31日照片对比，骨折线较前变窄，较为模糊，代表比前进一步愈合。右膝关节右腓骨骨质破坏照片复查与前次照片对比，有吸收好转。"

经按前法治疗年余，病情一直稳定好转，至1972年11月14日再作右膝及左肱骨照片报告："右腓骨上端骨质破坏较1972年1月照片所见略有修复，骨折线亦较前略模糊，有少量骨痂形成。左肱骨中段骨折愈合较前更为明显，骨痂较前有吸收，骨干近于正常范围。"患者上下肢肿块及痛感均消失，能手撑双拐或坐手摇车出外活动，唯皮肤、巩膜尚有黄疸，但较前减轻，腹胀满，颈臂部蜘蛛痣尚存，纳食精神尚可，其他无明显异常。

小结

本例滑膜肉瘤患者兼患胆汁性肝硬化，病情复杂严重，但根据中医辨证论治的原则，给予清热解毒利湿为主，兼以行气活血化瘀软坚之法，疗效良好。在服用上述中草药期间，除用西药护肝治疗外，长作过放射，化疗及其他抗癌药物治疗，经二年多来的治疗观察，基本痊愈。

发表于湖南省肿瘤办主编《肿瘤防治简讯》1973 年 1 期。

第二节　中医药治疗三例甲状腺瘤

谌宁生

现将我院在门诊中所治疗的三例较明显好转的甲状腺瘤介绍如下，以供交流。

病例介绍：

例一患者彭××，女，38 岁。患者颈部生瘤鸽蛋大小，曾在本市××医院外科诊断为"甲状腺瘤"，建议手术治疗，但患者不愿开刀，于 1970 年 6 月 19 日来我院治疗。根据中医辨证施治，给予以下方药：柴胡、栀子、土贝母、白芍、玄参、郁金各 10g，昆布、海藻各 12g，桔梗、夏枯草各 15g，薄荷 3g，甘草 3g，共服 4付。于 6 月 22 日复诊，瘤已消三分之二，又以上方为基础加牡蛎 12g，生首乌 25g，服三付。于 6 月 25 日在第二次复诊时，瘤已全部消失。1973 年 3 月随访，未见复发。

例二患者葛××，女，31 岁，1965 年起发现甲状腺肿大，当时作过碘 131 及基础代谢检查，结果均正常，于 1970 年 12 月经北京××医院诊断为"单纯性甲状腺瘤"，以后继续增大，发展较快，由杏子大发展到乒乓球大，到鸡蛋大、鸭蛋大。先后经湖南、北京、上海及××部队等医院作碘 131 测定，甲状腺功能、甲状腺超声波及甲状腺同位素扫描等检查，结果甲状腺左上叶形态放射分布未见异常，甲状腺右上叶变形，上半叶呈放射性缺损，属甲状腺冷结节。一致诊断为右侧甲状腺瘤，并建议手术治疗，因患者畏惧手开刀，故于 1971 年 7 月来我院门诊，当时颈右侧甲状腺肿如鸭蛋大，患者性情烦躁易怒，月经不调，提前、量多，有瘀块，纳食一般，无心悸，手颤，突眼等症状。舌布白薄苔，脉细弦。方用逍遥散加减（柴胡、当归、白芍、郁金、昆布、海藻、牡蛎、车前子、香附、川芎、夏枯草、甘草），服药三月（断续服药，不经常）。于1971年10月病情稳定，并有缩小趋势，后改用"龙胆泻肝汤"加减（龙胆草、焦栀子、黄芩、柴胡、生地、当归、泽泻、车前子、海藻、昆布、香附、贝母），续服2个月，至1972年元月甲状腺瘤见明显缩小，趋向消失，患者亦无明显自觉症状。为了进一步确定中药疗效，患者于二月间再次前往上海第一医学院中山医院进行复查，再作放射性同位素扫描，报告结果甲状腺位置正常，右上叶稍低，放射性分布尚均匀，未见明显放射性降低区域。同时又作放射性碘131检查甲状腺机能报告，甲状腺对碘131最高吸收率10.2%，结论是甲状腺部位及碘131率低于正常范围。不能排除中药影响。为了使患者出差服药方便，仍以原法牡丹皮、栀子、龙胆草、当归、白芍、山药、茯苓皮、昆布、海藻、夏枯草、枳壳制成药丸，以利巩固其疗效和继续追踪观察。1973年3月及12月随访，未见复发，情况良好。

例三患者周××，女，16岁，经本市××医院检查诊断为甲状腺瘤，患者不愿手术，于1972年1月31日来我院门诊。患者甲状腺瘤肿大，性情急躁，头昏睡不好，大便干，小便黄，脉弦。给予龙胆泻肝汤加减（龙胆草6g，栀子10g，益母草12g，车前子30g，生地12g，黄芩10g，柴胡10g，泽泻10g，滑石12g，大豆黄卷6g，防己10g，木通10g，海藻10g，昆布30g，香附10g，茯苓10g，猪苓10g），于2月26日复诊，肿瘤微消，原方进6付。至3月18日再次复诊病愈一半，脉弦，原方去香附、猪苓，再进6付。至3月28日第4次来诊，肿瘤已消七成，原方加土贝、玄参各10g，大黄6g，再进6付。以后患者未再诊，因病历遗失，未能随访。

体会：

一、甲状腺瘤属于祖国医学的瘿瘤和肉瘤范围。一般认为"肝气抑郁，气机阻滞，"痰湿凝结"而致，由于肝气郁久，化热生火导致伤阴，而见阴虚火旺之症，故在治疗原则上宜"养血清热，行气解郁"，兼用"化痰祛湿，软坚散结"等药。我们在治疗上基本以丹栀逍遥散和龙胆泻肝汤加夏枯草、海藻、昆布、牡蛎、贝母之品，可以获效。本文例 1 是用丹栀逍遥散为主加减，例 3 是用龙胆泻肝汤为主加减，例 2 则二方相用。

二、按祖国医学史记载"中药配伍禁忌""海藻反甘草"。这两味药通常不能配伍使用，但我们根据临床实践现察，说明海藻可以和甘草配伍，不仅未见不良反应，反而收到了较好的效果，值得研究。

发表于《新医学》1973 年 8 期 P339。

第三节　血府逐瘀汤治疗颅内占位性病变一例

谌宁生

李××，男，37 岁，住址：长沙县五峰公社湖田大队。

患者有慢性头痛史，于 1971 年 8 月 12 日下午突然高热，手足抽搐，人事不清，持续约半小时。经当地医院住院治疗三天无效，诊断亦不明。于 8 月 16 日转来长沙×医院治疗，8 月 26 日作右侧脑血管造影，片序 1~2 （X 线号 33425）报告："右侧大脑前动脉向对侧移位，右侧位上大脑中动脉第二段多半有下移，无动脉瘤或明显血管畸形。意见：右侧额叶占位性病变可能性大。"临床诊断为右额叶肿瘤，建议手术治疗，因患者家属不同意手术，故于 9 月 29 日抬来我院门诊。

症见头痛乏力，时现神呆、抽搐，有时口吐清水，不省人事，时约 15 分钟至 1 小时之久，右上肢瘫痪。

舌苔白粗少津，舌右侧一块稍呈瘀暗，脉浮数。

辨证：气滞血瘀，风邪入脑。

治法：行气活血，逐瘀熄风。

方用：血府逐瘀汤加减。

谷精草 25g，全蜈蚣二条，当归尾 10g，生地 10g，桃仁 10g，红花 10g，枳壳 10g，赤芍 10g，柴胡 10g，川芎 6g，牛膝 10g，甘草 3g，蛇含石 12g。

11 月 8 日来人代述，上药进服 30 付，病情明显好转，患者由卧床不起，已能起床活动、吃饭，排便均能自理，晕倒次数显著减少，40 天来只晕倒过一次，精神、食纳好转，每天能吃 2～3 两，唯仍有头晕痛，有时有点神志不清，觉得心窝里有"筋"跳动，脑子里也有"筋"跳动，并轰轰作响，但比前减轻，右上肢瘫痪已恢复活动，四肢有时抽颤，因前方获效，不必更方，原方再进 20 付。

11 月 30 日复诊，自述上方共服 50 余付，近月来于 8 日及 28 日共晕倒二次，发作时间较短。发作时眼睛上窜，口流涎沫，四肢微搐，估计是癫痫发作，患者于 1966 年及 1968 年曾有类似发作二次。

目前食欲好，每餐可进 3～4 两（以前一天吃 3～4 两），肌肉跳动，脑子里作响，仍如前述，舌质红暗瘀滞，脉涩细偶有歇止，仍守血府逐瘀汤加制南星，白附片、全虫等祛风祛痰之品，以后接连数诊，又服 70 余剂，病情日趋好转。至 1972 年 3 月 4 日患者已不需扶杖，能徒步前来就诊，一般情况尚可，全身筋跳轻微，但多梦、耳鸣、脉弦。服药期间，曾于元月 24 日及 25 日两晚癫痫样发作各三次，但配合西药服后控制，仍以血府逐瘀汤加全虫进服。

1972 年 4 月 13 日，因天雨，患者未来，家人代述，前方又吃了 20 多付，同时吃了西药"氯丙嗪"，于 4 月 5 日晚癫痫又发作了一次，口流清涎，手足抽搐，时约 4～5 分钟，症属痰气郁结，拟予理气解郁，化痰开窍之法，用导痰汤加味：

制南星 10g，白附片 10g，建菖蒲 6g，法半夏 10g，云茯苓 12g，广陈皮 6g，枳壳 10g，甘草 3g。

6 月 3 日就诊，病情趋愈，患者于 6 月 1 日去×医院，再作脑血管造影（照片序 3～5）报告："曾诊断右侧额叶占位性病变可能性大患者，治疗后复查，现正位大脑前动脉居中，已无移位，侧位现颈内动脉虹吸张开，以上改变，代表血管移位已基本恢复正常。"

癫痫配服苯妥英钠未发，但仍恶心、吐痰、苔淡黄，此属痰湿郁阻，胃气不和，仍守前法，前方去白附、枳壳、石菖蒲、竹茹、郁金、生姜、大枣。

1972 年 11 月 23 日去患者家中随访，患者一般情况尚可，生活自理，并可做些轻微家多劳动，如扫地煮饭等，饮食好，每餐可吃 3 两。但有时恶心欲呕，前额不适，耳鸣，眼蒙视物有颤动感，全身肌肉轻微跳动，夜眠不宁多梦。近半年来因服苯妥英钠，癫痫未发。

小结：

本文报导内服血府逐瘀汤使颅内占位性病变消失一例，根据近半年来的追踪观察，情况稳定，但远期疗效如何，还待继续观察。至于血府逐瘀汤的作用原理，有待进一步探讨。

1973 年 12 月发表于我院《临床资料汇编》P18～19。

第四节　略谈癌症的辨证施治

谌宁生

肿瘤是人体内生长出来的赘生物，即是人体生理机能所不需要的和有害生理机能的多余新生物。一般根据肿瘤生长速度的快慢，对周围组织有否浸润以及复发性和转移性的大小，而分为恶性肿瘤与良性肿瘤二大类，良性肿瘤因对人体危害性较小，故不多述。本文仅就恶性癌症的辨证施治，结合临床实践，分四点简述如下：

一、辨证的整体观—是中医治疗癌症必须掌握的一般规律

祖国医学理论的全部特点，主要是具有灵活的辨证观和严格的整体观，具体表现在临床实践中，是中医治病，不仅常常因人（体质强弱）因时（气候变化）因地（南北高低）而制宜。同时是既要看到局部病情变化，又要看到整个机体关系；既要注意疾病变化的阶段性，又要注意疾病变化发展的全过程；既要注意症状的临床表现，又要注意疾病变化的本质。对于癌症治疗也是这样，因癌肿不是一个单纯的局部病变，而是一种全身性病变表现于局部的复杂过程，更由于癌肿的局部病变形成后，反过来又对全身产生严重影响，因而更加重病情的错综复杂性。所以在治疗癌症时，必须注意癌肿与机体，主症和兼症的互相影响和辨证关系，临床应根据不同病情，正确处理好以下两方面的关系，进行辨证施治。

1. 攻与补　是治疗癌肿的两大法则。所谓攻，即是祛邪，也就是抗癌，抑制和杀灭癌细胞。补即是扶正，也就是保护机体和提高机体抗癌能力。两者是对立统一的，是具有辨证的关系，因祛邪可以扶正，扶正也可以祛邪，古人有云："邪气不去，则正气难以恢复；正气虚弱，则邪气难以尽去。"我们在临床实践中，常常看到癌症病人的表现，随着癌肿的增长，机体不断消耗，抗癌能力低下，癌肿与全身机体状态，呈一长一消之势。治疗的目的，是要把这种趋势倒转过来，改变邪长正消之势，使之邪消正长。因此、临床医生治疗癌症，不仅要攻癌，杀灭癌细胞，必要时还要补虚，提高病人抗癌能力。如果只注意攻癌，而忽视了全身的机能状态，其结果是既不利于癌肿治疗，机体正气也将消耗殆尽，搞得两败俱伤，不可收拾。临床上常可看到有些单用化疗病人，其结果如此。

对于攻与补如何结合恰当，是临床实践中必须解决的问题。总的原则是应根据癌肿的增长与机体强弱而辨证施治。一般来讲，可根据癌症为早、中、晚不同期而区别施治。

早期：此期表现，癌肿对全身影响较小，机体健壮。癌肿侵袭与机体抗癌能力对比，好比"敌弱我强"。病者多表现为实多虚少证候，故应以攻癌为主，但在治疗中，仍有必要照顾到补虚。所以治疗原则，宜大攻小补，以攻为主，攻中有补。方药多用攻邪抗癌的药，少量佐以补虚扶正之品。

中期：癌肿发展到一定程度，机体正气受到较大的消耗，此时，癌肿侵袭与机体抗癌能力相比，好比"势均力敌"，则宜采取攻补兼施的原则，可相机使用祛邪抗癌与扶正补虚药。

晚期：癌肿已发展到严重阶段，机体正气受到明显损害。此期，癌肿的侵袭与机体抗癌能力的对比，好比"敌强我弱"。对这期病人也应该其有战胜癌肿的坚强信心，不仅是医生本人，首先要调动病人的主观能动性，使其具有坚强的斗志，积极与医务人员合作，共同与癌症作战，是可以取得疗效的。其次，治疗原则，宜先采取大补小攻的措施，以补虚扶正为主，补以祛邪抗癌为佐，以增强病人体质，提高抗癌能力。然后根据病人体质恢复情况，采取攻补兼施，缓图疗效。

以上谈攻和补的关系，是指一般而言，由于不同部分癌肿的特殊性，而攻补有异，如成骨肉瘤患者，初起即表现色夭神倦，语声低怯，气短脉弱等肾元虚乏证候，并不少见。故治宜补肾扶正为主，祛邪抗癌为佐。鼻咽癌患者始终见头痛鼻衄，口苦咽干，便秘尿赤，脉滑数等实火证，也常多见，治宜攻邪抗癌为主。

2. 治标与治本　标本具有对立统一的含义，有辩证的观点，也是中医治病必须掌握的一个重要原则。但标本的含义和应用，可因不同的场合而异，不同于"正与邪"二者可互相影响，但不能互相转化。标本关系是非常灵活可变。例如：从正邪来分，则正气为本，病邪为标，从先后来分，则先受邪为本，后见症为标；从新病旧病来分，新病为标，旧病为本。总之，标本内容和互相关系，不是固定不变的。例如：肺癌病人兼有感冒发热，肺癌是本，感冒是标，一般应先治感冒发热，后治肺癌。但如肺癌咯血，病情较急，则应先治咯血。故标本的治疗原则是，急则治其标，缓则治其本。

　　对于癌症，如何分标本。一般来说，病人机体是本，癌肿是标。但进一步分，又可以说，癌肿的原发病灶是本，转移病灶是标，癌肿致病因素是本，临床症状是标。此外，还可由于各种癌肿出现临床症状的先后和表现不同，还有不同标本之分。因此，标本关系就显得较为复杂，对于癌肿的标本治疗，应如何具体运用掌握，很值得研究。什么是疾病之本，按"病因是本，症状是标"这个原则，就可以说，治病必须解决疾病发生的病因病机，才算解决了疾病的根本问题，治疗才有效果。例如，许多传染病（霍乱，伤寒等）当我们掌握了其发病的病因病机时，就能很好地治疗和预防，也可以说是治病求本了。对于癌症的治本，也就是力求达到解决癌症的病因和病机，鉴于不同癌症具有不同的病因病机，治疗方药自然不同，就是同一癌症在不同的个体以及病变发展的不同阶段，因其所表现的证候不同，治疗方药也常各异。因此，这就要求临床医生必须认真严格掌握"辨证求因"的原则。例如，我们治疗一例滑膜肉瘤患者，用清热利湿法，而对另一例脑肿瘤患者，采取活血行瘀法，均获显效，就是按"辨证求因"原则而达到"治病求本"的目的。对于癌症强调治病求本，实际也就是"辨证求因"，这是治疗癌症的主要方面。对于临床医生来讲，主要是应该经常地总结经验，不断提高辨证施治水平，力求对癌症治疗获得较好疗效。

二、扶正和祛邪有机结合—是癌症辨证施治的重要原则

　　祖国医学对癌症的治疗，不外扶正与祛邪。但二者具有对立统一的辩证观，所谓"邪去则正安，养正积自消"。方法不同，目的一致，是治病救人。扶正与祛邪，必须有机结合，不能任意而为。因为搞得不好，攻邪可以伤正，扶正又可助邪，在临床实践中，如西医使用手术、化疗、放疗的同时，配合使用扶正的中草药，可以避免癌肿和机体两败俱伤的局面。

　　但是不恰当的使用补法，往往亦有助于癌细胞的增殖和发展，

使病情加剧，例如，肝癌病人，过用补法，势必有助邪长之后果。总之，祛邪攻癌不能太过，扶正补虚亦不能过甚，这也是临床医生必须掌握的癌症施治的重要原则。并将两者的具体内容，概述如下：

1. 祛邪攻癌　由于癌肿的形成，多是邪毒内蕴，气滞血瘀，痰凝积聚所致。故治则主要有清热解毒，活血化瘀，除痰散结三法。

（1）清热解毒：主症发热，五心烦热，口渴欲饮，便结尿黄，苔黄脉数等热症。

常用药物：白花蛇舌草、半枝莲、半边莲、天葵子、龙葵子、山慈菇、金银花、野菊花、连翘等。兼夹湿热者，加藿香、佩兰、薏苡仁、土茯苓、石菖蒲、茵陈等宣化利湿。

我们曾以清热解毒利湿法为主，治疗一例滑膜肉瘤患者，因根据患者全身情况消瘦，左患肢肘关节肿胀疼痛，口苦舌干，腹胀，尿黄少，黄疸等湿热症状，从整体辨证，拟予清热解毒，行气利湿方法。（基本处方用药详见我院73年《临床资料汇编》，中草药治疗滑膜肉瘤一例简介）。

（2）活血化瘀：主症肿块坚硬，或舌红有瘀暗紫斑，脉涩。

常用药物：桃仁、红花、赤芍、归尾、三棱、莪术、水蛭、虻虫、土鳖等。疼痛者加元胡、郁金、乳香、没药、三七等行气止痛。

我们曾用血府逐瘀汤加减，治疗颅内占位性病变一例，疗效显著。（详见我院73年《临床资料汇编》）

（3）除痰散结：主症胸闷痞塞，脘腹胀满，纳差乏力或见瘰疬（淋巴结肿大），苔白腻，脉滑。

常用药物：半夏、天南星、陈皮、昆布、海藻、夏枯草、白芥子、生牡蛎、蛤粉。兼脾虚者加党参、白术、茯苓、山楂、麦芽、鸡内金、莱菔子等益气健脾消食之药。

我们曾用血府逐瘀汤加减，治疗一例颈总动脉瘤的病人，效果尚好。对于甲状腺癌患者，常常是清热解毒与除痰散结药同时并用，可获疗效。

临床上祛邪攻癌，除上述三法外，还有攻下法：如用大黄、芒硝、甘遂、芫花等。以毒攻毒法：如卤砂、轻粉、红粉、雄黄、壁虎、全蝎、蜈蚣、斑蝥、毒蛇等都可以选用。

2. 扶正补虚　癌症属严重消耗性疾病。由于癌细胞侵犯机体，对各组织器官损害很大，因此患者多有气血亏损、五脏虚弱之候，故宜补之，常用的补法有三，分述如下：

（1）滋阴养血：主症阴虚发热，五心烦热，夜眠不宁，盗汗、咽干、口渴、便结，舌质红苔少或无苔，脉细数。

常用药物：女贞子、墨旱莲、当归、白芍、二地、二冬、沙参、玉竹、天花粉、驴胶等选用。偏于肝肾阴虚者，可用六味地黄汤或左归丸加减；偏于肺阴虚者，用沙参麦冬汤或百合固金汤加减。

我们曾用滋阴润肺法，用沙参麦冬汤合清燥润肺汤加减，治疗一例纵膈肿瘤患者而获显效，临床症状消失，胸部断层照片复查，纵膈肿块明显缩小，三年来追踪观察，患者情况良好，能搞一般家务劳动。（对该患者，我们重用玉竹，每剂一两，在十个月的治疗时间中，共用20多斤）。

（2）补益心脾：主症头昏疲乏，纳差少食，夜眠不宁，失眠多梦，心慌心悸，舌质淡苔白薄，脉细弱。

常用方药：归脾养心汤，人参养荣汤加减，偏于脾虚者用六君子汤加味，偏于心阴虚者，用天王补心丹加减，如果气血两虚，则香贝养荣汤也是常用方剂。

（3）温补脾肾：主症面色黧黑，肢体羸瘦，倦怠少气，腰痛足软，肢冷畏寒，纳差腹胀，大便溏泻，小便不利，舌质淡白，脉沉细。

常用方药：四君子汤合斑龙丸加减。偏于肾阳虚者，用附桂地黄丸或右归丸加减，偏于脾阳虚者，用大、小建中汤或附桂理中丸加减，寒甚者加吴茱萸、丁香、小茴香。纳差腹胀加楂肉、神曲、谷麦芽、鸡内金、陈皮、炒莱菔子等消食行气之药。

上述扶正虽名三法，实际包括益气血、补五脏等等诸法在内，临床应根据病情而选用。同时还要说明，祛邪与扶正诸法，只是为了讲述方便而各个分开，临宋实践则常常综合运用。所以对于癌症治疗，也必须运用祖国医学的四诊八纲理论，进行辨证分析，判明其阴阳气血的盛衰，经络脏腑之虚实，然后辨证施治。立法，处方，用药，均要根据临床表现不同的证候而定，绝不能主观地运用某一扶正法或祛邪法或只攻不补或只补不攻，或"攻补十全"面面俱到的全面照顾法，都是不妥的。总之，祛邪抗癌和扶正补虚，方法虽多，但均不可任意为之，必须辨证施治。

三、辨证与辨病相结合—是中西医结合治疗癌症的重要手段

辨证与辨病相结合，是目前中西医结合通常运用的一种切实可行的方法，有利于中西医共同总结经验，提高疗效。如果只有辨证而不辨病，则西医同志很难掌握，亦无法总结经验，更无法与现代医学和最新科学成就相结合。也谈不上创造祖国的新医学新药学。反之，如果只有辨病而不辨证，临床医生就会简单地见什么病，开什么方用什么药，不能症变而药变，自然无法提高疗效。更危险的是废弃了中医的理论特点—整体观念和辨证论治，势必导致"废医存药"开始而以"中药无用"告终，自然更谈不上为祖国创造新医学新药学作出贡献。所以辨证与辨病相结合，是中西医结合治疗癌症的重要手段。恶性肿瘤由于癌细胞不断增殖，对机体各组织器官压迫、梗阻、坏死以及局部种植，邻近浸润，血行播散和淋巴转移，所引起的一系列病变，非常复杂。不同癌症具有不同的临床特征，治疗方法也就各异。同时我们也知道，对癌症的诊断，单纯依靠中医的四诊方法，是无法确诊的。因此，这就要求临床医生不仅要辨证而且要辨病，要在辨病的基础上进行辨证施治。今就临床常见的九种癌症，简单分述如下

1. 肺癌　病因癌毒犯肺，肺阴受损，肺气不宣。

主症：咳嗽，咯血时作，胸闷痰多气喘，胸背胀痛不适。

治则：清热解毒，养阴止血，宣肺化痰，止咳平喘。

常用药物：白花蛇舌草、鱼腥草、半枝莲、半边莲、白英、白及、白茅根、仙鹤草、鹿衔草、麦冬、沙参、玉竹、天花粉、杏仁、桑白皮、远志、瓜蒌、葶苈子等。

2. 肝癌　病因湿毒内蕴，癌毒犯肝，气滞血瘀酿成癥块。

主症：痞块（肝大）坚硬，胁痛，腹胀，便结。甚则腹水，黄疸。

治则：清热利湿，解毒活血破癥攻里通下。

常用药物：龙胆草、白花蛇舌草、半枝莲、栀子、龙葵子、土茯苓、茵陈、丹参、牡丹皮、三棱、莪术、水蛭、虻虫、柴胡、郁金、芍药、甘草、三七、枳实、厚朴、大黄、芒硝等。

3. 胃癌　病因癌毒犯胃，脾胃受损，升降运化失司。

主症：纳差消瘦，胃脘疼痛，嗳气不适，恶心呕吐，甚则呕血，黑便，贫血等症。

治则：清热解毒，和胃降逆，收敛止血，行气止痛。

常用药物：石见穿、葵树子、半枝莲、蒲黄、五灵脂、白芍、甘草、元胡、郁金、瓦楞子、黄芩炭、焦栀子、血余炭、三七、驴胶等。

胃癌见有虚寒证者，常用硇砂、附子、生半夏、生姜等辛温大热之药，温胃降逆化痰。若久治不愈或术后脾胃虚弱，可用归芍六君汤加减，补益脾胃，缓图效果。

4. 食道癌　病因癌肿侵犯食道，吞咽受阻。

主症：胸闷不适，进食吞咽梗阻，呕吐痰涎。

治则：清热解毒，降逆止呕，开关进食。

常用药物：急性子、黄药子、石见穿，扛板归、生赭石、旋覆花、蛤粉、白芥子、生半夏、生南星、老生姜（三生需同时先煎半小时后，再放其他药物共煎）。

5. 鼻咽癌　病因癌毒侵犯上窍，鼻咽受累。

主症：偏头痛，鼻塞，鼻衄，耳鸣耳闭，淋巴结肿大。

治则：清热解毒，祛风通窍。软坚散结。

常用药物：龙葵、天葵子、蒲公英、野菊花、黄连、黄芩、栀子、大黄、射干、蜈蚣、全虫，壁虎、天冬、夏枯草、生牡蛎、土贝母、土茯苓、粉甘草。

我们临床经验，鼻咽癌患者，邪火旺盛，脉证俱实，用大剂黄连解毒汤加味，可获缓解症状之效。

6. 肠癌　病因湿毒内蕴，癌毒侵犯肠道，腑气阻滞，气机不调。

主症：腹痛腹胀时作，大便时泻时结，或下痢脓血，里急后重，贫血消瘦等症。

治则：清热解毒，理肠利湿，和血止痛。

常用药物：白头翁、白花蛇舌草、半枝莲、黄连、黄芩、黄柏、红藤、败酱草、槐花、地榆、枳壳、白芍、甘草、大黄。

7. 宫颈癌　病因湿热下注，癌毒滞留，侵犯子宫。

主症：赤白带下，下腹痛，阴道流血时现时隐，腰酸背楚，精神疲乏。

治则：清热解毒，利湿止带止血。

常用药物：白花蛇舌草、蒲公英、半枝莲、茵陈、黄柏、土茯苓、泽泻、生牡蛎、血余炭、地榆、驴胶等。

宫颈癌久治不愈或过用苦寒，可伤气血，损及心脾。临床症见神倦气短，食少睡差，赤白带下，阴道流血，常因脾虚气陷不能化湿或脾不统血所致，治宜用补中益气汤加清利湿热之品或归脾汤加减。

8. 乳腺癌　病因瘀毒内蕴，情志抑郁，经络痞塞，结聚乳腺形成癌肿。

主症：乳房肿块坚硬，边缘不齐，不痛或钝痛，皮肤粗糙甚则如桔皮样改变或乳头内陷，肿块难溃，溃后难收。

治则：清热解毒，疏肝解郁，活血通络，化瘀止痛。

常用药物：蒲公英、紫花地丁、金银花、山慈菇、漏芦、柴胡、郁金、瓜蒌、穿山甲、当归、生地、赤芍、花粉、皂刺、青皮、土茯苓、乳香、没药、三七等。

9. 白血病　病因湿热毒邪，侵犯营血，损伤肝肾。因白血病变主在骨髓受损，造血机能失常，而中医认为肝藏血，肾主骨，故有人认为，白血病变主要是由于"毒入骨髓"所致。

主症：发热，贫血，牙鼻衄血，皮下瘀斑，胸骨压痛，肝脾淋巴结肿大等。

治则：清热解毒，凉血止血，化瘀散结。

方药：急性白血病用清瘟败毒饮加减。出血倾向明显，加白茅根、紫草、小蓟、侧柏叶、驴胶等凉血止血之药。大便秘结，加大黄、枳实、芒硝。热毒甚者，高热不退，瘀斑显现，加紫雪丹；神志昏迷者，加安宫牛黄丸或至宝丹。

慢性白血病用当归芦荟丸或龙胆泻肝汤加减。根据中国医科分院血液研究所，对当归芦荟丸的研究筛选，最后总结，认为青黛是治疗慢性粒细胞白血病的有效成分，单用一味青黛，疗效比复方还好。其用法：将青黛压成片剂或用胶囊装入。用量：每次2~4g，每天三次，温开水吞服。

四、手术化疗放疗的副作用及并发症的辨证施治

——也是治疗癌症不可忽视的方法

在癌症发病过程中，由于癌细胞侵袭，机体衰弱，抗癌能力下降，常常可出现各种并发症，如感染发热，疼痛，出血等。同时由于手术、化疗、放疗等对机体也有不同程度的损伤而出现一些不良反应，如血小板减少，白细胞降低等，这些不是癌症之本，而应属于标。但是如果处理不当或不及时，不仅是可以妨碍癌症的治疗，甚至会发生严重的后果以及危害病人的生命。因此，对于癌症的并发症和手术化疗放疗的副作用，辩证施治也是不可忽视的，今简单分述如下：

1. 发热　辨别是感染高烧壮热还是消耗性的阴虚潮热。前者宜用清热解毒，祛邪抗癌药物，如白花蛇舌草、半枝莲、山慈菇、土茯苓、龙葵子、葵树子等等。后者宜养血滋阴，降火清虚热，可用青蒿鳖甲汤或秦艽鳖甲散加减。阴虚火盛，发热盗汗，口干唇燥，心烦尿赤，舌红脉数，用当归六黄汤加减，以益气养血扶正为主，佐以降火祛邪。

2. 出血　宜辨别属急性感染或慢性气血不足和消化道或呼吸道之出血。

（1）急性感染，高热鼻衄龈衄，皮下出血，瘀斑明显。如急性白血病，高热，出血倾向明显，属血热妄行。宜清热解毒泻火为主，佐凉血止血。用犀角地黄汤或化斑汤加减。

（2）慢性出血，气血不足，心脾亏损。症见头昏疲乏，面色萎黄，心悸健忘，夜眠下宁，纳差腹胀，便血或崩漏下血，舌质淡苔薄，脉细弱无力。宜益气摄血，用归脾汤加减，如晚期宫颈癌或胃癌之少量出血。

（3）消化道癌肿出血：宜分虚实，如食道癌，胃癌，肠癌，兼有感染发热，属实热症者。清热解毒为主加凉血止血之药，如小蓟，茜草、槐花、地榆、藕节。如无感染而见虚症宜补益脾胃，用归芍六君汤加收敛止血之药，如血余炭、干姜炭、灶心土、阿胶等。

（4）呼吸道癌症出血，亦分虚实。如肺癌，支气管癌咯血，并感染发热，属实热症，用清热解毒抗癌为主，加凉血止血药，如生地、白及、白茅根、侧柏叶、仙鹤草。如无感染不发热或阴虚低热而咯血，宜滋阴清热，润肺止血，如二地、二冬、沙参、玉竹、五味子、阿胶。

3. 疼痛　一般用蒲黄、灵脂、元胡、郁金、田七等行气活血止痛。但亦要分虚实，如剧痛刺痛，为气滞血瘀，经络阻滞，属实症。宜活血通络止痛。常用药物：三棱、莪术、桃仁、红花、赤芍、归尾，乳香、没药、鳖甲等。如钝痛隐痛，为肝阴不足，血不养肝，属虚症。治宜养血柔肝止痛。常用药物：女贞子、墨旱莲、枸杞子、何首乌、地黄、当归、白芍、甘草等。

对于癌症手术后的气血亏损，放疗、化疗后的白细胞减少，所出现的头昏，疲乏，气少，纳差，腹胀，烦燥，夜眠不宁，多梦，失眠，舌质淡苔薄，脉细弱或细数等一系列证候。则可根据中医辨证，予以益气养血，补益心脾，调补肝肾等扶正补虚之法，常用方如八珍汤、十全大补汤、人参养丸、归脾汤、六味地黄汤、左、右归丸之类。可以调整机体，改善症状，增强机体抗癌能力，达到扶正祛邪之目的。

以上几点，是我们近年来在恶性肿瘤的辨证施治中的体会，但由于知识贫乏，经验很少，加上主观片面，缺点、错误在所难免，希同志们批评指正。

1978 年 7 月发表于我院《临床资料选编》P19 ~ 25。

第五节 略谈扶正与祛邪运用于癌症中的点滴体会

谌宁生

癌肿不是一个单纯的局部病变，而是一种全身性病变表现于局部的复杂过程，更由于癌肿的局部病变形成后，反过来又对全身产生严重影响，因而更加重病情的错综复杂性。所以在治疗癌症时，必须注意癌肿与机体，主症和兼症的互相影响的辨证关系，临床应根据不同病情，正确处理好以下两方面的关系，进行辨证施治。

1. 攻与补　是治疗癌肿的两大法则。所谓攻，即是祛邪，也就是抗癌。抑制和杀灭癌细胞。补即是扶正，也就是保护机体和提高机体抗癌能力。两者是辩证的统一，因祛邪可以扶正，扶正也可以祛邪，古人有云："邪气不去，则正气难以恢复，正气虚弱，则邪气难以尽去。"我们在临床实践中，常常看癌症病人的表现，随着癌肿的增长，机体不断消耗，抗癌能力低下，癌肿与全身机体状态，呈一长一消之势。治疗的目的，是要把这种趋势倒转过来，改变邪长正消，使之邪消正长。因此，治疗癌症，不仅要攻癌，杀灭癌细胞，还要注意补虚，提高病人抗癌能力。如果只注意攻癌，而忽视了全身的机能状态，其结果是既不利于癌肿治疗，机体正气也将消耗贻尽，搞得两败俱伤，不可收拾。临床上常可看到有些单用化疗病人，其结果如此。对于攻与补如何结合恰当，是临床实践中必须解决的问题。一般来讲，可根据癌症的早、中、晚不同时期而区别施治。早期，此期表现，癌肿对全身影响较小，机体健壮。癌肿侵袭与机体抗癌能力对比，好比"敌弱我强"。病者多表现为实多虚少，故应以攻癌为主，但在治疗中，仍有必要照顾到补虚。所以治疗原则，宜大攻小补，以攻为主，攻中有补。方药多用攻邪抗癌的药，少量佐以补虚扶正之品。中期。癌肿发展到一定程度，机体正气受到较大的消耗，此时，癌肿侵袭与机体抗癌能力相比，好比"势均力敌"，则宜采取攻补兼施的原则，可相机使用祛邪抗癌与扶正补虚药。晚期：癌肿已发展到严重阶段，机体正气受到明显损害。此期，癌肿的侵袭与机体的抗癌能力对比，好比"敌强我弱"。对这期病人也应该具有战胜癌肿的坚强信心，积极与医务人员合作，是可以取得疗效的。治疗原则上宜先采取大补小攻的措施，补虚扶正为主，祛邪抗癌为佐，以增强病人体质。提高抗癌能力。然后根据病人体质恢复情况，采取攻补兼施。以上谈攻和补的关系，是指一般而言，由于不同部分癌肿的特殊性，而攻补有异，如成骨肉瘤患者，初起即表现色夭神倦，语声低怯，气短脉弱等元气盛乏证候，并不少见。故治宜补肾扶正为主，祛邪抗癌为佐。鼻咽癌患者始终见头痛鼻衄，口苦咽干，便秘尿赤，脉滑数等实火证的也常多见，又宜攻邪抗癌为主。

　　2. 治标与治本　对于癌症，如何分标本。一般来说，病人机体是本，癌肿是标。进而癌肿的原发病灶是本，转移病灶是标，癌肿致病因素是本，临床症状是标。此外还可由于各种癌肿出现临床症状的先后和表现不同，还有不同标本之分。因此，标本关系就显得较为复杂，对于癌肿的标本治疗，应如何具体运用掌握，很值得研究。什么是疾病之本，按"病因是本，症状是标"，根据"治病必求于本"的原则，就可以说，治病必须解决疾病发生的病因病机，才算解决疾病的根本问题，治疗才有效果。对于癌症的治本，也就是力求达到解决癌症的病因和病机，鉴于不同癌症具有不同的病因病机，治疗方案自然不同，就是同一癌症在不同的个体以及病变发展的不同阶段，因其所表现的证候不同，治疗方案也常各异。因此，这就要求临床医生必须认真严格掌握"辨证求因"的原则。例如，笔者治疗一例滑膜肉瘤息者，用清热利湿法，而对另一例脑肿瘤患者，采取活血行瘀法，均获显效，就是按"辨证求因"原则而达到"治病求本"的目的。对于癌症强调治病求本，实际也就是"辨证求因"，这是治癌症的主要方面，对于临床医生来讲，主要是应该经常地总结经验，不断提高辨证施治水平，力求对癌症治疗获得较好疗效。

扶正与祛邪，必须有机结合，不能任意而为。否则，攻邪可以伤正，扶正又可助邪，在临床实践中，如西医使用手术、化疗、放疗的同时，配合使用扶正的中草药，可以避免癌肿和机体两败俱伤的局面，但是不恰当的使用补法，往往亦有助于癌细胞的增殖发展，使病情加剧，例如，肝癌病人，过用补法，势必有助邪长之后果。现将两者的具体内容，概述如下：

1. 祛邪攻癌　由于癌肿的形成，多是邪毒内蕴，气滞血瘀，痰凝积聚所致。故治则主要有清热解毒。活血化瘀，除痰散结三法。（1）清热解毒：主症发热，口渴欲饮，便结尿黄，苔黄脉数。常用药物：白花蛇舌草、半枝莲、半边莲、天葵子、龙葵、山慈姑、金银花、野菊花、连翘等。兼夹湿热者，加藿香、佩兰、薏苡仁、土茯苓、石菖蒲、茵陈等宣化利湿。笔者曾以清热解毒利湿为主，治疗一例滑膜肉瘤患者，虽然患者消瘦，但在患肢肘关节肿胀疼痛，口苦口干，腹胀尿黄而少，黄疸等湿热症状，从整体辨证，拟清热解毒，行气利湿方法获得效果。（2）活血化瘀：主症肿块坚硬，或舌红有瘀暗紫斑，脉涩。常用药物：桃仁、红花、赤芍、归尾、三棱、莪术、水蛭、虻虫、土鳖等。疼痛者加元胡、郁金、乳香、没药、三七等行气止痛。笔者曾用血府逐瘀汤治疗颅内占位性病变一例疗效显著（详见我院73年《临床资料汇编》），（3）除痰散结：主症胸闷痞塞，脘腹胀满，纳差乏味，或见瘰疬（淋巴结肿大），苔白腻脉滑。常用药物：半夏、天南星、陈皮、昆布、海藻、夏枯草、白芥子、生牡蛎、蛤粉。兼脾虚者加党参、白术、茯苓、山楂、麦芽、鸡内金、莱菔子等益气健脾消滞。笔者曾用导痰汤加减治疗一例颈总动脉瘤的病人，效果尚好。对于甲状腺癌患者，常常是清热解毒，与除痰散结药同时并用，可获疗效。临床上祛邪攻癌，除以上三法外，还有攻下法：如大黄、芒硝、甘遂、芫花等。以毒攻毒法：如硇砂、轻粉、红粉、雄黄、壁虎、全蝎、蜈蚣、斑蝥、毒蛇等，都可适当选用。由于这些药有毒，使用时要特别慎重。

2. 扶正补虚　癌症属严重消耗性疾病。由于癌细胞侵犯机体，在各组织器官损害很大。因此患者多有气血亏损、五脏虚弱之候，故宜补之，常用的补法有三，分述如下：（1）滋阴养血：主症阴虚发热，五心烦热，夜眠不宁，盗汗，咽干。口渴，便结，舌质红苔少或无苔，脉细数。常用药物：女贞子、墨旱莲、当归、白芍、二地、二冬、沙参、玉竹、天花粉、驴胶等选用。偏于肝肾阴虚者，可用六味地黄汤或左归丸加减，偏于肺阴虚者，用沙参麦冬汤或百合固金汤加减。笔者曾用滋阴润肺法，以沙参麦冬汤合清燥救肺汤加减，治疗一例纵膈肿瘤患者而获显效，临床症状消失，胸部断层照片复查，纵膈肿块明显缩小，三年来追踪观察，患者情况良好，能搞一般家务劳动。（对该患者笔者重用玉竹，每剂一两，在十个月的治疗时间中，共用20多斤）。（2）补益心脾：主症头昏疲乏，纳差少食，夜眠不宁，失眠多梦，心慌心悸，舌质淡苔白薄，脉细弱。常用方药：归脾养心汤，人参养荣汤加减，偏于脾虚用六君子汤加味，偏于心阴虚者，用天王补心汤加减，如果气血两虚，则人参养荣汤也是常用方剂。（3）温补脾肾：主症面色黧黑，肢体羸瘦，倦怠少气，腰痛足软，肢冷畏寒，纳差腹胀，大便溏泻，小便不利，舌质淡白，脉沉细。常用方药：四君子汤合斑龙丸加减。偏于肾阳虚者，用附桂地黄丸或右归丸加减。偏于脾阳虚者，用大、小建中汤或附桂理中丸加减，寒甚者加吴茱萸、丁香、小茴香，纳差腹胀加山楂、神曲、谷麦芽、鸡内金、陈皮、炒莱菔子等消食行气。

扶正与祛邪在临床的运用中，并非孤立不变。因恶性肿瘤有致病因素毒烈，正气易耗损，病情变化很快，故其证候亦错综复杂，治疗时必须辨明病的标本缓急，分析正邪双方相互消长盛衰的情况，决定扶正与祛邪的主次，这样才能提高治疗效果。

发表于《湖北中医杂志》1979 年第 2 期 p56～58。

第六节　肝癌治案二则

谌宁生

例一：黄某，男，40 岁。住院号：11326。患者因右上腹疼痛不舒，至某市医院检查，发现右剑突下可扪及质地较硬之包块。似有结节感，疑为肝癌。经超声波、肝扫描检查，均提示肝右叶下部及顶部靠后占位性病变。诊断"肝癌"。于 1976 年 6 月 19 日收入我科住院。

症见头昏乏力，纳差，口干苦，腹胀，肝区疼痛，肝肋下一指，剑突下四指，质硬似有结节感，压痛（＋），脾未触及。舌质尖边红，苔黄腻，脉弦滑略数。中医诊断"癥积"。病因湿毒内蕴，气滞血瘀所致。治以清热解毒利湿为主，佐以疏肝行气活血化瘀。处方：龙胆草、半枝莲、茵陈、土茯苓各30g，当归、赤芍各15g，牡丹皮、栀子、木通、泽泻、鳖甲各10g，枳壳、甘草各6g。按此方加减，如症见胁痛明显加田七、三棱、莪术，颈淋巴结肿大，加生牡蛎、夏枯草、皂刺。有肝肾阴虚之候，以滋补肝肾之一贯煎合二至丸加减，脾胃虚弱时予益气健脾之参苓白术散，如此施治七月有余，病情逐渐好转，至同年 12 月 14 日作肝扫描复查报告：肝向上肿大，形态基本正常，肝影清晰。边缘规则，放射性分布均匀，与前图象比较，原右叶顶部及右下部放射稀疏区已基本消失，目前暂未发现明显占位性病变。"为巩固疗效，拟予滋养肝肾，以固其本。又治疗月余至 1977 年元月 27 日出院，住院253 天。

追踪观察：患者出院后五年多由于能坚持经常服中药治疗，故一般情况尚可，嗣后因失于调治，病情渐有加重，至1982年5月中旬，因肝区突然剧痛，在某医院抢救无效死亡。

例二：骆某，男，46岁。住院号：29052。患者于1982年3月初始觉食欲明显减退，伴腹胀乏力，经检查发现上腹部有肿块，后经某市医院诊断为"肝癌"。同年5月6日入省肿瘤医院，作肝扫描诊断为"肝左叶占位性病变"。5月15日行剖腹探查，术中见肝表面呈散在结节状改变，胃及胃窦部、腹膜后淋巴结呈块状肿大，占住整个脊柱及两旁，未行切除术。仅取组织活检，即行缝合伤口。嗣后病理报告"腹膜后转移性腺癌"，未予特殊治疗。于1982年6月15日转入我院，症见形体消瘦，呈恶病质面容，头晕乏力腹胀纳差，右胁疼痛。肝肋下6厘米，剑突下扪及5×4厘米的椭园形肿块，质硬、叩击痛（＋），不活动。表面欠光滑，脾未触及。苔薄白，脉弦细。中医诊断"癥积"。病因情志抑郁、湿毒蕴结，饮食内伤。肝脾受损，致脏腑失调，气机阻滞，瘀血内停所成。为正虚邪实，虚实夹杂之候，治宜扶正祛邪，攻补兼施。处方：太子参、白花蛇舌草、半枝莲各30g，丹参、土茯苓各20g，生地15g，柴胡、牡丹皮、赤芍、当归、三棱、莪术各10g，甘草5g。肝区痛时，元胡、三七或云南白药等随证加减。始终坚持益气扶正和活血化瘀之法，施治五个多月，病情渐见好转，体重较入院时增加6～7斤，精神、纳食均可，于1982年12月4日出院，住院172天。追访得知：患者出院后半年内一般情况尚可，嗣后因调护失当，未坚持服药，使病情加重，至1983年8月中旬，终因病情恶化，抢救治疗无效死亡。

按：肝癌为常见多发癌症之一，其病死率之高。冠于诸癌症之首，故有"癌中之王"的称号。一般认为患者存活不过三个月，最多不超过半年。本文所治二例，短者存活一年半，长者逾六年，说明中医辨证施治本病，虽未能达到治愈目的，但对患者减轻痛苦，延长寿命，具有一定疗效。

发表于《湖南中医学院学报》1985年4期P21。

第七节　论治癌症必须辨证与辨病相结合

谌宁生　孙克伟

辨证与辨病相结合，是多年来中西医结合通常运用的一种行之有效的方法，有利于中西医共同总结经验，提高疗效。如果只有辨证而不辨病，则西医对临床诊治方法很难掌握，亦无法总结经验，更无法与现代医学和最新科学技术成果相结合，就谈不上如何发展中医药学。反之，如果只有辨病而不辨证则临床医生就会简单地见什么病，开什么方，用什么药，不会随证加减，证变而药变，自然亦无效提高疗效。更危险的是废弃了中医理论的特点—整体观念和辨证论治，势必导致以"废医存药"开始，以"中医无用"而终，根本更谈不上如何保持和突出中医的特点特色，继承和发扬祖国医药学则成了一名空话。所以辨证与辨病相结合，是中医和西医结合治疗癌症必须掌握的基本方法和重要手段。恶性肿瘤由于癌细胞不断增殖，对机体各组织器官压迫，梗阻、坏死以及局部增殖，邻近浸润血行播散和淋巴转移，所引起的一系列病变非常复杂。不同癌症具有不同临床特征和证候，治疗方法自然各异。同时人尽皆知对于某些癌症的早期诊断非常困难，单纯依靠中医的四诊方法，是无法确诊的。因此，要求临床医生必须运用现代科学技术的检查方法，不能局限于一般常规物理检查和生化检测，必要和有条件时，应包括病理学、单克隆抗体、放射免疫及 CT 定性定位等方法，按现代西医病名诊断标准进行确诊。即在西医辨病确诊的基础上进行中医辨证论治，达到辨证与辨病相结合的目的。今就临床上常见的 8 种癌症，分别对其主证、病因、治则及常用中草药，进行简要概述如下：

1. 肺癌　主证：咳嗽，咯血时作，胸闷多痰，气喘乏力，胸背胀痛不适。病因：癌毒犯肺，肺阴受损，肺气不宣。治则：宜清热解毒，养阴止血，宣肺化痰。常用药物：蚤休、山豆根、天葵子、石山柏、白英、白及、白茅根、仙鹤草、紫草、沙参、玉竹、西洋参、太子参、瓜蒌、天南星、天花粉、桑白皮、葶苈子、天冬、麦冬、棉花根等。

2. 肝癌　主证：胁下痞块（肝脏肿大）坚硬、胁痛腹胀，便结尿黄，甚则腹水，黄疸。病因：湿热内蕴，癌毒犯肝，气滞血瘀，酿成症块。治宜清热利湿，解毒活血、化瘀破癥，攻里通下。常用药物：龙葵子、龙胆草、白花蛇舌草、半枝莲、土茯苓、紫丹参、牡丹皮、三棱、莪术、䗪虫（地鳖虫）、水蛭、紫苏、赤芍、郁金、三七、枳实、厚朴、茵陈、大黄等。

3. 胃癌　主证纳差消瘦，胃脘疼痛，嗳气不适，恶心呕吐，甚则呕血，便血，贫血。病因癌毒犯胃，脾胃受损，升降运化失司。治宜清热解毒，和胃除逆，行气止痛，收敛止血。常用药物：漏芦、猕猴桃根、楤木、水红花子（荭草、天蓼）、蒲黄、灵芝、白芍、甘草、元胡、瓦楞子、黄芩炭、山栀炭、血余炭、三七、驴胶等。胃癌见有虚寒证者，常用硇砂、附子、生半夏、生姜等辛温大热之药，温胃降逆化痰。若久治不愈或术后损伤气血，脾胃虚弱，可用归芍六君汤，或归脾汤加减，补益气血，调理心脾。

4. 食管癌　主证胸闷不适，进食吞咽梗阻，呕吐痰涎。病因癌毒侵犯食道，吞咽受阻。治则：清热解毒，降逆止呕，开关进食。常用药物：急性子、黄药子、石见穿、扛板归、威灵仙、皂刺、生赭石、旋覆花、白芥子、莱菔子、生半夏、生南星、老生姜（因生南星、生半夏有毒、需与生姜先煎半小时后，再放其他药物同煎）。威灵仙《开宝本草》云"治久积癥瘕，痃癖气块"。本品原治鱼骨哽喉，现用于食管癌，有开关通道作用。

5. 鼻咽癌　主证偏头痛时作，鼻塞、鼻衄、耳鸣、耳闭、颈项耳旁或颌下瘰疬（淋巴结肿大）丛生。病因癌毒侵犯上窍，鼻咽受累，气机障碍。治则：清热解毒，开关通窍，软坚散结。常用药物：龙葵子、天葵子、蒲公英、野菊花、黄连、黄芩、栀子、大黄、射干、蜈蚣、壁虎、天冬、夏枯草、生牡蛎、土贝母、土茯苓、蟓螂虫、蟾蜍等。

6. 肠癌　症见腹痛腹胀时作，大便时泻时结，或下痢脓血，里急后重，贫血消瘦。病因湿毒内蕴，癌毒侵犯肠道，腹气阻滞，气机不调。治则清热解毒，利湿理肠，和血止痛。常用药物：白头翁、凤尾草、水杨梅根、鸦胆子、半边莲、半枝莲、红藤、败酱草、槐花、地榆、枳实、枳壳、厚朴、大黄、黄连、黄芩、赤芍、白芍、甘草等。

7. 宫颈癌　主证赤白带下，下腹痛，阴道流血，时现时隐，腰背酸痛，神疲乏力，消瘦。病因湿热下注，癌毒滞留，侵犯胞宫。治则清热解毒，利湿除滞，收敛止血。常用药物：白花蛇舌草、虎杖、七叶一枝花、蒲公英、苦参、椿根皮、茵陈、黄柏、土茯苓、泽泻、薏苡仁、生牡蛎、血余炭、地榆、驴胶等。

8. 乳腺癌　主证乳房肿块坚硬，边缘不齐，不痛或钝痛，皮肤粗糙，甚则如橘皮样改变，或乳头内陷，肿块难溃，溃后难收。病因癌毒内蕴，情志抑郁，经络瘀塞，结聚乳腺，形成癌肿。治则：清热解毒，疏肝解郁，活血通络，化瘀散结消块。常用药物：八角莲、八月扎、山慈菇、夏枯草、猫爪草、漏芦、柴胡、郁金、瓜蒌、路路通、穿山甲，王不留行、皂刺、土茯苓、乳香、没药、三七等。

由于癌症病情复杂，变化多端，对其治疗不能拘于一方一法，而应辨证论治，随证加减。但一般来讲又可根据癌症的早中晚不同期而区别施治。癌症早期对机体损害较少，患者表现正气不虚，治则应以祛邪抗癌为主，佐以扶正补虚，中期癌毒侵犯机体，邪正相争，有"势均力敌"之候，此期邪毒癌肿虽盛，但正气未衰，治宜攻补兼施，可相机使用祛邪抗癌与扶正补虚药兼用。晚期癌症发展已到严重阶段，机体正气明显受损，治则以扶正为主，佐以祛邪抗癌。如癌症久治不愈或过用苦寒清热解毒之品，而症见神疲气短，食少睡差，消瘦贫血等气血亏损，心脾两虚之候，则宜益气养血，调补心脾，可用补中益气，归脾养心或人参养荣等汤丸加减。

发表于《国际华佗医药杂志》1999，2（6）；51～52，在"国际华佗杯论文大赛"中被评为优秀奖。

第八节　清肺养胃法治验纵膈型肺癌 1 例

谌宁生

患者廖××，女，56 岁。1995 年 1 月 30 日初诊，自述吞咽食物时，胸骨上窝及胸骨柄灼痛，于 1994 年 10 月 31 日曾至某医院作胸部照片（X 线号：L－5407）报告：食道吞钡后前位右前斜位照片共三张，右上纵膈阴影增宽……颈胸段食道向左前轻度移位，位于食管后右方，考虑纵膈型肺癌的可能性较大。因经西药治疗未见好转，而来我院门诊，症见发热。右背及肩部痛，双手指发麻，右手指为甚，伴咳嗽吐粘痰、纳差、口苦口干多欲饮。体温 38.5℃，舌质红绛，舌心光剥无苔、脉细数。中医辩证：邪毒犯肺，肺胃阴虚。治法：清热解毒、滋肺养胃。处方：玉竹 25g，白薇 12g，天花粉 10g，知母 10g，金刚刺 30g，山药 25g，薄荷 3g，甘草 10g。

二诊：服上方 4 剂后，症见发热不壮，右肩及两臂胀痛拒按，口干口苦，大便三天未解，舌脉同前，证属外邪未解，热结于里，改拟大小柴胡汤加减，疏解外邪而泻里热。处方：玉竹 25g，白参 6g，柴胡 10g，黄芩 10g，法半夏 12g，白芍 10g，枳实 6g，甘草 6g，姜黄 10g，大黄 10g。

三诊：上方进服 3 剂后，热邪退，腑气通，大便稀，日 3 次。唯仍肩臂胀痛，有沉重感，有时背胀，口干苦，睡不好，舌心光质红无苔，脉细数。辩证肺胃阴虚，宜益气滋阴润肺。沙参麦冬汤加减：玉竹 25g，白芍 12g，竹茹 10g，桑枝 30g，沙参 12g，生地 12g，川楝子 10g，麦冬 15g。扁豆 12g，甘草 6g。按此法坚持加减，每日一剂，共计 108 付，病情日渐好转，胸背胀痛已除，精神纳食转佳，咳嗽甚微，唯后脑颈部有时作痛。于 1995 年 6 月 16 日再作吞钡照片报告：食道吞钡正位及右前斜位照片、肺门断层共 3 张，食管颈胸段外在性压迹，考虑纵膈型肺癌患者治疗后复查，与前次照片比较，右上纵膈肿块明显缩小，肿块旁之浸润已吸收，但食道吞钡仍向左移位，右缘及后右缘有压迹，压迹较前小而浅，断层片原右上纵膈处致密度仍较左侧高。证实肿块明显缩小，右肺门有肿大淋巴结，下叶支气管管腔变窄。意见：右上纵膈肿块较前缩小，尚未消失，右肺门出现淋巴结。

　　6 月 21 日来院复诊：患者食眠二便均正常，唯背部偏左发胀，有时微痛，无咳嗽吐痰，舌心光红无苔，边有薄黄苔，脉细弦，左尺沉弱不显，此为肺胃阴虚之候，拟清燥润肺汤加减：桑叶 12g，玉竹 30g，黑芝麻 10g。生石膏 10g，杏仁 10g，驴胶 10g，麦冬 12g，枇杷叶 12g，瓜蒌皮 10g，生甘草 3g。按此方加减，又服近百剂，病情续见好转，至 10 月 24 日复查照片比较，现主动脉弓平面食道右后壁，仍有轻度受压征象，肺门区断层照片，未见明显肿块，余与前照片相似。为巩固疗效，仍宗前方滋阴润肺，又服数十余剂。

　　1996 年 1 月 8 日进行家访：患者自述精神纳食均可，唯右手臂仍欠灵活，用手指扣衣服感到不自然，微咳口干苦。夜间多梦失眠，舌质红中心无苔，边薄黄苔，少津，脉细弦。仍属肺胃阴虚证，拟沙参麦冬汤加减服药数月，至 8 月 25 日作食道吞钡透视报告：食道吞钡未见狭窄梗阻及受压征象，双肺纹理增多，未见主质病变，两纵膈不宽，主动脉舒张，左室不大。

　　1997 年 9 月 21 日患者门诊。自觉一般情况尚可，胸背无胀痛，唯有些咳嗽、痰少、口干苦，舌脉同前，仍宗前法，予以益气养阴润肺止咳之品，以巩固疗效。以后二年多，因患者情况一直良好，很少吃药，为了判断远期疗效，于 2000 年 5 月 31 日再作胸正后前位及肺门照片报告：现纵膈阴影不宽，双肺间质性病变情况大致同前，肺门不大，断层照片，除左主支气管外侧壁欠清晰外。其余未见异常。因此证实纵膈病变基本消失。以后又随访年余。患者饮食起居如常人，病情未见复发。

按语：因患者始终见咳嗽、痰少、口干苦，舌质红，中心剥落无苔，边薄黄苔，少津，脉多细弦略数，属肺胃阴虚证，故选用沙参麦冬汤或清燥救肺汤加减。方中重用玉竹，因玉竹有益气养阴、清肺益胃之功效。大明本草记载：玉竹除烦闷、止消渴、润心肺、补五劳七伤虚损，腰脚疼痛，天行热狂，服食无忌。说明玉竹药性和平，具有扶正祛邪功效，在治疗本病具有重要作用。根据现代医学水平，目前对肿瘤的发病机制还不很清楚，可能由多种因素所致，但多数专家认为可能与免疫机制失调有关。因此，是否可以设想。因中医辨证论治，具有整体观，能调整患者机体之免疫功能，从而提高了抗癌能力，起到了抑制或杀灭癌细饱的作用，进而达到治愈肿瘤的目的，尚待进一步研究和探讨。

发表于《美国中华现代医学杂志》2002，1（12）：48~49。

第七章　内科及疑难杂症

第一节　中医内科常见的几种急症治法

——1982 年全国中医内科急症会议资料介绍

谌宁生

全国中医内科急症经验交流会于 1982 年 12 月 17 日至 22 日首次在上海召开，大会共收到论文 122 篇，既有临床研究，也有理论探讨。治疗方法除使用传统的口服汤剂及膏、丹、丸、散外，还采用了各种中药针剂，从而使中医治疗急症的手段和方法不断改进，提高了治疗效果。现将会议所得资料，对几种常见内科急症，介绍如下：

1. 发热是内科疾病最常见的症状，也是急诊室最常见的急症之一。为了提高中医治疗急性热病的疗效，探讨其辨证论治规律．北京中医学院东直门医院急诊室对 72 例急性发热患者，采用卫、气、营、血辨证与定型方药相结合的方法，进行观察治疗，并设西药对照组 58 例，共计 130 例，初步分析对急诊发热，中医的疗效不亚于西药．体温降至正常的平均时数，中药组 32.4 时；西药组 48.86 时。二者差别十分显著（P < 0.01）。上海市第七人民医院中医科对外感高热 116 例根据发热的不同情况和临床症状，按八纲辨证，概括分为四类①表证：解表清热。②里证：清里热为主，同时予以通腑。③表里同病，采取表里双解法。④半表半里证：以和解少阳为主，根据不同见证，加用针对性药物，治疗结果，有效 104 例，无效 15 例。湖南中医学院附一院，运用辨证论治收治急性感染性疾患 107 例，其中呼吸系统疾患 54 例，施治结果：

53例治愈，1例无效，尿路感染53例，以黄柏，凤尾草、前仁、滑石四种中草药为主，随症加减，收到较满意的疗果。湖北中医学院附院，根据内科急症发热的临床表现，按疾病发生的时间、病变的部位、传变的规律、病情的轻重，分为初期、中期、极期三个阶段进行辨证论治。初期共72例。属病之初起，外邪客于肌表，留于肺卫，用疏解透汗法，以逐邪外出。中期共107例，为病邪进入气分，用凉解清透法。极期共21例，为热毒炽盛，内陷心营、耗血动血、涉及肝肾。予以清营凉血，泄热解毒，治疗结果：痊愈142例，好转44例，无效14例（其中死亡2例），总有效率为93%。

2. 心脏病变为临床内科常见的一种急、危证候，可见于心肌梗塞、心肌炎、心衰，心跳骤停等病。山东中医学院附院系统观察真心痛（西医均诊断为急性心肌梗塞）患者88例，其体会有四点：①阴阳亏虚，络脉瘀阻，是真心痛患者中普遍的病理病机。②真心痛的辨证，在于把握其病机特点和注意阴阳虚实，孰轻孰重和顺逆吉凶的辨别。③真心痛阴阳错乱，虚实夹杂。故阴阳双调，佐以疏通，是治疗真心痛较适宜的基本法则。如阴阳俱虚，所偏不著，以益气养阴为主，用生脉散加味治疗；阳虚偏重，阳虚阴亦亏，应在助阳药中酌配甘寒酸收的养阴药，以回阳返本汤为最稳妥，独参汤和参附汤在特别危急时可以选用，但只宜用于急救，不宜久服；阴精枯竭偏重，宜养阴益精为主，兼顾阳气和疏通，常以一贯煎为基本方。④掐内关，揉压厥阴俞。针刺膻中、心俞等，是常用的应急方法，尤对于心绞痛有较好的结果。第二军医大长征医院用中医中药治疗心肌梗塞，认为中西药结合治疗，使急性心肌梗塞的病死率，较过去仅用西药有较明显的降低，治疗后症状缓解，体力和精神的恢复都比较快。山东中医学院附院认为心肌梗塞患者，能够在急性期安然渡过，往往与阴阳的协调、气血的冲和有密切关系。所以临床辨证善于把握阴阳盛衰，辨析气血的逆从，调整阴阳扶正祛邪，是治疗心肌梗塞的中心环节。

3. 中风是临床常见的危重证候之一。根据证候和病位的不同，有中经络与中脏腑之分。而中脏腑又有闭证与脱证之别，西医的脑血管意外疾患多属此证。老年人也多发，死亡率很高。北京中医学院东直门医院，收治了中风急证病人251例，其中属痰热腑实证者140例。又因急性期还有部分风痰瘀血痹阻脉络和气虚血瘀证，可以转变为痰热腑实证。故中风临床常以痰热腑实证居多。该院以自拟蒌星承气汤（全瓜蒌、胆南星、生大黄、芒硝四味）进行通腑化痰，取得了一定疗效。北京西城区中医院将急性中风分为两类：中脏腑和中经络。三个证型：①阳暴生风型，镇肝熄风，滋阴潜阳。镇肝熄风汤加减。②肝热经阻型，熄风潜阳，清热活血。天麻钩藤饮加减。③气虚血瘀型：益气活血，祛瘀通脉，补阳还五汤加减。共治215例。治愈率39.5%，显效率31.2%，好转率25.6%，无效率0.4%，死亡率3.3%。总有效率为96.3%。天津市和平中医院将中风分三个阶段：①抢救期：闭证给予安宫牛黄丸、牛黄清心丸加服中药醒脑开窍、清热化痰、镇痉熄风。脱证用参附汤或独参汤送服羚羊角粉，回阳固阴，平肝熄风。②抢救治疗期：以中药针灸为主，选用镇肝熄风汤和羚羊钩藤汤加减，以互相强化加强其镇肝熄风、清热化痰的作用。③恢复期：临床症状基本消失而出现肢体软弱无力等气虚血瘀情况。可选用补阳还五汤，重用黄芪，补气活血通络。如仍有肝阳上亢脉证，还需加用育阴潜阳镇肝熄风之品。广西中医学院认为闭证治则可归纳为"开""降""通"三法。治疗闭证之成败，关键在于把握病体，明辨闭证。风阳痰火内闭；放胆施以开降，是为成功之治。但阳闭之证难免兼有脱象，治闭之际当随时不忘脱证，一旦闭证兼脱，即不可一味开降，当于开闭之中，伍以固脱；清降之时，参予摄纳。

4. 重症肝炎：病死率极高。湖南中医学院附一院根据中医理论，认为本病为湿热毒盛，弥漫三焦，侵犯脾胃，损伤肝胆，甚至深入营血，内陷心包所致。属瘟黄、急黄范畴。宜按温病辨证论治。如病症初起，为邪在卫分或气分，宜清热解毒、利湿退黄。方用甘露消毒丹加减。一般常于方中去射干、薄荷、贝母加板蓝根、半枝莲、白花蛇舌草，生大黄、枳壳等清热解毒之品。若瘟邪由气分侵入营血而现气血两燔之候，用清瘟败毒饮加减。常于方中去桔梗加茵陈、大黄。若邪毒内陷，蒙蔽心窍，宜清心解毒、醒脑开窍。用清营汤或清宫汤加郁金、石菖蒲、牛黄等清心开窍之品或选加安宫牛黄丸、至宝丹、紫雪丹等。病情好转进入恢复期，则宜按脏腑辨证，多从滋补肝肾或调理脾胃着手。共治21例，显效痊愈8例，无效死亡13例，其病死率较"国内外一般报告高达70%～90%"略低。说明按中医理论施治确有一定疗效。江苏省新沂县人民医院谈了以中药醒脑合剂为主治疗重症肝炎的体会。认为用大量清热解毒，利胆退黄的同时，重用活血化瘀药及通里攻下药治疗重症肝炎，是一较有效的方法。醒脑合剂药物组成：茵陈40g，金钱草40g，栀子12g，生大黄20g，丹参30g，桃仁12g，当归15g，川芎12g，赤芍15g，枳实12g，厚朴12g，石菖蒲12g，胆星12g，天竺黄12g，广郁金15g，元明粉12g（冲服）。用法：醒脑合剂鼻饲，每次60～100毫升，每日4次，每次再加服紫雪丹2支（每支2分）和安宫牛黄丸半粒或一粒，服至清醒为止。治疗10例，痊愈6例。

5. 尿毒症：是临床常见的重要危症之一。西安医学院附属二院根据中医理论，运用攻补兼施的方法，温补脾肾之阳以治其本，通腑降浊以治其标。自拟附子大黄汤治疗尿毒症，取得了较满意的效果。药物组成：制附片15～30g，生大黄15～30g，芒硝10～20g，益母草15～30g，每剂水煎2次，早晚分服，十天为一疗程。福建省龙溪地区中医院，自拟泻火降浊解毒汤。药方：大黄6～10g，川连6～10g，甘草3g，白茅根30g，连翘15～30g，茯苓15g，半夏6～10g，姜竹茹2卷。治疗肾炎氮质血症15例，对血中非蛋白氮下降，有一定疗效。华北第七研究所附属医院，以中药为主抢救肾衰尿毒症，按如下辨证用药：①患者见症为外感风寒，内伤湿滞，全身浮肿，恶心呕吐，口淡，苔白腻，脉浮而滑，尿清似水，血氮高，应用降血氮质方：藿香15g，苏叶10g，浮萍草15g，肉桂10g，制附子10g，炒白术10g，车前子10g，生大黄10g

（后下），甘草 10g。②患者浮肿不严重，易外感者，应用生军玉屏风散治疗。患者病情较危重，血氮急剧上升，尿少，大便量干少或无便等，应用大陷胸汤高位灌肠（每日一剂）煎成 400 毫升（分早晚 2 次灌肠），共治疗 7 例。血非蛋白氮，血尿素氮，血肌酐均显著下降。

6. 血证：为内科常见急证之一。无锡市第三人民医院，收治胃、十二指肠疾患引起的急性上消化道出血 1026 例。分单用中药止血、中西药结合、单用西药治疗三组。单用中药止血组 477 例，达到止血目的者 457 例，有效率为 95.81%。中西医结合组 507 非手术治疗达到止血目的者 477 例，占 93.47%。单纯西医治疗组 42 例，占总数的 4.09%，非手术治疗法达到止血目的者 32 例，占 76.19%。中医组治疗措施，根据不同证型与程度，分别选用散剂和汤剂，必要时酌量输血或补液，但不用西药止血，其组方及用法如下：①黄及散：大黄 1.5g，白及粉 3g，温开水调成糊状服，一日二至三次，适用于胃热型，肝郁型之轻、中病例。②乌及散：乌贼骨粉 3g，白及粉 3g，服法同上，适用于脾虚型之轻、中病例。③益气止血法——归脾汤加减：党参 15g，炙黄芪 12g，白术、当归、阿胶、艾炭各 9g，炮姜炭 3g，炙甘草 6g，适用于脾虚型之中、重病例。④疏肝止血法——柴胡疏肝饮加减：柴胡 3g，白芍、川楝子、牡丹皮、焦栀子、黄芩（吴茱萸 1g 煎汁炒）各 9g，仙鹤草、茜草炭各 12g，适用于肝郁型中、重病例。⑤清热止血法—泻心汤加减：大黄（后下）黄芩、知母各 9g，地榆、生地各 15g，侧柏叶、芦根各 30g，适用于胃热型中、重病例。江西医学院附一院报告用口服大黄粉治疗上消化道出血患者 20 例，止血有效率为 95%，证实大黄有良好的止血效果。上海中医学院附属龙华医院，对支气管咯血患者，按如下辨证分型施治：①肺胃实热型：清泄肺胃，泻火止血。方用清胃散和泻白散加减。②肺虚内热型：益气养阴、清肺止血。方用生脉散和百合固金汤加味。③肝火犯肺型：泻肝清肺，凉血止血，方用泻青丸合黛蛤散方加减，共治 110

例，结果显效者 52 例，无效 8 例，总有效率 92.5%。

发表于《湖南中医学院学报》1983 年第 3 期 P48~50。

第二节　治痢一得

谌宁生

缪××，男，70 岁，退休工人，住院号 33890

患者腹痛、腹泻、里急后重，鲜粘液便，日行十数次，经服痢特灵、黄连素、藿香正气水及中药健脾渗湿治疗旬日，病情无明显好转来我院化验，呈黄稀粘液大便；白细胞十，红细胞 0~2/HP，于 1983 年 10 月 12 日门诊以"急性肠炎"收入住院。诸症同前，根据患者年迈体弱，神倦纳差消瘦，脱肛，舌质淡、苔白腻脉濡缓，辨证为脾虚湿胜之泄泻、拟予健脾渗湿止泻之法，用参苓白术散加减，连服七剂无效，改用益气健脾和胃之法，用香砂六君子汤加黄芪、陈皮、法半夏，再进三付，亦无明显好转，每天大便仍 7~8 次，腹痛、腹泻、里急后重、红白冻子诸症仍存。考虑服益气健脾之方不效，为药不对症。患者年迈体弱、舌脉呈虚象，但腹痛，里急后重，拉红白冻子，均为湿热之候，症脉不符，宜舍脉从症，改按湿热痢施治，处方：白头翁 15g，秦皮 10g，白芍 10g，木香 6g，黄连 3g，黄柏 10g，粉葛 15g，槟榔 10g，马齿苋 30g，甘草 3g。服药三付后，患者精神好转，饮食增加，腹痛减轻，大便日行 1 次，色黄少量粘液，方药见效，勿庸更改，继服六剂，诸症悉除。大便化验正常，痊愈出院。

《景岳全书·痢疾》篇指出，"凡治痢疾，最当察虚实，辨寒热，此泻痢中最大关系。"本病症见，腹痛、腹泻、里急后重、粘液便、本为实证，热证，但患者年迈体弱，神倦纳差，常舌质淡、苔白腻，脉濡缓，确似虚证寒湿胜之泄泻。盖本病是正虚邪实，实寒热夹杂之候，病因病机复杂，不可概视为年老体弱者患痢，便是虚证，而应知常达变。故按"急则治标"原则，拟清热化湿解毒为主，佐以调气行血导滞之品，用白头翁合葛根芩连汤加木香，槟榔、白芍、马齿苋治之，数剂而痊愈。

发表于《湖南中医学院学报》1984 年第 2 期 P944。

第三节　自拟"菌痢方"治疗急性菌痢 250 例疗效观察

谌宁生

急性菌痢即急性菌性痢疾之简称，是常见的消化道传染病，以腹痛、里急后重、下痢赤白脓血为主症，属中医的湿热痢范围。笔者根据《伤寒论》中的治痢名方白头翁汤和葛根芩连汤，结合临床经验，自拟协定处方名"菌痢方，自 1980 年元月至 1985 年 12 月在我院传染病房，对 250 例住院患者进行临床观察，取得了较好的疗效，现总结如下：

一、临床资料

1. 性别　250 例中，男 132，女 118，男女之比约为 10：9。

2. 年龄　最小 8 个月，最大 74 岁。其中 14 岁以下 54 例，占 21.6%，15～30 岁 91 例，占 36.4%，31～50 岁 73 例，占 29.2%，50 岁以上 32 例占 12.8%。

3. 发病季节　元月 7 例，占 2.8%，二月 9 例，占 3.6%，三月 4 例，占 6.4%，四月 9 例，占 3.6%，五月 16 例，占 6.49%，六月 21 例，占 8.49%，七月 35 例，占 14%，八月 59 例，占 23.6%，九月 41 例，占 16.4%，十月 32 例，占 12.8%，十一月 15 例，占 6%，十二月 2 例，占 0.8%，7、8、9 三月发病共 135 例，占本组病人的 54%，春三个月发病，共计 20 例，占 8%。

二、观察方法

（一）诊断标准

1. 起病急，时间短（1~2 天）。

2. 有腹痛、腹泻、里急后重及便脓血等典型症状。

3. 大便常规化验：粘液 > + 高倍镜检每个视野有红、白细胞、脓球成堆或 > + 。

凡其有上述三条确诊急性菌痢患者，则收入住院，作为观察治疗对象。

（二）治疗方法

1. 处方组成　白头翁 20g，秦皮 10g，黄柏 10g，黄芩 10g，黄连 5g，木香 5g，葛根 15g，槟榔 15g，白芍 10g，甘草 5g

2. 加减法　里急后重甚者加大黄、枳壳、厚朴。泻实热导积滞有恶寒发热头痛等表证者，加荆芥、连翘、银花。

3. 煎服法　水煎服，每剂药煎二次，混合分上下午二次服完。

4. 根据患者失水情况，必要时的酌情予以静脉输液，纠正酸中毒，维持水和电解质平衡。

三、疗效分析

（一）疗效标准

1. 临床治愈　（1）临床症状消失。（2）大便每日（24 小时）在二次以下，外观正常。（3）大便镜检正常或细菌培养阴性。

2. 有效　症状、大便次数及镜检结果，均有明显好转。

3. 无效　治疗三天后，症状、大便次数及镜检结果，无明显好转或反有加剧者。

（二）治疗结果 250 例中临床治愈 245 例占 98%；有效 4 例，1.6%；无效 1 例，占 0.40%；总有效率为 99.5%。住院时间：经统计学计算（x ± S）：5.9 ± 2.4（天）

四、病案举例

例一：黄××，男，74 岁，住院号 30137

患者三天前因吃月饼后感觉腹痛，继则腹泻，多至每小时 4 ~ 5 次，为红自冻子，伴里急后重，不能进食，先来我院急诊室观察治疗一天，化验大便：粘液 + 、白细胞 + + 、红细胞 1 ~ 2 个、脓球 1 ~ 3 个/HP。1982 年，9 月 24 日上午八时半，以急性菌痢抬送入院．呈急性病容，精神极度疲乏，双眼眶凹陷，形体消瘦，皮肤弹性差，苔淡黄稍腻。脉缓。中医辨证为湿热痢，治则清热解毒，利湿止痢，予以自拟菌痢方：白头翁 15g，秦皮 10g，黄柏 10g，黄芩 10g，黄连 5g，木香 5g，葛根 15g，槟榔 10g，白芍 10g，枳壳 5g，大黄 10g（后下）水煎服，日进一剂，并输液 1000 毫升，治疗三天后，诸症明显好转，纳食增进，大便次数减少，日行三次，无红白冻子。仍宗前方再进，至 9 月 28 日症状完全消除，化验大便正常，于 1982 年 9 月 29 日临床痊愈出院，住院 5 天。

例二：曹××，女，56 岁，住院号：34255

患者因腹痛、下痢赤白、里急后重、畏寒、呕吐一天。于 1983 月 11 月 19 日抬来我院急诊，呈急性病容，有冠心病史，舌质淡红，苔黄腻，脉沉细结代。听诊心律不齐心率 54 次/分　血压 9.31/6.65KPa（70/50mmHg），心电图报告：1. 心房纤颤伴 Ⅱ 度房室传导阻滞。2. 完全性右束支阻滞。大便外观呈白冻子，高倍镜检：红细胞 5 ~ 10 个、白细胞 + 、脓球成堆。西医诊断：1. 急性菌痢。2. 心派性休克。3. 冠心病心律失常。中医诊断：1. 湿热痢，2. 热厥。给予协定菌痢方，因病情危重，同时配合输氧，输液中加阿拉明等升压药，对症治疗以纠正休克症状。次日病情好转，血压恢复正常，精神转佳．纳食稍进，停输氧和输液，单服中药菌痢方至 11 月 21 日，病情续见好转，腹痛、腹泻等症状完全消失，下午化验大便正常，为巩固疗效，继服原方至 11 月 23 日，患者精神饮食及大便化验均正常，以临床治愈出院，住院共 5 天。

五、小结与讨论

1. 本文总结自拟协定菌痢方治疗急性菌痢 250 例，其临床治愈率达 98%，总有效率 99.5%，平均住院时间 5.9 天，说明本方治疗急性菌痢确有较好疗效。但适当配合输液，及时纠正酸中毒，维持水和电解质平衡，对提高疗效，缩短病程，具有一定作用。

2. 由于急性菌痢病因多由外感湿热疫毒之邪，内伤饮食生冷，损及胃肠，致湿热熏蒸，腑气阻滞，传导失司，气血与肠中秽浊相搏，脉络受伤，化为脓血便而成。故治宜清热化湿解毒为主，佐以调气行血导滞，自拟菌痢方即自头翁汤合葛根芩连汤加木香、槟榔、芍药而成。虽取两方清热解毒利湿止痢之功，但因虑其苦寒药过多、恐伤脾胃正气，故于方中加木香、槟榔辛温苦涩之品，以佐苦寒之味，加并强行气导滞之功。再加芍药行血和营止痛，诸药配合，增加行血调气作用，所谓"行血则便脓血自愈，调气则后重自除"。以达到清热解毒而不损脾胃，和营凉血而利于痛止痢除，故临床用之，能获显效。

发表于《广州中医学院学报》1986 年第 2 ~ 3 期合刊 P84 ~ 87。

第四节　　石淋治疗一得

谌宁生

石淋多因湿热蕴结下焦，熬煎尿液而成。一般医者用八正散或石苇散加减治疗。笔者除宗上法加用一般通淋要药加金钱草、海金砂外，尚于方中加生地，仿增液行舟之意，更加行气化瘀之品，如枳壳、茜草、益母草等，以加强排石作用，临床常获显效。如彭某，64 岁因尿频、尿急、尿血，伴排尿困难，偶见尿中断。先经当地医院诊断为尿路结石，住院治疗 20 天无效，后转地区医院住院 5 天，经服石淋通、中草药煎剂及西药输液等多法治疗，效果不显。于 1983 年 9 月来我院作腹部摄影，报告"耻骨联合上缘，可见一约蚕豆大小的圆形浓影，意见膀胱结石"因患者之妹，系我的邻居，故邀余诊治。患者症如前述，舌苔薄黄，脉弦滑。拟以清热利湿，通淋利尿为主，佐以增液行气化瘀之品。处方：金钱草 30g，石菖蒲 10g，海金砂 15g，瞿麦 10g，生地 15g，木通 10g，枳壳 6g，茜草 10g，益母草 15g，车前草 20g，生甘草 5g。五剂。

患者当天煎一剂，服一次药后，感觉小腹疼痛不适，排尿血，继服两煎药液时，感觉较适。翌晨小便时排出蚕豆大小结石一颗，呈灰褐色。余嘱其将所剩的四剂药继续服完，其腹痛尿血诸症悉除。至 10 月再经我院作腹部摄影，结果为："原膀胱结石已消失。"追访患者年余，迄今未见复发。

发表于《长江医话》北京科学技术出版社 1989 年 10 月第一版 P294～295。

第五节　尿血的五脏分证论治

谌宁生

尿中混有血液者，谓之尿血。中医古籍中多称溲血或溺血，名虽异而实一也。

关于尿血之证治，在近代各家医案中，亦有不少记载，如丁甘仁医案，治疗溲血二则，谓"溺血之症，痛者为血淋，不痛者为尿血，肾阴不足，君相之火下移小肠，逼血下行，小溲带血，溺管不痛，脉象细小而数"，又论"肝为藏血之经，脾为统血之脏，肝脾两亏，藏统失司，溲血甚多，小便频数"，又述"肺者，膀胱水道之上源也，治肝脾不应，治膀胱不应，今拟清宣肺气，去瘀生新，下病上取，另辟途径，以观后效"。

一、临床分型

尿血证的病因：应有虚与实之分，其中实者，多因于热，有由于热在下焦而致尿血，或因心经移热于小肠和肝经移热于血室，房劳伤精，肾虚失禁，或焦心劳力，肺虚不能节制及脾虚不能摄血，均可导致尿血，故尿血之病位，虽多在肾与膀胱二经，然涉及心肝与脾肺诸脏者，均有之。盖因中医认为，血为五谷之精变成，生化于脾，生息于心，藏于肝，布于肺，施于肾。故五脏病变，皆可导致尿血，临床治疗可按五脏辨证分型：

1. 心火内炎型　病因心经移热于小肠，多为烦劳过甚，耗伤心阴、则心火亢盛，君火移热于小肠，逼血下行，而致小溲带血，症见小便红赤，心烦口渴，口舌生疮，夜眠不宁，失眠多梦，舌尖红，苔薄黄，脉细数。治宜清心泻火，凉血止血，可用小蓟饮子，或黄连导赤散加减。常用药有大蓟、小蓟、生地、木通、竹叶、黄连、藕节、赤芍、当归、栀子、滑石、生甘草。

2. 肝火亢盛型　病因肝经移热于血室，或因郁怒伤肝，肝火下移膀胱，损伤脉络，致营血妄行而尿血。症见尿血鲜红，口苦胁痛，头痛目眩，烦躁易怒，躁动不宁，舌质红绛，苔黄，脉弦数，治宜清实热泻肝火，凉血止血。方用龙胆泻肝汤或丹栀逍遥散加减。常用药有龙胆草、黄芩、栀子、牡丹皮、泽泻、木通、车前子或车前草、当归、生地、柴胡、甘草。若胁痛便秘者，加郁金、生大黄。

3. 脾阳气虚型　病因劳倦伤形，脾胃受损，中气下陷，脾虚不能统血，血不归经而致尿血，症见神疲乏力，少食短气懒言，面色萎黄，心悸不宁，小溲频数带血，其色淡红。舌质淡，苔薄白或白润，脉细弱微数。治宜益气健脾，补血摄血。方用补中益气汤或归脾汤加减。常用药有党参、生黄芪、当归、白术、茯苓、酸枣仁、龙眼肉、丹参、薏苡仁、阿胶、陈皮、炙甘草。

4. 肺虚气弱型　肺因七情伤气，气伤则血无以存，治节受损，肺气不能通调水道，下输膀胱而致尿血。症见小便频数带血，精神倦困，气短咳嗽，咽喉干痛，口鼻干燥，舌质红．苔薄黄，脉浮数。治宜益气补肺，清金润燥，养阴止血。方用人参蛤蚧散或清燥救肺汤加减。常用药有人参（因品种繁多，以西洋参最佳，性味甘凉，功能益气生津，补肺降火，唯价较昂贵，可用白参或参须代之）沙参、麦冬、五味子、桑皮、杏仁、贝母、知母、栀子、白茅根、鹿衔草、仙鹤草。

5. 肾虚阴亏型　病因劳伤肾，肾阴亏损，阴虚火旺，灼伤肾络而致尿血。症见小便短赤带血，淋漓难尽，伴头晕目眩，耳鸣神倦，腰酸腿软，五心烦热，舌质红．脉细数。治宜滋阴补肾，清火止血。方用知柏地黄汤，或左归丸加凉血止血之品。常用药有知母、黄柏、生地、牡丹皮、泽泻、淮牛膝、龟胶、女贞子、旱莲草、益母草、凤尾草、地榆。

二、病案举例

许某，女36岁，1963年12月31日初诊，自述尿血已十数天，经西医多次治疗未效，故来求治于中医，症见头晕乏力，腰骶骨胀痛，伴心慌心悸等，小溲红赤，化验检查，外观小便混浊呈洗肉水样，镜检红细胞＋＋＋。舌质红，苔薄黄，脉象弦细略数。辨证为心火内炎，因心经移热于小肠，迫血下行而致尿血，拟清热导赤，凉血止血之法。方用小蓟饮子合导赤散加：小蓟10g，竹叶10g，生地12g，通草6g，滑石12g，甘草10g，黄芩炭10g。服二剂，元月二日复诊，尿血明显好转，化验尿血红细胞＋，头晕疲乏心悸诸症亦有好转，舌脉同前，仍宗前方加栀子10g，茜草10g，再进三剂。元月六日三诊，自述精神纳食均佳，心悸已微，小便混浊转清，色红变黄，化验小便报告色淡黄清亮，前方获效，勿庸改方，仍照前方再进三剂，后随访患者精神饮食如常，诸症悉除，尿色淡黄，化验小便无异常。患者本应休息，但因工作太忙，未遵医嘱，而自动上班，工作劳累如常，未见复发。

发表于《中国名医高新理论与实践》1996，Vol.1，P426～427。

第六节 肝炎肾炎并肾衰治验

谌宁生

王某，男，13岁。因皮肤生疮月余，全身乏力一周。浮肿尿少4天：于1990年9月28日收入我院儿科。患者呈急性病容，神惫嗜睡。巩膜微黄，眼睑浮肿，唇干咽红，舌绛少苔。脉细数，肝肋下1.5cm，剑突下2cm，轻压痛，脾未触及，血压17.5/13.5kPa，实验室检查：小便常规，色黄，混浊，蛋白（＋＋）、白细胞（＋＋），红细胞1~7/Hp。血常规：Hb69.5%、WBC21.8 $*10^9$/L，NO.84，LO.16，血清尿素氮21.21mmol/L，心电图意见：1. 窦性心动过缓；2. 肢导联QRS低电压。X照片报告：心脏轻度普遍增大，结合临床考虑肾性心脏改变。西医诊断：急性肾小球肾炎，中度尿毒症并急性肾衰，中医辨治先以清热解毒，渗湿利水之五味消毒饮合五苓散加减，并配合西药利尿消炎等对症治疗未效、翌日化验肝功能：ALT > 200u，TIT10u，ZnTT20u，HBsAg阳性。诊断病毒性乙型肝炎合急性肾炎并肾衰而转入传染科，测血压20.8/16.25KPa，化验 CO_2 CP31.6ml%。诸症如前，并时有嗜睡、头痛、恶心、呕吐，尿少，注射速尿二次，24小时排尿大约500ml，患儿病情危重，全身多脏器（心、肝、肾）损害。中医辨证为热毒入营，耗损肝肾，治宜滋养肝肾、凉血解毒。处方六味地黄丸加减：生地、怀山药、茯苓、牡丹皮、山茱萸肉、泽泻、益母草、怀牛膝各10g，白茅根20g，生甘草20g。服药3剂后，患儿转危为安、嗜睡、头痛、呕吐等危候消失，精神食欲好转，尿量增多，每日排尿量1000ml以上，面部及下肢浮肿明显减轻，仍宗前方再进，至10月13日，病情进一步好转，血压降至正常，复查血清尿素氮6.7mmol/L，食睡均佳，二便自调，前方去牛膝，加白花蛇舌草、夏枯草各10g，又速服10余剂至10月25日化验，除 HBsAg 阳性外，肝功能及尿、血常规均趋正常：病情基本痊愈。

体会：急性肾衰，病势凶险，如因误治或抢救不及时，必致脾肾衰败而不治，今人认为肾炎水肿病因，多为风湿热毒之邪袭侵，致肺、脾、肾三脏机能受损，治则急性期多以宣肺、利湿、解毒为先，益气健脾于后；慢性恢复期，则当调补脾肾为主，配以利湿解毒、活血等法。盖脾主运化，作用于精微的摄取与输布：肾司开合，作用于精气的蓄藏与湿浊的排泄，故医者多从脾肾论治。今患儿肝炎与肾炎并发，热毒盛极，侵犯营血，不仅耗损肝肾之阴，且有危及心包之候，故治宜滋养肝肾，凉血解毒以六味地黄汤养阴、生津、泻火，而滋养肝肾之阴，加益母草。白茅根，清热凉血，活血利水，牛膝降压并可引热毒下行，甘草调和诸药，增加解毒功能。故服 3 剂后，头痛、呕吐止，嗜睡除，尿量增多，病危转安，10 剂后，血压及血清尿素氮恢复正常，肾衰及尿毒症消失。再以原方去牛膝。加白花蛇舌草、夏枯草清热解毒，又继服 10 余剂，促使肝肾功能同时恢复，以竟全功。

发表于《湖南中医药学院学报》1994，14（4）：31。

第七节　肝豆状核变性的中医药治疗

谌宁生

肝豆状核变性的发病特征和临床表现可属中医惊风、癫狂、黄疸、痉症和积聚等病范畴。

一、病因病机

中医认为本病的病因是由先天禀赋不足，脏腑机能失调所致。病机特点为肝木失养，肝风内动。因肝为风木之脏，五脏之贼，肝失疏泄，郁而化火，耗损阴津而生风，而"风者，百病之长也，善行而数变"。故肝病可导致多病，如肝木可克脾土，脾失运化，水津不布，聚湿生痰，流窜经络，扰动筋脉，症见肢体震颤、痉挛抽搐、头晕目眩而成本病。又风动过盛，下及肾脏，肾精受损，水不涵木，更可加重病情。又因肾主骨，病则可见骨质疏松、骨变性、骨折、佝偻病、关节畸形等症。若风木化火生热伤胃，则口角流涎，胃热炼液成痰，上扰舌根，则言语不清。甚则痰火交炽，热毒壅盛，扰乱心神，可致神昏乱语或癫狂发作；或因湿热相交，熏蒸肝胆，使胆汁外溢，不循常道，而致黄疸。总之，肝豆状核变性的病因病机虽以先天不足、肝阴亏损、肝风内动为主要关键，但风、火、痰、湿作祟，与肝胆、脾胃及心肾功能失调，可互为因果，导致病证复杂多变，亦为本病重要特点。

二、临床表现

本病多发生于青少年，以 10～25 岁为常见，但最早发病可在 3 岁，最迟为 58 岁，男比女多，大约为 2：1。发病多数缓慢，少数呈急性发作。首发症状在 10 岁以内，表现为肝脏损害多见，10 岁以上则神经损害多见。少数病例以精神症状、急性溶血性贫血、皮下出血、鼻衄、肾损害、软骨病、关节炎、肌痛、皮肤色素沉着为首发症状，但肝损害症状与神经症状为本病的主要特征。

三、辨证论治

由于肝豆状核变性病情复杂多变，证候虚实夹杂，故辨证论治仍是中医治疗本病的一大特色，兹将常见病证论述如下：

1. 肝风内动 四肢震颤，步态不稳，言语謇涩，口角流涎，周身出汗，智力减退，反应迟钝，舌质红绛、少苔脉细弦数。治宜滋养肝肾，柔肝熄风。方用大定风珠加减：生龟板、生牡蛎、生鳖甲、生地黄、杭白芍各 15g，麦冬、阿胶、麻仁各 10g，炙甘草、五味子各 5g，生鸡子黄 1 个。肝肾阴虚明显者，加玉竹、首乌、女贞子、枸杞子、桑椹；热象明显者，加生石膏、知母、牡丹皮；口角流涎者，加钩藤、薏苡仁、白术、茯苓；神疲乏力者，加人参或党参、黄芪；头痛者，加白蒺藜、菊花、石决明。此外还可选加活血通络之品，如丹参、赤芍、红花、鸡血藤等，促使经脉通畅，有利病证恢复。

2. 湿困脾胃　口角流涎，全身倦怠，纳差便溏，恶心呕吐，或言语不清，进食障碍，舌质淡、苔白腻，脉滑或濡缓。治宜芳香化湿，健脾和胃。方用藿朴夏苓汤加减：藿香、厚朴、半夏、杏仁各10g，淡豆豉、赤茯苓、猪苓、泽泻各15g，白蔻仁6g。出现黄疸者，加茵陈、栀子利湿退黄，恶心呕吐甚者，加竹茹、陈皮、生姜和胃降逆止呕；言语不利、痰湿甚者，加石菖蒲、远志、制南星祛痰开窍；纳差便溏或脾虚症状明显者，加白术、山药、党参、黄芪益气健脾，加山楂、炒麦芽、神曲消食健胃。

3. 痰湿阻络　言语謇涩，构语不清，肢体震颤，关节挛缩，恶心呕吐，口角流涎，或右胁胀痛，舌质淡、苔白腻，脉弦细或弦滑。治宜祛痰通络，醒脑开窍。方用涤痰汤加减：制半夏、制南星、人参、石菖蒲、生姜各10g，茯苓、淡竹茹各12g，陈皮、枳实各6g，甘草3g。肢体麻木、关节不利明显者，加木瓜，防己、鸡血藤、赤芍祛湿活血，舒筋通络；头晕目眩、言语不清、痰浊内盛者，加郁金、白术、天麻化痰祛湿熄风，另加服礞石滚痰丸涤痰开窍。

4. 热毒内盛　四肢抽搐，肌肉僵直，哭闹不休，急躁易怒，甚则狂妄不宁，幻觉妄想，冲动打人或自伤行为，或胁肋灼痛，口干苦欲饮，便结尿黄，舌红、苔黄，脉弦数有力。治宜清热解毒，泻肝降火。方用龙胆泻肝汤加减：龙胆草、黄芩、栀子、木通、当归、柴胡各10g，泽泻、生地、车前子各15g，甘草6g。热毒内盛，深入营血，致神志不清者，加犀角或水牛角、牡丹皮、赤芍、玄参清热凉血，或加服安宫牛黄丸开窍安神；四肢抽搐、狂躁不宁者，加羚羊角、生龙牡、生铁落平肝熄风，镇静安神；若热毒内犯肝胆，症见眩晕、抽搐、谵狂、便秘尿赤，加服当归龙荟丸；若热盛化火伤阴，致肝肾阴虚者，加女贞子、旱莲草、枸杞子、桑椹，滋养肝肾，柔肝熄风。

四、临床研究概况

对于本病的治疗，西药多用青霉胺，对促进铜的排泄，有较好疗效，但可产生各种副反应[1]，其中以白细胞减少为多见，甚至可见骨髓象呈明显抑制，符合再生不良性贫血，其次为药疹、皮肤紫癜及齿龈出血、血少板减少、胃肠症状、肾脏损害、蛋白尿或免疫复合物型肾炎，由于副反应而被迫停药的并不少见。服中药则副反应较少，杨任民等[2]，对5种驱铜药的副反应比较，观察服青霉胺62例，副反应31例，而服中药肝豆汤（大黄6~10g，黄连、黄芩各10g，穿心莲、半枝莲、川草薢各20g）36例，仅7例有副反应，经统计学处理（$X^2 = 8.957$）P < 0.01，说明中药副作用明且少于青霉胺。孙勤国[3]报道用中医药治疗本病有一定的效果，特别是对某些中草药的特殊作用，如生石膏能抑制铜的吸收；大黄、黄连、半枝莲可促进体内铜离子的排泄；苍术能抑制中枢神经系统等，对维持体内铜的平衡，减少体内铜离子的蓄积，及其对神经系统的损害，都有独到之处。又杨任民[4]等使用中药肝豆汤，每日1剂，3~4周为1个疗程，配合西药组驱铜治疗418例，显效103例，占24.64%；好转286例，占68.42%。无效22例，占5.26%；死亡7例，占1.68%。总有效率93.06%。同时认为本病以肢体震颤、肌肉僵直、言语不清为主要症状，曾按"诸风掉眩皆属于肝"，采用平肝熄风法，予以全蝎、僵蚕、地龙、龟板、鳖甲、牡蛎、珍珠母一类药物治之，患者症状反而加重，溯其原因，此类药物含铜量均极高，故不宜用于本病。崔世麟[5]对青霉胺治疗肝豆状核变性不适应者，根据症状首发不同，采用中药治疗，取得较好疗效，辨证论治如下：（1）锥体外系症状为首发，证属中州阳微，痰湿内阻，治宜悦胃醒脾，化湿祛痰，方拟苓桂术甘汤合二陈汤加减。（2）精神症状为首发，证属肝失条达，疏泄失司，治予柔肝疏肝，方拟一贯煎治之。（3）肝脏症状为首发，证属脾胃阳虚，气机阻滞。阴虚内停，治宜温阳疏利，予茵陈术附汤加味。（4）骨关节—肌症状为首发，证属肾精亏损，髓海不足，

治疗以补肾、健骨、强筋、用左归饮加减和六味地黄丸交替长服。
（5）皮肤变黑为首发症状，证属气滞血瘀，肌肤不润，法当活血
通络为主，桃红四物汤主之，后以补中益气丸巩固疗效。（6）月
经失调为首发症状，证属痰湿阻络，拟化痰祛湿，济生导痰汤治
之。赵政等[6]对本病以肝风论治，辨证分为：（1）肝阴不足，虚风
内动，治以养阴柔肝熄风，药用生地、白芍、麦冬、阿胶、钩藤、
鸡子黄等。（2）肝风内动，气血痹阻，治以平肝熄风，化痰活络，
药用枸杞、菊花、白蒺藜、生南星、丹参、赤白芍、钩藤、菖蒲
等。（3）肝风内动，痰热郁结，先治以健脾利湿化痰，药用陈皮、
姜半夏、茯苓、薏苡仁、砂仁、炒谷麦芽、焦楂曲等；后治以养
阴清热，平肝熄风，药用杭菊、桑麻丸、陈胆星、远志、钩藤、
白蒺藜、苍术、生石膏、北沙参、女贞子、茯苓、丹参、当归龙
荟丸等。（4）肝肾阴虚。湿热内蕴，经络不利，治以清湿热，补
肝肾，祛风通络，药用生石膏、生苍术、茵陈、桑寄生、女贞子、
熟地、怀牛膝、杭菊花、菟丝子、玄参、桑枝、茯苓、当归龙荟
丸等。

　　对肝豆状核变性发病机理及早期诊断的探讨，王德成等[7]认为
本病是一个染色体隐性遗传性疾病，发病机理尚不是很清楚，但
与下列因素有关：（1）肠道对铜吸收增加。（2）铜蓝蛋白合成和/
或转运障碍。（3）胆道排铜减少。（4）组织蛋白对铜结合增加。
凡对诊断不明，临床有下列几种应警惕本病的可能性：（1）长期
不明原因的肝脏疾病，特别是乙型表面抗原阴性者，（2）不明原
因的溶血性贫血（或反复发作）Coombs 试验阴性者。（4）不明原
因的反复或持续性血尿、浮肿等肾脏损害者。（5）不明原因关节
肿痛等骨骼疾患，经抗风湿或对症治疗效果差。以上情况，特别
是出现肝脏损害和神经精神症状时，则为本病的可能性较大，需
进一步检查铜蓝蛋白、尿铜和 K－F 氏环等，有助于早期诊断。

　　发表于《江西中医药》1997 年第 28 卷第 3 期 P21～22。

第八节　偏头痛验方

谌宁生　杨秉秀

主治：偏头痛。处方：鸟不落 15g，臭牡丹 15g，蜜红花苋 15g，称星子树根（梅树根）15g，向日葵（葵花壳）10g。用法：上药放于瓦罐中，加水 500~600 毫升、用青壳鸭蛋和黄壳鸡蛋各 1 个，再加放红片糖约半两，共煎熬至约 200 毫升，去渣取汁，连同鸡鸭蛋去壳吃。每剂药可煎 2 次。方法同前，上下午分吃。

疗效：彭××，女，43 岁。1982 年 2 月 23 日初诊。其丈夫代述：患者右侧偏头痛，反复发作持续 3 年多，近半年来频作，因偏头痛加剧而不能劳动。搞家务事亦感困难，经中西医多方治疗无效后通过友人介绍，特前来向笔者求治。症见神倦闭目表情痛苦。自述右偏头经常钝痛，有时剧痛难忍，呈搏动性钻痛或刺痛，甚则伴恶心呕吐。纳差少食，每一餐不过 1~2 两，夜眠有时不宁失眠多梦；大便偏干，1~2 天 1 次，小便正常；舌质红、苔白薄淡黄，脉弦细，采用上述验方治疗，3 剂药后，偏头痛明显减轻，精神、纳食好转，7 剂药后，能做家务劳动，连服 10 余剂，偏头痛消失，健如常人。追访 3 年，未见复发。

1999 年 10 月被国家级中国医药科技出版社出版的《当代中医师灵验奇方真传》一书评审录用，并被评为优秀论文一等奖。

第九节　中医药治疗格林－巴氏综合征1例体会

谌宁生

　　格林－巴利氏综合征是神经内科中的一种全身性疾病，其发病机理尚不甚清楚，多数学者认为可能与病毒感染及感染后自身免疫有关，Li－brach根据其神经系并发症之多样性，可侵及各个部位而提出其病原可能是变态反应性疾病。临床主要特点是肢体对称性下肢运动神经元性瘫痪感觉异常。目前西医尚无特效药物，主要以用激素为主，辅以神经细胞活化剂和B族维生素治疗，但疗效并不理想笔者按中医理论辨治1例效果显著，报道如下：

　　罗某，女，43岁，1992年1月23日初诊。主诉：四肢无力3个月，伴进食困难，3个月前无明显诱因出现四肢麻木无力，进行性加剧，近20天来，进食困难，饮水反呛，头不痛，有时小便费力，讲话声嘶，软腭运动可，查双上肢肌力3～4级，双下肢肌力2～3级，四肢肌张力下降，未引出病理征。腰穿检查：脑脊髓液清亮，细胞总数$20 \times 10^6/L$，白细胞计数$4 \times 10^6/L$，潘氏试验阳性。生化检查Pro0.3g/L，Glu3.2mmol/L，Cl122.9mmol/L，细胞学：少量淋巴细胞和单核细胞，属正常范围。经某医院神经内科诊断为格林一巴利综合征，建议住院治疗，患者因经济困难，遂来我院门诊求治，病史如前述，症见下肢瘫痪，不能行走，大便偏干，舌质淡，苔薄，脉沉细。中医诊断：痿证，证属肝肾两虚，气阴不足。治宜温肾补肝，益气养阴。处方：附片10g，熟地15g，肉苁蓉10g，麦冬15g，五味子5g，远志5g，石菖蒲10g，茯苓15g，黄芪30g，白芍15g，甘草5g。服药3剂后，自觉下肢有发热感，四肢麻木无力好转，原方服至3月25日复诊，进食困难、饮水反呛，均已消失，唯下肢仍麻木无力，但可扶拐行走，前方去黄芪、白芍、甘草、加桂枝6g，巴戟天、山茱萸、石斛各10g，以加强温阳补肾养肝之功效，又服药月余而获痊愈，饮食起居生活如常人，追访五年未见复发。

　　体会　根据患者症状下肢痿软，举步艰难，属中医痿证，痿证又名痿躄，临床特征为肢体筋脉松弛，软弱无力，甚者手不能握，足不能行，以至肌肉萎缩不能随意运动的一种病症。《素问·痿论》以五脏主五痿，分为皮、脉、筋、骨、肉五痿，并有治痿者，独取阳明之说。因阳明胃经为水谷之海，五脏之宗，主化气血津液而润筋脉，虚则五脏无所宗，不能行气血，濡筋脉，利关节，则宗筋弛纵，带脉不引而为痿。此虽经典论据，但笔者认为：五脏关系密切，难以截然分开，临床治疗痿证应重视肝肾，调补气血。因肾主骨而藏精，肝主精而藏血，肝肾不足，则精血亏虚，精血虚则筋脉失养而为痿。故拟方以熟地、肉苁蓉补肾益精，配附片温肾壮阳，增强补肾功效；以麦冬、五味子、白芍滋阴养肝；黄芪、甘草补气生津；远志、石菖蒲、茯苓利湿化痰，诸药合用共奏补肾养肝治病求本之功效。方药对证，故服药3剂则病有起色，连服2个月而显效，二次更方又加桂枝、巴戟天、山茱萸、石斛，更增温阳通经并补肝肾之作用，而获痊愈。

　　发表于《甘肃中医》1999，12（1）：29～30，在"新医新药华佗杯国际论文大赛"中获国际金奖。

第十节　名医名方——疏肝活血健脾汤

谌宁生

　　疏肝活血健脾汤组成：柴胡、炒白术、郁金、鸡内金、法半夏、虎杖、夏枯草各10g，太子参（或党参）、赤芍、炒麦芽、山楂、茯苓各15g，陈皮、甘草各6g。上药煎2次，第1次加水800ml煎至约250ml，上午9时服；第2次加水400ml，煎至约200ml，下午3时服。每天1剂，1～2月为1疗程。

　　辨证加减：若肝功能异常，转氨酶及胆红素增高，为肝胆湿热证，加茵陈、栀子、金钱草；大便燥结，腑气不通，加生大黄（后下）、龙胆草；有瘀血内结，肝脾肿大者，加桃仁、红花、鳖甲、地龙；腹胀甚者，加炒莱菔子、枳实、厚朴。

　　主治病证：慢性病毒性肝炎各型（主要为乙型和丙型）、早期肝硬化、脂肪肝、酒精肝以及血吸虫肝病。症见：头晕，疲乏，纳差，腹胀，便溏，两胁疼痛不适，肝脾肿大，舌苔薄白，脉弦滑或弦细。辨证属肝郁脾虚，肝胃不和，肝郁气滞或气滞血瘀证。治疗期间注意合理饮食，多吃高蛋白质、低脂肪、少胆固醇、富含维生素等食物，严禁饮酒，忌食公鸡、鲤鱼、牛、羊、狗肉等发物，少食辛辣、油炸等刺激性食品。应注意休息，勿劳累，生活有规律。

　　发表于《新中医》名家名方 2005. 37（2），34。

第十一节　脂肪肝辨证与辨病审因施治

谌宁生

　　近年来，由于国民经济的迅速发展，人民生活水平的不断提高，饮食给构和生活方式均有不同改善，脂肪肝的发病率有明显上升趋势，已成为仅次于传染性病毒性肝炎的第二大肝病。曾有人在上海对生活富裕的人群做过一次调查，脂肪肝的检出率达12.9%，而且有不断上升和低龄化的趋势，因此防治脂肪肝已成为我国中、西医学工作者必须研究的重要课题。在中医历史文献医籍无脂肪肝这一病名，但根据其临床症状和体征表现，可从"痰证""瘀证""积证""胁痛"等病证中求之。

一、病因病机

　　现代医学认为脂肪肝是由于各种原因，如饮食中脂肪过多，饮酒、肥胖、糖尿病以及饥饿等，引起的过量脂肪在肝细胞内持久积聚所致的疾病。中医认为由于酒食不节，损伤脾胃，情志抑郁，肝气不舒，以及寒气侵袭，脏腑失和，久则痰食凝聚，气滞血凝所致，其病机与肝、脾、二脏关系最为密切。因肝藏血，主疏泄，情志抑郁，则肝气不舒，致令脏腑失和，气机阻滞，脉络受伤、血行不畅，遂使气滞血瘀，日积月累而成积证。脾统血主运化，酒食不节，损伤脾胃，以致运化不健，不能输布水谷精微，浑浊凝聚成痰，痰阻气滞，则血行障碍，脉络壅塞，痰浊与气血搏结，日久乃成本病。若起居失宜，寒温不调，寒气侵袭，令脏腑气血失和，复因饮食不节，使脾失健运、湿浊不化、凝聚成痰，若风寒痰食诸邪与气血互结、壅塞脉络，则肝脾肿大遂成本病。

上述诸因，并非单独孤立存在，往往是交错夹杂，相互影响。《景岳全书·积聚》篇指出："不知饮食之滞，非寒未必成积，而风寒之邪，非食未必成形。故必以食遇寒，以寒遇食，或表邪未清，过于饮食，邪食相搏，而积斯成矣"。可见风寒之邪，痰食之滞，相互影响而成积，而情志所伤与风寒饮亦常合并为患。如《灵枢·百病始生》篇说"卒然外中于寒，若内伤于忧怒，则气上逆，气上逆则六输不通，湿气不行，凝血蕴裹而不散，津液涩渗，着而不去，而积成矣。"

二、辨证分型论治

根据脂肪肝的临床表现及体征特点，一般可分下列三个证型。

1. 肝郁痰浊证　临床表现肝脾肿大，两胁不适、胸闷有痰、脘腹胀满，恶心欲吐，二便如常。舌质淡苔薄白，脉弦滑。化验血中胆固醇、甘油三酯增高。

治则：疏肝行气、化痰散结。方药四逆散合导痰汤加减：柴胡 10g，白芍 15g，枳实 10g，陈皮 6g，法半夏 10g，胆南星 10g，茯苓 15g，甘草 6g。随症加喊：胁痛明显者加丹参、郁金、川楝子；痰多者加苍术、白术、白芥子；腹胀者加鸡内金、炒麦芽、炒莱菔子。

2. 气滞血瘀证　症见肝、脾脏肿大，两胁刺痛或胀痛明显、舌质暗红或有瘀斑瘀点，苔薄黄、脉弦或细涩。

治则：活血化瘀，行气止痛。方药血府逐瘀汤加减：柴胡10g，枳壳6g，桃仁10g，红花6g，赤芍15g，当归10g，川芎6g，生地15g，桔梗10g，牛膝10g，甘草6g。随症加减：胁痛明显者加郁金、川楝子、元胡；肝脾脏肿大明显者加鳖甲、龟板、地龙；淤甚者加三棱、莪术、水蛭。

3. 气弱脾虚证　症见头晕，疲乏，四肢无力，纳差，腹胀不适，大便溏泄，两胁隐痛，肝脾脏肿大或下肢浮肿。舌质淡边有齿痕，苔白润或白腻，脉细弱成弦细。化验肝功能，血浆蛋白总量改变，白蛋白降低、球蛋白升高，血脂检查：胆固醇、甘油三酯增高。

治则：益气补虚，健脾化湿，柴芍六君汤加味：柴胡10g，白芍15g，党参15g，白术10g，炒麦芽15g，鸡内金10g，炒莱菔子15g，陈皮6g，法半夏10g，茯苓15g，甘草6g。随症加减：气虚甚者加黄芪、重用党参或人参；腹胀明显者加枳壳、木香、佛手；胁痛者加郁金，川楝子、元胡。

三、辨病审因施治

现化医学研究证实，脂肪肝发病的主要病因是肝细胞血脂过量增多和积聚，肝血循环及代谢障碍所引起的组织病理变化，可视为瘀血。中医则认为本病形成病机是肝郁血瘀，脾虚痰浊所致，治则必须疏肝活血，健脾化痰。笔者积数十年之临床经验，自拟疏肝活血健脾汤：柴胡10g，赤芍15g，太子参15g，白术10g，丹参15g，郁金10g，炒麦芽15g，鸡内金10g，山楂15g，陈皮6g，法半夏10g，虎杖10g，夏枯草10g，茯苓15g，甘草6g。本方参术苓草四君子益气健脾，扶正固本，加陈皮、法半夏、麦芽、内金、山楂、化痰消食以清病源，而降低血脂。柴胡、丹参、郁金，疏肝活血化瘀，以疏通脉络，改善肝脏血循环，配虎杖，夏枯草，清热解毒，可加强活血降脂功效。若脂肪肝出现肝功能异常，转氨酶升高，胆红素增多，为肝胆湿热证，加茵陈、栀子、金钱草；若大便燥结，腑气不通加大黄、龙胆草；瘀血内结、肝脾肿大者加桃仁、红花、鳖甲、地龙；腹胀甚者加炒莱菔子、枳实、川楝子。

发表于《中国现代临床医学杂志》2007，6（1）：71～72。

第八章 薪火传承

第一节 肝病死亡病例相关因素初探
——附 144 例临床资料分析

湖南中医学院第一附属医院 李赛美

指导：谌宁生

为探讨肝病死亡病例的临床特点，提高中医预测性和诊治水平，进一步降低肝病死亡率，笔者将我科 1979～1989 年 144 例肝病死亡病 例资料进行整理和分析，现将分析结果报告如下。

一、临床资料

144 例死亡病例中，男 129 例，女 15 例，男女比例为 8.6∶1。年龄最小 10 岁，最大 77 岁，其中 <40 岁 38 例（26.4%），40～59 岁 82 例（56.9%），≥60 岁 24 例（16.7%），工人 57 例，干部 54 例，农民 15 例，教师 6 例，其他 12 例。按 1984 年全国肝炎学术会议制定标准，本文 144 例中诊断为肝硬化 74 例，肝癌 36 例，慢性重症肝炎 21 例，亚急性重症肝炎 12 例，慢性活动性肝炎 1 例。中医辨证属肝郁脾虚 25 例次，肝郁气滞 8 例次，湿热蕴结 73 例次，气滞血瘀 56 例次，肝肾阴虚 14 例次，脾肾阳虚 4 例次。HBV 血清学标志物检查 86 例，一项以上阳性者 75 例，占 87.2%。

二、结果和分析

本文将＜40岁、49～59岁和≥60岁病例分别列为青年组、中年组组和老年组，并对其下列各有关资料进行组间的对比分析。

1. 临床症状及舌、脉象：表1示各组均以肝系症状（黄疸、口苦心烦、胁痛、出血）和脾系症状（恶心呕吐、腹胀、便溏）为主；肾系症状（尿少、畏寒腰痛）次之；心系症状（心悸怔忡）和肺系症状（咳嗽咯痰）均少见；组间的症状比较发现，便溏出现率老年组明显高于中、青年组（P值均＜0.01）。表2显示，舌质暗红者老年组及中年组均显著高于青年组（P＜0.01及P＜0.05），而青年组的舌质红者明显较老年组高（P＜0.05）。本文病例脉象均以弦脉为主，组间脉象分布无显著性差异。

表1　不同年龄组的临床症状比较△

项　　目	青年组 （37例）	中年组 （81例）	老年组 （22例）
恶心呕吐	34（91.9）	63（77.8）	18（81.8）
腹　　胀	30（81.1）	64（79.0）	20（90.9）
便　　溏	15（40.5）	35（43.2）	21（95.5）
黄　疸*	28（77.8）	62（84.9）	15（68.2）
口苦心烦	17（45.9）	43（53.1）	14（63.6）
胁　　痛	12（32.4）	34（41.9）	8（36.4）
出　　血	16（43.2）	40（49.4）	13（59.1）
尿　　少	20（54.1）	40（49.4）	13（59.1）
畏寒腰痛	0	1（1.2）	1（4.5）
心悸怔忡	1（2.7）	0	0
咳嗽咯痰	2（5.4）	0	2（9.1）

△表内数字为例（％），表2、5、6、7同。

*青年组检查黄疸36例，中年组检查黄疸73例。

表 2　不同年龄组的舌象比较

舌　　象	青年组 （38 例）	中年组 （82 例）	老年组 （23 例）
舌质暗红	1（2.6）	15（18.3）	8（34.8）
舌质红	20（52.6）	32（39.0）	6（26.1）
舌质淡	6（15.8）	15（18.3）	5（21.7）
舌苔薄白	0	9（10.9）	2（8.7）
舌苔白腻	10（26.3）	12（14.6）	2（8.7）
舌苔黄腻	14（36.8）	22（26.8）	8（34.8）
苔薄黄干	13（34.2）	30（36.6）	11（47.8）

2. 实验室检查：表 3 示，青年组的黄疸指数（Ⅱ）、谷丙转氨酶（GPT）较中、老年组高，但无显著性差异；血清白蛋白（A）和血清球蛋白（G）各组比较均无差别。

表 3　不同年龄组的肝功能测定比较

项　目	青年组 M + SD（n）	中年组 M + SD（n）	老年组 M + SD（n）
A	2.80 ± 0.73（32）	2.82 ± 0.78（68）	2.78 ± 0.72（18）
G	3.61 ± 0.66（32）	3.69 ± 0.85（68）	3.70 ± 1.01（32）
GPT	132.8 ± 64.9（28）	130.8 ± 66.1（49）	118.8 ± 58.1（11）
Ⅱ	108.7 ± 73.6（27）	70.9 ± 75.4（61）	83.3 ± 98.9（15）

周围血白细胞计数大于 $10 \times 10^9/L$ 者，青年组为 29/36 例（80.6%）、中年组为 53/78 例（67.9%）、老年组为 13/24 例（54.2%）；青年组明显高于老年组（$P < 0.05$）。中性粒细胞大于 80% 者，青年组为 21/36 例（58.3%）、中年组为 42/78 例

（53.8%）、老年组为 13/24 例（54.2%）。腹水常规检查，李凡他试验阳性、白细胞大于 $0.3 \times 10^9/L$、中性大于 25% 者，青年组为 4/10 例（40%）、中年组为 12/20 例（60%）老年组为 2/5 例（40%），各组差异无显著性意义。

3. 中医辨证分型与西医诊断辨证分型按出现频次计算。表 4 示。

表 4　不同年龄组间的中医证型比较△

证　　型	青年组 （49 例次）	中年组 （98 例次）	老年组 （33 例次）
肝郁脾虚	4（8.2）	16（16.3）	5（15.1）
肝郁气滞	4（8.2）	3（3.1）	1（3.0）
湿热蕴结	27（55.1）	37（37.8）	9（27.3）
气滞血瘀	7（14.3）	34（34.8）	15（45.5）
肝肾阴虚	6（12.2）	6（6.1）	2（6.1）
脾肾阳虚	1（2.0）	2（2.0）	1（3.0）

△表内数字为例次（%）

湿热蕴结型青年组明显高于中、老年组（P 值均 < 0.05），且随着年龄递增，发生率递减。气滞血瘀型中、老年组明显高于青年组（P 值均 < 0.01），表明随着年龄增大，气滞血瘀型增加。各年龄组间的疾病分布比较见表 5。中年组的肝癌发病率显著高于青年组（P < 0.01）；老年组虽高于青年组，但经统计学处理无显著性差异。青年组的慢性重症肝炎发病率显著高于中、老年组（P 值均 < 0.05）。亚急性重症肝炎的发病率中、老年组均低于青年组，其中中年组与青年组比较有显著差异（P < 0.01），老年组虽较青年组高，但无统计学意义。肝硬化的发病率随着年龄的增大而有增高趋势。

表5　　不同年龄组间的西医诊断比较

西医诊断	青年组 （38 例）	中年组 （82 例）	老年组 （24 例）
肝硬化	15（39.5）	44（53.7）	15（62.5）
肝　癌	3（7.9）	26（31.7）	7（29.1）
慢重肝炎[(1)]	11（28.9）	9（11.0）	1（4.2）
亚重肝炎[(2)]	9（23.7）	2（2.4）	1（4.2）
慢活肝炎[(3)]	0	1（1.2）	0

注：（1）慢性重型肝炎；（2）亚急性重型肝炎；（3）慢性活动性肝炎

4. 并发症在本文统计的 144 例肝病死亡病例中，并发有肝昏迷 95 例，肝肾综合征 82 例，出血 76 例，电解质紊乱 44 例，感染 48 例。表6 示，各年龄组间的并发症出现率无统计学意义，而各疾病间的并发症分布，经统计学处理亦无显著性差异（资料略）。本文 144 例死亡病例中呈多脏器衰竭者 122 例（84.7%），其中青年组 34 例　中年组 68 例，老年组 20 例。其诱发因素属感染者占 16.4%，属出血者占 41.8%，属感染加出血者占 17.2%。感染部位依次为肺 22 例，腹腔 18 例，肠 12 例，其他部位感染 4 例。出血部位以消化道为主，共 67 例，其次为肝破裂 7 例，其他部位出血 2 例。

表6　　不同年龄组间的并发症比较

并发症	青年组 （38 例）	中年组 （82 例）	老年组 （24 例）
肝昏迷	29（76.3）	50（60.9）	16（66.7）
出　血	21（55.3）	43（52.4）	12（50.0）
感　染	18（47.4）	22（26.8）	8（33.3）
肝肾综合征	25（65.8）	42（51.2）	15（62.5）
电解质紊乱	14（36.8）	21（25.6）	9（37.5）

5. 病程与疗程：据对有病史记载的 78 例的统计，其平均病程和平均疗程，青年组 28 例分别为 4.46 ±5.02 年和 39.03 ± 60.28 天；中年组 37 例分别为 10.56 ±8.01 和 46.66 ±60 天，老年组 13 例分别为 10.48 ±9.94 年和 36.87 ±43.28 天。组间平均病程比较，中年组病程长，与青年组比较有显著性差异（P < 0.01）；老年组病程虽长，但与青年组比较无统计学差异。组间平均疗程比较均无显著性差异。

6. 死亡季节和时间：表 7 示，全年以春、冬季节死亡居多，秋，夏次之。死亡时间老年组 24 例大部分集中在 0 ~ 7 时，共 19 例（79.2%），中、青年组死亡时回无明显集中性。

表7　不同年龄组间的死亡季节比较

死亡季节	总例数	青年组（38 例）	中年组（82 例）	老年组（24 例）
春季	42	8（21.1）	29（35.4）	5（20.8）
夏季	27	10（26.3）	14（17.0）	3（12.5）
秋季	34	8（21.1）	19（23.2）	7（29.2）
冬季	41	12（31.5）	20（24.4）	9（37.5）

三、讨论

1. 关于年龄、性别、病因。从 144 例死亡病例分析，男、女之比为 8.6∶1，中年患者居多（56.9%），据已有资料统计，乙型肝炎患者占肝病死亡的 87.2%，说明对男性中年乙型肝炎患者临床应加强治疗，严密观察。

2. 关于中医肝病的病位，病理及治法。本组 144 例死亡病例临床表现均以肝、脾系症状为主，肾系次之，心、肺系少见，脉象以弦脉为主，表明肝病病位在肝，脾、肾。青年患者正气尚盛，易出现激烈的正邪交争气分证，故多见舌质红，且以湿热蕴结型为主。随着年龄递增，尤其是步入老年，正气渐衰，络道不畅，加之病久而致气血瘀阻，故中、老年以舌质暗红及气滞血瘀型为多见。各证型舌苔均以黄腻、白腻占比例大，说明湿热和瘀血为肝病主要病理。若热盛津伤，同时出现肝肾阴虚症状，如苔黄少津，甚至舌质光红，脉弦细，则为肝病危候，此型常见于肝癌及各型后期患者，预后差。故对极期和后期患者要刻刻顾护其阴液，"存得一分阴液，便有一分生机"。腹泻于肝病早期及青、中年患者是湿邪偏盛的表现；然于老年患者，肾气亏衰，若湿从寒化出现腹泻便溏精气失守之症，则为凶兆。因此，对于老年患者要时时培护阴阳，苦寒之品尤宜慎用，注意配伍得当或短程使用，以防化燥伤阴或败胃损阳，导致疾病恶化。

3. 关于肝病与性格。临床所见肝病患者以性情急躁，易冲动，属"A型性格"者居多，其血型以O、A型为主。在本文有性格描述和血型记载的病例中，急躁型占83.3%，其血型属O、A型者占78.3%。是否肝病与遗传因素有关，有待进一步探讨。

4. 关于病型与并发症。144例死亡病型依次为肝硬化、肝癌、慢性重症肝炎、亚急性重症肝炎、慢性活动性肝炎。从年龄角度分析，中、老年组肝癌发病率高于青年组，而慢性重症肝炎、亚急性重症肝炎又以青年组居多。主要并发症有肝昏迷、肝肾综合征，出血，电解质紊乱、继发感染。不同年龄、不同病型间并发症无显著性差异，表明并发症与年龄、病型无关，而是肝病极期和后期共同转归，常呈序贯性发生，致病情不可逆转。多脏器衰竭发生率占死亡总数84.7%，感染，出血为其主要诱因，因此积极预防和控制感染、出血是阻止病情逆转的主要措施。本组唯一的一例慢性活动性肝炎就是因感染导致多脏器衰竭而死亡。由于患者罹患多种慢性疾病导致多器官功能不全或低下以及免疫功能低下，是多脏器衰竭发生的基础病因。近年来直接死于感染性休克很少见，但一次感染后，肝功能迅速恶化，诱发其他脏器衰竭者比较多见。本组周围血白细胞总数升高率达68.8%（95/138），腹水感染率为51.4%（18/35）。腹水常规检查，李凡他试验阳性、白细胞大于$0.3 \times 10^9/L$、中性大于25%，常作为原发性腹膜炎的重要实验室检查指标。慢性活动性肝炎或合并肝硬化常有血白细胞总数及中性细胞下降，有人认为在评价血象时要注意和感染前结果相比较，只要白细胞总数和中性细胞较感染前有明显升高，即使与正常值相比在正常范围内亦有重要诊断价值。本组有明确感染部位者 50 例远较其血象增高 95 例低，说明大部分症状不明显，尤其是早期，应当仔细观察，及时作相应检查，如胸片．腹穿、血培养、查小便及周围血象动态观察，不但要早期诊断，早期治疗，更要千方百计防止感染发生，肝硬化或肝硬化慢性重症型，消化道出血为其主要致死原因。患者经治疗后，肝功能恢复、临床症状改善，食欲明显增加，因饮食不节制致消化道出血，病情迅速恶化者临床殊不罕见。因此饮食调理是肝病，尤其是肝硬化患者值得重视的问题。

5. 关于病程、死亡时间：中、老年组病程较青年组长，与病型构成不同有关。青年组肝硬化、慢性重症肝炎、亚急性重症肝炎所占比例接近，而中、老年组以肝硬化、肝癌为主。本文病例中有 66 例（45.8%）病史不详，多为无症状乙肝病毒携带者。现代分子生物学研究表明整合型 HBV—DNA 常只表达 HBsAg，因此持续 HBsAg 阳性者也应纳入肝病防治对象。死亡时间全年以春、冬季居多，秋、夏次之，全天死亡时间老年组大部分集中在下半夜（即 0~7 时），中、青年组无明显集中性，可能与体质及用药有关。因此对危重病人应全天加强监护，尤其是下半夜，对老年患者更应保持警惕。

收录于《中医杂志》1991 年第 9 期 P22~25。

第二节　谌宁生教授论治重度黄疸型肝炎

李晓良

谌宁生，男，63 岁，1962 年毕业于广州中医学院。现任湖南中医学院第一附属医院传染科教授、主任医师。历任内二科、传染教研室主任，温病及肝病重点学科带头人，硕士研究生导师，湖南省中医内科学会及省传染病学会委员，全国中医内科肝病专业委员会委员，全国中医药防治传染病筹备组成员及首届顾问委员会委员。经国家人事部、卫生部、国家中医药管理局审批为全国第二批继承老中医专家学术经验指导老师。近30年在海内外20多种杂志报刊发表论文达百篇，其中有5篇在国际学术会议获金杯三等奖及优秀论文1、2、3等奖。担任《肝炎学大典》《肝炎论治学》《肝病防治药物大全》等8部著作编委、参编者。曾承担国家"八五"攻关、湖南省科委、教委及省卫生厅局等肝病科研重点课题项目多项。有3项曾获湖南省科技进步奖、湖南省中医药科技进步奖。

　　谌宁生教授30多年来一直工作在临床第一线，具有丰富的临床经验，善治内科疑难杂症，特别是对肝病治疗研究有较深造诣。现将其治疗重度黄疸型肝炎的临床经验介绍如下。

一、重度黄疸型肝炎的中医病机关键在毒、瘀

　　重度黄疸型肝炎是指病毒性肝炎伴高胆红素血症（血清总胆红素 > 171/μmol/L），包括急性黄疸型肝炎、慢性肝炎伴重度黄疸、重症肝炎以及淤胆型肝炎和肝炎后肝硬化伴高胆红素血症。属中医的黄疸（阳黄）、急黄、瘟黄、疫黄范畴。"黄家所得，从湿得之"，湿邪入侵，郁而化热，湿热内蕴中焦脾胃肝胆，枢机失利，疏泄失常；胆汁不循常道，出现身、目、尿黄。谌教授认为此指一般湿热黄疸而言，其症轻浅，其治易得。但临床所见身、目、尿骤然发黄，或原有黄疸骤然加深，或伴有膨胀、昏谵、出血等，多因湿热夹毒，热毒炽盛，迫使胆汁外溢而迅速发黄；加之肝胆疏泄功能失常，气血瘀滞，热毒之邪愈加炽盛则可形成临床上常见之高度黄疸型肝炎。与一般湿热黄疸不同，其症身目黄赤如金、神倦乏力、腹胀、恶心明显，为黄疸之重症，舌质绛红、紫黯或有瘀点，舌下络脉增粗、紫黯，甚则鼻衄血、肌肤瘀斑瘀

点。病因不单是湿热内蕴，更因热毒与血瘀交结所致。因热毒炽盛和气血瘀滞均可使病情加重、黄疸加深，是导致本病的病机关键。

二、解毒化瘀法的确立

湿热为患是黄疸的基本病因，古人有"治黄不利小便，非其治也"之说，因而历代医家均把清热解毒、利湿退黄作为治疗黄疸的基本治法。常用方剂如茵陈蒿汤、甘露消毒丹、栀子柏皮汤等，治疗一般湿热黄疸确有较好疗效，但部分病例热毒炽盛、湿热瘀毒交结于里，黄疸加深，病情加重，继续用清热解毒、利湿退黄之法治疗，病情得不到控制反而加重。《金匮要略》言："黄疸之病，当以十八日为期，治之十日以上瘥，反剧为难治"。故重度黄疸型肝炎，可谓黄疸中难治之症，非一般清热利湿之法所能奏效，因其病机关键在于热毒与血瘀。古人已认识到"瘀血发黄，亦湿热所致。瘀血与积热熏蒸故见黄色也"。《医学心悟·伤寒兼证》，认为"心脾二脏有瘀热所为"（《诸病源候论·黄疸诸候》）。关幼波曾提出"治黄必活血，血行黄易却"，汪承柏创"凉血活血"法治疗重度黄疸型肝炎有较好疗效，被许多临床医师所采用。谌老师总结古今医家治疗重度黄疸的理论及自己的临床经验，提出重度黄疸型肝炎病变虽主要在中焦脾胃肝胆，但因邪毒炽盛，弥漫三焦，上可逆传心包犯肺，下侵肾脏、小肠和膀胱，故病变实则累及五脏六腑或"变证"丛生。虽然证候上变化多端，病机上错综复杂，其病因病机不外毒瘀二字：毒为致病之因，瘀为病变之本。其治疗原则：重在解毒，贵在化瘀，毒邪已解则热无所附，瘀滞已化则气血通畅，正气易复，为治疗本病证之关键。

三、解毒化瘀汤的选药

谌老师提出治疗重度黄疸型肝炎的关键是重在解毒，贵在化瘀，然而解毒不仅是清热解毒，利湿、凉血化瘀、通腑均可解毒；化瘀不单是活血化瘀，益气、温阳、通络、攻下通腑均可化瘀。

并综合历代医家治黄经验和中医理论，总结自己 30 余年临床经验，结合现代医学理论和中药药理，拟定解毒化瘀汤治疗本病。基本方：茵陈、白花蛇舌草、赤芍、丹参各 30g，田基黄 15g，栀子、郁金、石菖蒲、木通各 10g，枳壳 6g，生甘草 5g，生大黄（后下）10～15g。方中茵陈、栀子、白花蛇舌草、田基黄等清热解毒为君，重在解毒祛邪；赤芍、丹参、郁金、大黄等活血化瘀为臣，贵在化瘀退黄；木通、石菖蒲、枳壳行气利湿为佐，加重利湿退黄作用；甘草调和诸药为使，增强解毒化瘀功效。各药协同，共奏解毒化瘀退黄之功。其中大黄味苦性大寒，入肝、脾、胃、大肠诸经，不仅有荡涤肠胃积热、泻血分实热、除下焦实热、下有形积滞之功，而且有利肝胆湿热、清热退黄、止血热之吐衄、化无形痞满之效。现代药理证实，大黄具有改善微循环、导泻、抗菌、抗病毒和调节人体免疫功能作用，可使肝脏供血改善，便于肝细胞再生和清除有毒之物，同时能降血液的浓、粘、聚，有防治 DIC 之作用，为常用之要药。临证时若血热明显者应重用凉血活血之品；热毒亢盛突出者加重清热解毒之品；黄疸严重者可重用茵陈、赤芍至 60g；舌苔白腻偏于湿重者加白豆蔻、藿香等芳香化湿中药；舌苔黄、脉数、发热偏于热盛者加板蓝根、半枝莲等以清热解毒；齿衄、鼻衄、皮下瘀斑、出血倾向明显者加生地黄、牡丹皮、犀角或水牛角以凉血止血；心烦、神志异常、有肝昏迷先兆者加服安宫牛黄丸以醒脑开窍。病程后期，已久用寒凉之品，恐脾胃受损，宜加茯苓、白术、党参等以益气健脾；脾胃已损，湿从寒化，病变转向阴黄，应按阴黄论治。

注：作者系谌宁生学术思想继承人。

发表于《新中医》1997，29（9）：11～12。

第三节　解毒化瘀汤治疗重症黄疸

组成：茵陈 30g　　栀子 10g　　白花蛇舌草 30g　　田基黄 15g

大黄 15g（后下）　　丹参 15g　　木通 6g　　石菖蒲 10g　　郁金 10g
赤芍 30g　枳壳 6g　甘草 5g

服用方法：每日 1 剂，水煎分 2 次服。

功能主治：清热解毒、化瘀退黄、临床可用于病毒性重症肝炎、淤胆型肝炎、急慢性活动性肝炎；以及因肝胆炎症而致黄疸明显增高的一切重症高黄疸血症。对湿热毒邪蕴结脾胃，损伤肝胆，或热毒炽盛弥漫三焦，肝气郁结，脉络瘀阻，致身目发黄，全身困倦，纳差腹胀，胸脘痞闷，尿黄，便秘或溏而不畅，舌质红，苔黄腻等湿热并重成瘀热发黄之证候。

应用要点：本方针对湿热瘀毒所致的重症黄疸血症而设，若病情较轻者慎用。

方解：方中以茵陈、栀子、白花蛇舌草、田基黄等清热解毒之品为君，重在解毒祛邪，用丹参、郁金、大黄等活血化瘀之药为臣，用以化瘀退黄；木通、菖蒲、枳壳行气利湿为佐，加强利尿退黄作用，甘草调和诸药为使，增强解毒功效。其中大黄是常用之要药。因为大黄味苦，性大寒，入肝、脾、胃、大肠诸经，有涤荡肠胃，泻血分实热，除下焦湿热之功效，并能下有形之积滞，化无形之痞满，急下存阴，推陈出新，有釜底抽薪，突出泄热之功效。对于热邪亢盛，热结腑实，或瘀热互结之证候，均可使用，郁金、菖蒲、枳壳合用，不仅有行气疏肝解郁之功，可治胸胁及腹部胀满痞痛之侯，同时有开窍醒脑之功效，有防治重症肝炎肝昏迷之作用。

加减：黄疸严重者，可重用茵陈、赤芍至 60g；湿重加蔻仁、藿香；热重加板蓝根、半枝莲；出血明显者加犀角或水牛角、生地、牡丹皮；烦躁不安或神昏谵语者加服安宫牛黄丸。

临床效应：我院传染科病房自 1985 年元月至 1991 年 6 月中，运用本方治疗高黄疸血症（黄疸指数大于 100 单位）患者 79 人，有效 50 人，总有效率达 63.3%，其中瘀胆型肝炎 9 人，有效 8 人，为 88.9%，重症肝炎 70 人，有效 42 人，为 60%，其中急重肝 12 人，有效 5 人，占 41.7%。亚重肝 31 人，占 55.6%。

验案举例:

一、董某，女，25 岁，住院号：58491。

因纳差，恶心厌油 4 天，身目发黄 2 天，于 1990 年 12 月 21 日入院。症见纳差恶心欲吐，口苦口干，厌食腹胀乏力，尿黄，大便稀。

检查：精神萎靡，面黄少华，皮肤巩膜黄染，黄色鲜明，肝脾未触及，舌质红，苔黄腻，脉弦数。次日化验肝功能：Ⅱ130u，TTT14u、ZnTT 正常，SGPT > 200u，HBsAg（ + ）。血常规 Hb80.5g/L，WBC5.6 $* 10^9$/L，Pt110 $*$ 109/L。西医诊断：亚急性重症肝炎。中医诊断：急黄，治以解毒化瘀汤。白花蛇舌草 15g，茵陈 45g，栀子 15g，大黄 15g，田基黄 15g，木通 10g，郁金 10g，丹参 30g，赤芍 45g，石菖蒲 10g，枳壳 10g，半枝莲 15g，甘草 5g。药进 5 剂，自觉精神欲纳食好转，口苦口干，腹胀减轻，原方续进至 12 月 30 日复查：Ⅱ80u，TTT18u，ZnTT16u，SGPT56u，AFP1：10 + ，1：100 ~ ，诸证明显好转，舌苔由黄腻转白，脉由弦数变缓，此为热象减轻，但湿象明显，故于原方加藿香 12g 云苓 15g。再服 10 剂后，1 月 10 日复查：Ⅱ13u、TTT10u、SGPT 正常、HBsAg（ - ），SP78.4，A46.5，G31.9、A/G1.46/1，AFP（一），上方调整剂量，至 1 月 31 日复查肝功能、转氨酶、黄疸指数均属正常，HBsAg（一），于 1991 年 2 月 6 日痊愈出院。

二、康某，男，38 岁，住院号，55642。

患者 2 年前患急性黄疸，近 2 月复发，经当地医院治疗无效，病情加重，于 1990 年 3 月 2 日来我院就诊。症见神疲、纳差、恶心厌油、肝区胀庸、皮肤黄、目黄尿黄。化验Ⅱ100u，TTT16u，ZnTT18u，SGPT47u，SP66.7，A31.3，G35.4，A/G0.88/1，以慢性活动性肝炎收住院。予以清热解毒，利湿退黄之剂。经治疗 7 天，黄疸继续加深，并且觉头昏、嗜睡、呃逆，腹胀腹水，鼻衄等证候。眼结膜充血，舌质红，苔黄干燥，脉弦数。3 月 2 日化验：Ⅱ200u，TTT12u，ZuTT20u，SGPT40u，SP67，A28.9、G38.1，A/G0.76/1。西医诊断：慢性重症肝炎。中医诊断急黄，乃热毒炽盛，欲陷心包，治以解毒化瘀退黄。方用：白参10g，茵陈30g，赤芍30g，茯苓15g，大黄10g，白花蛇舌草15g，郁金10g，石菖蒲10g，栀子10g，夏枯草15g，半枝莲15g，泽兰10g，水煎送服安宫牛黄丸1粒，日服2次。用药4天，诸证明显减轻，头昏嗜睡已解，未再鼻衄，有少量牙龈出血，眼结膜充血好转，舌脉依然。仍守原方，改赤芍60g，加枳壳6g，4月14日复查肝功能：Ⅱ150u，TTT8u，ZnTT18u，SGPT正常，SP55.6，A23.3，G32.3，A/G，0.72/1，仍守原方服20剂，黄疸逐渐消退，食欲增多，精神复常。5月4日检查：Ⅱ50u，TTT8u，ZnTT16u，SGPT正常。B超提示：肝硬化腹水，肝前腹水。又有少量牙龈出血，舌质红绛无苔，脉弦细，仍守上方略减解毒化瘀之品如夏枯草、半枝莲、大黄、泽兰等药，加养阴清热之药，如西洋参、生地、麦冬，随证加减，又服30余剂。精神纳食如常，腹水消退，复查肝功能均正常，临床治愈出院追访1年未见复发。

胡金满整理，谌宁生口述，发表于《百病临床指南》中国医药科技出版社，1993年2月P103~107。

第四节　谌宁生教授治疗慢性乙型肝炎的经验

徐　慧

谌宁生教授系湖南中医学院附一院主任医师，国家名老中医药专家带徒指导老师，从事肝病临床、医疗科研和教学四十余年，在治疗肝病病证上积累了丰富的临床经验疗效显著，深得病友赞誉。学生随师学习，获益匪浅，深感老师在治疗慢性乙型病毒性肝炎方面经验独特，现整理介绍如下：

一、治疗用药原则

谌师认为乙肝病毒（湿热夹毒）是致病的主要病因，免疫功能低下（正气虚弱，脾肾功能受损）是发病的重要病机；肝脏组织损伤，微循环障碍（肝郁气滞血瘀）是本病的基本病理变化，故治疗本病原则必须从解毒、补虚、化瘀三方面着手。

1. 解毒用以祛邪　目的是针对清除病因，须知乙肝病毒是侵犯肝脏致病的主要原因，乙肝病毒不能彻底清除，则乙肝病难求痊愈。温病学家有强调祛邪务尽的原则，因邪不祛尽，则正气难以恢复。清热解毒可作为论治本病的基本祛邪大法，常用药物有白花蛇舌草、虎杖、夏枯草、鸡骨草、半枝莲、田基黄、板蓝根、山豆根、蒲公英、猫爪草、垂盆草等。

2. 补虚即可扶正　目的是增强正气，提高免疫功能，当代许多专家认为，机体免疫功能紊乱低下，是导致慢性乙型肝炎发病的重要病机，由于肝肾同源，脾肾相关，慢性肝炎日久，多有伤及脾肾之候。盖因脾统血，司运化，为后天之本，生化之源，而肾主骨藏精，为先天之本，故补益脾肾，不仅可以增强正气，提高免疫功能和机体抗病能力，而且能促进乙肝病毒的清除。中医认为扶正即可祛邪，故补益脾肾为论治本病的补虚扶正根本大法。常用药：生黄芪、党参或人参、白术、山药、茯苓、桑椹、枸杞子、女贞子、墨旱莲、菟丝子、仙灵脾、黄精等等。

3. 化瘀而能固本　久病入络、血瘀络阻是肝病发展的必然病理变化。实验研究证明：慢性肝炎特别是慢性活动性肝炎时，由于肝细胞炎症，肝细胞肿胀及纤维组织增生等原因，造成微循环紊乱障碍，而影响肝脏有效血流量。通过活血化瘀方药的治疗，可以改善微循环障碍，减少病变部位的缺血，增加肝脏营养及氧的供应，加速病灶的吸收和修复。故活血化瘀，可改善肝功能，防治肝脏病变复发。常用药物有丹参、赤芍、桃仁、红花、当归、川芎、泽兰、鳖甲、地龙、水蛭、三七等。

二、分型与论治

根据慢性乙型肝炎的病因病机及临床表现，谌师认为可分如下4型：

1. **肝郁气滞型**　症见胁肋疼痛明显，伴纳差、腹胀、疲乏、尿黄、便结，或出现黄疸，发热，苔白润或黄腻，脉弦滑或弦数治则疏肝理气、兼清湿热。处方：柴胡10g，白芍15g，枳壳6g，香附10g，丹参15g，黄柏10g，炒麦芽15g，半枝莲20g，田基黄20g，板蓝根15g，甘草5g。加减：湿盛者，加泽兰、茯苓；热盛者，加龙胆草、虎杖、栀子；气滞腹胀便秘者加生大黄（后下）、芒硝；胁痛甚者，加川楝子、郁金。

2. **肝郁脾虚型**　症见胁痛，乏力、纳差、腹胀，便溏或恶心厌油。舌质淡苔白薄或白腻，脉弦滑或弦缓。治则疏肝理脾、健脾利湿。处方：柴胡10g，党参15g，白术10g，茯苓15g，丹参15g，郁金10g，炒麦芽15g，鸡内金10g，白花蛇舌草15g，生薏苡仁15g，甘草5g。加减：脾虚胃弱者，加山药、莲肉；腹胀甚者，加炒莱菔子，大腹皮；气虚之力明显者，加生黄芪，重用党参或改加人参。

3. **肝肾阴虚型**　症见肝区隐痛、腰酸腿软，手足心热，夜眠欠宁，烦躁失眠多梦，口干口苦。舌质红或有裂纹，苔薄黄或无苔，脉弦细或细数。治则滋养肝肾。处方：沙参15g，麦冬10g，生地15g，当归10g，枸杞10g，川楝子6g，女贞子10g，旱莲10g，山药15g，杭白菊15g，甘草6g。加减：胁痛明显者，加元胡，郁金；大便干结者，加玄参，瓜蒌仁；有湿象者，加茵陈、薏苡仁；有热候者，加栀子、白花蛇舌草、板蓝根。

4. **气滞血瘀型**　症见：面色晦暗或焦黑，胁肋刺痛或胀痛，两胁肋下痞块（肝或脾脏肿大），齿、鼻衄血，肝掌、蜘蛛痣，舌质紫暗或有瘀斑瘀点，苔薄黄，脉弦或涩。治宜：补气养血，活血化瘀。处方：党参15g，生黄芪30g，柴胡10g，赤芍15g，当归10g，丹参15g，茵陈15g，郁金10g，牡丹皮10g，茜草10g，鳖甲

15g（先煎），茅根 20g，甘草 6g。加减：瘀甚者，加桃仁、红花、蒲黄、五灵脂；有热象者，加栀子、生地、白花蛇舌草、半枝莲；纳食差者，如炒麦芽、鸡内金；腹胀者，加炒莱菔子、大腹皮；尿少者，加车前子、泽泻、猪苓。

三、典型病案

　　陈某，女，29 岁，于 2000 年 8 月 15 日来诊，患者罹患乙型肝炎二年余，肝功能反复不正常，乙型肝炎表面抗原（HBsAg）持续高滴度，经服熊胆乙肝胶囊数年，未见好转，本月查肝功能谷丙转氨酶（ALT）158u/L，"B"超提示：肝内回声增强，脾稍大，脾厚 42mn。乙肝病毒标志物：HBsAg48.4，HBeAg56.8，HBeAb 阳性。患者自觉胁痛隐隐，两目干涩疲倦乏力、纳差、咽干、舌质稍红苔薄黄有裂纹，脉弦细。辨证：肝肾阴虚，脉络瘀阻，余毒内恋，治则：滋肾养肝、软坚化瘀、清余毒。

　　处方：沙参 15g，麦冬 15g，生地 10g，枸杞子 10g，女贞子 10g，墨旱莲 10g，田基黄 15g，虎杖 10g，炒麦芽 15g，鸡内金 10g，鳖甲 10g（先煎），地龙 6g，甘草 5g。

　　上方每日一剂，连服 30 剂后，自觉胁痛减轻，精神好转，食欲增加，咽干、两目干涩症状消失。因药后有效、仍宗上方继服 2 月，患者自觉胁痛消失，于 2000 年 11 月 20 日复查；"B"超提示：肝、脾正常。肝功能 ALT22u/L，乙肝病毒标志物：HBsAg34.2，HBeAg0.9（正常），在上方基础上去鳖甲、地龙，加黄芪 15g，白术 10g，为巩固疗效，再服 3 月余，于 2001 年 2 月 27 日复查，HBsAg 转阴，肝功能正常，诸症皆除，追踪随访年余，未见复发。

四、讨论与体会

　　1. 关于慢性乙型肝炎的发病机制。谌师认为慢性乙肝多因急性乙型肝炎失治或久治不愈，湿热之邪稽留不去，蕴结日久，损伤肝脾肾三脏，导致气血虚弱，脏腑机能失调，而形成"湿热余邪未除尽，肝郁脾肾气血虚"的邪恋正虚和虚实夹杂的复杂结局。其传变规律，一般是湿热之邪先伤肝脾，使肝气郁结疏泄失常，故症见胁痛，口苦脉弦等肝郁气滞之候；脾失健运，而症见疲乏、纳差、腹胀、便溏等肝郁脾虚之候。后伤肝肾、热伏营血日久而耗阴，故病见头昏，耳鸣、心烦、腰酸腿软，舌红少苔脉弦细等肝肾阴虚之症。肝病日久则气血运行障碍，脉络淤阻，瘀血内停，蓄积于肝脾二脏，故出现两胁痞块、肝掌、蜘蛛痣等气滞血瘀证候。

2. 关于慢性肝炎的治疗原则　谌师认为慢性乙型肝炎虽具有"正虚邪恋，虚实夹杂"的复杂病因病机，临床证候亦易多变，故使初学者颇难掌握本病辨证论治方法。但根据老师经验明确告诉学生欲要掌握论治要领，应知本病万变不离其宗，只要针对病因（湿热之邪）病机（脾肾虚）病理（肝郁血瘀）施治，则可不失大要。故在治疗本病过程中，应将解毒、补虚、化瘀三法相结合，以达到清除病毒、提高机体免疫力和保护肝功能等综合目的。要正确运用扶正不能留邪，祛邪不能伤正的辨证原则，慢性乙肝病程较长，往往缠绵难愈，难取捷效。故治疗时，不可操之过急，进行猛攻或大补，而宜和中守方、缓图功效、以求全功。

3. 关于慢性肝炎的辨证分型看法　谌师认为分型过多，不利于学习和总结经验，对本文上述四型，虽然未能尽全，但基本可以概括慢性肝炎的主要症状及病因病机。此外并对有些常见证型有不同看法：如认为湿热未尽或湿热中阻，不能单独成为一证型。一则因湿热为致病之因，如果湿热除尽，则病应痊愈，急性肝炎不会转为慢性肝炎，因此慢性肝炎各证型，均有湿热存在只是程度轻重不同而已。二则所谓湿热中阻，即是指湿热阻滞中焦，而中焦包括肝、胆、脾、胃四个脏腑、证候比较复杂，很难用一证型概括殆尽。另外，对于脾肾阳虚型在临床上慢性肝炎少见，而多见于晚期肝硬化患者，故不必单独分为一证型，可概之于肝郁脾虚型中，如患者出现形寒肢冷，下肢浮肿、脉沉细等阳虚证时，治疗时可于其方中加附、桂、仙灵脾等温阳之品即可。同时也要说明，上述证型可以互相转化，或可出现二型或多型的兼夹证候，故临床辨证论治时，应灵活加减变通，不可拘泥于一法一方。

徐慧，发表于《中国现代实用医学杂志》2002 年 8 月第 1 卷第 3 期。

第五节　扶正化瘀利水方治疗肝炎后肝硬化 40 例

阳航　黄裕红　陈兰玲　指导老师：谌宁生

【关健词】肝炎后肝硬化　中医药疗法　扶正化瘀利水方

近年来我们用自拟扶正化瘀利水方治疗肝炎后肝硬化，取得较好疗效，现报告如下：

一、资料与方法

1. 临床资料　76 例患者均为我院 1998 年 6 月～2002 年 6 月在院病人，按照 1995 年第 5 次全国传染病寄生虫病学术会议修订标[1]诊断为肝炎肝硬化，所有患者均经腹部 B 超及部分病例经腹部 CT 检查证实。随机分为两组：治疗组 40 例，男 28 例，女 12 例，年龄 21～63 岁，平均年龄 42.3 岁，首次出现腹水 25 例，2 次以上出现腹水 15 例；对照组 36 例，其中男 27 例，女 9 例，年龄 28～62 岁平均年龄 40.5 岁，首次出现腹水 23 例，2 次以上出现腹水 13 例。两组病例在，性别、年龄、病情等方面相比，经统计学处理，无显著性差异（P＞0.05），具有可比性。

2. 治疗方法　对照组：低盐饮食，注意休息，西药常规保肝、利尿（双氮克尿噻 25～50mg，安体舒通 20～40mg，PO，Tid，必要时加服速尿 1～2 次/d），对症处理，并适当给予人血白蛋白以提高血浆胶体渗透压。

治疗组：一般治疗同前，同时服中药扶正化瘀利水方，处方：黄芪 30g，党参 10g，白术 10g，白芍 10g，泽兰 10g，丹参 15g，赤芍 15g，鳖甲 10g，茯苓 15g，猪苓 10g，泽泻 10g，大腹皮 10g。加减：湿热较甚黄疸明显者去党参加茵陈 10g；偏肝肾阴虚加墨旱莲 10g，女贞子 10g；偏脾肾阳虚加干姜 5g，附片 10g 或/和桂枝 6 ~ 10g，1 剂/天，水煎分二次口服。

两组病例均以一个月为一个疗程，以二个疗程为限，每月做一次肝功能（ALT、AST、TBIL、DBIL、A/G）及 B 超检查，进行前后对比观察。

二、结果

1. 疗效标准　显效：腹水消失，B 超无液性暗区，临床主要症状消失，肝功能基本正常。有效：腹水大部分消退，B 超提示少量腹水，临床主要症状减轻，肝功能检查主要指标较原来值改善 50% 以上。无效：治疗后未达到有效指标。

2. 两组总疗效比较　可以看出，治疗组显效 25 例，有效 12 例，无效 3 例，总有效率 92.50%，对照组显效 11 例，有效 14 例，无效 11 例，总有效率 69.44%，并经统计学处理，卡方检验：X^2 = 7.1554，P < 0.01，说明治疗组疗效明显优于对照组，具有非常显著差异。

3. 腹水消退时间比较　治疗组患者腹水消退天数为 10 ~ 30 天，对照组 20 ~ 45 天，治疗组腹水消退时间明显优于对照组。注：与对照组治疗后比较，P < 0.05；与对照组比较，P < 0.05。

三、讨论

肝炎后肝硬化腹水为临床常见病和难治病，其病机十分复杂，腹水的成因多与病毒长期入侵，肝细胞变性坏死引起的低蛋白血症、水钠猪留、门静脉高压等多种因素有关。属中医"鼓胀"范畴。祖国医学认为本病主要为肝、脾、肾三脏受病，气血水瘀积于腹内而成，病机要点本虚标实，虚实错杂，肝郁气滞而血瘀、脾失健运、肾失主水之功等所致的气结、血瘀、水停是其标实的一面；而肝不藏血，脾不统血，肝脾统藏失司以及脾虚生化乏源所致的肝脾气血亏虚和久病及肾所致肝、脾、肾三脏阴阳气血亏虚则构成了"鼓胀"本虚的一面。故治疗宜以攻补兼施为原则，予扶正补虚，化瘀利水并举。

扶正化瘀利水方中，重用黄芪，配伍党参、白术、白芍，益气行水，健脾兼顾养阴；丹参、赤芍、泽兰、鳖甲合用活血以化瘀结；茯苓、猪苓、泽泻、大腹皮行气利水消肿，全方合用，共奏扶正化瘀利水之功。现代药理研究认为黄芪、党参、白术、白芍能调节机体免疫功能，增强细胞免疫，提高血浆白蛋白的水平，改善肝功能，黄芪有显著的利尿作用；鳖甲能抑结缔组织增生，具有较强的抗肝纤维化作用，并且也能提高机体免疫功能．促进白蛋白合成；丹参、赤芍、泽兰则能改善肝脏微循环，增加肝脏血流量，降低门静脉压力[2]；茯苓、泽泻、猪苓则可抑制肾小管对钠的重吸收而发挥较强的利尿作用[3]。

故扶正化瘀利水方治疗肝炎后肝便化腹水能够缩短腹水消退时间，并从根本上调节机体免疫功能，提高血浆白蛋白水平，促进肝功能的恢复，值得临床推广。

参考文献

[1] 第5次全国传染病寄生虫学术会议．病毒性肝炎防治方案（试行），中华内科杂志，1995．（5）：39．

[2] 刘平，现代中医肝脏病学．人民卫生出版社，2002，2：75．

[3] 王筠默，中药药理学（M）．上海科技出版社，1985，5：1．

阳航，发表于《中国现代临床医学》，2003，2（2）：8~9。

第六节 重型肝炎中医治疗特色分析及疗效观察

毛德文 谌宁生 孙克伟 陈大舜

【摘要】本文通过对古代中医文献的检索、文献报道回顾性调查、病案检索回顾性调查以及临床实践前瞻性病因病机调查等方法，逐步明确重型肝炎的病因为毒邪致病，其中急性重型肝炎病机为毒瘀痰互结，亚急性重型肝炎病机为毒瘀互结、脾胃虚损，慢性重型肝炎病机为毒瘀水互结、肾元亏虚。并据此确立了重型肝炎辨病论治的代表方——解毒化瘀系列方。再通过解毒化瘀系列方治疗重型肝炎的临床疗效观察结果明确中西医结合治疗确能较单纯西医治疗提高临床疗效，并且大幅度地降低了患者费用，结合我国国情，为基层医院治疗本病提供了可行性依据。

【关键词】重型肝炎　中医治疗　解毒化瘀系列方　费用／社会经济学

重型肝炎是由于肝细胞广泛范围的坏死，或肝功能急剧严重的损害所引起的凶险的临床证候群，是一切肝脏疾病的重症化的共同结局。住院治疗的病毒性肝炎患者约 1% ~3% 为重型肝炎。基层中、西医院由于病源少，缺乏经验多转上级医院治疗，目前上级西医院对本病的治疗进展集中在生物人工肝系统及肝移植。这其中明显存在两个缺陷。（1）患者在转送过程中延误了抢救时机，使病情加重及恶化；（2）高昂的医疗费用非一般患者所能承受。我院肝病中心联合湖北中医学院肝病中心、北京302医院在国家科委"八·五"重症肝炎科技攻关成果的基础上展开对重型肝炎中医药治疗的研究，经过近十年的艰苦努力，使我们的重肝死亡率控制在 27.5%，较"八·五"期间的病死率 43.29% 又下降了 15 个百分点。并且综观患者的费用仅为同期西医院的 1/2 ~2/3 之间，为 2.5 ±0.73（万元），结合我国国情，同时我们的治疗方案及措施对设备硬件要求不高，一般基层医院均可采纳和应用

一、重型肝炎中医病因病机研究

西医到目前为止尚未形成对重型肝炎的针对性的治疗措施。这其中最重要的原因为重型肝炎的西医的病因及发病机理尚未完全明了。我们从祖国医学中开辟蹊径，通过对古代中医文献的检索、文献报道回顾性调查、病案检索回顾性调查以及临床实践前瞻性病因病机调查等方法逐步明确重型肝炎的病因病机如下：

1. 病因　重型肝炎西医的病因比较明确，包括嗜肝病毒（HAV、HBV、HCV、HDV、HEV）及非嗜肝病毒、药物、毒品及酒精等。中医分别有与其对应的病因，病毒因素中医归纳其病因为湿热病邪，药物及毒品因素中医归纳其病因为火劫致病，酒精因素因其易酿生湿热，属内生湿热范畴，国内以湿热病邪内侵者居多。三者均表现为阳热亢极之症属毒邪致病范畴。简言之重肝的中医病因为毒邪（外因、始动因素）。这其中有三层含义：（1）毒邪致病，主要指湿热毒，性质偏重于热，与温病温毒壅结于内的致病特点相吻合。（2）其性湿热，并且热重于湿，与温病湿热病邪致病特点相吻合。（3）疫疠致病，与温病疠气致病的特点相吻合。其感邪途径有二：其一毒邪随饮食从口而入，经胃的通降至小肠，湿热迫肠，肠络受损，邪毒得以进入血脉。其二径入血脉。二者毒邪均随血流致肝，蕴结不解于肝，使其疏泄失司。再加之此毒邪与一般的肝热病（急性病毒性肝炎）的病因不同，在量上是邪气极盛，在质方面其毒极重，其气秽浊。一旦感受此毒邪则造成气机壅闭，难以宣发。内因：一是患者体内原先即有伏热，易引邪入里，二是木为气血两虚之体，正气不足，难以御邪外出，以致毒邪迅速进入血分，肝胆瘀滞，胆液暴泄而发此病。

2. 病机　本病毒热炽热，其气秽浊，郁闭于内，肝失疏泄之积，湿浊之邪，胶凝成痰，造成痰火交攻之势，引起窍机失利，病者或嗜眠，或烦躁由于毒邪弥漫周身，三焦不利，决渎失司，所以小便既少且浊，更使邪无出路，留滞体内以致出现腹水胀满。对于血分原有伏热者，内外勾引，毒热很快迫入营血，热盛动血，故可见出血、瘀斑之候。由于痰火交攻，血热相结，或气滞则血行不畅，以致脉络瘀阻，症见血瘀之候。最后湿与痰瘀郁闭于内，毒热窜入心包，清窍受蒙，以致终于陷于昏迷。若为正气本亏之体，或湿热疫毒羁留体内迁延日久耗损正气，邪热燔灼于肝营阴暗耗其最终发展则是气阴两虚，下虚邪陷。所以本病的病机可以概括为：毒热炽盛、湿浊内闭、痰火交攻、三焦不利、热迫心营、脉络瘀阻、清窍受蒙、正虚邪陷。其主病位在肝，横连于胆，克伐脾胃，上引于脑及心包，下涉于肾，血脉受损，三焦俱病。其基本病机病理可概括为"毒、瘀、痰"互结。其中"毒、瘀、痰"为三个至关重要的病理因素。急性重型肝炎既往无原发病，病程短，患者正气尚盛，其基本病机病理为瘀痰互结，主病脏腑在肝、脑。亚急性重型肝炎虽既往无原发病，但病程历时已久，患者正气渐衰，其基本病机病理为毒瘀互结、脾胃虚损，主病脏腑在肝、脾。慢性重型肝炎既往有肝著或肝积等原发病，久病归肾，表观为肾元不足者居多，其基本病机病理为毒瘀水互结、肾元亏损，主病脏腑在肝、肾。

二、重型肝炎中医治疗研究——解毒化瘀系列方的应用

通过多中心临床观察发现西医基础综合治疗在改善证候，促进肝性脑病复苏，改善肝功能，降低凝血酶原时间，预防并发症，降低血浆血氨、血清肿瘤坏死因子及内毒素等方面均有一定的作用，其存活率为 31.71%，与国内报道情况基本一致。说明重型肝炎患者西医基础综合治疗是必不可少的，是其它一切创新疗法的基础。其内容包括使用促肝细胞生长素、前列腺素、胸腺肽、新鲜血浆、白蛋白、支链氨基酸等，及其他抗炎、维持电解质及酸碱平衡和对症治疗。

1. 解毒化瘀汤原方药物组成　赤芍 30~80g（另煎兑服），白花蛇舌草 30g，茵陈 30g，丹参 30g，田基黄 15g，栀子 10g，郁金 10g，石菖蒲 10g，白茅根 30g，枳壳 10g，生大黄 10~15g（后下），甘草 5g，葛根 30g，半枝莲 20g，虎杖 15g，黄疸严重者，茵陈、赤芍宜重用至 50g 以上；舌苔白腻、偏湿重者加白豆蔻、藿香、佩兰叶等芳香化湿；苔黄、脉数、发热，偏热重者加板蓝根、半边莲、土茯苓等清热解毒；齿鼻衄、皮下瘀点、瘀斑、出血倾向明显者，加生地、牡丹皮、水牛角等凉止血；心烦、神志异常者有肝厥表现者，加用安宫牛黄丸或清开灵、醒脑静书胃脘胀满，加大腹皮：便秘、加芒硝；恶心、呕吐，加陈皮、法半夏、竹茹，腹胀大如鼓，少尿者加茯苓、猪苓、泽泻、白术、薏苡仁等。

2. 急性重型肝炎中医治法　清热解毒、化瘀退黄、豁痰醒神，选方解毒化瘀 1 方：熊胆粉 0.3 ~ 0.6g（兑服），赤芍 50g，大黄 15g（后下），茵陈 30 ~ 50g，石菖蒲 15g，郁金 15g。

3. 亚急性重型肝炎中医治疗清热解毒、化瘀退黄、益气健脾，选方解毒化瘀 Ⅱ 方：熊胆粉 0.3 ~ 0.6g（另兑），赤芍 50g，大黄 15g（后下），茵陈 30 ~ 50g，白参 10 ~ 15g（另兑），白茅根 30g

4. 慢性重型肝炎中医治疗清热解毒、化瘀退黄、滋补肾元，选方解毒化瘀 Ⅲ 方：熊胆粉 0.3 ~ 0.6g（另兑），赤芍 50g，大黄 15g（后下），茵陈 30 ~ 50g，白参 10g（另兑），炮附片 5 ~ 10g（偏阴黄）或山药 30 ~ 50g（偏阳黄）。

5. 解毒化痰汤变裁方大黄煎剂（醋制大黄 30g、乌梅 30g）用于重肝患者中药保留灌肠治疗。

上述四方均体现了中医辨病诊治宗旨，至于在临床实践中如何结合辨证论治组织方药加减可参照解毒化瘀汤原方执行。

三、评价与体会

1. 重肝存活率一览表重肝存活率一览表

n	治愈	显效	无效		存活率（%）
急重肝	53	15	11	27	49.06
亚重肝	642	95	373	174	72.90
慢重肝	1372	179	899	294	78.57

注：重型肝炎中西结合治疗的总体疗效与同期 241 例单纯西医治疗组相比 $P < 0.01$。

2. 重肝中西结合费用一览表

n	费用	（$\bar{X} \pm SD$ 万元）	同期西医费用	比值
急重肝	41	3.1 ± 0.87	3.6 ± 0.96	0.86[△]
亚重肝	320	2.7 ± 0.73	4.5 ± 1.23	0.60[△△]
慢重肝	824	2.3 ± 0.54	5.3 ± 1.51	0.43[△△]

注："△" $P < 0.05$，"△△" $P < 0.01$。

3. 中医特色治疗与同期血浆置换治疗对比表

n		存活	死亡	费用	($\bar{X} \pm SD$ 万元)
急重肝	中医疗法	15	7	8	0.20 ± 0.018△△
	血浆置换	12	5	7	1.87 ± 0.53
亚重肝	中医疗法△	112	82	30	0.31 ± 0.052△△
	血浆置换	56	29	27	1.91 ± 0.49
慢重肝	中医疗法△△	249	196	53	0.35 ± 0.061△△
	血浆置换	87	49	38	2.43 ± 0.67

注："△" $P < 0.05$，"△△" $P < 0.01$。

本文借鉴西医流行病学研究方法来逐步明确重肝患者的中医病因及基本病机，并据此确立其辨病论治的代表方解毒化瘀系列方治疗重肝的临床疗效经 2000 年底国家中医药管理局验收认定其疗效居国内先进或领先水平。并首次用较为明确的机制来阐述了中医治疗重肝的疗效。说明在中医领域辨病论治是辨证论治的基础和前提，辨证论治是辨病论治的必要的补充和完善，两者缺一不可。二者有机结合才能提高中医诊疗水平。

毛德文，发表于《中国现代实用医学杂志》2002 年 10 月第 1 卷第 5 期 P51～53。

第七节　谌宁生治疗病毒性肝炎的经验

陈　斌　孙克伟　谌宁生

全国名老中医谌宁生教授从医 50 余年，对病毒性肝炎的治疗积累了丰富经验，有独特见解，介绍如下。

一、急性肝炎

急性病毒性肝炎的中医病因应从外因立论，主因是湿热入侵。病机为外感湿热，内蕴中焦，侵犯脾胃，熏蒸肝胆。由于急性肝炎病程短，患者正气未损，一般预后好，所以对急性肝炎的辨治宜简不宜繁，不必辨证分型。在以上理论指导下，自拟急肝方：茵陈、田基黄、土茯苓各15g，栀子、黄柏、木通、夏枯草各10g，甘草5g。临床应用后，在缩短病程、节省费用等方面可收到良效。急性肝炎病因虽均由湿热所致，但因湿热有轻重程度之分，故临床辨证有热重于湿、湿重于热之分，但临床总有效率无明显差异。治疗急性肝炎虽不必分型，但不可一法一方，始终不变，应根据病变的不同时期分阶段治之。因为病初属邪盛阶段，虽有脾失健运之候，但因湿阻中焦，损伤脾胃，故治肝时不宜补脾，更不能滋阴，因补脾和滋阴均可留邪，使湿热之邪难祛，而致病证缠绵难愈。故急性期务必以清热利湿为主，以求邪祛正复。经过治疗，主要症状基本消失，肝功能接近正常，往往为邪祛而正未复，则可改用调理肝脾之法。

二、慢性肝炎

1. 从病因病机病理及防治肝硬化和癌变方面整体施治：从中西医结合的角度分析慢性乙型肝炎的病因、病理及病机，肝炎病毒（湿热夹毒）是致病的主要病因；免疫功能紊乱低下（正气虚弱，脾肾功能受损）是发病的重要病机；肝组织损伤，微循环障碍（肝郁气滞血瘀）是基本病理变化。故治疗上：①解毒以祛邪：目的是祛除病因。不彻底清除肝炎病毒，则慢性肝炎难求痊愈。清热解毒可作为施治本病的基本大法．常用药物有白花蛇舌草、虎杖、鸡骨草、猫爪草、垂盆草、夏枯草、半枝莲、半边莲、田基黄、板蓝根、山豆根等。②补虚以扶正：目的是针对病机，增强正气，提高免疫功能。当代许多专家认为，机体免疫功能紊乱低下，是导致慢性肝炎发病的重要因素。中医学的脾与肾与人体免疫功能有着非常密切的关系，盖因脾统血，司运化，为后天之本，生化之源；而肾主骨生髓藏精，为先天本。故补益脾肾，不仅可以增强正气，提高免疫功能，而且能促进肝炎病毒的清除，补益脾肾实为本病补虚扶正的根本大法。常用药物：生黄芪、党参、白术、山药、茯苓、桑椹、菟丝子、枸杞子、仙灵脾、女贞子、旱莲草、巴戟、鹿角霜等。③化瘀以固本：目的是针对病理，因肝组织损伤、微循环障碍是慢性肝炎的基本病理改变。活血化瘀可以改善肝脏微循环，促进病变恢复，达到巩固疗效的目的。实验研究证明：在慢性肝炎特别是活动性肝炎时，由于肝细胞炎症，肝细胞肿胀及纤维组织增生等原因，造成微循环紊乱、障碍而影响肝脏有效血流量。活血化瘀方药的应用，可以改善肝脏微循环障碍，减少病变部位的缺血，增加肝脏营养及氧的供应，促进肝细胞的修复，并且有防治肝硬化和癌变的作用。常用药物有：赤芍、丹参、川芎、当归、桃仁、红花、泽兰、莪术、三棱、三七、鳖甲、龟甲、穿山甲等。

　　以上三法虽各有区别，但可互为因果，不可孤立而视之。必须解毒、补虚、化瘀三法并用，方可取到祛邪、扶正、固本的多重疗效。据此自拟治疗慢性乙型肝炎的基本方药为：黄芪30g，党参、山药、丹参、赤芍、桑椹、虎杖、白花蛇舌草各15g，茯苓、女贞子、枸杞子、仙灵脾各10g，生甘草5g，对改善症状恢复肝功能和清除乙肝病毒，均有较好疗效[2]。

　　2. 从脏腑辨证分型论治　目前，有关慢性肝炎的中医治疗多按辨证分型论治。笔者认为分型不宜过多，若按肝郁气滞、肝郁脾虚、肝肾阴虚、气滞血瘀4型辨证治疗，基本可以概括慢性肝炎的主要症状及病因病机。此外，对有些常见证型有不同看法：如认为湿热未尽或湿热中阻，不能单独成为1个证型。一则因湿热为致病之因，如果湿热除尽，则病应痊愈，急性肝炎不会转为慢性肝炎，因此慢性肝炎各证型均有湿热存在，只是程度轻重不同而已；二则所谓湿热中阻，即是指湿热阻滞中焦，而中焦包括肝、胆、脾、胃4个脏腑，证候比较复杂，很难用1个证型概括殆尽。

另外，关于脾肾阳虚型，临床上少见于慢性肝炎，而多见于肝硬化患者，故不必单独分为1型，可归纳于肝郁脾虚型中，如果患者出现形寒肢冷，下肢浮肿，脉沉细等阳虚证时，治疗时加附、桂、仙灵脾等温阳之品即可。另外，上述证型可相互转化，或两型或多型的兼夹，故临床辨证论治时，应灵活加减变通，不可拘泥于一法一方。

3. 从养生及精神心理调理方面配合治疗　慢性肝炎患者，由于病机复杂，病情缠绵难愈，不能单纯只依靠药物治疗，而必须配合"养生"和精神心理治疗。具体方法包括：①注意养生之道：中医认为对于慢性疾病需要三分治疗七分调养，慢性肝炎亦是如此。应遵循《黄帝内经》中"起居有常，饮食有节，不妄作劳"的教导。即日常生活起居，要有规律，每天保证足够的休息睡眠时间。饮食要有节制，不能暴饮暴食，并注意食物禁忌，如不能饮酒，忌吃雄鸡、鲤鱼、牛、羊、狗肉等发物，少吃油腻辛辣刺激性食物，工作学习不能过于劳累，性生活亦宜适当节制等。这些都需要患者正确认识，认真做到。②加强精神心理治疗。中医有"郁怒伤肝，忧思伤脾"之理论，肝炎病位在肝、脾二脏。因此，治疗肝病与患者思想情绪关系密切，临床常见患者有明显的抑郁和焦虑情绪，严重影响身心健康、生活工作和药物疗效。我们曾将80例慢性乙型肝炎肝郁脾虚型患者，分两组进行临床观察，一组单纯采用药物治疗，另一组在同样药物治疗的基础上配合心理治疗。结果显示：配合心理治疗的患者，疗效明显优于单用药物者，各种临床症状，如疲乏、胁痛、纳差腹胀等，有明显好转或消失，同时肝功能各项指标：如 ALT、AST、TBIL、A/G 等，亦有显著改善或恢复正常。这提示对于慢性肝炎患者，不能单纯只依靠药物治疗，也需要加强心理治疗和自我控制。

三、重型肝炎

重型肝炎病情凶险，传变极快，治疗时不必按照一般辨证论治的原则，也不可用叶天士治疗温病按卫气营血发展顺序的尾随治则，而应遵照张仲景"见肝之病，知肝传脾，当先实脾"，以及《内径》"治病必求于本""审证求因"和"审因施治"的根本原则。对重型肝炎必须采取快速截断的果断治疗措施，以阻断瘟邪热毒侵入营血，扭转病机，不致内陷心包。重型肝炎证候千变万化，病机错综复杂，但其病因病理不外"毒""瘀"二字，毒为致病之因，毒盛必导致瘀甚，而瘀甚则必定生毒，从而加重肝脏血瘀病变，形成恶性循环，最后形成瘀毒胶结难解的局面。针对这一病因病机，治疗重型肝炎的法则，必须重在解毒，贵在化瘀，据此，自拟两个经验方：①解毒化瘀汤：白花蛇舌草、绵茵陈、赤芍、丹参各30g，田基黄15g，栀子、广郁金、石菖蒲、木通各10g，生枳壳6g，生甘草5g，生大黄 10 ~ 15g（后下）；②凉血化瘀汤：赤芍 60 ~ 80g，丹参、葛根、白花蛇舌草、虎杖各15g，生大黄10g（后下）。两方随症加减，配合西药综合支持治疗，在降低死亡率、缩短病程、节省治疗费用等方面，明显优于对照组[3]。

赤芍和大黄为治疗重型肝炎之要药。临床和实验研究证实两者均具有泻肝、清热、凉血、活血、散瘀之功效，故经常联用，且剂量宜大。大黄在临床上采取内服与保留灌肠并举的方法，效果更好。

四、肝硬化腹水

肝硬化腹水的病机复杂，肝硬化腹水的治疗，不能简单使用一法一方，或纯补猛攻，以求速效。而应精细辨证，谨守病机，各司其属，灵活施治。只有正确处理好消、攻、补的关系，始能奏效，或可以竟全功[4]。①消法，着重于肝，包括疏肝、行气、活血、利水、消胀等，多用于肝炎肝硬化初期，邪气尚轻而正气充实者。②攻法，着重于利肠胃，包括逐水、攻下、破瘀、消坚等，多用于肝炎肝硬化中期，邪气实而正气不衰者。③补法，着重于补脾肾，包括益气健脾、温补脾肾、滋养肝肾等，多用于肝炎肝硬化晚期，正气虚弱而邪气不盛者，或肝炎肝硬化好转的恢复期。攻、补、消3法，通常不宜单独长期使用，往往需先后参杂、间断或同时兼用。如实证，宜用攻法，但攻中应以补法佐之，反之虚证宜补，但补亦不可纯补，以补中兼泻或消为宜。臌胀中晚期，多属正虚邪实，有虚不能补、攻难祛邪之虞，如《张氏医通》谓"胀本虚而证实，攻补两难，泻之不可，补之无功，极为危险"。故施治时，应注意攻邪不可伤正，补虚不能留邪。因此，对于逐水攻下药，如大戟、甘遂、芫花、商陆、二丑等必须慎用。因用之虽可获暂效，但停药后，腹水反复可较前更甚，同时因上述诸药均有毒性，可伤正气，加重肝功能损害，并且有诱发肝昏迷而致死之教训。如欲攻泻，可用大黄、芒硝等无毒之品。对于熟地、龟胶、鹿胶等，因虑其滋腻而易留邪，应慎用，常用生地、龟板、鹿胶霜等代之。对于并发症的治疗要分清寒热，辨别虚实。①发热：如突起发热，并现黄疸，为实热证，治当清热解毒，利湿退黄，可用甘露消毒丹、龙胆泻肝汤或清瘟败毒饮加减；如现低热缠绵，烦热不寐，为虚热证，治宜滋阴清火，可用知柏地黄汤或青蒿鳖甲汤加减②血证：臌胀齿鼻衄血、皮下瘀斑、或呕血便血，多因气血瘀阻，或肝郁化火，损伤脉络所致，治当解郁清热泻火，凉血止血，可用丹栀逍遥散、清胃散或犀角地黄汤加减；但亦有少数患者，由于久病脾虚不能统血而现瘀斑或衄血者，宜补脾摄血，需用归脾汤加艾叶炭、血余炭、阿胶等补血止血之品治之。③昏迷：有热毒内陷和寒湿瘀阻，蒙蔽心窍之分，前者治宜清热解毒，醒脑开窍，可用清营汤或清宫汤加郁金、菖蒲、牛黄，或选加安宫牛黄丸、至宝丹、紫雪丹等；后者宜温中化湿，芳香开窍，可用茵陈术附汤或藿朴夏苓汤加石菖蒲、麝香，或选加苏合香丸、玉枢丹等。

参考文献

［1］谌宁生，孙克伟，李晓良．急肝方对急性肝炎辨证分型疗效比较．深圳中西医结合杂志，1998，8（1）：15～16.

［2］徐慧，刘佳玫，谌宁生教授．治疗慢性乙型肝炎的经验．中国现代实用医学杂志，2002，1（3）：60～61.

［3］谌宁生，李晓良，孙克伟．中医药治疗重型肝炎三法比较．中医杂志，

1998，39（3）：165~167.

[4] 谌宁生，孙克伟. 应用消、攻、补三法论治肝硬化腹水. 新中医. 2001
（33）4：3~4.

陈斌，发表于《中西医结合肝病杂志》2004年第14卷第2
期。

第八节　参仙乙肝灵治疗慢性乙型肝炎临床观察

熊　焰　谌宁生　陈　斌　伍玉南　黄裕红　阳　航

我们根据慢性乙型肝炎的发病机制，在全国知名老中医谌宁
生教授数十年从医经验基础上，博采众长，精心制定了中药复方
参仙乙肝灵治疗慢性乙型肝炎，取得满意疗效，现报告如下。

一、资料及方法

1. 一般资料全部病例为本院国家肝病医疗中，2002~2004年
门诊及住院患者，依据2000年（西安）全国传染病与寄生虫病学
术会议《病毒性肝炎防治方案》，均符合慢性乙型肝炎（轻、中
度）诊断，纳入观察159例。治疗组105例，其中男69例，女36
例，年龄18~50岁，平均31岁，病程1~13年，平均5.8年；对
照组54例，其中男36例，女18例，年龄21~46岁，平均29岁，
病程1~12年，平均4.9年。两组病例HBV-DNA均为阳性，
HBeAg阳性86例（治疗组61例，对照组25例）。两组患者在年
龄、性别、病情及理化检查方面均具有可比性（P>0.05）。

2. 治疗方法　两组病例一般护肝药物相同（还原型谷胱甘肽、
维生素类等），治疗组口服参仙乙肝灵水剂（由本院药剂科制剂室
提供），主要成分：党参、丹参、仙灵脾、黄芪、郁金、女贞子、
枸杞、白花蛇舌草、虎杖、白芍、薏苡仁，每次125ml，每日2
次。对照组服用苦参素胶囊（天晴复欣胶囊——正大天晴制药公

司产品），每次 3 粒，每日 3 次。两组疗程均为 6 个月。

3. 观察方法　观察患者治疗前后的症状、体征变化及副作用情况。治疗前后查肝脏 B 超、心电图、粪、尿常规，治疗前及治疗后每月查肝功能、肾功能、血常规、HBV – DNA、HBV – M。

4. 疗效标准　参照 2000 年（西安）全国传染病与寄生虫病学术会议《病毒性肝炎防治方案》疗效判定标准。显效：肝功能恢复正常，HBV – DNA 和 HBeAg 阴转，HBeAg/HBeAb 出现血清转换；有效：肝功能恢复正常，HBV – DNA/HBeAg 至少 1 项阴转，HBeAg/HBeAb 未出现血清转换；无效：上述指标无变化。

5. 统计学方法采用 X^2 检验，由 SPSS11.0 统计软件包完成。

二、结果

1. 两组患者治疗前后肝功能变化情况见表 1。

表 1　两组患者肝功能变化情况（$\bar{x} \pm s$）

组别	n		ALT	AST	A/G
治疗组	105	治疗前	251.3 ± 112.2	175.6 ± 93.4	1.45 ± 0.92
		治疗后	34.8 ± 31.3 *△	27.2 ± 27.8 *△	1.86 ± 0.55 *△
对照组	54	治疗前	232.4 ± 97.2	154.9 ± 95.6	1.51 ± 0.87
		治疗后	31.3 ± 39.2	25.4 ± 28.6	1.64 ± 0.49

注：与本组治疗前比较，$^*P < 0.01$；与对照组治疗后比较，$^{\triangle}P > 0.05$。

2. 两组患者治疗后 HBV – M、HBV – DNA 变化情况见表 2。

表 2　两组患者治疗后 HBV – M、HBV – DNA 变化比较（%）

组别	HBsAg	HBV – DNA 阴转	HBeAg 阴转	HBeAg/HBeAb 转换
治疗组	4.8（5/105）	44.8（47/105）	34.4（21/61）	27.8（17/91）
对照组	5.6（3/54）	54.8（28/54）	36.0（9/25）	32.0（8/25）

注：两组比较 $P > 0.05$。

3. 两组患者治疗后综合疗效情况见表3。

表3　两组患者治疗后综合疗效比较　例（%）

组别	n	显效	有效	无效	总有效率
治疗组	105	17（16.2）	68（64.8）	20（19.0）	85（81.0）
对照组	54	8（14.8）	37（68.5）	9（16.7）	45（83.3）

注：两组比较 $P > 0.05$。

4. 两组患者治疗中副作用情况在治疗过程中，两组患者均未出现明显副作用，肾功能、尿、粪常规、心电图均未出现异常变化，对照组3例出现白细胞减少，口服氨肽素后恢复正常。

三、讨论

从祖国医学病因病机学说分析，慢性乙型肝炎由于湿热夹毒，侵犯脾胃，蕴结肝胆，久而入肾伤气血，终而形成"湿热毒邪难祛尽，肝郁脾肾气血虚"之复杂病机，故其治则必须解毒、补虚、化痰三法并用，方可取到祛邪、扶正、固本的多重疗效。参仙乙肝灵中，党参、黄芪、白芍益气养血，能增强机体免疫功能，促进肝细胞再生；丹参、郁金行气活血，可抑制或减少肝细胞变性坏死及炎症反应，并能改善肝脏微循环，有抗肝纤维化作用；仙灵脾、女贞、枸杞补益肝肾，能增强内皮网状系统吞噬能力，提高机体免疫能力，虎杖、白花蛇舌草，清热解毒，可刺激网状内皮系统增生，有抗病毒作用。诸药合用，达益气活血，滋补肝肾，清热解毒之功效。本资料显示，参仙乙肝灵治疗慢性乙型肝炎，能有效抑制病毒复制，恢复肝脏功能，改善临床症状，且无明显毒副作用，价格低廉，服用方便，适合于临床使用。其远期疗效及确切机制，我们正在进一步研究观察中。

参考文献

[1] 中华医学会传染病与寄生虫病学分会. 病毒性肝炎防治方案中华肝脏病杂志，2000，8：324～329.

［2］卢清，邬祥惠．天晴复欣对大鼠肝星状细胞增殖的影响．肝脏，2001.6：
　　　17～18.

［3］雷载权．中药学．上海：上海科学技术出版社，1999，58.

　　　　熊焰，发表于《中华医学实践杂志》2004 年第 3 卷第 11 期
P1011～1012。

第九节　解毒化瘀汤联合大黄煎剂 保留灌肠治疗重型肝炎临床观察

熊焰　谌宁生　黄裕红　陈斌　阳航　伍玉南

　　【摘要】目的　观察解毒化瘀汤联合大黄煎剂保留灌肠治疗慢性重型肝炎临床疗效。方法选择慢性重型肝炎（早、中期）病例 92 例，随机分为治疗组（58 例）和对照组（34 例），在综合治疗相同基础上，治疗组口服解毒化瘀汤，并联合应用大黄煎剂保留灌肠，观察两组患者主要症状、体征等变化及并发症与病死率情况，以及对肝、肾功能、血氨、凝血酶原活动度的影响，并进行统计学分析。

　　1. 结果　治疗组在改善临床症状、恢复肝脏功能、降低血氨浓度、减少并发症、降低病死率等方面明显优于对照组。

　　2. 结论　解毒化瘀汤联合大黄煎剂保留灌肠治疗慢性重型肝炎，安全、有效、价廉，确为有效合理的方法。

一、资料与方法

　　1. 病例选择　全部病例为我院国家肝病医疗中心 2001～2004
年住院患者，依据 2000 年（西安）全国传染病与寄生虫病学会制定的《病毒性肝炎防治方案》[1]均符合慢性重型肝炎（早、中期）诊断，纳入观察 92 例。治疗组 58 例，其中男性 49 例，女性 9 例，年龄 23～54 岁，平均年龄 38.2 岁；对照组 34 例，其中男性 30

例，女性 3 例，年龄 21 ~ 51 岁，平均年龄 36.4 岁。两组病例入院时在性别、年龄、病情及理化检查等方面均具有可比性（P > 0.05）。

2. 治疗方法　两组病例综合治疗（基础护肝、血浆及血制品、改善微循环、促肝细胞生长等）相同，治疗组在综合治疗基础上，口服解毒化瘀汤水剂（由本院药剂科制剂室提供。主要组成：赤芍、丹参、郁金、茵陈、田基黄、白花蛇舌草、石菖蒲、葛根、木通），每次 125ml，2 次/d。并联合应用大黄煎剂（由本院药剂科制剂室提供，主要组成：大黄、乌梅）每次 150ml 骨盆高位保留灌肠，1 次/d，每次保留时间 60min 以上。

3. 观察项目　观察患者治疗前后症状、体征、并发症等情况。治疗前及治疗后根据病情，动态监测肝、肾功能、电解质、血氨、凝血酶原活动度、血常规（每周不少于 2 次）。治疗前后查肝脏 B 超、心电图、粪、尿常规。治疗 1 个月后比较两组检测指标、并发症情况及病死率。

4. 统计学方法　计量资料采用均数 ± 标准差（$\bar{x} \pm s$），计数资料采用 χ^2 检验，两组间比较采用 t 检验。

二、结果

1. 病死率情况　死亡病例共 26 例，其中治疗组 12 例，病死率为 20.6%，对照组 14 例，病死率为 36.8%，死亡原因依次为上消化道出血、肝性脑病、肝肾综合征、严重电解质紊乱。对照组较治疗组并发症多，出现早，进展快。3 周内死亡病例资料（治疗组 6 例，对照组 10 例）均不纳入本观察 2.2、2.3 比较。

2. 两组患者治疗前后肝功能变化比较（见表 1）。

表1　　两组患者治疗前后肝功能比较

组别	n		TBIL(μmol/l)	ALT(u/l)	AST(u/l)	Alb(g/l)
治疗组	52	治疗前	284.2 ± 156.7	756.3 ± 276.1	678.5 ± 197.6	30.3 ± 4.9
		治疗后	67.8 ± 76.8※△	126.9 ± 101.8※△	78.3 ± 65.4※△	34.2 ± 5.8※△
对照组	24	治疗前	297.3 ± 141.1	798.4 ± 253.3	654.2 ± 203.4	29.3 ± 4.7
		治疗后	154.5 ± 120.3	216.6 ± 147.5	176.6 ± 116.4	31.3 ± 3.7

与本组治疗前比较※$P < 0.01$，与对照组治疗后比较△$P < 0.05$。

3. 两组患者治疗前后 PTA、NH3 变化比较（见表2）。

表2　　两组患者治疗前后 PTA、NH3 比较

组别	n	PTA（%）		NH$_3$（μmol/l）	
		治疗前	治疗后	治疗前	治疗后
治疗组	52	30 ± 6	58 ± 14※△	102 ± 98	45 ± 21※△
对照组	24	31 ± 7	47 ± 13	113 ± 91	81 ± 14

与本组治疗前比较※$P < 0.01$，与对照组治疗后比较△$P < 0.05$。

4. 两组患者主要并发症出现情况（见表3）。

表3　　两组患者主要并发症比较（例）

组别	n	出血（%）	肝性脑病（%）	感染（%）	肝肾综合征（%）
治疗组	58	6（10.3）	7（12.1）	15（25.9）	4（6.9）
对照组	34	7（20.6）	9（26.5）	14（41.2）	12（35.3）

5. 不良反应情况　　口服解毒化瘀汤时，赤芍用量 60 ~ 120g，茵陈 30 ~ 60g，治疗中未发生明显不良反应。大黄煎剂保留灌肠时，有3例患者依从性差，保留时间少于30min，1周后停止使用，其余患者未出现明显不良反应。

三、讨论

慢性重型肝炎是慢性肝病进程中肝功能衰竭引起的急危重症，临床上具有发病急、进展快、病情重、变症多、治疗难等特点。从祖国医学病因病机学说分析，慢性重型肝炎是因湿热瘀结，毒邪壅盛，弥漫三焦，肝胆脾胃受损，多个脏腑功能失调所致，且湿热瘀毒贯穿疾病发生发展过程的始终，故清热利湿，化瘀解毒为其治疗之基本原则。解毒化瘀汤中，赤芍、丹参、郁金凉血解血分之瘀热，可抑制或减少肝细胞变性、坏死及炎症反应，并能改善肝脏微循环；茵陈、田基黄、石菖蒲清热解毒，利湿退黄，在增加胆汁分泌的同时，有较好的退热作用；白花蛇舌草清热解毒，可刺激网状内皮系统增生，有抗病毒作用。此方组成，达清热利湿，化瘀解毒之功效，有利于改善肝脏微循环，减轻肝脏炎症，促进肝细胞再生[2,4]。

大黄煎剂保留灌肠既能活血祛瘀，又能通腑泻火，使湿热瘀毒从肠道排泄，现代药理研究表明，大黄能改善肝脏微循环，促进肝细胞再生，且能抗菌，抗病毒及减少肠道内毒素吸收。从肠道给药，能通过局部肠粘膜吸收，减轻胃肠道瘀血，调节肠道菌群失调，减少内毒素血症，改善患者消化道症状[3,5]。

本研究资料显示，慢性重型肝炎在综合治疗基础上，口服解毒化瘀汤，联合应用大黄煎剂保留灌肠，能有效改善临床症状，恢复肝脏功能，降低血氨浓度，减少并发症，降低病死率，且价格低廉，无明显不良反应，确为治疗慢性重型肝炎有效合理的方法，其确切机制正在进一步研究中。

参考文献

[1] 中华医学会传染病与寄生虫病学分会. 病毒性肝炎防治方案. 中华肝脏病杂志，2000，8：324～329.

[2] 陈兰玲，等. 解毒化瘀汤治疗肝炎高胆红素血症的临床研究. 中西医肝病结合杂志，2003，13（5）：259～260.

[3] 王天墨，等. 大黄复方治疗高胆红素血症75例. 中西医结合肝病杂志，

2002, 12（1）: 32.

［4］ 胡金满, 等. 解毒化瘀汤治疗肝炎高胆红素症并发内毒素血症的临床研究. 湖南中医学院学报, 2003, 23（2）: 29.

［5］ 王利东. 大黄水煎剂灌肠治疗慢性重型肝炎 65 例临床观察. 中国中医药信息杂志, 2000, 7（10）: 46.

熊焰, 发表于《中国现代实用医学杂志》2004 年 8 月, 第 3 卷. 第 16 期。

第十节　解毒化瘀汤治疗慢性乙型肝炎重型早期疗效分析

陈兰玲　谌宁生　褚裕义
谢　静　胡金满　阳　航

【摘要】目的　观察解毒化瘀汤治疗慢性重型肝炎的临床疗效。方法将 46 例慢性重型肝炎患者随机分为两组, 治疗组 26 例口服解毒化瘀汤, 对照组 20 例口服茵栀黄。观察治疗前后的症状、体征、肝功能、凝血酶原活动度的变化。结果　治疗组疗效优于对照组结果（$P < 0.05$）; 患者症状及体征有明显改善, 与对照组比较, 差异有显著性（$P < 0.05$）; TBIL、ALT、GLB 明显降低, ALB、PTA 升高, 与对照组比较, TBIL、ALB、PTA 水平差异有显著性（$P < 0.05$）。结论　解毒化瘀汤能提高慢性重型肝炎的疗效, 改善症状、体征及生化指标。

【关键词】慢性乙型肝炎; 解毒化瘀汤

慢性乙型肝炎重型早期是在原有慢性乙型肝炎、乙肝后肝硬化、慢性乙肝病毒携带者基础上再次出现肝炎症状、体征及肝功能异常者, 随着病情发展而加重, 达到重型肝炎早期诊断标准（血清总胆红素 > 10 倍, 凝血酶原活动度 30% ~ 40%, 或经病理学证实。但未发生明显的肝性脑病, 亦未出现腹水）。本病发病急、传变快、病死率高，若不及时治疗，随时可危及生命。如何有效、安全、经济地治疗本病，是目前临床研究的重点和难点。

我科于 2000 年 10 月 ~ 2005 年 12 月，以解毒化瘀汤治疗慢性重型肝炎早期 26 例，并以茵栀黄口服液进行比较，观察患者临床症状、肝功能、凝血酶原活动度等指标变化，现介绍如下。

一、资料与方法

1. 一般资料　病例均来源于湖南中医学院附一医院肝病中心的住院患者。诊断符合 2000 年 9 月西安中华医学会传染病与寄生虫病学分会、肝病学分会联合修订的病毒性肝炎慢性重型肝炎早期的诊断标准。

共观察 46 例。随机分为治疗组（解毒化瘀汤组）和对照组（茵栀黄组）。其中治疗组 26 例，男 23 例，女 3 例，年龄 24 ~ 58 岁，平均（34.83 ± 14.23）岁，病程 2 ~ 16 年，平均（33.98 ± 46.14）个月。对照组 20 例，男 19 例，女 1 例，年龄 23 ~ 57 岁，平均（36.24 ± 13.45）岁；病程 3 ~ 15 年，平均（38.48 ± 48.98）个月。两组间在年龄、性别、病程均具有可比性（P > 0.05）。

2. 治疗方法　两组均用古拉定、促肝细胞生长素静滴，口服乳果糖，根据病情严重程度。酌情补充血浆白蛋白、新鲜血浆等治疗。治疗组另加用解毒化瘀汤，方由赤芍、丹参、郁金、茵陈、田基黄、白花蛇舌草、大黄、枳壳等 12 味药组成，制成饮品（由我院药剂科提供），每包 150ml，1 包/次，每日 2 次；对照组口服茵栀黄（北京第四制药厂生产，10mL/支），20ml/次，每次 2 支；30 天为 1 个疗程。

3. 观察指标及方法

（1）安全性观察：观察可能出现的不良反应症状；常规体格检查：体重、血压、脉搏；血、尿、粪常规、心电图、肾功能、电解质，均治疗前后各检测 1 次。

（2）主要临床症状、体征分别于治疗前、治疗后 15 天、30 天进行登记，观察其变化。

（3）肝功能及 PTA 检测包括 TBIL、ALT、ALB、GLB、PTA 分别于治疗前、治疗后 15 天、30 天抽血检查 1 次。

4. 疗效评定　标准参照《中药新药研究指导原则》制定。显效：TBIL、ALT、ALB、GLB、PTA 均接近正常，临床症状体征消失；有效：TBIL、ALT、GLB、PTA 明显下降，临床症状体征明显减轻；无效：TBIL、ALT、ALB、GLB、PTA 未降或升高，症状体征无缓解或加重。

5. 统计学方法所有统计均用 SPSS11.0 版统计软件进行。

二、结果

1. 两组疗效比较　治疗组显效 15 例，有效 7 例，无效 4 例；对照组显效 4 例，有效 6 例，无效 10 例。两组经 Ridit 检验，差异有显著性（$P < 0.05$）。

2. 两组症状、体征的改善情况见表 1。

表 1　两组症状、体征的改善情况比较（例）

组别	例数	神疲乏力		食欲不振		恶心		腹胀		牙龈出血	
		治疗前	治疗后	治疗前	治疗后	治疗前	治疗后	治疗前	治疗后	治疗前	治疗后
治疗组	26	26	3*	26	2*	26	2*	26	3*	12	2
对照组	20	20	10	20	8	20	7	20	10	8	4

注：与对照组比较，*$P < 0.05$。

3. 肝功能及 PTA 变化，见表 2。

表 2　肝功能及 PTA 疗效分析（$\bar{x} \pm s$）

组别	例数	时间	ALT(u/L)	TBIL(μmol/L)	ALB(g/L)	GLB(g/L)	PTA(%)
治疗组	26	治疗前	726.21 ± 183.62	279.82 ± 120.02	30.13 ± 4.12	32.14 ± 5.14	32.52 ± 7.31
		治疗后	73.59 ± 72.34#	76.43 ± 65.24#△	36.67 ± 3.74#△	29.54 ± 6.08	59.85 ± 16.31#△
对照组	20	治疗前	748.26 ± 187.23	268.74 ± 12.12	30.59 ± 4.35	31.72 ± 6.32	32.94 ± 16.31
		治疗后	65.73 ± 66.97#	156.06 ± 172.32*	33.92 ± 5.58	30.22 ± 5.32	49.12 ± 14.42

注：与本组治疗前比较，*$P < 0.05$，#$P < 0.01$；与对照组比较，△$P < 0.05$。

三、讨论

慢性乙型肝炎重型属于中医"急黄""疫黄"的范畴，其病因病机是湿、热、毒、瘀侵入营血。解毒化瘀汤由湖南省名老中医谌宁生教授根据自己数十年的临床经验制定的处方，该方由赤芍、丹参、郁金、田基黄、茵陈、白花蛇舌草、枳壳、大黄、木通等药组成，在我院传染科使用10余年，有较好的临床疗效。方中赤芍、丹参、郁金清热凉血，活血止血，使血脉通，瘀散结消，血不妄行；《药品化义》曰：赤芍能"泻肝火"。田基黄、茵陈清热利湿，白花蛇舌草清热解毒，枳壳理气解郁而利胆，大黄、木通，通腑泻火，使湿热毒瘀从大小便分消，病邪得去。《本草纲目》曰："大黄乃足太阴、手足阳明、手足厥阴五经血分，泻血分伏火要药，凡病在五经血分者宜用之"。全方贯穿活血化瘀、清热解毒、利湿退黄之治法，治其根本，防其传变。

大量药理学及临床实践证明：赤芍具有抑制血小板和红细胞聚集，降低血浆血栓素 B2，改善微循环，恢复肝细胞的正常代谢和血液供应，加速胆红素的排泄[1]等功能。茵陈具有扩张胆管，加快胆汁排出，帮助消化，扩张血管，改善肝内循环，防止肝细胞坏死，促进肝细胞再生[2]等功能。生大黄能显著降低慢性重型肝炎体内的内毒索及肿瘤坏死因子，并能降低急性肝衰大鼠的内毒素水平[4]。丹参具有扩张血管、活血通瘀，改善门静脉和肝内血流量，防止微血管内凝，促进纤溶功能，减少病变部位缺血状态，丰富肝细胞营养和活化肝细胞，加速病灶的修复等作用[2]。

解毒化瘀汤可降低肝炎患者血清内毒素水平[5]和促进 HBV - DNA 及 HBeAg 阴转而达到抗病毒的作用[6]，故解毒化瘀汤能安全、经济、有效地治疗慢性乙型肝炎重型早期，其机制有待进一步研究。

参考文献

[1] 汪承柏，江平．凉血活血中药对急慢性肝炎伴胆汁淤积的病理修复——

附 63 例报告. 中华传染病杂志，1992，10（4）：231～232.

[2] 叶维法. 临床肝胆病学. 天津：天津科学技术出版社，1985，649，647.

[3] 饶日春，郑瑞丹，林福地，等. 生大黄对慢性重型肝炎患者内毒素及肿瘤坏死因子的影响. 中国中西医结合杂志，2001，21（12）：887.

[4] 张秋菊，程慧娟，王成永，等. 大黄提取物对急性肝衰大鼠肝性脑病的防治作用. 中药材，2002. 25（8）：573～575.

[5] 陈兰玲，胡金满，赵国荣，等. 解毒化瘀汤治疗肝炎高胆红素血症的临床研究. 中西医结合肝病杂志，2003，13（5）：259～260.

[6] 熊焰，谌宁生，伍玉南，等. 解毒化瘀汤联合苦参素治疗 HBV – DNA 阳性高黄疸乙型肝炎. 中华现代中西医杂志，2004，2（12）：1105～1106.

陈兰玲，发表于《中华现代内科学杂志》2006 年第 3 卷第 9 期。

第十一节　谌宁生主任医师治疗慢性乙型肝炎的经验介绍

徐　慧

谌宁生系湖南中医药大学第一附附属医院主任医师、教授，国家名老中医药专家带徒指导老师，从事肝病临床、科研和教学五十余年，在治疗肝病病证上积累了丰富的临床经验，疗效显著，深得病友赞誉。笔者有幸随师学习，获益匪浅，深感老师在治疗慢性乙型肝炎方面经验独特，屡获效验，现整理介绍如下。

一、发病机制

谌师认为慢性乙型肝炎多因急性乙肝失治或久治不愈，湿热之邪稽留不去，蕴结日久，损伤肝脾肾三脏，导致气血虚弱。脏腑功能失调，而形成"湿热邪恋难除尽，肝郁脾肾气血虚"的邪恋正虚、虚实夹杂的复杂结局。其传变规律。一般是湿热之邪，先伤肝脾，使肝气郁结，疏泄失常，而症见肝郁气滞之候；肝气乘脾，脾失健运，而症见肝郁脾虚之候；热伏营血，日久耗阴伤肝肾，故病见肝肾阴虚之症；病久气血运行障碍，脉络痰阻，瘀血内停，蓄积肝脾，故出现两胁痞块、肝掌、蜘蛛痣等气滞血瘀证候。

二、治疗用药原则

谌师认为乙肝病毒（湿热夹毒）是本病的主要病因；免疫功能低下（正气虚弱，脾肾功能受损）是发病的重要病机；肝组织损伤，微循环障碍（肝郁气滞血瘀）是本病的基本病理变化。在治疗本病的过程中，必须将解毒、补虚、化瘀三法相结合，以达到祛邪、扶正、固本的多重疗效。谌师强调慢性乙肝病程较长，往往缠绵难愈，难取捷效，故治疗时，不可操之过急，进行猛攻或大补，而宜和中守方，缓缓图之，扶正不留邪，祛邪不伤正，以求全效。

1. 解毒用以驱邪　湿热夹毒是本病的主要病因，邪不祛尽，则乙肝病难求痊愈，谌师强调祛邪务尽的原则，清热解毒可作为论治本病的基本祛邪大法，常用药物有：白花蛇舌草、虎杖、夏枯草、鸡骨草、半枝莲、田基黄、板蓝根、山豆根、蒲公英、猫爪草、垂盆草等。

2. 补虚即可扶正　正气虚弱，脾肾功能受损，是本病的重要病机。补益脾肾，不仅可以增强正气，提高免疫功能和机体抗病能力。而且有助于乙肝病毒的清除，扶正即可祛邪，故补益脾肾为论治本病的补虚扶正根本大法，常用药物有：生黄芪、党参或人参、白术、山药、茯苓、桑椹、枸杞子、女贞子、旱莲草、菟丝子、仙灵脾、黄精等。

3. 化瘀而能固本　久病入络、瘀血阻络，是肝病发展的必然病理变化。通过活血化瘀方药治疗，可以改善微循环，减少病变部位的缺血，增加肝脏营养及氧的供应，加速病灶的吸收和修复，改善肝功能，防治肝脏病变复发。常用药物有：丹参、赤芍、桃仁、红花、当归、川芎、泽兰、鳖甲、地龙、水蛭、三七等。

三、辨证分型与论治

谌师认为慢胜乙型肝炎病因病机复杂，临床可按肝郁气滞、肝郁脾虚、肝肾阴虚，气滞血瘀四型辨证论治。

1. 肝郁气滞型　症见：胁肋疼痛明显，伴纳差，腹胀，疲乏，尿黄，便结，或出现黄疸，发热，苔白润或黄腻，脉弦滑或弦数。治宜：疏肝理气，兼清湿热。

处方：柴胡 10g，白芍 15g，枳壳 6g，香附 10g，丹参 15g，炒麦芽 15g。黄柏 10g，半枝莲 20g，田基黄 20g，板蓝根 15g，甘草 5g。加减：湿盛者，加泽兰、茯苓；热盛者，加龙胆草、虎杖、栀子；气滞腹胀便秘者，加生大黄（后下）、芒硝；肋痛甚者，加川楝子、郁金。

2. 肝郁脾虚　症见：胁痛，乏力，纳差，腹胀，便溏或恶心厌油，舌质淡，苔白薄或白腻，脉弦滑或弦缓。治宜：疏肝理脾，健脾利湿。

处方：柴胡 10g，党参 15g，白术 10g，茯苓 15g，丹参 15g，郁金 10g，炒麦芽 15g，鸡内金 10g，白花蛇舌草 15g，生薏苡仁 5g，甘草 5g。加减：脾胃虚弱者，加山药，莲子；腹胀甚者，加莱菔子、大腹皮；气虚明显者，加生黄芪，重用党参或改加人参

3. 肝肾阴虚　症见：肝区隐痛，腰酸腿软，手足心热夜眠欠宁，烦躁失眠多梦，口干口苦，舌质红或有裂纹，苔薄黄或无苔，脉弦细或细数。治宜：滋养肝肾。

处方：沙参 15g，麦冬 10g，生地 15g，当归 10g，枸杞 10g，川楝子 6g，女贞子 10g，墨旱莲 10g，山药 15g，杭白芍 15g，甘草 6g。加减：胁痛明显者，加元胡、郁金；大便干结者，加玄参、瓜蒌仁；有湿象者，加茵陈、薏苡仁；有热候者，加栀子、白花蛇舌草、板蓝根。

4. 气滞血瘀型　症见：面色晦暗或焦黑，胁肋刺痛或胀痛，两胁肋下痞块（肝或脾脏肿大），齿、鼻衄血，肝掌、蜘蛛痣，舌质紫暗或有瘀斑瘀点，苔薄黄，脉弦或涩。治宜：补气养血，活

血化瘀。

处方：党参 15g，生黄芪 30g，柴胡 10g，赤芍 15g，当归 10g，丹参 15g，茵陈 15g，郁金 10g，牡丹皮 10g，茜草 10g，鳖甲 15g（先煎），白茅根 20g，甘草 6g。加减：瘀甚者，加桃仁、红花、蒲黄、五灵脂；有热象者，加栀子、生地、白花蛇舌草、半枝莲；纳食差者，如炒麦芽、鸡内金；腹胀者，加炒莱菔子、大腹皮；尿少者，加车前子、泽泻、猪苓。

徐慧，发表于《中国民族民间医药》2009 年总 104 期 P160。

第十二节　谌宁生教授治疗重型肝炎的经验

朱文芳　谌宁生

重型肝炎是由于急剧而广泛的肝细胞坏死、肝功能严重受损的一种临床综合征，具有病情进展迅速、变症多、病势重、死亡率高、治疗棘手等特点，属于肝炎中的重症。中医药治疗对重型肝炎患者在改善症状和提高其存活率等方面均具有一定的优势。

谌宁生教授是国家及湖南省名老中医，从医 50 多年，有丰富的临床经验，特别对重型肝炎有较深入的研究。认为重型肝炎以"瘀毒"致病为主，从 90 年代就提出了"毒瘀胶结"的基本病机，治以"解毒化瘀"为要，在临床取得了较好的疗效。现将其学术思想及治疗方法总结如下。

一、学术思想——重型肝炎的病因病机为"毒瘀胶结"

谌老认为重型肝炎传染性强、病势凶险、易入营血、危及心包、多有变证等多方面均具有温病的特点。其发病病机有"温乃热之渐，热乃温之极，热极必生毒"，以及"毒寓邪中，毒随邪入，热由毒生，变由毒起"的观点，与一般的湿热黄疸大不相同。《金匮要略·黄疸病篇》云："脾色必黄，瘀热以行"阐明了邪瘀热结于血分发黄的机理。湿热疫毒侵入血分，初则血滞不行，毒热与瘀相结，导致病邪深痼难去，故"毒瘀胶结"为其基本病机。"毒"与"瘀"可互为因果：一方面，热毒为患，导致血滞成瘀，是其致病特点之一。热毒熏蒸，血炼成瘀；或热毒耗阴，津亏血凝；又或毒伤血络，外溢成瘀。另一方面，肝病有"久病入络"，"久病必瘀"之说，而在内有瘀血的情况下，热毒更易与之纠结而形成"毒瘀胶结"。如《温热逢源》说："因病而有蓄血，温热之邪与之纠结，热附血而愈觉缠绵，血得热则愈形凝固。"由此可见对于重型肝炎来说，"毒"为致病之因，"瘀"为病变之本，热毒伏于肝脏，日久气血为之瘀滞，瘀久则化热，进而毒瘀胶结，暗伤营血，肝失疏泄，胆汁外溢，不循常道，入于血脉，溢于肌肤而发为黄疸。须知毒虽为致病之因，若毒盛则必导致瘀甚，而瘀甚则必定生毒，从而加重肝脏血瘀病变，形成恶性循环，最终导致毒瘀胶结难解的局面。

二、治疗方法——重在解毒、贵在化瘀

1. 治以"解毒化瘀"为要：重型肝炎属中医"急黄""瘟黄"范畴，病情凶险，传变极快，可按温病卫气营血传变。但谌老认为不必拘泥于叶天士治疗温病按卫气营血发展顺序的治则，而应采取快速截断治疗的果断措施：以解毒祛邪，扭转病机，阻止毒邪深入营血，预防出现"变证"危候至关重要。根据对重型肝炎的病因病机为"毒瘀胶结"的认识。谌老在临证时常以"解毒化瘀"为基本治法，自拟"解毒化瘀汤"：白花蛇舌草、茵陈、赤芍各30g，丹参、田基黄各15g，栀子、郁金、石菖蒲、通草各10g，枳壳6g，甘草5g，生大黄10g（后下）。这与当代著名中医肝病专家关幼波教授在《关幼波临床经验选》黄疸施治要点中明确提出"治黄必治血，血行黄易却"和"治黄需解毒，毒解黄易除"的两个重要法则，有着同样的观点。

方中以白花蛇舌草、赤芍清热解毒、凉血活血、化瘀退黄为君药；辅以茵陈、栀子、田基黄等清热解毒之品为臣药，重在解

毒祛邪；配丹参、郁金活血退黄，菖蒲、通草利湿退黄，以加强解毒利湿，活血退黄之功效；枳壳行气解郁为佐药；配大黄通腑排便，清除肠道浊物和内毒素，使湿热毒瘀从大便分消，病邪得去；甘草调和诸药为使，不仅可缓和大黄之苦寒，并可增加解毒功效。全方贯穿清热、解毒、利湿、凉血活血、化瘀退黄之治法，切中病因病机，快速截断病邪，治其根本，防其传变。其黄疸严重者，赤芍、茵陈可重用至60g；若舌质淡苔白腻，偏湿重者，加白豆蔻、藿香等芳香化湿；若舌质红，苔黄脉数，发热，偏热重者，加板蓝根、半枝莲、虎杖等清热解毒；若齿鼻衄血，皮下瘀斑，出血倾向明显者加生地、牡丹皮、水牛角凉血止血；心烦躁动、神志异常、有肝昏迷先兆者，加安宫牛黄丸、至宝丹、紫雪丹。

2. 用药经验认为赤芍、大黄为治疗重型肝炎要药。基于以上重型肝炎具有"热毒盛，血瘀重，毒瘀胶结"的特点，谌老治疗重型肝炎"重在解毒，贵在化瘀"，临证用药常以赤芍、大黄为治疗重型肝炎要药。大量的临床和研究实验已证实，赤芍和大黄均具有泻肝、清热、凉血、活血、散瘀之功效。赤芍性味苦酸微寒，入肝、脾二经，如《本草纲目》曰："赤芍散邪、能行血中之滞"。谌老常重用至60g，以增强凉血退黄功效，疗效颇佳。大黄味苦性大寒，入肝、脾、胃、大肠诸经，《本草纲目》载："大黄乃足太阴、手足阳明、手足厥阴五经血分，泻血分伏火要药，凡病在五经血分者宜用之"。临床除口服外，常用大黄和乌梅水煎进行保留灌肠，疗效亦明显。

三、病案举例

患者，男，42岁，因反复乏力、纳差3年，加重伴身目尿黄半月于2007年11月21日入院，住院号：200010。既往有慢性乙型肝炎病史，此次发病于2007年10月中下旬出现疲乏无力，食欲不振，右胁肋隐痛，身目尿黄。于11月11日在当地医院住院治疗，予以常规西医治疗并配合甘露消毒丹加减治疗，病情无好转，黄疸继续上升。遂于 11 月 21 日转入我院治疗。入院时症见：乏力纳差，恶心呕吐，口干，腹胀，身目发黄，面色晦暗，舌质暗红，边有瘀点，苔薄黄，脉弦。肝功能 TBIL472μmol/L，DBIL325μmol/L，ALT98U/L，白蛋白（A）29g/L，球蛋白（G）25.6g/L，HBV－M 检测为大三阳，凝血酶原时间 18 秒，凝血酶原活动度 32.6%。西医诊断：病毒性肝炎乙型慢加亚急性肝衰竭（早期）。中医诊断：肝瘟。辨证为热毒入营血、湿热夹瘀，予以清热解毒化瘀退黄之解毒化瘀汤加减：茵陈、赤芍各 30g，葛根 20g，白花蛇舌草、丹参各 15g，生大黄（后下）、郁金、栀子、菖蒲、通草、枳壳、牡丹皮、竹茹、法半夏各 10g，甘草 5g。服药 3 剂并配合常规西医治疗后，病情有所好转，自觉纳食稍增，食后呕吐缓解，腹胀减轻。原方续服 5 剂，11 月 30 日，复查肝功能 TBIL428μmol/L，DBIL307μmol/L，ALT89U/L，因方药对症，胆红素指标下降，守方继服至 2008 年 1 月 21 日，复查肝功能 TBIL88μmol/L，ALT62U/L，HBeAg 转阴，A33.3g/L，G36.2g/L。患者无明显乏力腹胀，黄疸减轻，舌尖红苔薄黄，脉弦滑，病情好转要求出院。嘱其前方去大黄，加鸡内金 15g，茵陈、赤芍减至 15~20g，出院后继续服用，定期随诊。患者于 2008 年 1 月 22 日出院，住院 62 天。

　　按：本案病例，先用清热利湿退黄之甘露消毒丹加减无效，是因病重药轻，难以控制病情发展。而改用清热解毒化瘀退黄之"解毒化瘀汤"能见显效，说明重型肝炎之病因为湿热毒盛，伤及营血，形成湿热瘀毒证。故治疗关键重在解毒，贵在化瘀。方中不仅以白花蛇舌草、葛根、茵陈、栀子、大黄等清热解毒利湿退黄，而且重用赤芍、丹参以及丹皮、郁金等凉血解毒活血化瘀之品，针对病因病机，使血中之热毒解、瘀血除，则黄自退而病自愈。

　　朱文芳，发表于《中西医结合肝病杂志》2009 年第 19 卷第 6 期。

第十三节　谌宁生教授治疗慢加急性肝衰竭的经验

蒋　伟[1]谌宁生

一、浏阳市中医院肝病科

乙型肝炎病毒（hepatitis B virus，HBV）感染是一个严重的公共卫生问题。据世界卫生组织报道，全球60亿人口中，约20亿人曾感染过HBV，其中3.5亿人为慢性HBV感染，每年约有100万人死HBV感染所致的肝衰竭、肝硬化和原发性肝细胞癌，而肝功能衰竭是死亡率最高的疾病之一。慢加急性肝衰竭是在慢性肝病基础上出现的急性肝功能失代偿，是我国肝衰竭的最主要类型[2]。

肝衰竭具有病情进展迅速、变症多、病势重、死亡率高、治疗棘手等特点，属于肝炎中的重症。中医药治疗对肝衰竭患者在改善症状和提高其存活率等方面均具有一定的优势。谌宁生教授是国家级和湖南省名老中医，从医50余年，临症经验丰富，特别对肝衰竭有较深入的研究。笔者有幸师从谌老，特将谌老治疗慢加急性肝衰竭经验介绍如下。

二、慢加急性肝衰竭病因病机主要为瘀毒胶结，正虚邪实

在我国古代文献中，虽无肝衰竭这一病名，但类似本病的记载不少，如《伤寒论》云："太阳病中风，以火劫发汗，邪风被火热，血气流溢，两阳相熏灼，其身发黄。阴阳俱衰竭。"《诸病源候论》曰："脾胃有热，谷气郁蒸，因为热毒所加，故卒然发黄，心满气喘，命在倾刻，故为急黄也。"唐·孙思邈《千金翼方》谓：凡遇时行遏热病，多必内瘀发黄。

慢加急性肝衰竭病机上多属于"正虚邪实"，其证候千变万化，病机错综复杂，但其病因病理不外"毒""瘀""虚"，而

"毒瘀胶结、气阴不足"为其基本病机。"毒""瘀""虚"可互为因果：一方面，热毒为患，导致血滞成瘀，是其致病特点之一。热毒熏蒸，血炼成瘀；或热毒耗阴，津亏血凝；又或毒伤血络，外溢成瘀。另一方面，肝病有"久病入络"，"久病必瘀"，"久病必虚"之说，而在内有瘀血的情况下，热毒更易与之纠结而形成"毒瘀胶结"。如《温热逢源》说："因病而有蓄血，温热之邪与之纠结，热附血而愈觉缠绵，血得热则愈形凝固。"由此可见，对于肝衰竭来说，"毒"为致病之因，"瘀"为病变之本，热毒伏于肝脏。日久气血为之瘀滞，瘀久则化热，进而毒瘀胶结，暗伤营血，气阴不足，肝失疏泄，胆汁外溢，不循常道，入于血脉，溢于肌肤而发为黄疸。须知毒虽为致病之因，若毒盛则必导致瘀甚，而瘀甚则必定生毒，从而加重肝脏血瘀病变，形成恶性循环，最终导致毒瘀胶结、气阴不足的局面。

三、治则重在解毒化瘀，兼顾扶正

慢加急性肝衰竭属于正虚邪实的过程，平素正气亏虚，加之湿热夹毒，侵犯脾胃，蕴结肝胆，久而入肾并伤气血，终而成"湿热毒邪难祛尽，肝郁脾肾气血虚"之复杂病机，湿、热、毒、瘀、虚是其主要的病理过程，故解毒、化瘀、补虚三法并用应为本病的治疗原则，以取到祛邪、扶正的多重疗效。谌老自拟重肝 2号汤治疗慢加急性肝衰竭，方中以白花蛇舌草、赤芍清热解毒、凉血活血、化瘀退黄为君药；辅以茵陈、鸡骨草、田基黄等清热解毒之品为臣药，重在解毒祛邪；佐以太子参、白术、鳖甲益气健脾，养阴滋肝；配丹参、郁金活血退黄，薏苡仁、大腹皮利湿退黄，以加强解毒利湿，活血退黄之功效；柴胡行气解郁为佐药，配大黄通腑排便，清除肠道浊物和内毒素，使湿热毒瘀从大便分消，病邪得去；甘草调和诸药为使，不仅可缓和大黄之苦寒，并可增加解毒功效。全方贯穿清热解毒、利湿、凉血活血、化瘀退黄、益气养阴之治法，切中肝衰竭之病因病机，快速截断病邪，治其根本，防其传变。临证加减：其黄疸严重者，赤芍、茵陈可重用至60g；若舌质淡苔白腻，偏湿重者，加白豆蔻、藿香等芳香化湿；若舌质红，苔黄脉数，发热，偏热重者，加板蓝根、半枝莲、虎杖等清热解毒；若齿鼻衄血，皮下瘀斑，出血倾向明显者加生地、牡丹皮、水牛角凉血止血；心烦躁动、神志异常、有肝昏迷先兆者，选加安宫牛黄丸、至宝丹、紫雪丹。

赤芍性味苦酸微寒，入肝、脾二经，如《本草纲目》曰："赤芍散邪、能行血中之滞"。谌老常重用赤芍至60g，以增强凉血退黄功效，疗效颇佳。大黄味苦性大寒，入肝、脾、胃、大肠诸经，《本草纲目》载："大黄乃足太阴、手足阳明、手足厥阴五经血分，泻血分伏火要药，凡病在五经血分者宜用之"。这与当代著名中医肝病专家关幼波教授在《关幼波临床经验选》黄疸施治要点中明确提出"治黄必治血，血行黄易却"和"治黄需解毒，毒解黄易除"的两个重要法则有着同样的观点。慢加急性肝衰竭病情凶险，传变极快，治疗时不必按照一般辨证论治的原则，也不可用叶天士治疗温病按卫气营血发展顺序的尾随治则，而应遵照张仲景"见肝之病，知肝传脾，当先实脾"，以及《内径》"治病必求于本""审证求因"和"审因施治"的根本原则。对慢加急性肝衰竭必须采取快速截断的果断治疗措施，以阻断瘟邪热毒侵入营血。扭转病机，不致内陷心包。

现代药理研究证实：虎杖与茵陈配用，有明显的抗菌、抗病毒及保肝利胆作用；丹参可改善微循环，增强肝脏血流量，促进肝细胞修复与再生，研究发现丹参素在体内外能抑制LPS（脂多糖）刺激的白细胞分泌TNF-d、IL-6、IL-1等细胞因子，提高内毒素攻击小鼠的生存率；大黄通腑泻毒，能激发机体产生干扰素，提高机体的抗病毒能力，起到病因治疗作用，并可抑制体液免疫，增强细胞免疫，消除免疫复合物，减轻肝细胞损伤，促进毒素从肠道排出；太子参具有抗应激及增强机体免疫的作用，能达到扶正祛邪的功能[4]；赤芍具有改善血液粘滞度、减少红细胞聚集、增强肝脏血流量、保护肝细胞及调整血浆环化核苷酸等多种作用。故重用赤芍不仅能改善肝脏血液循环，恢复肝功能，且有利胆作用，使黄疸迅速消退；大黄味苦性大寒，入肝、脾、胃、大肠诸经，不仅有荡涤肠胃、泻血分实热、除下焦湿热、下有形积滞之功，且能清肝胆湿热、治血热之吐衄、化无形之痞满，有急下存阴、推陈出新、釜底抽薪、突出泻热的作用"。

四、病案举例

患者，男，27岁，因反复乏力、纳差3年，加重伴身目尿黄半月，于2010年1月3日入院。既往有慢性乙型肝炎病史，此次发病于2007年10月中下旬出现疲乏无力，食欲不振，右胁肋隐痛，身目尿黄。于2009年12月21日起病情加重，黄疸上升，遂于1月3日入我院治疗。入院时症见：乏力纳差，恶心呕吐，口干，腹胀，身目发黄，面色晦暗，舌质暗红，边有瘀点，苔薄黄，脉弦。肝功能：TBIL427.2μmol/L，DBIL318.3μmol/L，ALT127U/L，白蛋白（A）28.59/L，球蛋白（G）24.89/L，HBV-M为大三阳，凝血酶原时间22.3秒，凝血酶原活动度31.1%。西医诊断：病毒性肝炎乙型慢加亚急性肝衰竭（早期）。中医诊断：瘟黄。辨证为毒瘀胶结、气阴不足，予以清热解毒、化瘀退黄、益气养阴之重肝2号汤加减：赤芍50g，茵陈、太子参各30g，白花蛇舌草、鸡骨草、丹参、茯苓、大腹皮各15g，生大黄（后下）、白术、郁金、虎杖、柴胡、牡丹皮、鳖甲、竹茹、法半夏各10g，甘草5g。服药5剂并配合常规西医治疗后，病情有所好转，自觉纳食稍增，食后呕吐缓解，腹胀减轻。原方续服5剂，1月13日，复查肝功能：TBIL358.5μmol/L，DBIL217.4μmol/L，ALT89U/L，因方药对症，胆红素指标下降，守方继服至2010年1月28日，复查肝功能TBIL120μmol/L，ALT62U/L。Alb32.79/L，G27.89/L。患者无明显乏力腹胀，黄疸减轻，舌尖红苔薄黄，脉弦滑，病情好转要求出院。嘱其前方去大黄，加鸡内金15g，茵陈、赤芍减至20~30g，出院后继续服用，定期随诊，病情恢复。

按：本案病例，方中不仅以白花蛇舌草、鸡骨草、茵陈、虎杖、大黄等清热解毒利湿退黄，而且重用赤芍、丹参、郁金等凉血解毒活血化瘀之品，太子参、白术、鳖甲益气健脾，养阴滋肝。针对肝衰竭之病因病机，使血中之热毒解、瘀血除、正气足则黄自退而病自愈。

参考文献

［1］GANEM D，PRINCE AM. Hepatitis B virus infectiOn natural histOryand clinical consequences［J］. N Engl J Med，2004，350（3）：1118～1129。

［2］中华医学会感染病学分会肝衰竭与人工肝学组、中华医学会肝病学分会重型肝病与人工肝学组. 肝衰竭诊疗指南［J］. 实用肝脏病杂志。2006，9（6）：123。

［3］蒋建新主编. 细菌内毒素基础与临床［M］. 北京：人民军医出版社。2004：417。

［4］刘训红，陈彬，王玉玺. 太子参多糖抗应激和免疫增强作用的实验研究［J］. 江苏中医，2000，21（10）：51～52。

［5］汪承伯，贺江平. 凉血活血中药对慢性肝炎伴胆汁淤积的病理修复作用—附63例报告［J］. 中华传染病杂志，1992，10（4）：231。

蒋伟，发表于《中西医结合肝病杂志》2010年第20卷第6期。

第九章　争鸣与商榷

第一节　对《浅谈以"证"为纲开展中西医结合研究》一文的几点意见

——与廖家桢先生商榷

谌宁生

　　廖家桢先生在 1981 年 7 期《中医杂志》发表《浅谈以"证"为纲开展中西医结合研究》（以下简称《浅谈》）一文，对如何开展中西医结合研究以发展祖国医药学，提出了一些新的见解和许多积极意见，如诊断要标准化、辨证要动态化、观察要客观化、指标要现代化和分析要科学化等，均是很宝贵的正确意见，笔者完全同意；但是对该文中的一些主要论点，却有不同看法，特提出商榷。

　　一、关于中西医结合研究的对象，《浅谈》认为其"主要对象是祖国医药学，而研究的方法和手段，主要是现代科学的知识和方法（当然包括现代医学在内）"。笔者认为医学是研究人体和疾病规律的科学，其研究对象是人体与人的疾病，故其基本问题是关于疾病与健康互相转化的规律。临床医学的任务也就是要促使疾病向健康转化，而作为临床医学工作者，其任务应该只有一个，即不管是西医、中医或中西结合者，其研究对象均为疾病。西医诊断，目的是治病救人，中医辨证施治，目的也是治病救人，中西医结合研究的目的，同样是治病救人。古今中外所有医者，莫不如此，以病人为对象，以治愈疾病为目的。故《浅谈》强调

"中西医结合研究的主要对象是祖国医药学"的观点，显然是不够全面和不够客观的。因为研究的方法和手段不同，并不能说明研究的目的和对象必然不同。

二、中西医结合研究是否应该提倡以"证"为纲呢？由于医者特别是临床医生，其研究和治疗对象是人体及其疾病，因此，不能否认，对于研究疾病的病因病机或治疗疾病，不仅理论上说可采取不同的方法和手段，客观事实也确实使用了多种不同的方法和手段。西医与中医所用固然不同，而中医本身对不同的疾病和证，亦常运用不同的方法和治疗手段。例如内科杂病多按脏腑辨证，外感伤寒病按六经辨证，而眼科疾病又可按五轮辨证。至于治疗方法，除内服有水煎汤剂及膏、丹、丸、散等外，还有外敷、针灸、按摩、气功等。因此，中西医结合研究的方法和手段，自不必强调一致，更不能强调以什么为纲，什么为目，以什么带动什么。理论上虽可说"纲举目张"，但客观事实往往难如人愿。例如，人尽知钢铁与粮食在工农业占有异常重要的地位，但过去强调"以钢为纲""以粮为纲"的口号，主观地以为只要抓好钢与粮，就自然能迅速搞好全面的工农业生产，但客观事实是，由于过分偏重钢与粮，不仅其他的工农业生产不能正常发展，就连钢与粮也被拖累着上不去。整个工农业就是一个有机体，一定要强调以此为纲，就难免会顾"此"失"彼"。《浅谈》为促进中西医结合研究而提出"以证为纲，以病为目，以证带病"的论点，只怕实践起来，就只求突出中医的证而轻视西医的病，这无异要强调中西医的差异，阻碍其结合。而且，更为根本的问题是，究竟"证"的内容和概念是什么？"证"与"病"的关系又如何？《浅谈》对这些均没有做出客观、准确和清晰的阐述。

三、关于证与病的关系，笔者认为两者是互相依存、紧密关联而不可分的一对矛盾的两个方面，具有矛盾的统一性。可说证是末，病是本，因为没有疾病也就没有证。也可说证是病的客观反映，没有证就无法证明有病。证是表象，病是本质，其名为二，实不能分离独存，因此根本不存在着纲与目的从属关系，而以证统病的论点，在理论上难以成立。

四、证的内容和概念是什么呢？《浅谈》认为"证所包括的内容主要有：（一）病变所呈现的各种临床表现，这是医生通过四诊去认识证的基础；（二）以中医理论为指导，对各种临床表现进行分析、归纳和综合…因此，中医的证是在对疾病感性认识的基础上所进行的理性分析，是经高度概括了的综合概念"。因此《浅谈》告诉我们的证的内容和概念，是非常广泛复杂，不仅包括了四诊所观察到的各种临床表现的感性认识，同时还包括了"对病因、病机、病位、属性、病变的发生、发展和转归，患者体质的特点以及天时、地理等外环境对机体的影响等因素所进行的分析"的理性认识。对此论述，粗看起来，似乎对证的"内容"，讲得非常透彻合理和完善；但稍一深思，就会看出论点自相矛盾，重点不突出，内容繁杂，概念模糊。

关于证的定义，《辞源》说："疾病证候也，俗作症"；又说："证候，病状也"，此外还有"告发而证实其事也，引证也，证人、证左、症见、证果"等说。可见左皆作证，故证为分辨的根据，凡能为诊断病情提供线索、足资辨别疾病的证候均可谓证。笔者认为，简言之，证就是疾病的证据。凡疾病发生、发展和转归过程中所出现的各种自觉症状，和医者所能查察到的各种异常体征（包括一切实验检查和特殊检查所得到的异常数据和结果），均属证的范畴。因此，证是客观的、可测的，是属于感性的。证只反映疾病的外表现象，医生通过四诊初步掌握和认识证，只能算感性认识，是认识疾病的第一个阶段，即感性认识阶段。而"辨证"则需通过医生的思维，对错综复杂、千变万化的证进行分析、综合、归纳、演绎，即推理和判断，达到辨别和认识疾病本质。属于什么证候，是通过辨证后才得出的结论。经过辨证所得对疾病本质的认识，属于理性认识，即认识论的第二个阶段。

正如《实践论》所说，第一阶段的感性认识对疾病"远不能造成深刻的概念，作出合乎论理的结论"，只有经过辨证后的第二阶段理性认识，才能作出正确的结论和判断。故将"诸证"当做理性认识，显然是错误的；但如果将经过医生思维后的"辨证结论"当做感性认识，也是错误的；再如将"诸证"与"辨证结论"看成一物，等量齐观或混为一谈，无疑也是错误的。感性认识与理性认识不仅有数量上的差别，更重要的是有性质上的差别，两者虽有关联，但绝不可同等看待或混为一谈。而《浅谈》把"证"的概念，说成是既包括感性认识又包括理性认识的复合体"综合概念"，这就把证与辨证相混了。

《浅谈》将证的概念复杂化，也表现在对疾病发生、发展和转归过程中，没有准确地区分主要矛盾与次要矛盾，内因与外因对疾病所起的作用，疾病的发生和证的出现，有其本身的内在规律，即病邪（致病因素）与正气（抗病机能）互相作用，正邪相搏，这是导致疾病发生与证的出现的主要矛盾，也是影响疾病发生、发展和证的错综复杂千变万化的根本因素，是内因；而天时、地理、环境等只是诱发和影响疾病发生、发展和证的变化的外在因素，或叫相关因素，属次要矛盾。《浅谈》对此没有加以区别而进行综合概述，这就混淆了内因与外因，主要矛盾与次要矛盾，令人对"诸证"都等同看待而不利于"辨证"。

五、不仅理论上证不能统病，在临床实践上证也无法统病。《浅谈》认为对血瘀证的研究，能"把与血瘀证相关的各种西医的病（如冠心病、闭塞性脑血管病、宫外孕、新生儿 ABO 溶血、DIC 和硬皮病等），用血瘀证这个纲统起来"。但临床实践告诉我们，上述诸病，只在某种情况下，出现血瘀证候时，可按血瘀证论治而获效，但在其他情况下，如按血瘀证施治，则多数患者不一定奏效，因为上述诸病，并不是在发生、发展的全过程中自始至终均以血瘀证候为主，而常常出现许多其他复杂证候。可见血瘀证并不可能全面地、客观地、准确无误地将上述诸病统起来。

又如湖南省中医学院近来开展肝血流图的研究，证明对慢性肝炎病人的气滞血瘀型有一定的临床指导价值。但血瘀证并不能将慢性肝炎各型都统起来。再谈黄疸证，是否能把出现黄疸的各种疾病都统起来？医者共知：传染性病毒性肝炎、中毒性肝炎、狼疮性肝炎、肝硬化、肝癌、肝胆管癌、胰头癌、壶腹癌、胆囊炎、胆石症、胆道感染以及不同原因引起的肝内外胆道梗阻阻塞性黄疸疾病和各种溶血性疾病（如蚕豆病及其他药物中毒和感染性疾病所致的溶血性黄疸），此外还有黄疸型传染性单核细胞增多症、心源性黄疸、体质性黄疸、妊娠复发性黄疸等等，均可出现黄疸，如一律按黄疸辨证论治，则结果可能是少数有效，而多数无效。因为上述诸病，虽均可出现黄疸，但其病因、病机和证候都各不相同，要想用黄疸证将上述诸病都统起来，实际上很困难。

　　此外，医者共知，每一个病都有许多证候，例如重症肝炎，除常见黄疸证外，还可兼见鼓胀证（腹水）、血症（鼻衄、便血、皮下瘀斑等），甚至神志昏迷（肝昏迷）等证。如果要说以证统病，则显然不可以将上述"四证"来统重症肝炎之"病"。故不如临床将重症肝炎属于温病之"瘟黄"范围，按卫气营血辨证施治较为符合临床实践。又如慢性肝炎患者，由于临床症状复杂，除可常出现肝脾两胁疼痛、头晕疲乏、纳差、恶心、厌油、腹胀、便溏、耳鸣、口干苦、腰酸腿软、五心烦热、夜眠不宁、烦躁失眠，甚至面色晦暗，痞块明显（肝脾肿大），出现衄血、肝掌、蜘蛛痣或黄疸、发热等多种证候外，还"常伴有肝外系统症状或自身免疫现象，如多发性关节炎、皮疹、肾小球肾炎、溃疡性结肠炎、血小板减少、溶血性贫血、心包炎、心肌炎、糖尿病、内分泌紊乱等"（见陈大毅：《迁延型、慢性肝炎中西医结合辨证分型的探讨》（《新中医》（7）33，1981））。对于上述复杂证候，是很难确定用哪一个证来统慢性肝炎这个病的。可见与其强调以证统病对慢肝施治，还不如将慢肝按辨证分型论治更切合于临床实践。当然不能否认中医强调辨证论治是正确的，但不能因为中医辨证论治的正确，就由此断言中医的证可统西医的病。

　　六、以证为纲就能更好地开展中西医结合吗？《浅谈》说："以证为纲……就将更能体现中医药学术思想、理论体系和诊治疾病的特点。"至于中医药学术思想是什么？大概都会公认，中医药学术的指导思想，是以阴阳五行学说的整体观和辨证观为理论基础，以脏腑经络学说为理论核心，临床诊治疾病以辨证论治、理法方药为准则。因此，笔者认为在开展中西医结合研究和临床实践中，只要能正确运用上述三项原则，就应算是体现了中医的特点，而不必定要强调以证为纲。而且笔者认为，在开展中西医结合研究时，同道者不应具有偏见，不能亲此薄彼或重中轻西，而应力求客观，重视实践，以实事求是的精神，不论是对于病或证的研究，或是对于某方某药的观察，或进行某一理论的探讨，只要在实践中具有成效，都应该提倡。中西医结合研究的方法和手段是否正确，应由实践效果来验证。

当然，笔者并不反对对"证"进行中西医结合研究，也显见近几年开展的对证的研究确取得了一些可喜的成绩，但仍认为不必强调以证为纲，因为证的表现极不稳定而多变，临床上难于标准化、客观化。要统一对证的认识较之于统一对病的认识，显然难度较大，困难较多。因为一个证在临床上常常不是单独出现，而兼夹着许多证，不仅难于分清主证与客证，而且主证与客证还经常可以互相转化，这对中西医结合研究临床课题来说，无疑会带来更多的困难。

七、病并不是西医所专有的名词，中医早已有之。众所周知，中医不仅强调辨证，也同时重视辨病。中医的辨证实质上是在辨病的基础上是出来的。如痹病、痉病、癫狂、消渴、淋病、癃闭等病名，可见之于《黄帝内经》。长沙马王堆出土的《五十二病方》就是一本以病名为主的治疗专书。《伤寒论》的六经辨证，实质上就是在辨病的基础上进行辨证。《金匮要略》脏腑先后病脉证第一，妇人杂病脉证并治第廿二等，无一不是先论病，后论脉、证、治的。因此，辨病与辨证相结合，原是中医古已有之。而且许多病名，如霍乱、痢疾、麻疹、水痘等，中西医两者完全相同。由此可见，提出"以证为纲，以病为目，以证统病"的观点并不符合中医的传统理论，更谈不上保持和发扬中医的特点，倒反有固步自封之弊，不仅不利于促进中西医结合研究，且阻碍中医本身的进步。

　　综上所述，笔者认为，研究祖国医药学，搞好中西医结合，需要不带偏见，应站在自然科学工作者的立场上，用辨证唯物主义的观点来观察事物，分析问题，用实事求是的科学态度和方法来研究疾病的规律，采取多途径、多科学的方法进行研究，这样才能更好地发展祖国医药学，搞好中西医结合研究。

　　附编者的话：自从《浅谈以"证"为纲开展中西医结合研究》一文在《中医杂志》发表以后，谌宁生医生因有些不同看法而写下《对（以"证"为纲开展中西医结合研究）一文的几点意见》，遍投国内有关医学杂志，皆遭婉言退还。学术界缺少争鸣，实为学术进步之莫大障碍，有违"百家争鸣"的贤明方针。

　　再附廖家论文于后，供同道参阅：

　　发表于《海内外》（美国纽约出版）1983 年第 42 期 P20～22。

　　附廖家桢先生撰写《浅谈以"证"为纲开展中西医结合研究》之文于后。

附：浅谈以"证"为纲开展中西医结合研究

廖家桢

　　我国医药学的特点是存在着中、西两种医药学。两者在与疾病斗争的实践中，在不同的历史条件下，各自形成了独特的理论体系和丰富的经验。两者又各有所长，各有所短。建国以来，党中央、毛主席对中医和中西医结合工作作过许多指示。在党的领导下，由于中西医共同努力，经过反复临床实践及科学实验，已涌现出一批优秀的中西医结合成果和可喜的苗头，引起了国内外的重视。对如何进行中西医结合研究的问题，各地已积累了许多宝贵的经验。我是从事内科临床工作的，所以想着重谈谈有关临床方面如何进行中西医结合研究的看法，以就教于广大学者。

　　长期以来，临床各科开展中西医结合研究，普遍采用的路子是从西医的一个病一个病入手，如溃疡病、慢性肾炎、小儿病毒性肺炎、功能性子宫出血等等的研究；少数还从一个病发展到一类或一个系统的疾病，如急腹症、骨折等。这条路子的共同特点是在西医确诊是什么病之后，再按中医理论进行辨证，将之分为若干型，也就是通常所说的"辨证与辨病相结合"。这条路子概括起来基本是：以西医的病为纲，中医的证为目，把中医的证以型的形式隶属于西医的病之内，是以西医的病把中医的证串起来。

我认为，中西医结合研究的主要对象是祖国医药学，而研究的方法和手段，主要是现在科学的知识和方法（当然包括现代医学在内）。因此，我们在选择中西医结合研究的途径和方法时，经常考虑的一个问题就是如何尽可能从中医药的特点出发，以保持中医药理论体系或学术思想的特点，并使之不断发展。从这个目的出发，我认为从证入手，以中医的证为纲，把有关的西医的病为目，以证带病，用中医的证把西医的病带起来，开展中西医结合研究，就将更能体现中医药学术思想、理论体系和诊治疾病的特点。近十年来各地围绕着"血瘀证"开展了一系列中西医结合研究工作所取得的成就，便是采用这条路子的一个颇具代表性的实例。初步看来，这条路子具有以下优点：

一、能更充分体现祖国医药学的理论体系和学术思想：祖国医药学的重要特点是强调从整体出发，重视内外环境的阴阳平衡，突出辨证论治，讲究理、法、方、药。关于中医证的确切观念，各家的意见颇不一致。我认为证所包括的内容主要有：（一）病变所呈现的各种临床表现，这是医生通过四诊去认识证的基础；（二）以中医理论为指导，对各种临床表现进行分析、归纳和综合，从而对病因、病机、病位、属性、病变的发生、发展及转归，患者体质的特点以及天时、地理等外环境对机体的影响等因素所进行的分析。因此，中医的证是在对疾病感性认识的基础上所进行的理性分析，是经高度概括了的综合概念，它是中医认识疾病、治疗疾病的主要依据。可以说，中医的理、法、方、药基本上是以证为基础的。当然，在祖国医学中不仅有证，而且也有病，中医对疾病的认识和治疗既着眼于证，又着眼于病；但是，更主要的还是着眼于证，中医突出辨证论治便说明了这一点。

如果从证入手，那么很显然我们研究的对象和核心是证。例如对血瘀证的研究，就是从临床上围绕着血瘀证的各方面的临床表现，应用现代科学的知识和方法对该证的实质及其辨证论治的规律、有效方药的作用机理等进行由浅入深、由表及里和去伪存真的探讨，把与血瘀证相关的各种西医的病（如冠心病、闭塞性脑血管病、宫外孕、新生儿 ABO 溶血、DIC 和硬皮病等），用血瘀证这个纲统起来，围绕着血瘀证这个核心，从宏观和微观进行多学科多方面的研究。这样不仅使我们对血瘀证的实质有一个较为完整的认识，同时又带动了一系列西医病的研究，从临床实践中为异病同治探讨了治疗规律，并且还有利于中西医理论的互相渗透和发展。通过对血瘀证的研究，对它的实质已经有了初步的概念，它包括血液循环障碍、血栓或血块形成、组织增生及变性、代谢障碍等病理生理、生化等变化，从而加深了对血瘀证的认识，为进一步提高临床疗效开阔了思路。

二、有利于中医基础理论研究的开展：对中医基础理论的研究可以从临床入手，也可以用动物模型进行实验研究，两者各有利弊，不可偏废。然而，多年来的实践证明，要建立模拟中医病证的动物模型难度很大，不够理想。因此，从临床入手，以证为基础开展中医基础理论的研究是当前普遍采用的途径。例如肾实质的研究，是从脾气虚或脾阳虚证入手的，等等。这条途径既可以解决理论问题，还可以解决临床医疗实际问题，可以说是一举两得。

三、可以带动治则、方则、药剂的研究：祖国医药学突出的特点之一就是辨证论治。中医的治则、方剂、药物都是针对证而来的，是以证为依据的。例如气虚证的治则是补气，方剂有四君子汤、保元汤等，药物有人参、党参、黄芪等。因此，通过证的研究，必然带动与之相关的治则、方剂、药物的研究。通过对血瘀证的研究，就带动了活血化瘀作用中药的研究。由于一个证所涉及的治则可能只是一、二个，所涉及的方、药也是作用相似的，这样就便于多学科协作，围绕着相同的研究对象，从不同的角度进行广泛深入的研究，从而能较快的出成果。

综上所述，不难看出，以证为纲，以病为目，开展中西医结合研究，可以把中医理、法、方、药的研究都带动起来，还可为多种病的异病同治探讨物质基础，提供新的治疗方法和理论依据。证的种类很多，在开展证的研究时，如果条件的许可，则可选择具有比较普遍意义的一些证为研究对象，我个人设想可以从八纲、藏象、经络、气血、六淫、等相关繁密的一些证先开始研究，如阳虚、阴虚、寒证、气虚、气滞、血虚、湿证、火证、燥证的研究等等。这些证与藏象结合起来，则研究的范围可以小一些，更具体一些。如研究气虚，可分别从心气虚、脾气虚、肺气虚、肾气虚等进行，如此既能研究气虚的共性，也可研究心气虚等个性。总之，我认为从证入手和从病入手，两者都是开展中西结合临床研究的有效途径，各有长短，两者并举，可以相得益彰。当然，中西结合的途径远非上述两种，在研究思路、途径、方法上应该广开思路、大胆探索。

在开展中西结合的临床研究中，个人体会还有以下几点需要重视。首先是诊断需要标准化。无论是西医诊断和中医诊断的各项指标都需逐步做到标注化，才可能将各个结果加以比较。首先是辨证要动态化。按中医理论进行辨证或分型，我们不仅要逐步明确其诊断的标准和论治的规律，而且还得探索各种证型之间的关系及其转化规律，这才能体现中医从整体出发，突出辨证论治的特点，才能对一病的中医辨证论治的规律更具深刻的认识。以中医的温病为例，在其发病的过程中，可以由卫传气，由气入营，由营入血；有顺传，还有逆传。可见中医对温病卫、气、营、血诸证的认识反映了动态变化的特点。目前临床所报告的资料中，在多数情况下，只是把一个病分为若干证型，而他们之间是什么关系，又是如何转化的，有什么规律性等都不是很清楚，这样就不容易弄清一个病的辨证论治的客观规律。第三是观察要客观化。

在研究过程中，对各项临床表现要细致观察，详细记录。这里需要强调的是观察一定要客观。特别是中医四诊的观察，忌有主观成分，这样才能真正掌握第一手真实可靠的资料。我们对中医辨证的指标应当通过现象抓住具有本质意识的辨证指标，弄清内在联系。例如溃疡病的患者往往有脾胃虚寒的表现，按中医理论脾胃虚寒证容易出现大便溏薄，但溃疡病的患者大便溏者很少，大便溏就不是溃疡病脾胃虚寒证有意义的辨证指标。第四是指标要现代化。要使我们的研究水平提高到现代先进水平，重要之一就是尽可能掌握和应用现代化的研究手段。这里进度较大的是中医四诊指标的现代化问题。例如中医切脉，如何进一步用现代科学的方法，用图象、曲线、数据等方式，也就是用定性和定量的方式把它显示出来，这是很难的，但势在必行。有了现代化的四诊指标，就可以使辨证进一步准确和标准化。我相信将来总会逐步实现的。第五是分析要科学化。科学化就是实事求是，对各观察的结果进行分析、判断应持分析态度，切记"有水分"。条件允许时尽可能采取双盲法，设立对照组，以便能更科学的分析研究结果。看来临床医师学一些统计学的知识很有必要。据 Glant 氏报告（Cir－culation 61（1）：1，1980），在世界著名杂志中大约有一半的文章所采用的统计学方法不当，这是值得我们注意的一个问题。

第二节　对"略论把中医队伍建设的重点放到农村"一文的看法

——与谭克陶同志商榷

谌宁生

　　笔者有幸拜读了谭克陶同志"略论把中医队伍建设的重点放到农村"一文（载本刊 1987 年第一期，以下简称略论），受益匪浅。其中我国中医历史的回顾和现状的分析，基本符合实际情况，对策设想也是可行的。但有些论点和提法值得商讨，特别是对"略论"提出"在这个历史性转折关头，以最佳选择发展中医事业，面临着重大的战略决策，就中医队伍建设而论，以为应该把它的战略重点放到农村"的观点，本人有不同看法。

一、关于中医队伍建设的目的和要求不可否认

目前我国中医人数较解放初期是有些减少，而在农村更为突出，因而需要大量培养中医人才，以满足农村需要。如果单从这样的角度和观点出发，当然无可非议。当然绝不能因此而改变"重大的战略决策"。应该认清我们的历史使命，决非只局限于满足农村需要，而是应该面向四化，面向世界，面向未来。中医队伍建设的重点，如果像"略论"所说，"应该把它放到农村"，将此作为发展中医事业战略决策的最佳选择，那么，这个决策是非常错误的。因为中医队伍的建设和中医事业的发展，绝不能只求数量而不注重质量，只要农村而不管城市，只顾中国而不看世界只注重现在而不想到将来。辩证唯物主义认为主观、静止、片面和孤立地观察分析问题是错误的．对任何事物，不仅要看到它的过去和现在，而且要预测将来，同时还要分析这一事物与其他事物的彼此联系。我国是一个历史悠久的农业大国，但长期以来农业发展缓慢，许多地区仍停留在自给自足的小农经济水平上。因此，要发展农业生产、改变农村落后面貌，根本出路在于农业现代化。中医虽源于农村，但随着科学发展和历史的进步，她今后的发展，就不再局限和依赖于农村，也不会只单纯地依赖于临床实践，而是必须依靠科学实验，以及整个社会经济和科学的发展。当代中医，如果还象古代中医那样，只凭"一个枕头，三个指头"看病，简单总结个案，奢谈黄帝理论，显然是没有出路的。因此，中医要发展，求存在，一定要赶上时代的步伐，实现科学化和现代化，吸取现代科学的一切最新成就（包括现代医学）为自己服务。不仅于临床诊断治疗，而且对中医的病因病机以及各种学说（如气功、五运六气学说等）的探讨，都要运用现代先进的科学技术知

识。不仅要对过去固有的疾病，而且还要对现代社会发展所产生的新疾病，如放射性疾病和某些职业性疾病进行诊治，即使对我国目前影响还不很大的某些疾病（如爱滋病）也要进行探索。此外，对医学的其它新领域，如海洋医学、宇宙医学等，中医也应该进行研究。总之，中医队伍建设的目的和要求，应该使他们能够进入医学的各个领域中发挥中医应有的作用。

二、中医队伍建设的重点是否应该到农村

首先应该明确：什么是中医队伍？如何搞好中医队伍建设？对于前者，个人认为，不应将单纯地从事于临床工作的中医生，看成中医队伍的唯一成份，中医队伍应该包括所有从事中医药教育、科研，以及直接为中医药事业服务的人员。因而，搞好中医队伍建设，无疑地必须用全面发展的战略眼光从上述各个方面壮大和发展自己。我们不难理解"略论"提出"把中医队伍建设的重点放到农村"的观点，其目的就是要解决农村中缺医少药的现象，体现了要为八亿农民服务的思想。然而，目前我国还处在社会主义的初级阶段，农村仍然贫穷落后，对于农民最主要的问题是发展生产，使他们走向富裕。农民富裕了，国家富强了，中医事业的发展才会有一定的物质基础，中医队伍也才能日益壮大。因此，中医队伍的壮大和中医事业的发展。必须随着我国的四化建设及整个国民经济和科学技术的发展而发展，而绝不会孤立地在农村中得到发展。

三、中医不带徒，中医在农村也不会消灭

"略论"认为六十年代以来，中医带徒弟的道路被堵塞，而中医院校的毕业生又分配不到农村去……如果按照目前的状况发展下去，到那时，中医数千年来赖以生存发展的农村，将不复有中医存在，其前景将是不堪设想的。这样悲观的论调，是没有科学根据的。认真地分析一下，六十年代以来，中医带徒弟的道路为什么被堵塞？这是由于解放后，党与国家为了发展中医事业，将

农村中许多具有真才实学的中医，调到城市的医疗、教学、科研单位工作，而留下的多是一些医疗水平不太高的中医，自然难以带出高水平的徒弟。再者由于当代青年对中医缺乏正确的认识，不愿拜农村中医做学徒。农村中医带徒弟之道被堵塞，确是事实，但想要把此道再行流通，既无可能，也无必要。因为带徒学医，绝非良策，即使张仲景在世，也会反对。需知他在《伤寒论》自序中，已明确表示我们应"勤求古训，博采众方"而不能"各承家技，始终顺旧"。当今党和国家重视中医，创办中医教育机构，培养中医人才，显然是"勤求古训，博采众方"的最佳方案，而农村中医带学徒，仍然是"各承家技，始终顺旧"。所以中医带徒道路被堵塞是历史发展的必然。我们决不可因此而断言中医在农村将不复存在，更不能说，目前中医药院校的毕业生分不到农村去，就肯定今后再也永远分不到农村。应该分析目前中医药院校毕业生不愿到农村去的主要原因一是农村生活较艰苦，工作条件较差。二是某些政策还不够合理，如晋升、提职等待遇与城市工作者不平等。但这些都是可以改变的，林学院和农学院的毕业生，大多数都是分配到农村工作，为什么中医药院校的毕业生就不行？我想只要政策合理，加强思想政治工作，随着我国国民经济的迅速发展，中医药院校的毕业生，将会不断地走向农村。因此，可以预言：再过十年二十年，我国基本建成为社会主义现代化强国时，中医在农村不仅不会完全消灭，而且力量还会增强，并有所发展，有所前进。

四、振兴中医，重点不是振兴农村中医

"略论"强调振兴中医，重点要振兴农村中医，关键是要发展壮大农村中医队伍，一改过去只重视县以上的中医机构建设而忽视农村中医的倾向，并说"纵观历代名医，绝大多数都是出身农村，目前我国各高等中医学府的中医名家，也都大部分奠基于农村基层"。因而不少有远见卓识的中医教育家，无不把眼光投向农村，寄希望于农村的医疗实践，这是他们以亲身经历中所得出的

结论。这些似是而非的论述，对发展中医和振兴中医，显然是不利的。笔者并不否认，略论上述均属客观事实，但这是由历史的特定环境造成的。应该清楚看到，在二十世纪八十年代，由于历史的进展和社会环境的巨大变化和影响，要想在农村中再造就一代名医，希望是非常渺小的。因此，笔者认为要发展中医，振兴中医，重点不在农村，而应放在城市；关键不是要发展壮大农村中医队伍，而是要发展中医教育和科研。凡有远见卓识的中医教育家，绝不会把眼光投向农村，而应该把目的放在培养和造就一大批新型的与老一辈中医有所不同的高级中医药人才，他们不仅要掌握中医理论体系，有较高的诊疗水平，而且要有一定的教学和科研能力；不仅能够系统、全面地掌握中医，做好继承中医事业的工作，还应富有科学的想象力和创造力，对发展中医事业有所贡献。

五、认清形势，消除悲观论调

"略论"认为由于中医带徒之道被堵塞必然造成"中医队伍的人数大大缩减"，中医的学术水平将严重下降，中医的生存尚且可虑，还奢谈什么振兴发展呢？因而断言"农村是中医的生命所系，如果中医从农村退出，就如鱼失水，如虎离山，其生存和发展将是不可思议"。这些论点未免有些牵强。人尽皆知中医具有强大的生命力，绝不是因为它系于农村，而是由于中医的客观疗效和本身具备的科学性。因而受到国家的重视、保护和人民群众的欢迎。以致形成了世界性的"中医热"。据不完全统计，当今世界有三分之二的人口用中医药治病；有100多个国家和地区开展了针灸针麻的临床和科研，世界性中医药研究的学术交流活动频繁，化学合成的西药，由于毒、副作用明显，致使许多西药逐渐被淘汰。因此，国内外许多医药专家，都把希望寄托在中医药上。这些，都展示了中医药发展的光明前景。今年10月24日至27日在北京召开了《2000年中医药学的继承和发展》规划论证会，党和国家将此列入《2000年技术进步与经济，社会发展》规划。可以预料，中医事业必将随着我国科学技术、国民经济以及整个社会的发展而发展，绝不会停滞不前，更不会自行消灭。笔者由于才疏学浅，谬误在所难免，尚祈贤者指正。

发表于《中医教育研究》湖南中医学院医学教育研究室，1987 年 2 期 P51～53。

第三节 《伤寒论》中是否有"急黄重症"

谌宁生

阅读 1984 年 4 期《新中医》中医自学辅导园地，关于第六节湿热发黄文中，有如下论述："湿热发黄是阳明病一兼变证……倘若高热持续不退，发黄日重，以至神昏谵语，属急黄重证，应从速抢救，可选栀子柏皮汤合清营汤，吞服紫雪丹或安宫牛黄丸等"。对此论有些疑惑难解，故提出个人看法，希就教于同道。

笔者曾查阅仲景《伤寒论》阳明篇共 84 条，其中与黄疸有关条文计 11 条，主方三个，即茵陈蒿汤、栀子柏皮汤，麻黄连翘赤小豆汤。主要病因有三，即湿热发黄、寒湿发黄和瘀热发黄。但整个阳明篇中并无"高热持续不退，发黄日重，以致神昏谵语"之证候；亦无"急黄重证"之病名；更无"清营汤、紫雪丹和安宫牛黄丸"等方药。由此可知，"急黄重证"实非《伤寒论》中固有内容，而是作者的"倘若"想象中产生，为了自圆其说，将"伤寒"与"温病"混为一谈，公然把温病学说创造的方强加入《伤寒论》中。医者共知，《伤寒论》早温病学说千余年，温病学者使用《伤寒论》的方，是可以的，但《伤寒论》作者张仲景则不可能运用温病学的方药，这是不言而喻的。

笔者根据中医理论及多年临床实践，认为中医所谓"急黄"，此病名最早见于隋·巢元方《诸病源候论》一书中，多是西医的重症肝炎，应属温病范畴，与伤寒区别，有五点不同：1. 传染途径，由口（消化道）入，而"伤寒"是由皮毛（呼吸道）入。2.传染性强，是急黄特点，故又名瘟黄，《伤寒论》中并无此类病名。3. 病势凶险、起病急骤，传变迅速，易人营血，可逆传心包，多有变证，按三焦和卫气营血传变，而"伤寒"是按六经传变。4. 病因湿热，但夹邪毒盛，是温病的病因学特点，故现代温病学者有谓"毒寓邪中，毒随邪入，热由毒生，变由毒起"的说法，而"伤寒"病因虽有湿热，但并不强调夹邪毒盛，而多有感受伤寒之论。5. 治则大法，伤寒湿热，只需清利湿热，而急黄施治，除清利湿热外，关键在于解毒，不仅病始气卫、需用大量清热解毒之品；毒邪侵入营血，更需清营解毒、凉血止血；邪陷心包，亦需清心解毒，醒脑开窍。由此可知，急黄从传染途径、传染性强、病势凶险、易人营血，危及心包，多有变证，病因夹毒盛以及治则大法等多方面，均具有温病的特点，与"伤寒"大不相同。因此，笔者认为作为自学园地的辅导者，讲解《伤寒论》就应该有针对性地只讲解《伤寒论》中的疑点和难点，而不应远离《伤寒论》而泛泛其谈，这样使学者既难以理解原著作实质内容，又不利于解决临床实际问题，过种偏离《伤寒论》而讲"伤寒'的治学方法，应考虑改进。

发表于《现代医学临床与理论研究》1999 年 4 月 P105。

第四节　历史发展的必然只有一个医学

——与曾鸣先生商榷

言其多

【编者按】中医药如何跨入新世纪，如何现代化，东西方医学究竟需不需要相互学习，相互融洽，是否中医学习西医之后就会被非中医的东西所同化，这些问题一直是本刊"新世纪论坛"专栏讨论的焦点，曾鸣先生与本文作者言其多先生的反复商榷，均是为这一焦点问题寻找答案，本刊热忱欢迎各位同仁继续赐稿，以相互交流，共同探索，促进中医药事业的发展。

曾鸣先生在阅读《中国中医药报》1999 年 11 月 15 日"学术"专栏发表的题为《中医药如何跨入新世纪》（以下简称《纪》）后，在本刊 2000 年第四期"新世纪论坛"专栏中发表题为《拨正中医药跨入新世纪的航向》（以下简称《拨》）一文，认真阅读上述两文后，令人深思而费解，不知曾先生是欲拨正中医药跨入新世纪的航向还是欲将中医药航向误导入歧途而不返。因其问题重大，关系到我国中医药事业发展的前途和命运，不能不引起人们的重视和关注，故今就《拨》文所论，提出讨论意见如下，希就正于同道。

一、关于中医现代化

曾先生在《拨》文中，没有否认《纪》文提出的中医现代化是必要的，但提出了应该怎么个"化"法的问题，认为有两种，一种是"我化"，另一种是"化我"，认为"化我"即"中医本身被非中医的东西所同化，例如中医学习了西医后，不加改造，而被西医所取代，变成中医西化；或者不是融合西医，而是与西医结合，形成异化的新品种"，但是《拨》文中并未具体说明，中医学习了西医知识后，如何会变成西化和形成异化的"新品种"，这一"新品种"究竟为何物，令人费解。毫无疑问，《拨》文的核心论点是担心中医学习西医知识后，会被西医所同化，因而坚决反对和企图阻止中医学习西医。故《拨》文批驳《纪》文说："促进中医药现代化，必须紧密地与现代医学相结合，学习西医有关方面的科学知识和科学方法（包括研究方法）……才能使中医药发展赶上时代的步伐，达到中医药现代化的目的。"对于此论，《拨》文还说《纪》文在另一段文字中亮出了底牌："在西医诊断明确的基础上进行辨证论治，才能更好地提高疗效，有利于中西医结合"，是一语道破天机，原来这种中医现代化的目的，就是将其"化"为中西医结合，是"化我"。按《拨》文的论点：认为中医药需要现代化，但不能向西医学习，只要中医的辨证论治，不要西医的诊断病名。如果真是这样，必然导致中医固步自封，不敢前进，甚至误入歧途。笔者从医半个世纪，长期从事临床，深知人命关天。在当今医学科学发达的时代，作为临床医生，不论是西医或者中医，青年医生或者是老年医生，如果对疾病的诊断不明确，便不可随便用药。众所周知，西医对某些疑难病症，在没有明确的诊断之前，往往先做有关的检测和化验，而不会开药。对于中医虽强调辨证论治，但亦不能忽视西医的有关检查化验，否则可造成不良后果。其教训可以说屡见不鲜，例如某省级中医院妇科老中医治疗一停经患者，一时疏忽因未做化验而误诊为"闭经"，使用活血通经药而至患者流产，造成打官司，医院赔款达万余元的结局。又如肝豆状核变性临床以及肢体震颤，肌肉僵直，言语不清为主要症状，曾按"诸风掉眩，皆属于肝"的理论依据，采用平肝熄风，予以全蝎、僵蚕、地龙、龟板、鳖甲、牡蛎、珍珠母一类药物治之，患者症状反而加重，溯其原因。此类药物含铜量均极高，故不宜用于本病[1]。因肝豆状核变性为铜代谢障碍所引起的全身性疾病，必须做有关铜代谢障碍检查，如铜蓝蛋白、尿铜和 K－F 氏环等，方能确诊。再如临床常见的黄疸证，因病因病机复杂单纯按中医四诊辨证论治，并不可能取得最好疗效，甚至有可能延误病情，导致病情恶化而死亡的后果，如系因肝胆管结石、急性胆囊炎、胰腺炎、胰头癌等所致的阻塞性黄疸，则必须及时进行外科手术治疗。当今人们都知道，不论是西医院还是中医院，均有制度规定，医生开出疾病证明、住院、出院以及死亡证明等，都要用西医诊断病名，而不能用中医证候名，其理由毋庸赘述。因此应该肯定，对任何病症，必须明确西医诊断。可是令人费解的是，《拨》文作者竟然说《纪》文"在西医诊断明确的基础上进行辨证论治"，是"一语道破天机"，将其"化"为"中西医结合"，是"化我"。这里笔者不想多谈中西医结合有什么不好，可由医学同道和广大患者共同评说，以判是非。

二、中西医结合是符合人们心愿的

当今时代，高科技的发展给人们生活带来了巨大的变化和便利，医学技术也因高科技的迅速发展而日新月异，过去许多疑难疾病，由不治变为可治，由不可预防变成可以预防，这是可喜现象。但随着高科技的介入，越来越多的医源性疾病和药源性疾病，也不断产生和发现，这也是一个不容忽视的问题。以现代医学为主体的西方医学，以其治疗的直观化、微观化见长。多使用化学合成药物，但因此所引起的副作用不少，令人防不胜防。而我国传统中医药学，则以整体观念和未病先防为治疗原则，采用无毒副作用的天然药物以及非药物疗法（针灸、推拿、砭术等）的传统治疗方法，越来越多地被世界各国人民接受。特别是改革开放后的近几十年来，中医和西医在临床医疗科学实验等领域的相互借鉴，取得了很大成就。中西医结合治疗疾病，不仅可以提高疗效、巩固疗效，同时可以预防并发症和降低毒副作用，这些均为大量临床实践和科学实验所证实，为人们所公认。许多医学杂志的报道均说明中西医结合治疗疾病的效果，比单纯用西医或中药治疗的效果都好，许多患者对自己所患的疑难病症，都希望中西医结合治疗，说明中西医结合治疗疾病已经深入人心，符合广大人民群众的心愿，而且也适应世界潮流，当今世界各国，不仅是东方的日本、韩国，或者是西方的英、美各国，来我国学习中医者与日俱增，逐渐形成学习中医的热潮，在世界各地还经常召开传统医学的东方医学（以中医为主，还包括藏医、蒙医、韩医以及汉方医学等）与西方医学（现代医学）交流与合作的国际研讨会，从而促进了东西方医学的临床治疗经验、理论研究、其基础实验研究等的提高与发展。因而有专家预言，未来的医学将是传统的东方医学和现代医学有机结合的医学。

三、历史发展的必然只有一个医学

医学的目的是治病、防病和保障人类身体健康，对于世界各国，不论东方的传统医学还是西方的现代医学，其目的是一致的。医学的发展有其必然规律，可以随着科学技术的发展而发展，但绝不会因国家不同制度不同的影响而停滞和倒退，因而各种医学

（各种传统医学和现代医学）的发展前途和结局，应该只有一个。即所谓殊途同归，正如我国有一句古话：条条河流通大海，不论中国的黄河、长江，还是美国的密西西比河，最后均将流入汪洋大海而汇合，人类的历史最终要进入共产主义社会，具有辩证唯物主义和历史唯物论观点者，应该均有上述看法，中医药发展，要面向全世界，走向未来，要赶上时代步伐，与时代同步前进，自然要掌握当代的先进科学技术和向西医学习（不能否认，西医对掌握现代先进科学技术的能力比中医强，按能者为师的原则，中医应该向西医学习），不应有顾虑，中医学习西医就会被西医所化，更不应该担心中医会被西医消灭。我国也曾提倡，不仅西医学习中医，同时也要求中医学习西医，目前不仅有许多中医院派中医人员去学习西医，同时中医学院还开办了中西医结合学习班，在全国各省或地区还兴办了中西医结合的综合医院、中西医结合学会，各种中西医专科杂志和中西医结合的综合杂志，有如雨后春笋般涌现，这些均是符合民心、顺应历史潮流发展的产物，（难道可以说是"化我"或者"我化"的结果吗？）人们可以回忆，早在二十世纪的六、七十年代，曾有老中医大声呐喊"中医后继无人，后继乏术"。其原因是：认为中医学院的学生是"叛徒"，是离经叛道者，即离黄帝之经，叛仲景之道，说现在中医院的学生，不像他们老师过去做学徒那样，能熟读《黄帝内经》，倒背仲景《伤寒论》，而说西学中者，均是"特务"，因西医学习中医后，回到西医院和科研单位，取得了许多科研成果，均归他们自己所有，没有中医老师的功劳，认为他们是剽窃中医的知识，因而该划为"特务"。按照如此逻辑理论，认为中医学院毕业的和西学中的，均不算中医，只有中医学徒出身的，才是真正的中医人才，才是中医的接班人，说"中医后继无人，后继乏术"，则自然不难理解。但是人尽皆知，解放后由于党的中医政策的正确贯彻，中医事业蒸蒸日上，不断发展和壮大，从未停滞和倒退过，解放初不仅组织广大中医人员成立联合诊所，并相继创办中医医学院和中医研究机构，以后在各省市开办中医高等院校，培养了大批高素质的高级中医人才，对中医事业的全面发展，作出了巨大的贡献，这是有目共睹的。当然中医承师带徒学习的空气和土壤，自然有所缩小，甚至道路被完全阻塞，这个也是必然规律，但是怎么能够说，中医学院毕业的不如学徒出身的，为何要大声疾呼"中医后继无人，后继乏术"呢？溯其原因也就是担心中医学习多了西医知识后，会被西医所化，被西医消灭，这些忧虑均是多余的。应该明白，中医是一门学科。科学的东西是永远不可能被消灭的，但是也不会是永恒不变的。因此，也就不必担心中医会被"化我"或"我化"，而应任其自然发展，自然归宿。今后东西方各国医学相互学习，彼此交流，取长补短，共同提高，相互融洽，将成为医学历史向前发展的必然趋势，是自然发展的必然规律，是不以人们的意志为转移的，因而可以预言：历史发展的最终结果必然只有一个医学。

参考文献

[1] 杨任命. 中西医结合治疗肝豆状核变性 418 例分析，中西医结合杂志. 1990.10（3）：134。

发表于《湖南中医药导报》2000，6（10）：1～2。

注：言其多为谌宁生笔名，以"谌"字拆分命名。

附曾鸣先生撰写《拨正中医药跨入新世纪的航向——与谌宁生先生商榷》之文于后。

附：拨正中医药跨入新世纪的航向

——与谌宁生先生商榷

曾　鸣

摘要：中医药现代化必须是"我化"，即以中医药学为主体，吸收现代科学技术的新成果，不断完善和发展；而不是"化我"，即化为中西医结合。中医医院运用现代诊断技术是有利于实现中医药现代化的，并不能由此而断言中医医院"名存实亡"。只要有过硬的学术水平，突出中医特色，中医医院的前程是无限宽广的

　　关键词：中医药学；发展方向；未来学

　　中国中医药报 1999 年 11 月 15 日在《学术》专栏发表了以谌宁生先生为首，题为《中医药如何跨入新世纪》的文章（以下简称《纪》），洋洋洒洒数千言，解读之余，发人深思。其中有几点颇存疑问，愿提出来讨论，以就教于同道。

一、关于中医药现代化

　　《纪》文首先提出了中医药现代化的命题，主张"中医药本身不能拘泥于古老的经典著作，而应尽可能吸收现代科学的新成果，也就是说对于中医药学，无论在基础理论和临床实践上，都要进行多学科方面的研究"这些意见当然是可取的。问题是中医药现代化究竟怎么"化"法。可以有两种选择：一种是"我化"；另一种是"化我"。

　　所谓"我化"，就是以中医药学为主体，吸收现代科学技术（包括现代医学）的新成果，使之有机地融入中医药学，为我所用，成为中医药学的组成部分，并得到不断完善和发展，逐步实现其现代化。也就是说，中医药实现现代化以后，应当还是名符其实的中医药学：这好比我们吃了鸡、鱼、肉及蔬菜、水果等食物后，通过消化，吸收其营养，使之化成我们身体的一部分，我还是我，不会变成非人的什么别的东西来，其实，中医药学自古以来，都非常重视吸收其他领域的科学技术成果，包括天文、地理、政治、军事、哲学等各个方面，取其精华，不断丰富和发展自己。即使从国外引进的药物，如诃黎勒、通大海等，也都是融入中药"四气""五味"的属性，为我所化。

　　所谓"化我"，即中医本身被非中医的东西所同化：例如，中医学习了西医知识后，不加改造，而被西医所取代，变成中医西化：或者不是融合西医，而是与西医结合，形成异化的新品种。

《纪》文说：促进中医药现代化，必须紧密地与现代医学相结合，学习西医有关方面的科学知识和科学方法（包括研究方法），……才能使中医药发展赶上时代的步伐，达到中医药现代化的目的。"目的何在呢？《纪》文在另一段文字中亮出了底牌："在西医诊断明确的基础上进行辨证论治，才能更好地提高疗效，有利于中西医结合。一语道破天机，原来这种中医药现代化的目的，就是将其"化"为中西医结合，是"化我"。

必须指出，中医现代化与中西医结合是两个属性截然不同的概念，二者不容混淆中医、西医与中西医结合是三驾马车，各行其道，国家规走了三支力量长期共存、同时发展的方针：中医需要现代化，西医也需要现代化，中西医结合同样需要现代化。而且中医与西医的现代化水平越高，就越能使中西医结合向高层次发展。把中医现代化与中西医结合混为一谈，显然是不正确的。

中医现代化的航向必须拨正，中医药现代化的进程是不可阻挡的。国家提出了实现"四个现代化"的宏伟目标，其中自然包括了中医药的现代化。应该看到，中医药有实现现代化的良好条件：首先，中医药有预防和治疗疾病的可靠疗效这是经过数千年和亿万群众反复实践所证明了的事实。即使当前许多西医无法解决的疑难病症，也有被中医药征服者。广大民众包括外国人在内都热切希望中医药加速发展，尽快实现其现代化。

其次，中医药有实现现代化的坚实理论基础。例如：中医的"天人合一"系统观，把人体看成是与自然以及人体各组成部分不可分割的整体观；中医认为人体的健康和疾病是不断发展变化的恒动观；中医认为人体阴阳互根、相互转化的辨证观；中医治病主张因时、因地、因人、因病制宜的辨证论治

观等等，所有这些理论，都是与现代前沿科学相通的，它有利于加速中医药现代化的进程。

第三，中医有善于采纳和融合其它科学成果的改革精神：例如，针灸疗法的针具，最初使用砭石，随着冶金技术的发展，针具即相继采用铁针、银针、金针、不锈钢针等。中药剂型也是随

着科学技术的进步，由饮片、膏、丹、丸、散发展为酒剂、乳剂、气雾剂、注射剂、颗粒冲剂等。中医诊察疾病的手段更是由望、闻、问、切四诊发展为采用现代先进的科学仪器设备，不断改革更新。而且所有这些，都是将其置于理论指导之下，使之为中医服务，保证了中医在现代化以后，仍然是货真价实的中医药学。

中医药现代化的核心，是不断提高中医药疗效。如果离开了这个总目标，任何现代化的言论和行动都是毫无意义的。

二、关于中西医结合

中西医结合是中医与西医两个不同学科杂交而成的边缘新学科，它是取中西医之长而发展起来的一支新生力量。如果缺少中医或西医的任何一方，它就成了无源之水、无本之木，也就失去了其存在的条件它既不能取代中医，也不能取代西医，没有父本或母本，是无法孕育出新的品种来的。《纪》文说：这三支力量……在长期共存（相对的）与疾病作斗争的过程中，必然是互相渗透，彼此影响，取长补短……，其结局必然是创造出我国独有的新医药学。不难看出，在"新医药学"这个时髦的名词下面，中医不见了，西医也不见了、中医药现代化更是无影无踪了，其潜台词只能是"中西医结合"。这种观点，显然与我国宪法明文规定的要同时发展现代医学和我国传统医学及中医、西医、中西医结合三支力量同时发展、长期共存的方针是相悖的，也必然会断送中西医结合的前程。

恕我直言，当前的所谓中西医结合，还只是处在中药加西药或手术加中药治疗的初级阶段；至于中医药学与西医药学两种不同理论体系的有机结合，至今未见端倪，尚待有志之士的长期努力奋斗了。

没有理论指导的实践是盲目的实践。《纪》文颇为推崇中西医结合，但没有表明指导中西医结合的理论是什么。据笔者孤陋寡闻，目前尚未见到一种可以称得上中西医结合理论的理论。那么，能不能创造出一种这样的理论来呢？可能性是存在的。其出路有两条：一是把现有的中医与西医的两种理论融为一体，产生一种新的中西医结合理论。不过这样做的难度非常之大，恐非在短期可以见到成效。二是独辟蹊径，创造出一种既不同于中医理论，又不同于西医理论的东西，独树一帜，但这就不能称为中西医结合理论。但愿早日有一种崭新的中西医结合理论问世。

《纪》文十分惋惜《内经》《伤寒论》《金匮要略》在 2000 年的悠长历史中，有些方面始终没有突破"。诚然，上述经典医籍不可能是十全十美的，但瑕不掩瑜，其所以历代沿袭不衰，是源于越数千年及亿万人的长期实践得来的经验结晶，就其总体而言是十分正确的，是公认的客观真理。真理是不用突破的，真理向前跨越半步便成了谬论。须知不是所有古老的东西都不好，譬如饮水不渴、进食不饥，这类古老的经验，人尽皆知。又如日月东升西降的运行规律，春夏秋冬四季的时秩更替等，至今已经存在亿万年的"悠长历史"，今后也还要照例运行下去，如果你想要"突破"它们，那真是太难了。

三、关于中医医院

《纪》文说，"因为我国现阶段的客观事实"，目前从大城市到基层，几乎所有中医医院"对疾病的检查、诊断和药物治疗等方面，都是（中西）参杂并用"，中医医院已是有名无实，

名存实亡。根据以上的描述，似乎可以大略看出《纪》文作者及其所在单位的中医药学术状况。说某些中医医院名不副实，也许事出有因；但谓"名存实亡"，则恐言过其实。应该说中医医院为了方便病人和有利于治疗，是可以"对疾病的检查、诊断和药物治疗等方面"进行中西"参杂并用"。若据此而全盘否定中医医院的存在，却未免不顾事实而过于武断：须知现代科学技术设备属于自然科学成果。不是西医的专利。可以为西医诊疗服务，也可以为中医诊疗服务：事实上，许多非医疗行业也在广泛采用，如用 X 线、B 超等设备来检测产品质量。许多现代科学技术设备，不过是人体的眼、耳、鼻等生理功能的延伸，完全可以纳入望诊、

闻诊、切诊之中，在中医理论指导下为中医辩证论治服务：越是先进的高精尖设备，便越是有利于实现中医现代化。但中医医院必须端正以中医药为主的办院方向，办出中医药特色，做到名实相符；否则，便失去了中医医院存在的价值，也有损于中医大夫的称号。

　　其实，中医医院是大有可为的。关键是要有过硬的中医学术水平，突出中医特色。据我观察，大凡到中医医院来就诊的病人，主要有两种情况：第一，凡是主动上中医医院就诊的病人，都是虔诚相信中医药的。如果中医大夫不是采用中医方法治疗，而是开给一大堆西药，肯定会让病人大失所望。假定他要吃西药，他为什么不上西医院去找比中医高明的西医专家呢；第二．不少到中医医院求治的病人，往往是已经经过西医治疗而疗效欠佳，从而寄希望于中医药能为之解难的。如果对于这类病人不是扬中医药之长，而是开给一大堆他早已吃过的西药，岂不也是令病人大失所望吗？中医自己应该对自已有信心，君不见许多现代医学无法解决的疾病不是被中医药征服了吗？只要扬我所长，办出中医特色，提高中医医疗技术，改善服务态度，中医医院的前程肯定是无限宽广的：湖南为例，许多中医医院就办得兴旺发达，成绩卓著：如以中医专科特色著称的浏阳县中医医院等七所省、市、县级中医院，被评为全国示范中医院，其他如以骨伤科闻名的新邵县中医院，以针灸科享誉遐迩的永州市中医院等，各地比比皆是，不胜枚举。岂能以中医医院"名存实亡"的莫须有的不实之词，而无端加以指责呢？

　　发表于《湖南中医药导报》2000 年 4 月第 6 卷第 4 期。

第五节　浅谈中医药的历史发展与前途

——驳《告别中医药者》

谌宁生

　　中国医药学是一个伟大宝库，是中华民族的优秀文化，是炎黄子孙长期与疾病作斗争中逐渐积累的丰富经验总结，是人类文明的精华。她不仅对中华民族的健康生存和繁衍昌盛做出了卓越的贡状，而且在国际上也产生了巨大影响，势必发展成为世界医学的重要组成部分，对世界各国人民和整个人类历史作出较大贡献。但是今年来，却有不明真相的人，不顾国家民族的利益，心怀芥蒂，肆意歪曲史实，蓄意变低中医，公开在互联网和个别杂志上发表《告别中医药》的文章，说什么中医不科学治不好病，提出废除中医的种种理由，这样打着科学的旗号反科学的行为，真是令人感到气愤万分，我们不想说，其人是居心叵测或别有用心，但至少可以说其人是无耻无知，可以用大量历史和事实，证明其人根本不懂中医药学，也不懂祖国文化和历史，更不懂科学知识。并就此谈谈个人看法。

一、中医药的起源和发展

中国医药学，有悠久的历史，它是我国各族人民在生产、生活以及同疾病斗争实践中的经验总结，有其独特的理论体系和丰富的内容，是我国文化遗产宝库的重要组成部分，在此，先谈中医药的起源和发展。

1. 中医药的起源：医药知识，同其他各门自然科学一样，从开始起，便是由生产所决定的，早在远古时代，我们的祖先就已在生产劳动的同时，在长期同自然灾害、猛兽、疾病作斗争的过程中，开始有了医药保健活动。以后，随着生产力和生产工具的不断提高和改进，逐渐发现了一些可以治病的药物和手段方法，如最早学会的医疗工具是针、砭等，《山海经·东山经》载："高氏之山，其山多玉，其下多箴石"。箴就是针字。《素问·异法方宜论》载："痛疡，其治宜砭石"。唐王冰注"砭石，谓以石为针也"。《帝王世纪》有"伏羲氏……万尝百药而制九针，以拯夭枉焉"的记载。《史记纲鉴》曰"神农尝百草，始有医药"。《淮南子·修务训》谓："神农尝百草之滋味，水泉之甘苦，令民知所避就"。又《帝王世纪》载"帝使岐伯，尝味草木，典主医药、经方、本草、素问之书咸出焉"。

　　在上述传说中，较多的是关于伏羲氏和神农氏。伏羲氏可称为早期畜牧业时期的代表，神农氏可视为原始农业时期的代表。这就表明了药物的起源与原始社会畜牧业、农业的发展有着密切关系。尤其应注意的是，不少传说中都有'尝百草""尝味草木"、"尝味百药"的记述，则生动地反映了人们认识药物的实践过程，但是长期以来，围绕医药的起源问题，一直存在唯物论和唯心论，辩证法和形而上学两种世界观的根本分歧和争论，我们可以说反对中医药，说中医药不科学和不能治病的人，实际上是站在唯心论和形而上学的观点来否认中医药。他们根本不了解中医药的起源，就是我们祖先在长期劳动生产和生活中、长期与疾病作斗争中不断积累起来的经验。

二、中医药的发展：包括中医药理论体系的初步形成和全面发展

　　从战国（公元前 475 年 ~ 前 221 年）至三国（公元 220 年 – 280 年）的七百多年间，我国已进入封建社会，在政治、经济、科学文学都得到了很大的发展，尤其在医药学方面，更是发生了质的飞跃，在前人医药实践经验不断积累丰富的基础上，进入了理论总结阶段。《黄帝内经》的产生，标志着中医学理论体系的初步形成；张仲景《伤寒杂病论》（包括伤寒论和金匮要略）的问世，在临床医学上确立了辨证论治的原则。《神农本草经》的成书，是我国药物学第一次系统的总结。同时有扁鹊、淳于意、华佗、张仲景等众多名医的涌现，在临床医学方面作出了卓越的贡献，是我国医学理论体系初步形成的关键时期，它使原来零散的医药经验，上升成为系统的理论，为后世医药学的全面发展，奠定了坚实的基础。由魏晋以至隋唐的 700 多年，是祖国医学理论、药物学、方剂学及临证各科全面发展时期。在医学文献的整理编注方面，全无起、杨上善、尤其是王冰．对《内经》的分类编纂和注解；王叔和对《伤寒论》的整理编注，为后世保存和研究古典医

籍作出了贡献。在脉学、针灸学、病因证候学方面，出现了总结性的著作，如王叔和著《脉经》，皇甫谧编《针灸甲乙经》，巢元方等著《诸病源候论》等。内容丰富，总结了魏晋以来的医疗经验。外科、妇科、儿科均在此时期形成独立专科、并有专著。在晋唐年间的著名医学家有葛洪著《玉函方》及《肘后救急方》，陶弘景著《本草经集注》《肘后百一方》等书，特别是唐代孙思邈最富盛名，他所撰《千金要方》《千金翼方》，内容十分丰富，在医学史上占有重要地位。王焘所撰《外台秘要》集方论之大成，以宏富详尽著称，对后世也有较大影响。药物学与方剂学方面，有许多名著，如《本草经注集》《新修本草》等，反映了药物和方剂学已达到了相当水平，同时对药物分类法、炮炙法、制药化学均取得了较大成就。总之，此期祖国学内容广泛而丰富，承先启后，为宋元时期医学全面发展打下了坚实的基础。在此期间，病因病机学、诊断学、解剖学、针灸学、内科、外科、伤科、妇产科、小儿科以及法医学等，都达到了新的水平，有些著作对国外也产生了一定影响，如我国医书、药物不断传至朝鲜、日本以及东南亚阿拉伯诸国，同时也输入了各国的药物及医疗经验，丰富了我国医药，促使祖国医学在实践和理论上的新发展，为我国人民和历史的发展，作出了不可磨灭的贡献，所有这些实事，对于当今反对中医药，认为中医药不科学者来说，应该说他们是一无所知，他们是既不懂历史，也不懂科学，更不懂中医。

三、中医药经得起历史考验，与反对者科学斗争的胜利

关于中医药是否科学，能否治好病，长期以来，一直存在着唯物论和唯心论，辨证法和形而上学，两种世界观的根本分歧和争论，因此，当今别有用心和伪科学者们提出中医不科学不能治好病的观点，并非偶然有其历史社会和思想根源。近百年来至少有3次，首先早在1924年北洋军阀统治时期，教育总长汪大燮即主张废除中医中药，遭到中医界强烈反对，各地中医界人士组织了"医药救亡请愿团"进行斗争，使消灭中医的反动政策未能得

逞。其后在 1929 年 2 月，国民党政府召开第一次中央卫生委员会议，通过余岩（云岫）等人提出"废止旧医，以扫除医事卫生之障碍案"，使摧残消灭中医的活动达到高潮。余云岫早年在日本学习医学，1914 年回国，对祖国医学抱有极深的偏见，作有《医学革命论》，极力贬低和攻击祖国医药学，说："我国旧医（指中医）之理论荒唐怪诞，无可掩饰，唯有听其论丧而已耳……欲保存国粹，于方药尚有一线之生。"同时还把针灸。按摩等行之有效的诊疗方法与巫术星卜等迷信活动混为一谈，从而提出"国药实效，应该研究；旧医谬说，应该打倒"。极力主张消灭中医之论调，与当今反中医者何其相似，如出一辙。当时这个消灭中医的提案通过后，立即遭到全国中医药界和人民群众的极大愤怒和强烈反映，未能达到消灭中医的目的。最后又在建立新中国后，50 年初期，也有一股反对中医的逆流，说中医学不科学，不能治好病，对病人只能起到精神安慰作用，亦受到中医界和全国人民的批判反对而告终。

　　解放后，新中国制订的卫生工作四大方针之一就是团结中西医，毛泽东同志并指出"中国医药学是一个伟大宝库，应该努力发掘与提高"。由于中医药受到党和政府高度重视和关怀，中医药事业得到蓬勃发展，不仅中医药人员不受排斥和歧视，个人看病，开办诊所自由，同时创办中医联合诊所和中医院，亦如雨后春笋，全国开花。嗣后 1956 年在北京、上海、广州、成都创办四所中医学院，58 年又创建了南京中医学院，标志着我国中医药发展史进入新的里程碑，达到了新阶段，有了新发展，以后在全国各省，均相继创建了中医学院和中医药研究所或中医药研究院，不断扩大了中医临床教学和科研阵地。特别是文化革命后，改革开放近 30 年来，中医药事业和全国其他各项事业一样更得到蓬勃的发展，目前全国已有 10 余所中医学院已发展成为中医药大学，不仅具有本科专业教学工作水平，同时设置了横跨医、工、管、理、经、文、教等多门学科，形成了从本科到硕士、博士、博士后完整的中医药高层人才培养体系，发展成为以中医药为主，多学科协调发展的中医药大学。近 20～30 年来不仅在校生逐年增多，而且外国来我国学习中医的留学生同样不断增加，不仅有日本、韩国以及印尼东南亚诸国，来我国学中医的甚多，即是欧美发达国家，如美国、英国来我国学习中医的亦不少。总之，我国中医不仅在国内人民心目中，享受很高威望，而且对世界各国均有很大影响；并得到众多国家政府的认可，中医可以在该国行医看病，中国政府曾多次派遣援外医疗队，其中就不乏有中医药人员，并能得到当地就医病人的好评和赞扬。我国政府领导人曾多次强调"把中医与西医放在同等重要的地位"，由此可知中医是科学的，在我国人民心目中和政府政策中均具有重要地位。可是令人们难以费解的是，竟然出现跳梁小丑，公然叫嚣中医不科学，不能治病，应该废除，这真是如"蚍蜉撼树谈何易"，其结果必然是"有几个苍蝇碰壁，嗡嗡叫，几声凄厉，几声抽泣"。很明显，如上所述，历史上的几次反中医活动，在北洋军阀，国民党政府统治时期，他们都有坚强的后台，均遭到中医界和人民群众反对而失败，而今天中医得到全国人民的拥护和政府政策的保护，反对中医者的必然失败结果，是可预知的。

四、我国中医的现状及发展前途

1. 我国医学的现状，不同于世界各国。解放后由于党的卫生工作方针和中医政策的正确，我国卫生事业，不仅西医队伍迅速壮大，中医力量也得到相应发展，在大力发展中西医力量的同时，号召西医学习中医，开办西医学习中医研究班，全国范围内逐渐形成了一支中西医结合的新生力量，并在不断发展、日益壮大，因此，我国目前医药人员的组成，不同于世界各国，有中医、西医和中西医结合三股力量，并各有发展。但是也应该看到这三股力量并不是孤立的，互不干扰地存在，因而不会永远同时共存，单纯地各自向前发展。因为我国现阶段的客观事实是，不仅大城市大医院或中小城市小医院，以及工矿企业和农村的乡镇医院，虽有中医院和西医院之名，但实际上并无一所纯中医院或纯西医院。因为在这些医院中，不仅是中医、西医和中西医结合人员彼此都有，而且在对疾病的检查，诊断和治疗等方面，也是参杂并用。同时，如果按过去的历史眼光来看，各自要求自身的纯洁性来讲，所谓中医院和西医院，均是有名无实，名存实亡。至于医药人员本身就其所掌握的知识来看，也并不是很纯的，不仅是广大的青年医生，在解放后毕业于中、西医院校的（因不论中西医院校，均有中、西医课程，不同者，只是多少而已）。即使在解放前就从事医疗工作的老年中、西医，在解放后半个世界来的临床实践中，也或多或少地学习和掌握一些新知识，都不会像解放前那样的纯中医和纯西医，如果说有，那也是极个别的，绝不能算成一股力量。因此，要正确地认识中医，西医和中西医结合人员这三股力量，就是要看到她们在长期共存（相对的）与疾病作斗争的过程中，必然是互相渗透，彼此影响，取长补短，共同不断发展。其结果必然是创造出我国独有的新医药学，它是既不同于中医又不等西医，而是发展两者之所长，扬弃所短，具有中华民族传统医药特色又包含有世界医学内容的新医学。

2. 历史发展的必然只有一个医学。医学的目的是治病防病和保护人类身体健康，对于世界各国，不论东方的传统医学还是西方的现代医学，其目的是一致的。医学的发展有其自身的必然规律，可以随着科学技术、社会进步的发展而发展，但绝不会因不同制度的影响而停滞和倒退。因而各种医学（包括传统医学和现代医学）的发展前途和结局，应该只有一个，即所谓殊途同归。正如我国有一句古话：条条河流通大海，不论是中国的长江、黄河、美国的密西西比河和埃及的尼罗河，最终均将流入汪洋大海而汇合。人类的历史发展最终必然进入共产主义社会，具有辩证唯物主义和历史唯物主义观点者，应谈均有上述看法。中医药要发展，要面向世屏，走向未来，要赶上时代步伐，与时代同步前进，自然要掌握当代的先进科学技术，尽可能吸取现代科学的一切新成果，促进中医药现代化。众所周知，任何一门科学如不能运用当代最新科学成果，就不会有生命力、不能发展，必然衰老，甚至死亡和消灭。中医药这门科学当然也不例外，在当今科学和信息发展突飞猛进的新世纪，要继承和发展中医药学，促进中医药现代化必须紧密地与现代医学相结台，学习西医有关方面的科学知识和科研方法，能较好地掌握现代科学和医学知识，使中医药发展赶上时代的步伐，达到中医现代化的目的。而当今反对中医者，他们根本不明白，中医学是一门科学，科学的东西永远是不可能被消灭的，但也不会是永恒不变的，同时也应谈看到，目前及今后东西方各国医学，在互相学习，彼此交流，取长补短，共同提高，相互融洽，将成为医学历史向前发展的必然趋势，是自然发展必然规律、是不以人们意志为转移的，因而可以预言，历史发展的最终结果，必须只有一个医学。

发表于《中国百业发展文库》中国文联出版社。2007 年 12 月 P409 ~ 412。

第十章　发展中医药与科学发展观

第一节　对发展中国医学的几点看法

谌宁生

　　中国医药学是一个伟大的宝库，是中国人民长期与疾病作斗争中，逐渐积累的丰富经验的总结。它不仅在历史上对中华民族的繁衍和发展有重大的贡献，而在社会主义的今天，对祖国人民的健康保障、在防病治病以及医学科研方面也起到了极其重要的作用；同时在国际上也产生了巨大的影响，出现越来越多的学者和医学专家重视和研究中国医学。这些事实都说明了中国医学是科学的，是有生命力和广阔发展前途的科学，而势必逐渐发展成为世界医学的重要组成部分，对世界各国人民和整个人类历史作出贡献。本文想大胆的就如何发展中国医学提出以下几点不成熟的看法：

　　中医药需要现代化。祖国医药学有几千年的历史，不仅在与疾病作斗争中积累了丰富的实践经验，而且不断发展和逐渐形成了一个独特的理论体系。不可否认，中医是属于自然科学范畴的一门科学，它应该在实践中得到不断发展和逐渐完善。但是由于历史因素，中国几千年的封建社会，包括近百年来的半封建半殖民地时代，中医药发展甚为缓慢，不论在临床实践方面或理论学说系统方面，迄今都未能摆脱简单的直观法和推理论的传统经验医学的羁绊。例如，《黄帝内经》是最具有权威的理论经典著作，他为中国医学奠定了较完整的理论基础，一般都为我国现代医者所遵循，但其成书年代是在秦汉之前，距今已逾二千余年。而作为最具权威的临床经典著作，举世公认的是张仲景的《伤寒论》和《金匮要略》，迄今也有一千八百余年之久，其方药和理论均为临床医生所遵行。这些经典著作历时如此之久，威信如此之高，可以说明两个问题，一则说明其具有科学性和实践性，另一方面也反映了我国医学发展的缓慢程度，在二千年来的悠长历史中，竟始终没有突破《内经》和《伤寒论》的水平线，这是值得海内外同道们深思和加以重视与研究的问题。过去由于历史条件限制，往者已矣，多追究无益；但现在条件变化了，来者可追，历史在前进，科学在发展，我们也应急起向前看，要用发展的眼光看中国医学。因为笔者认为，目前对待中医，不能单纯的追求继承，更重要的是力求发展，而发展中医的关键就在于中医药现代化。

如何促进中医药现代化。原则上讲，就是中医药本身不能拘泥于古老的经典著作，而应尽可能吸收现代科学的一切最新成果。也就是说，对于中国医学，无论在基础理论或临床实践上，都要进行多学科方面的研究。众所周知，任何一门科学如不能运用当代最新科学的成果，就不会具有生命力，不会发展，而必然衰老，甚至死亡。中医药这门科学当然不例外。处于二十世纪八十年代的今天，我们要继承发展中国医学，就不能原封不动地照搬古代经典著作，而应像金元四大家那样，创造性地分析有批判地学习经典著作，做到古为今用，推陈出新，如刘完素、朱丹溪，他们在当时，都能极力倡导古方不能治今病之说，终而形成经方、时方两派。所谓经方即是宗张仲景《伤寒论》和《金匮》的学派，而时方是从金、元学派产生的。今天我们讲继承，目的却是为了发展，为了促进中医现代化。

中医药要发展，必然会紧密的与现代医学（西医）相结合。我们应该清楚认识到，中国医学发展缓慢的根本原因，就是中医本身不会利用当代医学的新成果。西医作为世界医学，其发展历史不过两三百年，传入我国不过百余年，但是由于西医能很好的利用现代科学的新成果，故其发展速度远远超过中医。中医药要迅速发展，如前所述，要很好地利用现代科学的一切新成果，就必须与西医紧密结合，学习西医有关方面的科学知识和科学方法。

也许有人认为，中医只要学习和利用现代科学成果，而不必向西医学习，其理由是：西医能够利用和掌握的科学，中医同样能够利用和掌握，如一切化验检查、X 光、超声波、扫描、心电图、脑电图、酶学、免疫学等，不应该为西医所专有。但是应该看到和承认：西医对这些现代医学的检查方法，比中医掌握的好，按能者为师的原则，中医是应该向西医学习的，再者，中医与西医都是并肩与疾病作斗争的战友，两者应合作互助，西医既需学习中医，中医也无任何理由不向亲密的战友学习，而去与一些非与疾病作战的方面学习，这种舍近求远的做法，岂不可笑、可悲和可叹吗？再者，更应该看到：特别是在基础医学方面，如生理、解剖、生物、化学、病理、药理、微生物学等，西医比中医内容丰富，科学性也较强。此外，临床实践中，中医也需要依靠西医，例如中医辨证施治的同时，就应该辨病，如没有正确的西医诊断就不能辨病，也就不能有准确的辨证。如黄疸，按中医辨证，只有阴黄与阳黄之分，但从西医诊断来分，则不仅传染性肝炎和中毒性肝炎，以及一切肝内、外胆道梗阻（包括肝胆管癌、肝癌、胰头癌、壶腹癌、胆囊癌、胆石症、胆道感染、狭窄性胆管炎、胆道蛔虫病等）和溶血性疾病都可以引起黄疸。此外还有心源性黄疸、体质性黄疸、妊娠复发性黄疸和其他感染（如溶血性链球菌败血症，沙门氏菌感染，钩体病等）所致的黄疸。如果中医能搞清楚这些疾病的诊断，则可更有利于对黄疸进行辨证施治，否则反之。

另外，从群众观点来看，对于一般疾病诊断，都要求用西医的病名，而不能用中医含糊辨证的术语，如气虚、血虚、阴阳两虚、心肾不交、心脾不足、肝肾虚等。

要正确认识中医、西医、中西结合三股力量的形成、发展和结局。解放后，由于党的卫生工作方针和中医政策的正确，我国卫生事业，不仅西医队伍迅速壮大，中医力量也得到相应的发展。

在大力发展中西医力量的同时，西医学习中医，开办中医研究班，在全国范围内逐渐形成一支中西医结合的新生力量，并在不断发展，日益壮大。因此，我国目前医药人员的组成，不同于世界各国，有中医、西医和中西医结合三股力量同时并存，并各有发展。

但是也应该看到这三股力量并不是孤立性的互不干扰地存在，因而不会永远同时共存、单纯的各自向前发展。因为我国现阶段情况和客观事实是，不仅大城市大医院或中小城市小医院，以及工矿企业和农村的医院，虽有中医院和西医院之名，但实际上并无一个是纯中医院或纯西医院，因为在这些医院中，不仅是中医、西医和中西医结合人员是彼此都有，而且对疾病的检查、诊断和药物治疗方面，也是参杂并存。因此如果按过去历史的眼光，各自要求本身的纯洁性来讲，所谓中医院和西医院是有名无实，名存实亡。至于医药人员本身，就其所掌握的知识来看，也并不是很纯的，不仅是广大中、青年医生在解放后毕业于中西医药院校等，即使在解放前从事医疗工作的老年中、西医生，他们在解放后卅多年的临床实践中，也或多或少地学习和掌握了一些新知识和和技术，都不会像解放前那种纯中医或纯西医，如果说有，那也是极个别的（单纯地只懂中医辨证或只懂西医诊断），绝不能算成一股力量。

因而笔者认为，要正确地认识中医、西医和中西医结合人员这三股力量，就是要看到他们在长期共存（相对的）与疾病作斗争的过程中，必然是相互渗透，彼此影响，取长补短，不断发展，共同提高。其结果必然是创造出我国独有的新医药学，它是既不同于中医又不同于西医，而是发展两者之所长，扬弃所短，具有中华民族传统医学特色而又包含有世界医学内容的新型医学。

创造我国新医药学，需要党的正确领导。我们是社会主义制度的国家，一切事业都离不开党，任何工作要取得良好成效，都需要党的领导，医药卫生工作，当然也是如此。但是科学的发展，有其本身的自然规律，人们可以掌握其规律，但不能改变其规律。对于祖国医药的发展和实现中西医结合的结局——创造我国独特的新医药学，自然也有其本身的科学规律，这个规律主要是依靠我国广大医务人员（包括中医、西医、中西医结合人员）在长期与疾病作斗争的实践中，不断地寻求和掌握。当然也需要国外医学科研工作者的支援和帮助。同时更重要的是应该看到，完成这一任务的长期性和艰巨性。因为一个学说的创造或一个学派的形成，从古迄今，我们可以看到，都不是一个人或一个时代所能完成的。例如我国的温病学说的形成，虽终于清代中叶的吴鞠通、王孟英，而发展于叶天士、薛生白，但始于明代的吴又可，甚至有谓"温热的治法创始于金刘完素[1]之说"。由此可见，温病学说的形成，从吴又可到王孟英，最少达一个世纪，如追溯到创始于刘完素，则经历金、元、明、清几个朝代，长达三四个世纪之久。

现在党和国家人民交给我们医药工作者的历史任务，是要创造我国独特的新医药学，从其重要的意义和艰巨性来看，将远远超过一个温病学派的形成。因此不可能设想能在很短的时期（半个世纪或到本世纪末）内完成。但是由于我们社会主义制度的优越性，有党的正确领导和广大医药人员的努力和协作，以及世界科学技术和医药事业的发展，具备了以往任何历史时代所不可能具备的有利条件，因此我想是可能在一个不太长的时期（在我们的下一代或一个世纪内）创造出中国统一的新医药学。

笔者出于热爱祖国医学和关心祖国医学的发展和前途，因而大胆地提出了以上一些主观看法，但由于个人知识贫乏，认识水平有限错误和缺点在所难免，敬请海内外同道不吝指教。

[1]《中国医学史》（中医研究院，中医教材编辑委员会，1956年8月），第95页。

发表于《海内外》（美国纽约出版社）1981年31期965~66。

第二节 对发展中国医学的几点补充看法

谌宁生

1981 年笔者曾在本刊 31 期发表了《对发展中国医学的几点看法》一文，因感到尚有未尽之处，特作如下补充。

1. 关于中医科研工作的主要方法和立足点，应该重在临床实践。

要继承和发展祖国医学，振奋中华，振兴中医，为全面开创中医药事业的新局面，任务艰巨，自有许多工作要做，但概言之，不外理论研究、科学实验和临床实践三方面。其中理论研究，包括历代中医文献整理及古医籍校勘等。做好整项工作，无疑具有承前启后的作用，对于指导临床实践和科学研究方面，无疑具有重要现实作用和深远的历史意义，因此中医理论研究非常重要。但是科学实验研究工作也异常重要。中医药要现代化，就必须与现代科学的最新成果及实验工作相结合，否则中医科研工作很难创出新成果，而中医药现代化也只是句空话。不过理论研究、科学实验都很重要，更重要的中医科研工作还应在于临床实践。这是因为中医本身就是一门实践性很强的科学，中医能经历数千年而发展迄今不衰，就是因为其在临床实践中能治好病，甚至能治好目前现代医学治之无效的一些疑难杂症。实践是检验真理的唯一标准，中医要发展就必须在临床实践中求发展。

也许有人认为，中医已经过几千年和亿百万人的临床实践，有丰富的经验和完整的理论。又中医治病有效，早已为临床实践充分证明，故目前不应过分强调临床实践，而应着重理论研究和科学实验。但事实是，过去由于历史条件限制，中医均为个人开业行医，没有医院病床和缺乏科学实验检查方法，因而很难对疾病进行客观的、全面的、详细的观察和，使中医在解放前的漫长封建时期发展甚为缓慢。迄今临床上仍有许多疑难、危、急、重症，中医治疗效果并不理想，这就需要大量的临床医生，认真而不敷衍、系统而不零碎、客观而不主观、全面而不片面地进行大量临床实践，不断地积累资料，总结经验，找出有规律性的东西。

因此，笔者认为理论研究和科学实验虽然不可轻视和偏废，但临床实践更为重要，应是中医科研工作的主要方向和立足点。而且，由于目前我国经济基础薄弱，无力对中医科研做大量投资，并从经济效益来看，也只有着重搞临床医学科研，才能以最少的钱获得最大的成果。

2. 中医目前最严重的问题在于缺药。

目前一般公认的中医最严重的问题是后继乏人，后继乏术。据有关方面统计，解放初期中医人员有 50 万人，三十年后只有 26.2 万，减少了将近一半，而够得上中医师水平的约占 25%，充其量只有六七万人，其中有较高学术水平和具有丰富临床经验的名医，已成为凤毛麟角。这确是严重问题，但已引起有关卫生行政单位领导的注意，并将着手逐步解决而有好转。唯有中医缺药问题，近数年来不仅无逐渐好转迹象反有日趋加重之势，因此笔者认为中医缺药的严重性更甚于后继乏人，更需要加速解决。而且目前中药质量差，品种真伪混杂，紧缺脱销现象日益增多。据统计，全国约有140 多种中药材紧缺脱销，而湖南紧缺脱销品种达 182 种，供应紧张和不足约有 97 种。众所周知，中医用药均靠天然药材，其来源主要由三大类，即动物、植物、矿物。用药是以动、植物类为主，矿物类较少用。目前临床医生处方用药，不仅感到取材于珍贵动物的犀角、麝香、羚羊角、天然牛黄以及虎骨、豹骨、熊胆等药品奇缺，而且来自一般动物的药材如壁虎、蛤蚧、僵蚕以及鳖甲、龟板等也是经常紧缺脱销。植物药材供应情况也欠佳。各地医生处方用药经常缺此少彼。如我院经常紧张缺货的常用药物，总数常达半百以上。例如最常用的益气药党参、黄芪，健脾药莲子、薏苡仁，消食药山楂、麦芽，解毒药金银花、连翘等都常缺不齐。至于抢救危急重症常用的中成药如安宫牛黄丸、至宝丹、紫雪丹、玉枢丹等更是紧缺无货。由此可见"中药危机"的重要性，如不能迅速纠正这一现象而任其自行发展，则中医就有亡于"缺药"的可能。

俗话说"病靠医，医靠药"，"巧妇难为无米之炊"，医生的医术再高明，如无药就无法治病，没有质量高的好药，也难治好病。"用药如用兵"，而兵要精良武器才能大胜仗，不发展精良武器，国防现代化就成为空话，是纸上谈兵。同样中医如果缺乏优良中药就无法提高临床疗效和战胜疾病，更谈不上发扬中医。

发展中药要广开药源，不仅要保持和发扬传统医药剂型（如膏、丹、丸、散）特点，同时还要改革和创造新的剂型（如各种合剂和注射剂），以便更好的为临床服务，不断提高疗效。

3. 中医必须很好的分科，向专业化方向发展。

过去由于历史条件限制，中医长期处在自然科学不甚发达的环境里，通过个人的勤奋学习、刻苦钻研、勤求古训、博采群方，重视实践，紧密结合临床，是可以成为当时通晓医学各科的高明医生。例如举世共知的扁鹊，生于春秋战国时代，其医术高明，不仅表现在他能决齐桓侯的生死，治虢太子尸厥，而且还在于他各处行医，能随俗为变。例如他到赵都邯郸，当地俗重妇人，他就做带下医（妇科医生），到周都洛阳，当地俗尊老人，他就做耳痹医（五官科医生），到秦都咸阳，当地俗爱小孩，他就做小儿科医生。他确实精于望诊和脉诊，且通晓医学各科，为古今历代医家所公认。以后汉代著名医家张仲景著《伤寒论》《金匮要略》，对于外感传染病和内科疑难杂病等论述甚详外，尚有疮疡、肠痈、蛔虫以及妇人妊娠、产后、和其他病症，如救急、饮食禁忌等均有详述。这说明张仲景除精于传染病和内科杂病外，亦通晓其他各科疾病。三国时代的华佗精于外科，发明麻醉法（惜以后失传）能行剖腹手术，公认是我国外科学之鼻祖，但他又善治头痛、痢疾、精神病等内科和胎产等妇科病。此外还善针术，并创有"五禽戏"近似现代体育疗法。可见扁鹊、仲景、华佗都是精通多科医术高明的医生，但这都在秦汉及三国以前，以后从二晋直至民国迄今，历代均有不少名医对祖国医学的充实和发展做出巨大贡献，但其威望皆远不及扁鹊仲景华佗，其故安在？

至于近代也有许多名老中医多不胜举，他们著书立说甚多，并写了不少医案医话，内容虽极丰富，但多庞杂（如医案收集了内外妇儿五官等各科疑难杂症），虽有理论但多是引经据典，或自圆其说，如果用来指导临床，则学者难得其要，故效果甚微。重复性不高，其根本原因就在于这些名老中医学识虽广，但理论未能透彻（多是人云亦云，未能突破古人藩篱），各科虽能一般知晓，却不可能全部精通，对于各科疑难杂症，不可能都进行深入研究和完全掌握其客观规律。因为在科技突飞猛进高度发展的当代，科学发展的特点是既需要高度尖端发展，又需要高度综合，对科研所提出的问题、研究对象和方法，都不是某一单项学科所能解决的。

故目前许多学者提出要多学科的研究中医，这是符合科学原理的。从中医基础理论到临床各科，如某个人所能对其中一科或一种病做深入研究，找出其规律性东西，可能要献出毕生精力，而且已属不易，若要求对中医各科全部通晓，则显然不可能。所以中医也应向西医那样尽可能详细分科，不仅要分内外妇儿五官等大科，还要进一步分成各小科，如内科中又可分呼吸、循环、消化等。甚至对某一脏或某一病进行专题研究，如肝病、肾病、疮疡、瘰疬等。只有这样详细分科，深入研究，不断总结经验，从而科学的证实前人的理论是否正确，或需要修正和创新等。如此中医才有可能迅速发展和大量提高。

4. 中医要现代化，首先必须客观化和标准化。

对于疾病的诊断治疗，如没有客观化和标准化的统一认识，就很难达到现代化和科学化。中医虽有数千年的历史和丰富的实践经验，但迄今为止不仅对许多学术流派和理论认识方面有许多争论无法统一，而且在临床实践方面即使是每个临床医生天天接触到的、最大量最普通最基本的，并也是最简单和必须了解的，即对疾病的病名和证候等概念，均尚无统一认识，没有标准化和客观化的公认具体指标。至于其病因、病机和治则方药等，更难统一，没有定论。

我们知道近代医学在短短的几百年来，取得了历史上空前迅速的发展，中医与之相比，实瞠乎其后。其原因当然是多方面的。除社会因素（主要是几千年的封建统治）造成科学水平落后，生产力不发展以及中医理论带有局限性外，而缺乏客观的科学研究方法不能不算一个重要因素。例如一般临床医生治病，在积累知识和经验方面，多只能无计划地、简单零碎地、被动地总结一些医案，无法做大量有系统的观察和总结。这是因为过去中医治病，从来不搞什么科研设计（因为没有医院和病床，无条件搞科研设计），也不知道如何搞科研设计，而是碰到什么病治什么病，治到哪算哪，治病的总则是"辨证论治"，而治疗的方法则是"加减临证在变通"，方药则常谓"古方时方我方也"（中医处方虽有古方——指经方和时方之别，但最终还是医生自己的处方）。中医治病用药，不仅可因时（春夏秋冬四季气候不同）、因地（南北高山平原有别）、因人（老幼体质强弱差异）而异，甚至同一人患同一疾病，则其治法方药还是因医生而异。故常有人说："中医治病如同一百个和尚有99本经，各不相同。"话虽如此，但这仍是中医治病的"正常现象"，也正是由于这种正常现象长期普遍存在，使得中医诊断治疗无法客观化和标准化，阻碍着中医向现代科学化发展。

因此要实现中医现代化，就不能将中医只当做一门实践性很强的医学，只能被动地看病治病和总结经验，而应该变被动为主动，并将中医当做一门实验科学，使能主动有目地在控制条件下，采用科学实验方法，对疾病的诊断治疗进行深入研究，以便达到标准化和客观化的要求。

5. 辨病与辨证相结合是发展中国医药学切实可行的有效办法。

近年来有人提出发展中医的目的是要保持中医特色，即是要强调中医的辨证。他们认为如此才是提高中医临床疗效的最好方法，并因而常将中医临床疗效不高归罪于辨证不准。甚至有人认为中医临床只需要懂中医之证，不需管西医的病；临床医生开疾病证明书时也只需中医的证，不可写西医的病名。例如对病毒性肝炎的患者，诊断书不应写肝炎病，而应只写胁痛、湿阻、黄疸等证。其实西医病名的诊断不仅在法律上和群众中均获得一致公认（我国法定传染病均是按西医病名而定，没有中医的证），而中医的证不仅未能同样获得公认，即使在中医本身也无法得到统一的认识，因胁痛、湿阻、黄疸并不一定均是肝炎，其他许多疾病都可能出现上述诸证。由此可以设想，如果临床中医将法律上和群众中均公认的东西否认或熟视无睹，显然是脱离现实行不通的。

笔者在二十多年临床实践中深深体会到在辨病的基础上进行辨证施治，不仅没有违背中医理论的基本原则，而且可以提高疗效，提高辨证论治水平，在实际上仍然体现了中医的特色。因此笔者认为若要中医尽快实现现代化，不仅要强调中医的辨证，同时也要重视西医的辨病，应该力求在诊断明确、辨病无误的基础上进行辨证，这样才有利于不断提高辨证论治水平。

中医药做到辨证准确无误，是有很大困难的，会受到许多主观和客观因素的影响，其中除了医生临床经验的缺乏和医学理论水平的低劣之外，缺少先进科学仪器和实验来进行可靠准确等客观检测，显然也是重要因素之一。此外，还有许多疾病的患者本身，就不能客观正确反映自己的病情，如中医常有"宁治十男子，不治一妇人"之言，是表示妇女的疾病比男人难治，因为妇女主诉往往不能正确反映本身疾病所在，使医生难以了解和掌握患者的真实病情。西医也认为妇科疾病的特点是主诉不明，必须经由妇科检查来了解真实病情，以作出正确诊断。作为现代妇科医生，如不会做妇科检查，就很难对妇科疾病作出正确判断，不仅西医如此，中医也应是这样。现代中医不能像古代扁鹊名医那样，当带下医（妇科医生）可以不做妇科检查，而是应同西医一样，必须掌握妇科检查技术，才有资格当现代妇科医生。

又如眼科医生不做眼底检查，对眼底病就很难做出正确诊断。其他如内、外、儿等科临床中医，也必须掌握与本科相应有关的检查方法。如听心肺、摸肝脾以及有关联的现代科学仪器检测和化验等知识，力求明确西医病名的诊断。也许有人认为如此要求中医，会使中医西化，导致废医存药和消灭中医的恶果。而笔者认为，只有这样才能使中医现代化可与西医竞赛并胜过西医，所谓"中西医结合"是指兼采中西医之所长，而不是为了保存中医特色和择劣固执、弃西医之所长而不用。

医学不论中、西，其目的均在于对疾病的治疗和预防，其首要工作均为必须做出正确的诊断，其差别只在诊断后的治疗和预防方法，因此，凡有助于作出正确诊断的一切方法，不分中西应兼采择优利用，如此才有利于中医的辨证准确，在有正确诊断的基础上，进行辨证施治，才能提高疗效，才是有利的中西结合

由此可知，辨病与辨证相结合的方法，不仅临床上简单可行，而且可以促进中西医结合，取中西医两者之所长而互补所短，这实是发展中国医药学切实可行、不可忽视的有效方法之一。

五、结论

总之，关于如何发展中国医学的问题，可说是中国医学史上一个重大的课题，自非少数人在短时内所能解决的，而是需要大家共同努力，长期不懈才能有成效。毫无疑问应该肯定的是：中医对中华民族的繁衍和人民的保健事业做出了重大贡献，是祖国的宝贵遗产，需要很好的继承。但我们绝不能单纯地满足于继承，还应清楚地认识到更需要发展。

有人认为，现代是处于知识爆炸的时代，知识日新月异，任何一门科学的内容和形式都在不断更新，没有一门科学能万古不变。我们不能相信《黄帝内经》还要再管千秋万代（编者按：最近国内中医主治医师在要升级主任医师之前还要补习和考试《黄帝内经》），更不能把中医经典理论看成绝对正确永不可变的金科玉律，这是不符合唯物辩证法的。

中医的特色是需要发扬，但不能将保持中医特色当做根本目的，更不能因此而阻碍中医的进步和发展。笔者认为，发展中医

不仅需要中医本身力量作为主力军，还需要西医和中西医两支力量作为同盟军，协同作战，攻克疾病。近年来有人认为中医、西医和中西医三支力量都要向前发展，但由于各自的学术理论体系不同，诊断和治疗方法各异，因而断言中医院不能有大量西医存在，说是西医力量过强，就会同化或排斥中医，就会影响中医的发展和消灭中医的特色。也有人认为，中医治病是以辨证为主，西医以确诊病名为据，因而提出开展中西医结合研究"要以中医辨证为纲，西医病名为目"的论点，认为只有以中医辨证为纲，统西医病名之目，亦即把西医病名放在中医辨证的从属地位，这样才能更好地开展中西医结合和发展中医。上述这些观点，显然带有强烈的主观片面性，不符合客观实际。其主张和做法是否定中医治病需要有同盟军，结果只会陷在中医本身于孤军作战之境，实质上近于幼稚左倾思想。

另有一种人对中医发展前途表示悲观，认为解放后中医的存在和发展，主要是靠党的中医政策做靠山，如没有这靠山，中医将自行灭亡。这种观点也是片面的，反映了右倾思想。应该看到中医的长期存在和不断发展迄今不衰，主要是由于中医本身在长期实践中能够治好病和造福人类，得到广大人民的信任和爱护，这就是其强大的生命力之所在。例如中医在海外，显然没有靠山，相反还要受到当地政府的限制和西医的排斥，可是不仅有许多国家的人民相信中医，找中医看病，而且有许多医学界人士对中医感兴趣，自发进行研究。不仅深受我国文化影响的邻国日本如此，在地球另一面的美国也是这样，许多西医治疗无效的疑难杂病，要找中医治疗。同时常有不少医学名人来中国参观学习中医，特别是近数年来许多临床医生和医学专家，发现化学合成的西药，毒性和副作用越来越多，因而许多西药不断被淘汰，如我国卫生部 1982 年 9 月 4 日就发出了《关于公布淘汰一二七种药品的通知》，就是因为这些西药毒性和副作用太大，或疗效不够理想。

由此可见，许多国外专家已觉得化学合成药品的发展前途有限，希望在中草药的研究中开辟广阔天地，这正反映出中医药前途的无限。

当然中医药虽有强大的生命力，但其是否能够迅速发扬光大，则我国的中医政策无疑要起决定性的作用。关于如何发展中国医药学，除了要深入详尽的探索研究中医方法学的若干问题外，还需从理论观点上统一思想，排除各种左右倾思想的干扰，才能飞跃前进。笔者才疏学浅，谬误在所难免，今再次大胆提出愚见，谨就正于海内外同道及多识之士。

收录于《海内外》1983·6~8 总第 41 期 P17~20。

第三节　对做好中医临床科研之管见

谌宁生

中国医药学是一个伟大的宝库，是具有强大生命力和广阔发展前途的科学。中医能经历数千年的发展迄今不衰，就是因为在临床实践中能治好病，甚至能治好目前现代医学治之无效的疑难杂病。中医要发展就必须在临床实践中求发展。因此如何搞好中医临床科研是促使中医向前发展的关键，故想就此问题略抒管见。

一、关于中医临床科研的对象

医学是研究人体和疾病规律的科学，医学研究的对象应是人体及其疾病。因此不论中医与西医，临床科研的对象都是病人。我们知道，疾病有多种多样，证候更是千变万化，不可尽数；由于目前人力（高水平的中医师）、物力（设备条件）和财力（科研经费）有限，不可能一下对所有疾病进行全面研究，而只能有目的、有重点、有计划地进行研究，选择一些中医疗效好而又危害人民健康较大的疾病作为临床科研对象。对此我认为应该确定两个原则：一是以常见病多发病为主，二是以急、重、疑难杂症为重点。因为常见病多发病，病人来源多，容易总结和探索其病因、病机和治则方药，可以通过大量的临床实践，不断的积累资料，总结经验，找出有规律性的东西，更有效地指导临床实践。例如病毒性肝炎、原发性肾小球肾炎、老年慢性支气管炎、消化性溃疡、冠心病、糖尿病、类风湿性关节炎等等。对于许多急、重、疑难杂症，例如：急性心肌梗死、重症肝炎、流行性出血热、乙型脑炎、慢性尿毒症、肝肾综合征以及某些膠原性疾病和免疫性疾病等等，由于西医无针对性特效药物治疗，疗效均不够理想，而中医通过辨证论治，往往收到较好的效果，体现了中医治疗上的特点，说明中医在某些方面确优于西医。

二、必须认真运用中医本身理论来指导临床科研

中医与西医虽然同是医治疾病的科学，但由于形成的历史条件和研究方法各自不同，各有其特殊性和内在规律，是两个完全不同的学术体系。所以我们不能用中医的理论观点去指导西医临床，同样也完全不能用西医的理论观点来指导中医的临床科研。由于中医在与疾病作长期逐渐形成了具有独特的完整而系统的理论体系，因此在中医临床实践中，必须自始（立题、设计）至终（总结写成科学论文）认真地坚持中医的理论，保持中医特色，以整体观点和辩证法为指导，根据不同的科研对象（疾病）灵活运用四诊、八纲、经络、脏腑、卫气营血或六经和三焦辨证。当然在不违背上述中医理论的原则下也应采用现代科学的实验和检查方法：如各种化验、X光、心电图、超声波以及B超和CT等现代科学仪器。这当然是必要的，可取的；但绝不能简单地根据实验检查结果来指导中医用药，代替辨证论治。如病毒性肝炎，化验结果有黄疸指数和转氨酶升高，肝功能损害，就不能孤立地单纯地研究某一个方或某一味药，对降黄疸指数、转氨酶或射浊、锌浊的作用；而必须根据患者临床所表现的证候，按辨证论治原则立法处方，总结经验、探索规律，在改善患者证候的同时，找出对降黄疸指数、转氨酶、射浊或锌浊的有效方药。

三、应该严格遵守医学科研的基本程序

中医临床科研虽然必须运用自己的理论作指导，但是由于其研究的对象和任务，仍然同现代医学一样，要解决的基本问题都是关于疾病和健康互相转化的规律。具体地说，就是治疗疾病，使患者恢复健康。中医临床科研当然不能违背这一目的，可是要卓有成效，必须按下列五个步骤，即医学科研的基本程序进行工作，并将个人看法分述如下：

1. 立题，即确定研究的课题，确定科研所要认识或解决的问题。立题不仅要有明确的目的性，即要解决什么问题和达到什么样的目的，同时还应考虑其科学性、合理性和可行性，即根据所具有的主观条件，采用何种方法和措施，可以达到"立题"所定的目的。这样才可能克服盲目性，是科研工作者的起码要求。对于如何立题，则是中医临床科研所要解决的具体问题，从原则上讲，立题要有依据，要明确具体，不能含糊笼统，选题宜小不宜大。我们知道科研题目有战略性与战役性之分，战略性题目是最终的奋斗目标，战役性题目则是具体的进攻目标。搞中医临床科研，所要解决和能够解决的课题，应该是战役性而不可能是战略性，因为战略性课题太大，属医学科研的总目标，不可能在短期（3～5年）内完成，战役性课题较小，是可以再短期内完成的。古人常说，"用药如用兵"，搞临床科研也如作战一样，要消灭敌人（战胜疾病）只能一仗一仗地打，将疾病逐个解决。如果立题太大太广，就会形成抽象，无从着手设计，根本定不出具体计划，只有非常明确具体的科研题目，才能设计出切实可行的计划方案，才有客观的可行性。但目前有些人喜欢立大题，贪大功，如对气虚证、血瘀证等的研究。需知按中医理论，一切疾病的结果，必然都具有"气虚"或"血瘀"证候。因为一切邪气伤人所致病，必先伤正气而现气虚（当然有轻重之分），而气虚必导致血瘀，因气为血帅，气行则血行，气虚则气机功能必然失调，自然会形成血瘀（当然有轻重之别）。由此可见上述立题都会属战略性题目，

对于中医临床科研的人，更应注意不要立大题，应立小题，即对一个病或某一个证候进行研究。这样题目虽小，但容易取得成效，久而久之，也可积成大的成效，从而达到完成战略性题目的目的。

2. 设计。这是完成科研课题的必要步骤，对于临床科研来讲也是很重要的，没有切实可行的科研设计方案，要想达到预期的科研目的是绝对不可能的。中医过去由于历史条件所限（没有医院和病床，没有搞科研设计的习惯），从来不搞什么科研设计，而是碰到什么病治什么病，治到哪算哪。治病的总则是"辨证论治"，治疗的方法则是"加减临证在变通"。因此在积累知识和经验方面，多数只能无计划地、简单零碎地、被动地总结一些医案，无法做大量而有系统的观察和总结。而中医临床科研的设计，就是要将被动变为主动，能够有计划、有目的、有选择性地对某一病证，进行大量而有系统的观察和总结，从而找出规律性的东西。

临床医学科研的目的，在于提高临床疗效，找出治疗疾病的有效方药。由于临床科研的对象和方法与实验研究不同，因此不可能像实验室那样能很好地控制实验条件，做到实验组和对照组的各种方法，自始至终在科研工作的全过程中都能保持一致。因为临床科研的目的要求直接为临床服务，不能有为科研而科研的纯科研观点，在临床科研过程中不能有损害病人的做法。如果从临床治疗角度来看，则要求医生给病人最好的治疗，此外，病情变化和患者思想情绪都无法控制，加上中医强调"辨证论治"和"加减临证在变通"，这些都给中医带来很大困难，很难控制固定方药和诊治程序。但是绝不能因为有上述困难而不搞科研设计，因为从科研工作的严密性和合理性来讲，要求讲科研成效，则必须有对照组和分组的设计，如果没有严格的对照组，即使临床疗效很好，也很难使人信服其科研成果是否真实可靠。当然临床科研不同于实验科研，不能做有损害病人健康的科研实验，故笔者认为不宜搞空白对照组，即对病人不做任何处理或无任何治疗意义处理的对照组，这样有利于筛选出最佳的有效方药；或设西医对照组，可以判断中医药的疗效是否优于西药。上述对照组可以分阶段观察，也可同时进行。

3. 观察和实验。这是用科学的方法搜索感性材料的科学实践，是医学研究中的一个带有关键性的步骤。中医搞临床科研，对于研究对象（病证）必须尽可能详尽地搜索各种临床资料，不仅包括望、闻、问、切四诊所得，同时也要包括运用现代科学实验检查所得（与科研对象有关的）一切资料。搜索材料时必须坚持客观性和全面性，切记主观性和片面性，不能按自己的需要或想象而任意取舍。也就是要求临床医学科研工作者，必须严格遵守科学的态度和具有实事求是的精神。

4. 统计处理。这是对观察和实际材料进行数量化和精确化的加工过程，也就是对临床科研对象所获得的大量资料，进行数量分析的过程。统计处理也是排除偶然、发现必然，透过现象发现本质，找出客观规律的重要手段。这也是科研工作中很重要的一个步骤，自然也是中医临床科研中不可缺少的。然而对比问题的重要性，有许多中医工作者思想上认识不够，具体表现在过去杂志上发表的许多论文，缺少科学数据，没有做统计学处理，因而不免使人对论文的可靠性产生怀疑，从而降低了论文的科学价值。这种教训是累见不鲜，必须引起我们中医临床科研工作者重视。

5. 理性概括。这是对临床科研中所获得大量原始材料，通过分析与综合，归纳与演绎等思维活动，进行抽象思维的概括，以建立概念，再运用概念进行判断和推理，从而建立科学假说或科学理论。因此理性概括就是要在科研中所获得的大量感性材料，通过思维逻辑，将感性认识提升到理性认识，写成有价值的科学论文，这才算是一项临床科研工作的结束，也显然是具有决定性意义的最后一步，如不走这一步，就等于前功尽弃。

总之搞中医临床科研，要做到善始善终，卓有成效，不能半途而废，除了要坚持中医理论作指导外，还必须严格遵守医学科研过程中上述的五个基本程序。

四、关于中医临床科研成果的评定标准

　　由于中医与西医是两个不同的医学理论体系，不论从临床到理论，或科研内容和科研方法，都各有其特点，至于成果也同样各有特色，因此对于中医临床科研成果的评定标准，显然不能用西医的标准来衡量。例如西医衡量科研成果的优劣的标准，常以科学性、实践性和先进性这三性来评论，而且其中往往特别强调先进性，认为没有先进性，就失掉了科研的价值。如果片面强调这一点，显然对中医临床科研成果的评价不适合。因所谓先进性是要有创新性的东西，在西医主要是新的检查诊断方法和化验标准，如对病毒性肝炎的临床科研，早十年国内西医就从免疫学方面进行研究，在临床医学科研上做了细胞免疫和体液免疫等客观指标，因而突出的表现其先进性。这是由于西医院设备条件较好，在人力物力财力等方面，比同级中医院要多数倍，甚至十几倍多，对引进国外先进技术和设备，比同级中医院往往早数十年。因此，对于一些先进指标，必然首先在西医院进行科研，而等中医院在学到手后，自然早就失去了先进性。

　　由于中医是一门实践性很强的学科，笔者认为评定中医临床科研的重要标准应是强调其实践性，即行之有效。具体来讲，就是中医的临床疗效应作为评定中医临床科研成果的第一标准。如果中医临床科研对象疗效优于西医，这不仅说明其科研成果具有实践性，同时并说明具有科学性和先进性，因为科学性和先进性如果离开实践性，就失去了医学的现实意义。再者由于中医本身具有独特的理论体系，故在评定临床科研成果时，不能不以中医理论为依据，即所谓论之有据。据从何来？当然来自前人实践总结，如中医四大经典及历代名医著作均是。此外在论点、推理和判断方面，都应具有科学的逻辑性，有使人信服的道理，即要具有严密合理、符合客观规律的独创见解，亦即言之有理。

　　总之，关于中医临床科研成果的评定，可概括为三句话：论之有据、言之有理、行之有效。而重点应放在行之有效，即实践

性这一标准上。

此外笔者还认为要搞好中医临床科研工作，必须做好四个结合、四个为主，即理论与临床结合，以临床为主；临床与实验结合仍以临床为主；病房与门诊结合，以病房为主；医与药结合，以药为主。俗语常说，病人靠医，医靠药，医术虽高明，亦要有良药才能医好病。因此要在中医辨证论治思想的指导下，在临床科研实践过程中不断寻找有效方药，同时要搞好剂型改革，研究制造高效、速效中草药的新剂型，以适应对急、危、重症病人的抢救治疗需要。

最后，要说明我们是社会主义国家，中医临床科研与其他各项科研工作一样需要党的领导，需要广泛协作，不仅是中医本身，同时也需要西医和中西医结合者，以及其他方面的自然科研工作者，进行广泛的协作。但是中医本身要有艰苦奋斗、发愤图强的精神，应发挥主力军的作用，同时要以西医及中西医结合的力量为同盟军，其他自然科研工作者为友军，共同努力，以毛主席教导"古为今用，洋为中用，推陈出新"为指导思想，在中医临床科研工作中，多出成果，为振奋中医事业做贡献。

收录于《海内外》1984年1～3总第44期P57～59。

第四节　略谈妨碍中医发展的四个倾向

谌宁生

中医是中国人民长期与疾病作斗争，逐渐累积了丰富经验的总结。它不仅对中华民族炎黄子孙的繁衍昌盛有着不可磨灭的功绩，也将对全世界人类作出重大贡献，这已为举世公认。不过我们不能因此自满，而应看到在中医发展的前进过程中，目前还有许多障碍和阻力，有待努力克服和纠正。笔者认为，这些障碍和阻力的原因虽多，但主要有如下四个倾向：

一、重理论，轻实践，理论脱离实践

任何事物的产生和发展过程，都遵循着实践——理论——实践这一客观基本规律，中医学说的产生和发展自然也不例外。但近年来令人不安的是，重理论，轻实践，理论脱离实践的现象越来越严重。首先表现在理论上，有个别权威人士制造认识上的混乱，说："中医之所以能够存在和发展到今天，主要是由于中医有独特的理论，如果没有中医理论，则中医早已亡失而不可能发展到今天。"这等于说中医的实践（存在和发展）是根源于理论，而不是理论根源于实践，将理论与实践的依赖关系颠倒过来，否认理论脱离实践就将成为"无水之源，无木之本"。

笔者不否认中医的独特理论体系对中医的发展是起了很重要的作用，但不能将之夸大到成为中医存在与发展的决定因素。反之我们应该认识到，中医本身就是一门实践性很强的科学，它及其理论的产生和发展，都是人们在实践（即与疾病作斗争）的过程中，不断总结经验、积累经验的结果。中医的理论一时也离不开实践，要发展更要靠实践。中医生命力之如此坚强，历数千年至今而不衰，且蒸蒸日上，就是因为中医具有能治好疾病的实践性，而绝不是因为其理论有独特性。

其次表现在教学科研严重的脱离临床实践。如某些中医学院的教学人员，不仅教中医基础理论课的老师不搞临床实践，即使从事临床课的老师也长期不搞临床，不诊治疾病。老师讲课，常是从理论到理论，从书本到书本，没有新的内容，新的观点，新的知识（甚至有个别人否认知识更新这一点）。讲的虽然头头是道，听来却不着边际，用于临床少有实效。科研人员（包括研究生）也多是偏重于中医基本理论研究，少搞临床科学实验。至于临床医生，又因整天忙于看病，无暇研究和总结临床经验，不能将实践上升为理论。在杂志刊物或学术会议上发表大量论文和做学术报告的，不是从事临床实践广大人数的临床医生，而是很少接触病人专搞教学科研的少数人员。结果是搞理论研究者终必赫赫成名，而搞临床实践者只会默默无闻。

理论虽然高于实践，却不能脱离实践，必须接受实践的检验；实践可因理论而向前推进，但其进展必不受理论的束缚，甚至不可不断推翻旧理论。因此中医的理论研究者必须坚持辩证唯物主义的观点，不能单纯从本本、条条、框框和概念出发，而只能从实践出发，从临床医疗、科学实验中不断总结经验，提高理论。

二、重古人，轻今人，厚古薄今

在人类历史长河中，后浪推前浪，一切知识应该是不断前进、后来居上的。然而在中医学术界内，却自古长期存在着与此客观规律相反的观点：即重古人，轻今人，厚古薄今的唯心史观。首先表现在理论上，极力推崇秦汉以前的著作，如《黄帝内经》《伤寒论》《金匮要略》等。笔者不否认这些经典著作的伟大成就和对中医发展的重大影响；但认为某些超客观实际、过分夸大的宣扬是没必要的，甚至有害的。

其次表现在对医学人物的评价上，认为愈古愈高明，如上古有神农、黄帝、岐伯、雷公，中世有长桑、扁鹊，汉后三国有仓公、仲景、华佗，晋以后千余年，历代虽有名医，医学造诣虽高，如孙思邈、朱丹溪、李时珍、张景岳等，但既不能与仲景、华佗相比，亦不可与长桑、扁鹊并提，更不能与神农、黄帝等论，至于近世以及当今中医名医，其名声较之孙思邈、朱丹溪、李时珍、张景岳等又差矣！这种今不如昔、中医一代不如一代的唯心观点，近年来更为推广：解放后中医学院培养的进修生不如解放前的，其后中医学院培养的毕业生又不如进修生，至于西医学习中医班的则就更不行了。以致有个别老中医发表如此高见："中医学院毕业的学生是叛徒（意思是离《黄帝内经》，叛离中医之道），西医学习中医班的是特务（指偷窥中医之学）。"笔者不否认，解放后三十多年来，由于左右倾思想及各种因素影响，中医事业发展较为缓慢，甚至在某一时期出现有后继乏人、后继乏术的危机；但并不能因此而否定中医事业是在不断前进发展，中医诊疗技术是在不断提高。

笔者认为当今一个普通中医师的诊治疾病水平要比扁鹊、华佗高明得多。扁鹊医术之高明，主要表现在能解决虢太子生死，判齐桓侯之色，而今之医师，借助于科学仪器检查，对于判断如虢太子之昏厥（假死、休克）或齐桓侯之疾，不论是在血脉、在胃肠间或在骨髓，均不难判断。至于华佗善于手术，成为外科鼻祖，但其手术水平，与当今之医生比较，可断言相差甚远。可见薄今厚古是不应该的。

中医界由于长期存在着"古人统治今人"的观点，致使中医理论研究工作，多偏重于和局限于对中医四大经典的考据、引证、注释和评价等单一的继承工作，例如对《黄帝内经》、仲景《伤寒论》等研究，发表的文章和著作，如浅谈、浅释、初探、体会之类，何止千万。但极少在理论上有新发展和新观点，这均是由于作者为古人思想所统治之故。这种"古云亦云"的学风，显然阻碍了中医的前进。

三、重老辈、轻中小，缺乏争鸣

中医的学说和理论虽具有丰富多彩的内容，但如要发展和前进，就必须客观争论，因为真理是愈辩愈明，而真理的标准应是由客观实验来检验，而不应由权威人士来决定和垄断。但是对于中医学术的争鸣和对论文质量好坏的评断，以及杂志的刊登与否，往往有重老辈，轻中小辈，缺乏争鸣的学术风。如属知名权威人士和名老中医的稿件，多优先刊登，如属无名小辈则难被采用，特别是争鸣的文章。如笔者82年写了一篇对《开展中西医结合以证为纲》一文做商榷的文章，可能由于该文作者是具有副教授职称的权威名老，结果是所投数家杂志均予退稿。第一家说已将稿件送交给原作者看后，经研究不宜刊登。第二家说，原刊不登，本刊已不能登载。第三家则说，类似争论颇多，打笔墨官司而异，无有结果，故不宜刊登。最后纽约的《海内外》刊出。84年又写了一篇《伤寒论中是否有急黄重症》的争鸣文章，经投数家杂志，亦均以"不宜刊登"而退回。在各中医杂志上少见有学术争鸣文章，即如武汉市卫生局主办的《中医学术争鸣》杂志，虽名为"争鸣"，但观其内容，多为临床经验报道或科研总结，殊少争鸣文章。

中医虽有丰富的实践经验和完整独特的理论体系，但有许多问题是值得探讨和研究的。例如病因学上讲"六淫外邪论"和"三因论"的理论，认为一切疾病均由外感寒暑燥湿风热六淫，内伤喜怒忧思悲恐惊七情，或饮食虫咬跌打等不同内外因所致。虽有一定道理，却不能完善、准确、客观科学地说明各种疾病发生的具体原因。如不突破这一理论，病医学就难进一步发展。又如"辨证论治"是中医诊治一切疾病最常用的方法，为古今同道一致公认正确的理论，但也不能绝对肯定是完全正确和不容争议的理论，因有许多疑难急危重症，用辨证论治不能奏效，而另有些疑难杂症，不用辨证论治而采用一些验方、草药或其他方法治疗，获效者亦不鲜见。可见不能把"辨证论治"奉为至高无上的金科玉律，将不按辨证论治原则的治病方法视为"叛经离道"。

四、重医、轻药，缺乏医疗手段

近年来中医界内许多认为中医后继乏人、后继乏术的现象严重，但笔者更认为中药后继乏人、后继乏术的严重性，远远超过中医。例如我院（湖南中医学院附一院）是湖南省首屈一指的最大中医院，也是全国重点建设中医院之一，虽有中药人员60多人，但在结构上具有高级技术职称相当于教授、副教授的主任或副主任中药师，竟无一人；相当于讲师职称的主管中药师只有2人，绝大多数都是中级人员中药士或初级的药剂员。而中医生近有200人，绝大多数为大专毕业生，其中具有高级技术职称教授主任中医师，相当于讲师的主治中医师不少于25%，甚至有些科室高达40%～50%。显见中医与中药人员在数量与质量上都相差悬殊。又如1983年召开的湖南省首届中药工作及学术经验交流会，出席代表182人中，没有一个主任或副主任中药师，而主管中药师（包括 2 名讲师）只有 9 人。又据统计，湖南省有中药人员 2 万余人（包括卫生系统和医药系统），但其中中药师仅 4 百人，而主管中药师不到 10 人。又据全国调查，现有职工 30 万人，有 80% 以上缺乏专业基础知识，不仅对药物的性味、加工炮制、制剂、贮存保管缺乏知识，而且对药品的真伪鉴别全然不懂。中药人员乏术的严重性，不仅直接影响着中医治病的质量，甚至常出差错，延误病情，造成事故而致病人于死者。例如，有将剧毒药斑蝥当成虻虫出售，几乎招致人命。有将砒霜当做滑石或六一散出售，造成许多人死亡和中毒的严重事件。

由于中药严重乏人乏术，管理不善，以致中药品种紧缺脱销，质量下降，且有偷工减料，以伪乱真或粗制滥造，不按规定炮制者。这种现象若任其长久存在不及早纠正，则将不仅妨碍中医事业的发展，势必造成"中药危机"而导致中医衰亡。俗云："病靠医，医靠药。"良医要治愈疾病，必须依赖良药，有良方而无药，良方等于废纸。故如只重视中医理论研究和中医人才的培养，而不赶快大力培养中药人员，忽视中药资源开发、培植、剂型改革、多途径给药等，则犹如只在课堂训练部队，而忽视武器的研究发展和制造，欲以此克敌，岂不危哉。

发表于《海内外》1985·10~12，总第 50 期 P64~65。

第五节　论现代中医科研如何突出中医特色

谌宁生　刘伟士

摘要　本文从保持和发扬中医特色、中医必须与现代科学技术相结合、现代中医科研必须以中医理论为指导、必须重视临床疗效及如何保持中医特色等 5 个方面论述了现代中医科研中如何突出中医特色的问题。

关键词　中国医药学　现代科学技术　中医现代化

中医药学是中华民族世世代代与疾病作斗争的科学知识结晶。数千年来，经久不衰并不断向前发展。其主要原因是有着极其丰富的的临床经验和完整的理论体系，即使是在科学技术高度发展的今天，仍然吸引，国内外科学家们竞相探索和研究。因此。如何正确地研究中医药，对发展中医药学有着极其重要意义，并将关系到我国中医药事业的发展和前途。而其关健，又在于现代中医科研中，如何保持和突出中医的特色。对此，提出一些不成熟的意见，请同道专家们指正。

一、必须保持与发扬中医特色

何谓特色？从哲学角度来讲，就是客观事物所表现的独特形式及内在特性。任何一门科学或一个事物，它之所以能够区别于其他科学或事物，其根本原因全在于本身矛盾运动中存在的特殊性。中医特色，就是中医对疾病认识、诊治，具有自身矛盾运动规律的特殊性。因此，对于中医特色的含义，不能绝对、静止、孤立和死板地看待。而应用相对、发展、互相联系和灵活的眼光去看待。由于中医学说的形成，是在自发的辩证法和朴素的唯物主义思想指导下，运用天文、地理、气象、物候、数律等多方面知识，对人体生命现象进行阐述，形成了一个独特的理论体系，即天人合一整体观念和辨证观点。其具体内容包括阴阳五行、藏象经络、病因病机、诊法治则、养生之道等方面，以及药物的四气五味，升降浮沉、寒热补泻、君臣佐使、气味归经等药理知识，均与现代西医迥异。中医特色还表现在对人体生理病理的研究，不是孤立静止地进行，而是运用整体观和辩证法，即类似现代控制论的研究方法，如实地在广泛的联系和运动中去进行研究，从人体总体上把握人体生命运动的某些规律，正确地指导临床施治，因而取得较好疗效。这绝不是偶然的，而是具有一定客观规律的必然结果。因此，在中医现代化的科研中，必须高度重视保持和发扬中医的特色。即保持中医固有的特色、长处和优势，并将这种特色不断发扬光大，使之能与现代科学技术相结合，并得到同步发展、具有鲜明的时代色彩。

二、必须与现代科学技术相结合

中医需要得到更好更快的发展，就必须与现代科学技术相结合，应该正确地吸收与运用现代科学知识与先进技术成果，自然也包括现代西医学知识和技术。现在主要应该做好下列二方面工作。

1. 运用现代科学知识阐述、解释和论证某些中医基本理论。首先，在理论上，要将中医基础理论，如阴阳五行、脏象、经络、卫气营血等学说，与现代科学结合起来，要从宏观的概貌到微观的局部，进行系统的、科学的分析和整理，使之系统化、客观化、科学化和完整化。其次，在临证诊断上，不仅对望、问、闻、切四诊指标，要进一步客观化、定量化和标准化，而且要采用新的科学技术和检测方法，使中医诊断手段更加全面而科学。第三，对病名辨证，要规范化、标准化。由于历史原因，中医病名杂沓纷纭，辨证标准不能统一，这不仅对初学者，对长期从事临床、教学和科研工作者，也带来极大困难，而且妨碍了中医继承和发展。因此，对中医病名和辨证，需要标准化、规范化，这是当前研究的重要课题。第四，中药剂型要现代化。中药传统的汤剂、膏、丹、丸、散需要保持，但也需要发扬，必须研究适合抢救急、危重病人的给药方式（如肌肉注射和静脉输液），改变传统给药途径，以及具有高效、速效、无毒副作用的新的中药剂型。

2. 利用现代医学技术，促进中医辨证与西医辨病相结合。辨证论治是中医的特点、长处和优势，必须肯定但辨证论治仍具有局限性，它只能对机体在疾病发展过程中的某一阶段的临床表现，作出综合　概括，而不能了解与掌握疾病发生发展及转归的全过程，有时很难揭示疾病的本质，甚至会掩盖本质，导致辨证错误。例如：肺癌与肺结核的患者，均可出现肺阴虚的咳嗽，肝癌与肝炎患者，均可出现肝气郁结的胁痛，但两者病变本质不同，必须有赖于现代科学检查方法，才能确诊。

三、必须以中医理论为指导

由于中医与西医是两个不同的学术体系，各有自身的特色，所以我们不能用中医的理论观点，去指导西医的科研，同样也不能用西医的理论观点，来指导中医的临床科研。我们必须在中医现代科研工作整个过程中，自始（立题、设计）至终（总结、写成科学论文）认真地坚持运用中医理论，保持中医特色，以阴阳五行学说的整体观和辨证法为指导，以八纲、脏腑、经络、气血、卫气营血和三焦辨证为方法，以望、问、闻、切四诊为手段，对临床科研对象，不同疾病或证候，进行观察治疗。当然，绝不排斥采用必要现代科学的实验和检测方法，如使用各种化验手段及 X 光、心电图、B 超和 CT 等现代检测手段。但应努力避免生搬硬套西医的观点，简单地根据实验检查结果，来指导中医用药，代替辨证论治如化验白细胞增多，西医认为是炎症，应用抗生素消炎治疗，而中医就不能将白细胞增高一律视为"火证"，均用清热解毒，而必须结合临床证候，分清寒热虚实，进行辨证论治。又如病毒性肝炎化验结果，黄疸指数和转氨酶升高，肝功能损害，也不能孤立地从化验结果上，简单地研究某方或某药对降黄疸、降转氨酶和改善肝功能的作用。而必须根据患者临床所表现的证候，运用中医理论，按辨证论治原则，立法处方，从而在改善患者临床证候的同时，找出降黄疸、降转氨酶和改善肝功能等的有效方药和辨证论治的规律

四、必须重视临床疗效

要继承和发扬祖国医学，振兴中医，全面开创中医事业的新局面，任务艰巨，有许多工作要做。但不外理论研究、科学实验和临床实践等三方面。其中理论研究和科学实验当然都很重要，但是更重要的是中医科研工作，还在于临床实践。这不仅因为中医本身就是一门实践性很强的科学，中医能经历数千年发展而不衰，其根本原因，就在于能治好病，具有明显的临床疗效，甚至

能治好现代西医治之无效的一些疑难病症。临床疗效是中医的生命力。所谓中医特色，即特点、长处和优势，均体现在中医治病的临床疗效上，若脱离临床治病疗效，而奢谈中医特色，则是一句空话。中医要发展，必须在临床实践中求发展，现代中医科研若不保持中医特色和脱离临床实践，就将成为无源之水，无本之木。中医理论研究和科学实验，固然重要，但若脱离临床实践，也就会"皮之不存，毛将安附焉"。因为理论研究和科学实验的最终目的是应该为临床实践服务。若离开了这个目的，就失去了意义和应有的价值。所以，对于迄今在临床上的许多疑难、危、急、重症，以及危害人民健康较大的常见病、多发病，就需要大量的临床医师和科研工作者，认真系统客观全面地进行大量临床实践和科学研究，不断地积累资料，总结经验、找出有科学价值有规律性的东西。

五、如何保持中医特色

中医临床科研的目的，是为了寻找治病的有效方药和探索辨证论治规律，在观察方法上，我们注意到保持中医特色与科研工作的严谨性相结合，具体做法如下。

1. 采取病证结合，坚持辨证论治的原则。由于中医病名不规范化故我们采用西医病名和诊断标准，如对病毒性肝炎的研究，不论是急性、慢性或重症肝炎，都按全国制定的统一诊断标准，但在治疗方上，坚持辨证论治原则，根据急、慢、重症肝炎的不同病因病机与证候，按中医理论而分别立法，处方用药。

2. 固定主方，随证加减，采取病、证、症三位一体的研究观察方法。例如对于慢性肝炎辨证分型规律的探讨，则根据慢肝发病的病因病机和临床证候，分为肝郁气滞、肝郁脾虚、肝肾阴虚和气滞血瘀四型。分别立法和固定四个处方，又结合症状的变异，进行随证加减，这对于总结经验，提高疗效，探讨辨证论治规律，具有重要的理论意义和临床实践价值。

3. 坚持审证求因，治病求本的原则。《内经》早有"治病必求于本"之说，何谓本，指导致疾病发生的病因病机而言，针对病因病机施治，即是治本在这一理论指导下，我们通过长期临床实践，拟定了治疗慢性肝炎的疏肝理脾汤和治疗急性肝炎的急肝方，在临床上均取得了较好的疗效，证明"审因治本"与"辨证论治并不矛盾，而是具有更严格的科学性和更好的实践性。这是因为辨证只求观察疾病的现象、而审因需要探求疾病的本质，故审因治本高于辨证论治，具有更严格的科学性。同时审证求因治本，可固定处方剂型，便于更好地临床应用与推广，故具有更好的实践性。

4. 采用严谨的临床科研设计方案。对于中医临床科研，应体现中医的思维方法，并要具有严谨的科学态度，我们重视这一问题，例如对疏肝理脾片治疗慢性肝炎的观察设计方案、是按现代医学临床科研设计的最严谨要求，采用双盲、随机、对照方法，将对照组药物与观察组药物，制成形状、大小、色泽完全相同的药片，交药房专人统一负责，按随机表分组观察。这样得出的结论，具有高度可信性，因而得到专家认可，较顺利地通过国家新药评审，批准进入二期临床观察。

发表于《湖南中医学院学报》1990 年第 10 卷第 1 期（收稿日期 1989 年 12 月 20 日）P4 ~ 6。

第六节　发展中医药学术的关键是科研

谌宁生　孙克伟

中医药学术要走向世界，发展未来，必须现代化，而其关键是要进行科学研究。今就其思路与方法试论如下：

1. 必须运用历史唯物主义和辩证唯物主义的观点和方法，来统一中医对疾病的认识。中医过去由于历史条件所限，研究观察事物的方法不同，逐渐形成了独具特色和完整的理论，因而对疾病的认识和含义，与现代西医完全不同。例如现代西医对肝的认识，是局限于解剖形态学上的肝脏，肝病则是由肝脏病变而引起的疾病，概念与范围均非常明确。而中医学的观点则不同，所说的肝并不等于解剖学上的肝脏，其病因病理与现代医学有异，它不完全是指肝脏的实质病变，而是常包括功能，并与其他脏器有着广泛和密切的联系，难以截然分开。因此必须运用历史唯物主义和辩证唯物论的观点和方法，强调实践是检验真理的唯一标准，来提高认识，统一思想，明确疾病的含义和范围。

2. 必须坚持中医理论为指导，保持中医特色。中医与西医是两个不同的学术体系，因此不能用西医的理论观点指导中医的临床科研。由于中医在与疾病长期斗争的过程中逐渐形成了自己的独特理论体系，主要表现在以阴阳五行学说为的整体观和辩证法为指导思想，以八纲（阴、阳、表、里、寒、热、虚、实）、脏腑、经络、气血、三焦和卫气营血辨证等为论治方法，以望闻问切四诊为诊断手段，对疾病和证候进行辨证论治。现在进行临床科研，当然不能违背和抛弃上述原则，例如对病毒性肝炎的临床科研观察，诊断虽然按照西医标准，但对其化验结果异常，就不能孤立从化验结果上简单的研究某个方面或某味药对改善肝功能和降酶降黄的作用，仍必须结合患者证候，按中医理论进行辨证论治，立法处方，总结经验，探索规律，从而在改善临床症状的同时，找出改善肝功能和降黄降酶的有效方药和辨证论治规律。

3. 必须与现代西医相结合，吸取现代科学技术的最新成果。中医药要走向世界和未来，要发展和创新，则必须与现代西医相结合，吸取现代科学技术最新成果，因为西医与中医的临床科研对象，都是疾病与病人，两者关系密切。如在临床诊断和科研观察指标等，绝不能停留在和满足于一般临床症状、体征、舌苔、脉象等证候的观察，而必须具有现代医学实验检查等有关客观指标，即应以西医标准为主要依据，这就要求中医必须尽最大可能吸收和利用现代科学技术成果，与西医有机结合，形成既有中医特色又有西医特点的医学体系。

4. 必须严格遵守现代医学科研的五个基本程序。要搞好中医药临床科研，做到善始善终，卓有成效，必须采用科学态度，进行科学研究，做好以下五点：（1）立题。确定研究的课题，要有明确的目的性。（2）设计。没有切实可行的科研设计方案，要达到预期目的是绝对不可能的。（3）观察和实验。要用实事求是的科学态度搜集第一手资料和实验结果。（4）统计处理。对科学实验所获得的大量资料进行必要的数量分析和统计学处理，找出客观规律以增强科学性和可信性，提高论文的科学价值。（5）理论概况。在科研中所获得的大量资料，通过分析。综合、归纳与演绎等思维活动，进行抽象概括、判断和推理，从而建立科学假说或科学理论，将感性认识提升到理性认识，写成有价值的科学论文。

发表于《中国中医药报》1999 年 10 月 13 日星期三第三版，岐黄论坛。

第七节　中医药如何跨入新世纪

谌宁生　孙克伟

1. 中医药需要现代化

我国中医药虽有几千年的历史，在与疾病作斗争的过程中积累了丰富的临床经验，不断发展并形成了一个独特的理论体系但由于历史因素所限，中医药发展甚为缓慢，不论在临床实践和理论学说方面，迄今均未能摆脱简单的直观法和推理法的传统医学的羁绊。例如《黄帝内经》是具有权威的理论经典著作，其成书年代距今已逾 2000 多年，而作为临床的经典著作，《伤寒论》和《金匮要略》，迄今也有 1800 多年，其方药和理论为现代临床医生所遵行。这当然可以证实中医药具有可信的科学性和较强的实践性，但同时也说明了中医药发展的缓慢程度，在 2000 年的悠长历史中，有些方面始终没有突破《内经》和《伤寒论》的水平。我们不能单纯地追求继承，更重要的是力求发展，而发展的关键就在于中医药现代化。

2. 如何促进中医药现代化

原则上讲，就是中医药本身不能拘泥于古老的经典著作，而应尽可能吸收现代科学的一切最新成果。也就是说对于中医药学，无论在基础理论和临床实践上，都要进行多学科方面的研究。处在当今科学发展突飞猛进的跨世纪年代，要继承和发展中医药学，促进中医药现代化，必须紧密地与现代医学相结合，学习西医有关方面的科学知识和科学方法（包括研究方法），这要求中医药人员不能满足于只掌握中医传统的经典理论和传统诊疗方法，而必须掌握现代基础医学和相关的临床医学以及诊断医学。只有较好的掌握了现代科学及医学方面的知识，才能使中医药的发展赶上时代步伐，达到中医药现代化代化的目的。

3. 中医药要现代化，首先必须客观化和标准化

对于疾病的诊断治疗，如果没有客观化和标准化的统一认识，就很难达到现代化和科学化。中医药虽有数千年的历史和丰富实践经验，但迄今为止，不仅在许多学术流派和理论认识方面，多在争论，无法统一。而且在临床上对于疾病的病名和证候等概念也无统一的认识，没有标准化和客观化的并为众多医者公认的具体指标，至于其病因，病机和治则方药等，则更难统一，没有定论。改革开放后的近20年来，中医对搞科研设设计，临床实践和理论研究等方面，做了大量工作，促使中医诊治的客观化、标准化和现代化等，均取得了相当成效。

4. 辨病与辨证相结合是发展中医药学切实可行的有效方法

笔者在长期的临床实践中，深深地体会到中医药要现实现代化，不仅要强调中医的辨证，同时也要重视西医的辨病，应该力求在诊断正确，辨病无误的基础上进行辨证，这样不仅有利于提高辨证施治水平而且可以提高疗效。但中医要做到辨证准确无误，会受到很多主观和客观因素的影响，其中除了医生的临床经验缺

乏和医理水平低劣之外，还有许多患者不能正确反映和说明自己的病情，因此，必须借助于现代科学仪器和化验检测等方法来提高医生诊治水平。中医要做到辨证准确，首先应该做到西医诊断无误。在西医诊断明确的基础上进行辨证论治，才可更好地提高疗效，有利于中西医结合。辨病与辨证相结合的方法，不仅临床上简单易行，且可促进中西医结合。取中西医两者之所长而互补所短，这是发展中医药学切实可行，不可忽视的有效方法。

5. 要正确认识中医、西医和中西医结合三支力力量的形成、发展和结局。

解放后由于党的卫生工作方针和中医政策的正确性，我国卫生事业不仅西医队伍迅速壮大，中医力量也得到相应发展。在大力发展中西力量的同时，号召西医学习中医，开办西医学习中医研究班，在全国范围内逐渐形成了一支中西医结合的新生力量，并在不断发展、壮大。因此，我国目前医药人员的组成，不同于世界各国，有中医、西医和中西医结合三支力量同时并存，并各有发展。但是也应该看到这三支力量并不是孤立地互不干扰、单纯地各自向前发展。因为我国现阶段的客观事实是，不仅大城市大医院或小城市小医院，以及工矿企业和农村的医院，虽有中医院和西医院之名，但实际上并无一个纯中医院和纯西医院，因为这些医院中，不仅是中医、西医和中西医结合人员彼此都有，而且对疾病的检查、诊断和药物治疗等方面，也是参杂并用。因此，如果按过去的历史眼光，各自要求本身的纯洁性来讲所谓中医院和西医院均是有名无实、名存实亡。至于医药人员本身，就其所掌握的知识来看，或多或少地学习和掌握一些新知识，都不会像解放前那样的纯中医和纯西医，如果说有，那也是极个别的，绝不能算成一股力量。因此要正确地认识中医、西医和中西医结合人员这三支力量，就是要看到他们在长期共存（相对的）与疾病作斗争的过程中，必然是互相渗透，彼此影响，取长补短，不断发展，共同提高。其结局必然是创造出我国独有的新医药，这是既不同于中医又不等于西医，而是发展两者之所长，扬弃所短，具有中华民族传统医学特色又包含有世界医学内容的新医学。

发表于《中国中医药报》1999 年 11 月 15 日。

2001 年 3 月转载于《当代中国名医论坛》943～944。

2002 年 9 月在国际交流评选活动中荣获"国际优秀论文奖"。

第八节　发展中医药如何贯彻落实科学发展观

谌宁生

[摘要] 发展中医药不仅要更好地为我国现代化人民和谐社会服务，而且要面向世界走向未来，更好地为人类做出较大贡献，必须坚持贯彻科学发展观和发展中医药的特点特色。

[关键词] 发展中医药；贯彻落实；科学发展观

胡锦涛同志在党的十七大主题中明确提出："高举中国特色社会主义伟大旗帜，以邓小平理论和'三个代表'重要思想为主导，深入贯彻落实科学发展观。"这是作为我们一切工作的指导原则。对于发展中医药如何贯彻落实科学发展观，是我们当今中医药工作者应该思考的重要课题，个人认为发展中医药不仅要更好地为我国现代化人民和谐社会服务，而且要面向世界走向未来，更好地为人类做出较大贡献，必须坚持贯彻科学发展观和发展中医药的特点特色，应从以下三个方面着手。

一、继承和发展中医药学理论，是贯彻落实科学发展观的基本内容

"中国医药学是个伟大的宝库，应该努力挖掘和发展"，这是党和毛泽东同志在建国初期的号召，也是全中国中医药工作者的心愿，因为中医药学具有完整而独特的理论体系，具体的可以概括为三个观点：

1. "天人合一观"　　中医认为人类生于大自然，人们的生命

活动与大自然息息相关，主张治病应"以人为本，自然和谐"，古代医家在生活实践中早已认识到，自然界是人类生命的源泉。如《内经·宝命全形论》云："人以天地之气生，四时之法成。"《内经·六节脏象论》又谓"自古通天者，生之本，本于阴阳，其气皆通乎天气。""天食人以五气、地食人以五味、五气入鼻，五味入口，气和而生，津液相成神乃自生"。这均说明人与自然界存在着非常密切的关系，也就是说，自然界的运动变化，直接或间接影响人体，而人体对这些影响，必然也相应地反映各种不同的生理活动或病理变化。故《灵枢·岁露篇》又说"人与天地相参也，与日月相应也。"这更明确地指出人与大自然（天、地、日、月）有着不可分割的关系。自然的变化不仅对人体的生理有很大的影响，如四时气候的变化《灵枢·五癃津液别篇》说："天暑衣厚，则腠理开，故汗出。天寒则腠理闭，气涩不行，水下留于膀胱，则为溺。"说明夏天暑热多汗，而冬天寒冷则多尿的正常生理现象。同时也说明自然界的变化与人体疾病也密切相关，认为疾病的形成，是自然的邪气与人体正气相搏，正不胜邪的结果。如《灵枢·百病始生篇》说："风雨寒热，不得虚，邪不能独伤人。卒然逢疾风暴雨不病者，盖无虚，故邪不能独伤人。此必因虚邪之风与其身形，两虚相得，乃客其形。……其中于虚邪也，因于天时，与其身形，参以虚实，大病乃成。"

2. 整体观和辩证观　中医治病强调整体观，即"治病必求于本"的原则，对于疾病不仅只针对患者出现某些症状、体征而施治，而是要考虑到疾病发生的病因、病机和病理进行全面论治。例如对慢性乙型肝炎的治疗，不仅针对患者的临床症状、体征和肝功能的异常变化，而且同时要考虑对病因乙肝病毒、病机免疫功能，以及病变防止病情发展的肝硬化和肝细胞癌变而整体论治。同时中医强调的辩证观，具有"个体化和灵活性"的原则，有"同病异治"的方法，即是同一个疾病可有不同的治则和方药，而不同的疾病，又可用同一个治则和方药。此外，由于一年四季的气候变化不同，南北地势高低、气温寒热有异，人们生活习惯、居住环境、体质禀赋不同，以及老幼有异、男女有别等等关系，医生都要考虑，处方用药时，强调要因时、因地、因人而制宜，这是中医在治疗学上的重要原则。总之中医在辨证论治过程中，必须全面注意和辩证分析，患者的外在环境与内在整体的有机联系，从而进行施治。

3. 养生之道和治疗未病　是中医预防医学上的一大重要特色。中医学非常重视和注意人体保养身体的方法。如《内经·上古天真论》曰："上古之人，其知道者……，食饮有节，起居有常，不妄作劳，故能形与神俱，而尽终其天年，度百岁乃去。"这就是说在上古时代的人们，懂得保养身体的方法：做到饮食有节制，不暴饮暴食，生活起居有规律，能按时起床、睡觉和午休，学习、工作和劳动都能遵循一定的法度，不过度操劳。这样就可以使人们的身体与精神两方面都能健康，因而能活到人们应该活到的年龄，即能活到一百岁而终。此外，还说："虚邪贼风，避之有时，恬淡虚无，真气从之，精神内守，病安从来。"这是告诉人们对于四季不正常的邪气（致病因子）应该及时避免感染，同时要注意自身修养，保持安静，朴素的思想，不为外界事物名利所蒙蔽和影响，真气（即抗病免疫功能的正气）自然存在体内，精神保持旺盛，那么疾病又如何能从那方面而来。在《内经·四气调神论》又说："圣人不治已病治未病，不治已乱治未乱，夫病已成而后药之，乱已成而后治之，譬犹渴而穿井，斗而铸锥，不亦晚乎。"这就明显的告诉我们预防疾病的重要性，高明的医生首先应该是预防疾病的发生。此外治未病，还应包括已病防止病情发展的的内容，例如《金匮要略》有"见肝之病，知肝传脾，当先实脾"之论，说明肝病发展可导致脾病，而应先治疗脾病，以预先阻断病变的发展。总之，上述三个观点，不仅是对中医临床实践和理论发展有重要作用，而且对当今西医临床，亦具有指导意义和运用价值。

二、中西医结合是发展中医药落实贯彻科学观的必要手段

早在上世纪50年代建国初期，我国政府制定的卫生工作四大方针之一就是"团结中西医"。以后全国又多次主办西医学习中医班，同时也要中医学习西医，1956年在北京、上海、广州、成都首批创建的四所中医学院课程设制中，现代西医课程内容约占1/3。以后在全国各省市建立的数十所中医药院校，西医课内容均不少于1/3。由此可见国家在培养中医药人才方面，是要求掌握一定的西医学知识。特别是近10年来发展创建的中医药大学，还举办了中西医结合学习班和中西医研究生班，这说明中西医结合，是我国医学发展的正确道路。对于临床中医院来说，更是如此，不仅是大中城市中的综合型的大中医院，或是县镇中的小中医院，诊断和治疗疾病的方法，均是采用中西医结合。首先在对疾病的诊断方法。除用中医的望、闻、问、切四诊方法外，更重要地是结合使用现代医学的生化学、影像学、病源学、免疫学以及病理学等相关的必要检测方法，以确诊西医病名，然后辩证相应的中医证名。由于中医和西医的产生和发展历史条件不同，而形成了两个不同的医学体系，在对疾病诊断和治疗方法上，均有明显不同，西医重视微观分析诊断，而中医强调宏观辨证论治。两者均有优点和长处，但又都有缺点和不足。更由于中医和西医的目的都一样，治疗研究对象，都是疾病和病人。因此，两者必须相互结合，取长补短，以达到共同提高，为人类战胜疾病和健康长寿做出较大贡献。

当今在我国人民心目中，对于疾病的治疗，认为中医好，西医好，中西医结合更好。因为有许多疑难疾病，如肿瘤、肝病、肾病、冠心病等，西医虽然诊断明确，但治疗方法简单，疗效并不理想，若配合中医药辨证治疗，则可以提高疗效，减轻病人痛苦和延长病人生命。更有许多病症，中药疗效明显优于西药，并得到当今医学界权威专家认可，如我国现代肝脏病学的奠基人与开拓者之一，王宝恩教授就认为目前"抗肝纤维以中医的疗效为

著"，当代著名的中西医结合肝病专家汪承伯主任医师，研究中药赤芍治疗高黄疸血症疗效显著。临床众多报道证实，对危及病人生命的重症肝炎（肝衰竭）和肝硬化患者，采取中西医结合方法治疗，疗效均明显优于单一用西药或中药治疗。特别是对于近年来发生的流行性"非典""人禽流感"和"艾滋病"等，配合中医药的治疗，都取得了明显效果，因此可见中西医结合提高临床疗效，已得到世人公认，可谓深得民心，符合潮流，并非空话和假话。

三、必须吸取现代科学最新成果，搞好科研是落实贯彻科学发展观的重要核心

科学发展观是推动我国社会经济发展，必须长期坚持的重要指导思想，而中医药要发展，要面向世界、走向未来，就必须吸取现代科学的最新成果，以达到发展和创新的目的。中医是一门科学，但科学的东西，不是永恒不变的，它应该与时俱进，随时代的发展而发展。中医过去由于历史条件所限，研究观察事物的方法不同，逐渐形成了独自特色和完整的理论体系。主要表现在以阴阳五行学说的整体观和辩证法为指导思想，以八纲（阴、阳、表、里、寒、热、虚、实）脏腑、经络、气血、三焦和卫气营血等辨证为论治方法。以望、闻、问。切四诊为诊断手段，对不同疾病和证候进行辨证施治，这当然有其局限性和片面性。因此我们绝不能满足于这些，例如对临床诊断和科研的观察，绝不能停留和满足于对一般临床症状、体征、舌苔、脉象等证候的观察，而必须具有现代医学实验检测等有关客观指标，这就要求中医必须尽最大可能吸收和利用现代科学技术成果，学习现代医学有关知识与西医有机结合，必须用历史唯物主义和辩证唯物论的观点和方法，强调实践是检验真理的唯一标准，来提高认识，统一思想。不论是中医还是西医，能治好病就是硬道理。懂得要做好中医药临床科研工作是发展中医药学术的关键，但必须用科学的态度，实事求是的精神，严格遵守现代医学科研的五个基本程序。

（1）立题。确定研究的课题，要有明确的目的性。（2）设计。要有切实可行的科研设计方案，否则要达到预期目的是绝对不可能的。（3）观察和实验。要用实事求是的科学态度搜索第一手资料和实验结果。（4）统计处理。对科学实验所获得的大量资料进行必要的数量分析和统计学处理，找出客观规律以增强科学性和可信性，提高论文的科学价值。（5）理论和概况。在科研中所获得的大量资料，通过分析、综合、归纳与演绎等思维活动，进行抽象概括、判断和推理，从而建立科学假说或科学理论，将感性认识提升到理性认识，写成有价值的科学论文。这是最后一步，也是最重要的一步，否则将前功尽弃，只有这样能有始有终，卓有成效，从而对发展中医药学落实贯彻科学发展观做出重要贡献。

发表于《中国教育科学杂志》2008，3（4）：3～4。

第九节　试论发展中医药学的思路与前途

谌宁生

中国医药学是一个伟大的宝库，是中国人民长期与疾病作斗争中逐渐积累丰富经验的总结。它不仅在历史上对中华民族的繁衍和发展有重大的贡献，而且在社会主义的今天，对祖国人民的健康保障、在防病治病以及医学科研方面，也起了极其重要的作用。同时在国际上也产生了巨大的影响，出现越来越多的学者和医学专家重视和研究中医药学。这些事实都说明了中医药学是科学的，是有生命的，而势必逐渐发展成为世界医学重要的组成部分，对世界各国人民和整个人类作出更大的贡献。因此想对发展中医药学的思路和前途提出个人的几点看法，尚望贤者指正。

一、中医药学要现代化

中医药学有几千年的历史，不仅在与疾病作斗争中积累了丰富的实践经验，而且不断发展和逐渐形成了一个独特的理论体系。不可否认，中医是属于自然科学范畴的一门科学，它应该在实践中得到不断发展和逐渐完善。但是由于历史因素，中国几千年的封建社会，包括近百余年的半封建半殖民地时代（包括国民党统治时期）统治，中医药发展甚为缓慢，不论在临床实践方面或理论学说方面，迄今都未能摆脱简单的直观法和推理的传统经验医学的羁绊。例如，《黄帝内经》是最具有权威的理论经典著作，它为中医药学奠定了完整的理论基础，为历代医家所遵循，但其成书年代是在秦汉之前，距今已逾2000余年。而作为权威的临床经典著作，张仲景的《伤寒论》和《金匮要略》，迄今也有1800余年之久，其方药和理论均为临床医生所遵照推行。这些经典著作历史如此之久，威信如此之高，可以说明两个问题：1.说明其具有科学性和实践性。2.反映了中医药学发展的缓慢程度。在2000年来的悠久历史中，竟始终没有突破"内经"和"伤寒论"的水平线，这是值得深思和加以重视与研究的问题。过去由于历史条件限制，往者已矣，多追究无益；但现在条件变化了，来者可追，历史在前进，科学在发展，我们也要向前看，要用发展的眼光看中国医学。目前正处在科学发展突飞猛进和技术革命日新月异的高科技信息时代，因此对待中医不能单纯的追求继承，更重要的是力求发展，而发展中医的关键就在于中医药现代化。

二、如何促进中医药现代化

原则上讲，就是中医药本身不能拘泥于古老的经典著作，而应尽可能吸收现代科学的一切最新成果。也就是说，对于中医药无论在基础理论或临床实践上都要进行多学科方面的研究。众所周知，任何一门科学如不能运用当代最新科学的成果，就不会具有生命力，不会发展，而必然衰老，甚至消亡。中医药这门科学当然不例外。处于21世纪的今天，我们要继承发展中医药学，就不能原封不动地照搬古代经典著作，而应向金元四大家那样，创造性地分析有判断性地学习经典著作，做到古为今用，推陈出新，如刘完素、朱丹溪他们在当时，都能极力倡导古方不能治今病之说，终而形成经方、时方两派。所谓经方即是宗张仲景"伤寒论"和"金匮"的学派，而时方是从金元时代产生的。在今天我国实际上形成了三大派，即中医、西医和中西医结合三大学派。我们要讲继承，目的应该是为了发展，为了促进中医药现代化。中医药要发展，必须紧密地与现代医学（西医）相结合。我们应该清楚认识到，中医药发展缓慢的根本原因，就是中医本身不善于利用当代科学技术的新成果。西医作为世界医学，其发展历史不过两三百年，传入我国不过百余年，但由于西医能很好的利用现代科学的新成果，故其发展速度远远超过中医，成为世界公认的医学。中医药要迅速发展，如前所述，要很好地利用现代科学的一切新成果新技术，就必须与西医紧密结合，学习有关方面的科学知识和科学方法。因此认为中医必须向西医学习，其理由是：（1）西医对当代医学的科学检查方法如：X光、超声波、CT扫描、MRI、心电图、酶学、免疫学和病理学等等，比中医掌握得好，按能者为师的原则，中医是应该向西医学习。（2）中医与西医都是并肩与疾病作斗争的战友，两者理应合作互助，西医既需学习中医，中医也无任何理由不向亲密的战友学习。（3）更应看到特别是基础医学方面，如生理、解剖、生物、化学、病理、药理、微生物学等，西医比中医内容丰富，科学性也较强。（4）在临床实践中，中医也需要依靠西医，了解西医病名病因。例如中医辨证论治同时，就需要辨病，如没有西医正确的诊断，不会辨病，也就不可能有准确的辨证，例如，黄疸，按中医辨证，只有阴黄与阳黄之分，但从西医诊断来说，则不仅只有病毒性肝炎所致的肝细胞性黄疸，而一切肝内外胆道梗阻如肝、胆管癌、胆囊癌、胆石症、胆道蛔虫病等引起的梗阻性黄疸，按中医的黄疸病辨证论治，则不可能获效，而必须外科手术治疗。此外还有溶血性黄疸、心源性黄疸、体质性黄疸、妊娠复发性黄疸以及其他细菌感染，如溶血性链球菌败血症，沙门氏感染，钩端螺旋体病等所致的黄疸等。中医也必须清楚这些疾病的病因和西医诊断病名，进行辨证论治，才能有效准确无误。（5）从广大群众观点和要求来看，对于疾病的诊断，都要求用西医病的名称，而不能用中医的辨证术语，如气虚、血虚、阴阳两虚、气血不调、心肾不交、心脾两虚、肝肾阴虚等。

三、中医要现代化，首先必须客观化和标准化

对于疾病的诊断治疗，如果没有客观化和标准化的统一认识，就很难达到现代化和科学化。中医虽有数千年历史和丰富的临床实践经验，但迄今为止，不仅对许多学术流派和理论认识方面有许多争论，无法统一，而且在临床方面，就是每个临床医生天天接触到的，最大量最普通最基本的，同时也是最简单的和必须了解的，即对疾病的病名和证候等概念，均尚无统一的认识，没有标准化和客观化的公认具体指标。至于其病因、病机和治法方药等，则更难统一，没有定论。我们知道西医在短短近百年来，取得了历史上空前迅速的进展，中医与之相比，实瞠乎其后。其原因当然是多方面的，除社会因素（主要是几千年的封建统治）造成科学水平落后，生产力不发展，以及中医理论停滞局限性外，而缺乏客观的科学研究方法，不能不算一个重要的因素。例如，一般临床医生治病，无法做大量、有计划性的进行系统的观察和总结。这是因为过去中医治病从来不搞什么科研设计（因为没有医院和病床，无条件搞科研设计），也不知道如何搞科研设计，而是碰到什么病治什么病，治到哪儿算哪儿，治病的总则是"辨证论治"，而治疗的方法则是"临证加减在变通"，方药则常谓"古方、时方、我方也"（汉·张仲景"伤寒论"和"金匮要略"的经方为古方，金元四大家及温病学派的方谓时方，而最终处方用药是医生自己的处方，故称我方也。）中医治病用药，不仅可因时（四季气候不同）因地（南北高山平原有别）因人（老幼体质强弱差异）而异，甚至同一患者同一疾病，其治则方药常因医者而不同。故有人常说："中医治病，如同有100个和尚和99本经，各不相同。"话虽如此，但这仍是中医治病的"正常现象"，也正是由

于这种"正常现象"的长期普遍存在使得中医诊断治疗无法客观化和标准化，阻碍中医向现代科学化发展。因此，要实现中医现代化，就不能将中医只作一门实践性很强的医学，只能被动地看病治病和总结经验。而应将被动变为主动，将中医同时也当做一门实验科学，使其能主动地有目的地、有计划地在有效地控制条件下，采用科学实验方法，对疾病的诊断治疗，进行大量深入研究，探索出有规律性的东西，统一认识，以便达到标准化和客观化的要求。

四、辨病与辨证相结合，是发展中医药学切实可行的有效方法

曾有人提出发展中医的目的，是要保持中医特色，即是要强调中医辨证。他们认为如此才是提高中医临床疗效的最好方法，并因此将中医临床疗效不好归罪于辨证不准确，甚至有人认为中医临床只需懂中医之证，不必管西医病名。但笔者经半个多世纪的临床实践，深深体会到在辨病的基础上进行辨证论治，不仅没有违背中医理论的基本原则，而且可以提高疗效，提高辨证论治水平，在实际上还体现了中医强调治病求本（针对疾病的病因病机）的特色。因此认为若要中医尽快实现现代化，不仅要强调中医的辨证，同时也要重视西医的辨病，应该力求在诊断明确、辨病无误的基础上进行辨证，这样才有利于不断提高辨证论治水平。中医药做到辨证准确无误，是有很大困难的，会受到许多主观和客观因素的影响，其中除了医生临床经验的缺乏和医学理论水平的低劣之外，缺少先进科学仪器和实验来进行可靠准确的客观检测，显然也是重要因素之一。此外，还有许多疾病的患者本身，就不能客观正确反映自己的病情，如妇科疾病的特点，往往是主诉不能正确反映本身疾病的所在，使医生难以了解和掌握患者的真实病情。如妇女宫颈癌。子宫肌瘤或卵巢囊肿等，必须做妇科和相关检查，才能真实了解病情，作出正确判断。作为现代妇科医生，如不会做妇科检查，就很难对妇科疾病作出正确判断，也就不能算是合格的妇科医生，不仅西医如此，中医也应是这样。

现代中医不能像古代扁鹊名医那样，当带下医（妇科医生）可以不做妇科检查，而是应同西医一样，必须掌握妇科检查技术，才有资格当现代妇科医生。又如眼科医生不做眼底检查，对眼底病就很难做出正确诊断。其他如内、外、儿等科临床中医，也必须掌握与本科相应有关的检查方法。如听心肺、摸肝脾以及有关联的现代科学仪器检测和化验等知识，力求明确西医病名的诊断。只有这样才能促进中医现代化。由此可知，辨病与辨证相结合的方法，不仅临床上简单可行，而且可以促进中西医结合，取中西医两者之长，而互补所短，确实是发展中医药切实可行、不可忽视的有效方法。

五、历史发展的必然只有一个医学

医学的目的是治病、防病和保障人类身体健康，对于世界各国，不论是东方的传统医学还是西方的现代医学，其目的是一致的。医学的发展有其必然规律，可以随着科学技术的发展而发展，但绝不会因为国家不同制度的影响而停滞和倒退，因而各种医学（包括传统医学和现代医学）发展的前途和结局应该只有一个，即所谓殊途同归，正如我国有一句古语：条条河流通大海。不论中国的黄河、长江，还是美国的密西西比河，最终均将流入汪洋大海而汇合，人类的历史最终要进入共产主义社会，具有辩证唯物主义和历史唯物论观点者，应该均有上述看法。中医要发展，要面向世界，走向未来，要赶上时代步伐，与时代同步前进，自然要掌握当代的先进技术和向西医学习，不应有丝毫顾虑，认为中医学习西医就会被西医同化，更不应担心中医会被西医消灭。我国早在建国初期，党的领导同志曾经提倡不仅要求西医学习中医（举办了西医学习中医班）同时也要求中医学习西医（举办了中医进修班）。目前不仅有许多中医院派中医人员去学习西医，同时许多中医药大学还开办了中西医结合学习班和研究生班，在全国各省各地区还兴办了中西结合综合医院、中西结合学会、各种中西专科杂志和中西结合的综合杂志，又如雨后春笋般涌现，这些均是符合民心、顺应历史潮流的产物，但人们可以回忆，早在二十世纪六七十年代，曾有老中医大声呐喊"中医后继无人，后继乏术"，其原因是：认为中医学院的学生是"叛徒"、是离经叛道，即离"黄帝内经"之经，叛"仲景伤寒"之道，说中医学院的学生，不像他的老师过去做学徒那样，能熟读《黄帝内经》，倒背《伤寒论》，而说西医学习中医者是"特务"，因为西医学习中医后回到西医院和科研单位，取得了研究中医的科研成果，均归为他们自己所有，没有中医老师的功劳，认为他们是剽窃中医的知识，因而应该划为"特务"。按照此逻辑理论，认为中医学院毕业的和西学中的均不能算中医，只有中医学徒出身的，才是真正的中医人才，才是中医的接班人，说"中医后继无人，后继乏术"，则自然不难理解。但是人尽皆知，解放后由于党的中医政策的正确贯彻，中医事业蒸蒸日上，不断发展和壮大，从未停滞和倒退过，解放后建国初期，不仅组织广大中医人员成立联合诊所，并相继创办中医医院和中医研究机构，以后又在各省市开办中医高等院校，培养了大批中医药高等质量的高级中药人才，对中医事业的全面发展，做出了巨大的贡献，这是有目共睹的。当然，反之中医承师带徒的空气和土壤，自然有所缩小，甚至道路完全被堵塞，这也是必然现象和客观规律，但是怎么能够说明中医学院毕业的不如学徒出身的，为何要大声疾呼"中医后继乏术，后继无人"呢？溯其原因，也就是担心中医学多了西医知识后，会被西医"所化"，被西医"消灭"，这些忧虑显然均是多余的和不必有的。应该明白中医是一门科学，科学的东西永远是不可能被消灭的，但是也不会是永恒不变的，因此不必担心中医会被西医"所化"和"消灭"，而应任其自然发展，自然归宿。今后医学的发展将是东西方各国医学相互学习，彼此交流，取长补短，共同提高，自然融合，将成为医学历史向前发展的必然趋势，是自然发展的必然规律，是不以人们的意志为转移的，因而可以预言：未来的医学将是传统的东方医学和现代医学有机结合的医学，历史发展的最终结果，必然只有一个医学，中医药学的前途自然将融化于世界医学之中，是不言而喻的。

入选"庆祝中国共产党成立 90 周年，纪念辛亥革命胜利 100 周年《科学发展观理论与实践》"大型文献，入选编号 MZJL － 9060630297。

第十节　试论科学发展观是推动社会向前发展的真正动力

谌宁生

胡锦涛同志在《中央经济工作会议上的讲话》指出："科学发展观是指导发展的世界观和方法论的集中体现，是运用马克思主义的立场、观点、方法认识和分析社会主义现代化建设的丰富实践，深化对经济社会发展一般规律认识的成果，从而成为我们推进经济建设、政治建设、文化建设、社会建设必须长期坚持的根本指导方针。"说明科学发展观的重要意义，不仅是当今和以后我国社会主义建设各项工作的指导思想，同时也可以说科学发展观是推动人类历史向前发展的真正动力。

一、阶级斗争并不是推动社会向前发展的唯一动力

马克思作为无产阶级革命学说创始人，对于人类历史做出的最大贡献，是揭示了人类社会历史发展的规律：由原始共产主义社会→奴隶社会→封建社会→资本主义社会→社会主义社会→共产主义社会。并根据达尔文生物进化论学说，提出了劳动创造了人，创造了人类社会的学说，这些都可说是绝对正确地真理，千秋万代，永恒不变，为世人公认。然而他提出的暴力革命论，认为资产阶级与无产阶级，具有不可调和对抗性的矛盾，认为阶级斗争是推动人类历史发展的动力，则是受时空限制的相对真理，不具有永恒性和绝对性，因为马克思处于 19 世纪资本主义兴起时

代，资本家为了谋取最大限度利益，对工人进行无限制的残酷剥削，认为资本主义产生的社会化与私人占有是资本主义社会的主要矛盾，资本主义发展使贫富两极分化日趋严重，必然敲响资本主义的丧钟。对于巴黎公社起义的失败，认为对资产阶级没有实行专政而给了敌人以反扑的机会，导致革命失败的教训，因而提出了无产阶级专政和暴力革命的理论，同时马克思当时认为无产阶级革命首先应在发达的资本主义国家取得胜利；并提出了全世界无产阶级者联合起来的号召。但实际情况是在资本主义不发达的俄国列宁领导的无产阶级首先取得了社会主义革命的胜利，这些事实均是与马克思的设想和预见均不相符合。这是因为马克思是人不是神，是受当时的历史条件所限，在当时历史条件下提出的上述观点和理论当然是正确的，是无可非议的。但是随着历史的发展、情况则有不断变化，而当今资本主义的发展，更是马克思所无法设想到的。资本主义私有制，亦能给社会带来繁荣，使物质产品丰富，人民生活水平得到不断提高，因而资本主义发达的国家，例如美英等国，他们的工人与资本家，没有产生对抗性的敌我矛盾，数百年来也没有进行你死我活的暴力革命斗争现象，因此可以说明，阶级斗争是推动历史向前发展的动力，是具有局限性，而不是绝对真理，但也可以说是受历史条件所限的相对真理。

二、人类社会历史的发展有其自然客观规律

人类社会历史的发展，有其自然客观规律，是不以人的意志为转移，社会要向前发展是任何人所不能阻挡的，因此可以说，只有人民才是创造世界，推动历史向前发展的动力。任何反动统治者想要主宰世界，统治人民都不可能得逞，不论任何反动统治者必被人民打倒，被历史抛弃，如中国的蒋介石、第二次世界大战的德国希特勒、意大利墨索里尼、日本东条英机等法西斯主义者均是。人类历史已经证实，封建主义社会一去不复返，如我国民国初年的袁世凯欲当皇帝，复辟封建主义，结果只做了81天中

国最短命的皇帝，蒋介石搞独裁专政不得民心，特别是在日本帝国主义侵略我国时期，反对人民抗日，提出"攘外必先安内"的反动政策，认为要抗日必先打倒和消灭共产党领导的抗日人民军队，因而大失民心，所谓"得民心者得天下、失民心者失天下"。共产党从小到大、从弱到强，打倒蒋介石，夺取全国胜利，就是历史证明。国际上不论是第一次世界大战，还是第二次世界大战，都是以侵略者的失败告终，因帝国主义侵略者貌似强大，实则外强中干，非常虚弱，不得民心。所谓"得道者多助，失道者寡助"。不论任何时候，不得民心的侵略好战者一定失败，而反侵略的正义战争，能取得民心，得到广大人民群众的支持，自然一定会取得胜利。今后世界人类历史向前发展的方向，应该是美好幸福，自由平等，完善和谐的社会，不仅要消灭过去历史的阶级斗争矛盾和剥削制度，同时也要消灭工人与农民、城市与乡村、脑力劳动与体力劳动等三大差别，而要实现天下为公，人人平等，物质丰富，社会安定，人尽所能，物尽所用，各尽所能，各取所需的理想。具有人人为我、我为人人的高尚品德，保护自然生态，美化生活环境，做到人与自然和谐，树立"天人合一"观点，达到人人生活美好，个个健康，长寿的目的。

三、和平过渡到共产主义社会

历史的经验教训，使人们都知道，暴力斗争和战争，都会给人们带来灾难和痛苦，而且还严重破坏社会生产力，阻碍社会向前发展，甚至倒退。我们不用说上世界的两次世界大战，给被侵略国家和人民带来的严重破坏和灾难，即使是侵略者均以失败而告终，没有得到好下场。再说第二次世界大战后，美国发动的侵朝战争、越南战争、古巴战争以及伊拉克战争，当然不必说被打败的这些国家受到严重破坏，人民遭受重大灾难，均可想而知，不需多言，但美国本身也没有得到什么好处，而且为战争付出惨重代价。不仅要付出巨额军费，耗费国力财力，参战士兵心理也受到严重影响，因为许多士兵都是被迫参战，同时国家形象也蒙受污点，在许多国家民众看来，美国简直成了为富不仁，不讲人性道德的典型，此外也影响到美国民意，因为美国人民也是热爱和平，反对战争。总之战争给人民和社会的危害甚大，只有和平才能给人们带来幸福和愉快，因而在第二次世界大战后不久，世界成立了联合国组织，以维护世界和平，近半个多世界以来，虽然有地区性局限性小规模战争不断发生，但终究没有发生世界大战（人们都清楚，如再爆发世界大战，结果将是人类的自取灭亡，当然也包括发动侵略者自己）而且在意识形态斗争方面论战，逐渐向缓和，人们都不会忘记在上世纪60～70年代时期，世界划分有社会主义和资本主义两大阵营，进行无产阶级与资产阶级和修正主义在意识形态上的论战，斗争非常激烈，特别是我国对苏联赫鲁晓夫修正主义路线批判更为激烈，但从80年代以后，我国和苏美各国在意识形态上的论战斗争，日渐趋向缓和，并进而友好合作，维护世界和平。从当今形势看来，我认为赫鲁晓夫的观点是对的，所提的"三和二全路线"是完全符合人心，顺乎世界历史潮流，因为"二全"是指党应该是全民的党，而不是个人的党，国家也应该是全国人民的国家，而不是哪个人的国家，总之国家和党都是属于全国人民和各民族的，而不是某个人的，绝不允许一个人的权力和利益来操纵党和国家，更不容许将个人地位和权力放在党和国家之上。"三和"则是提出社会主义与资本主义社会可以和平共处、和平竞赛以及和平过渡到共产主义社会，根据目前世界国际形势来来，不仅是亚洲、欧洲、美洲等大国均能和平相处，并共同维护世界和平，而全世界各国人民都热爱和平、反对战争。因此也有理由说和平过渡到共产主义社会，也是符合人心，顺乎历史潮流。当今世界的总趋势，不论是社会主义社会，还是资本主义社会，都是要在和平竞赛中来提高人民物质文化生活水平，推动社会朝着进步的方向发展，由此可知和平过渡到共产主义社会应该说是完全有希望和可能的。

四、科学发展观是推动人类历史向前发展的真正动力

马克思主义者认为，革命的目的是为了解放生产力，发展生产增加社会物质财富，改善和提高人民物质生活和文化水平，欲达到此目的，只有科学技术革命创新才能做到。根据辩证唯物主义和历史唯物主义的观点，实践是检验真理的唯一标准，可以说科学发展是具有永恒性绝对的真理，可说千秋万代不变，因为科学发展创新是任何历史朝代，都有利于生产力的发展和改善人民生活。所以邓小平同志说："科学技术是第一生产力"。纵观国内外历史，我们知道，中国封建社会的四大发明：指南针、造纸、印刷术和火药的发明以及欧洲 17 世纪蒸气机和电力的发明，导致了工业革命，再说当今世界科学技术的飞跃发展和创新，均推进了生产力的发展，改变了世界、促进社会向前发展，不断提高人民物质文化生活水平、使人得到幸福，反之不讲科学、违背科学，则会破坏生产力，损害人民物质文化生活，使人民遭受痛苦和灾难。人尽皆知，在我国上世界 50 年代大跃进时期，提出的大跃进口号是违背科学自然规律，结果大跃进变成了大倒退，主观说要多、快、好、省建设社会主义，而实际上变成少、慢、差、废破坏了社会主义建设。再说 60、70 年代的文化大革命时期，强调阶级斗争理论同样是违反科学社会发展规律的，结果也极大地影响了生产力，阻碍了我国社会主义建设的发展。因此可以说科学发展观才是推动人类历史社会向前发展的真正动力。事实证明，贯彻落实科学发展观，就能给我国社会创造物质财富和精神文化，促使人民生活幸福美好，推动社会向前发展。在古往今来的任何国家和社会，都需要科学发展。科学发展，是不受任何时间、空间、地区和社会制度的限制，也不受任何个人权力的约束，可以经得起历史和实践的检验，所谓阶级斗争，人民群众是推动力是向前发展的动力，都是具有局限性和相对性的相对真理。因为如果说到达共产主义社会时消灭了阶级，自然就没有了阶级斗争，但社会仍然须要向前发展，不会停滞不前，当然有人民，但只有

靠人民掌握科学发展观，才能使科学技术不断发展和创新，推动社会不断向前发展。因为社会发展与科学发展，紧密相连，不可分割。社会要不断向前发展，永远不会停止在一个水平上，这就是人类历史社会发展的客观规律。

总之，可以归纳说，科学发展观是放在四海而皆准的普遍规律，如实践是检验真理的唯一标准一样，是经得起历史检验的绝对真理，自然也是推动人类历史向前发展的真正动力。

发表于《新中国名人档案·经典理论篇》中国文化传媒出版社2011年4月 P383～385，被评为"新中国优秀创新理论成果金爵奖"。

后　语

　　前言已将本书的主要内容作了全面总结性的概括，而后语则想加以说明编辑本书的目的，说明人生在世，不应贪图名利、荣华富贵及高官厚禄，但愿健康长寿。自感有生以来，处在一个不平凡的年代，不但经历了烽火抗日战争民族存亡的苦难年代及解放内战决定中国走向何方的关键时刻，而且在新中国成立后又经历了一系列政治运动，斗争不止的艰难岁月。可说是经风雨、见世面，感慨万千，难以尽述。但从党的十一届三中全会，拨乱反正、改革开放后，过上平安和谐美好幸福的生活，深感夕阳无限好，只是近黄昏，故想趁今纪念个人从医六十周年和八十华诞之际，编撰此书，不想为中医药事业和当今社会做什么贡献，只愿为个人一生经历进行总结，希望能给历史和后人留下一点资料，以慰平生，因而在后语中又加上了论述做人处世格言，以及学习《黄帝内经》中养生健康长寿的体会，供读者参考。

2012 年 8 月宁生随笔

附 1　做人处世、理想格言和养生之道

人以正为贵，体以健为贵，富以仁为贵，穷以志为贵，教以严为贵，学以专为贵，家以和为贵，邻以亲为贵，衣以适为贵，住以雅为贵，行以端为贵。

生命诚可贵，健康价更高，钱财如粪土，健康是幸福，保住健康身，快活似神仙。

饮食有节，起居有常，不妄作劳，是以志闲而少欲，心安而不惧，形劳而不倦，虚邪贼风，避之有时，恬淡虚无，真气从之，精神内守，病安从来，自可健康益寿，长命百岁。

有势不可使尽，有福不可享尽，有便宜不可占尽，人情不必做尽，做事不求尽如人意，但愿不愧吾心。

若能做到人尽其才，物尽其用，文官不贪财，武官不怕死，则天下太平，民富国强，达到天下为公，世界大同，人人幸福快乐，个个健康长寿的和谐完美社会。

发表于《中华名人格言》中国文史出版社 2011 年 9 月 P254。

附2　学习《黄帝内经》养生之道

　　《黄帝内经》是中医学中一部重要的经典著作，阐述内容甚广，包括疾病的发生和生理、病理、诊断、治疗、预防等各方面，还论述了人与自然和谐相处的"天人合一"观点。特别对"养生之道"论述甚详。今仅将阅读《内经·上古天真论》中所说"食饮有节，起居有常，不妄作劳"的体会浅谈如下供大家参考。

　　第一、饮食要有节制。不能暴饮、暴食，也不吃、喝对身体有害的食物，如大烟、毒品；对酒、辣椒、槟榔等刺激性较强的食品，也要适当控制，不宜吃、喝太多。如有慢性疾病，还应控制吃雄鸡、鲤鱼、牛、羊、狗肉等发物，以防旧病复发。

　　第二、日常生活起居要有规律。每天保证要有足够的休息和睡眠时间，要按时睡觉起床和午休。工作学习不能过于劳累、苦干、加班加点，文体活动，打牌、下棋、玩电脑，时间不宜太久，切忌熬夜和玩通宵。

　　第三、不妄作劳。要有严格的自控能力，不做不利于身心健康的活动，要做到"志闲而少欲，心安而不惧，形劳而不倦"。就是说要遵循客观规律，不主观妄为，做到意志清闲，不贪图荣华富贵和高官厚禄。思想纯洁，恬淡虚无，不为外界事物诱惑和蒙蔽，做到心安理得，不患得患失。心情宁静，不畏惧外界事物和形势恶劣变化。脑力、体力劳动都不能过度，不超过自身的耐受能力，量力而行，适可而止。就这样做到"能形与神俱，而尽终其天命，度百岁乃去"，即做到身体无病和头脑思维均健康，生活到人类应该可以做到寿命，达到百岁以上。要长寿无病和身体健康，一定不能贪图酒色，无限作乐，要控制"酒、色、财、气"四字。故有诗云："酒色财气四道墙，人们都在里边藏，只要你能跳过去，不是神仙也寿长"。

　　第四、要心胸广阔。要修身养性，不为外界事物干扰，不怕风吹浪打，不怕恶言厉语中伤和闲言恶语诽谤。世道上处处均有"谁个背后无人说，哪个人前不说人"的现象，只要自己行为端正，不做亏心事，不损人利己，静坐常思己过，闲谈不论人非。要知道"天不因人之恶寒冷而辍冬，地不因人之畏辽阔而辍广，君子不因小人汹汹然而辍行"。自己的思想行为，不要因外界事物所影响产生心神不宁和烦躁苦烦，应该保持情绪稳定，心静气顺，戒怒戒躁，自求欢乐，以保持身心健康，有益长寿。

　　发表于《老年人健康咨询》2009年7月28日，首版，参加湖南省老年保健协会主办"老年人之友"有奖征文竞赛活动中获二等奖。